眼眶病多学科协同诊疗

Interdisciplinary Management of Orbital Diseases

（中文翻译版）

原著者 Hans-J. Welkoborsky
　　　 Burkhard Wiechens
　　　 Michael L. Hinni

主　译　马建民　杨新吉
副主译　张　虹　李养军　何为民　柳　睿　张敬学
译　者（按姓氏笔画排序）
　　　　马建民　马铭绅　王　毅　王　蕾　王金锦
　　　　王郦莹　刘　骁　孙　梅　李　静　李养军
　　　　杨　帆　杨新吉　肖彩雯　何为民　张　虹
　　　　张敬学　张子杉白　陈国玲　郎需强　赵梓妍
　　　　柳　睿　贺圣光　栾福晓　葛　心　靳雨月

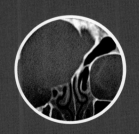 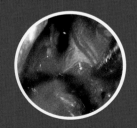 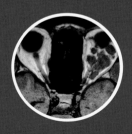 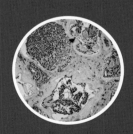

科学出版社
北　京

图字：01-2018-4466

内 容 简 介

本书由国际知名眼科、耳鼻咽喉头颈外科、神经科、内分泌科、影像科、病理科、放疗科等多个专业的临床专家参与撰写，采用跨学科的方法，系统讲述了眼眶病的临床表现、影像学检查、手术设计、眼眶手术麻醉以及多学科合作治疗等内容。本书内容丰富，覆盖了临床多种眼眶疾病，包括眼眶肿瘤、眼眶畸形、眼眶外伤、甲状腺眼病、颅眶沟通性肿瘤、鼻眶沟通性肿瘤以及眼眶并发症等，并附有超过650多张全彩照片和插图，生动直观，实用性强。本书可供眼科、耳鼻咽喉头颈外科、神经科、内分泌科等专业的临床医师使用，对提高他们处理眼眶区域复杂性疾病的能力有重要作用。

图书在版编目（CIP）数据

眼眶病多学科协同诊疗/（德）汉斯·韦尔克伯斯基（Hans-J Welkoborsky）等著；马建民，杨新吉主译．—北京：科学出版社，2019.9
书名原文：Interdisciplinary Management of Orbital Diseases
ISBN 978-7-03-061824-5

Ⅰ．①眼⋯　Ⅱ．①汉⋯②马⋯③杨⋯　Ⅲ．①眼眶疾病-诊疗　Ⅳ．① R777.5

中国版本图书馆 CIP 数据核字（2019）第 134358 号

责任编辑：王灵芳 / 责任校对：郭瑞芝
责任印制：赵　博 / 封面设计：蓝正设计

Copyright © 2017 of the original English language edition by Georg Thieme Verlag KG，Sturttgart，Germany.
本书原英文版由德国 Georg Thieme Verlag KG 出版并拥有版权，版权 © 2017.
Original title：Interdisciplinary Management of Orbital Diseases by Hans-J. Welkoborsky/Burkhard Wiechens/Michael L. Hinni
原书名：眼眶病多学科协同诊疗，作者：Hans-J. Welkoborsky/Burkhard Wiechens/Michael L. Hinni
绘图师：Christine Lackner and Markus Voll

科学出版社 出版
北京东黄城根北街16号
邮政编码：100717
http://www.sciencep.com

三河市春园印刷有限公司 印刷
科学出版社发行　各地新华书店经销

*

2019年9月第　一　版　开本：889×1194　1/16
2019年9月第一次印刷　印张：18 3/4
字数：600 000
定价：178.00元
（如有印装质量问题，我社负责调换）

主译简介

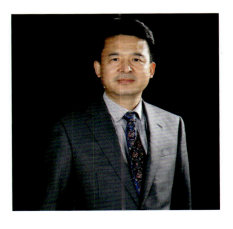

马建民 教授，主任医师，博士研究生导师。现任职于首都医科大学附属北京同仁医院眼科。兼任中国医师协会眼科医师分会眼肿瘤专业委员会主任委员，中国中西医结合学会眼科专业委员会眼肿瘤协作组组长，北京医师协会眼科专科医师分会眼肿瘤眼眶病分会主任委员，兼任《中国临床医生杂志》副主任委员，《中华眼科杂志》《中华实验眼科杂志》《中华临床医师杂志（电子版）》等多本期刊的编委或审稿专家，北京市科委医药领域评审专家，中华医学会医疗鉴定专家库成员等。马建民医师在从医28年的时间里，积累了丰富的临床经验，诊治了大量的眼科疾病，尤其擅长各种疑难眼肿瘤、眼眶病的诊疗工作。他完成编写并正式出版了国内首套眼肿瘤眼眶病手术系列音像教材，这为国内眼科医师更好地开展和完成此类手术提供了借鉴资料。撰写和发表文章170余篇，参编参译著作40余本，其中主编（译）10本，副主编（译）8本，医学院校眼科学教材7本。承担或以主要研究者参加国家级课题6项、省市级课题8项，获得各种奖励20余项。指导和协助指导研究生40余名。马建民医师2004年入选北京科技新星计划，2009年获得中华医学会眼科学分会颁发的"中华眼科学会奖"，2011年入选北京市卫生系统高层次卫生技术人才培养计划，2012年入选北京地区优秀中青年医师，2013年获得第四届中国眼科医师奖，2016年获得亚洲太平洋地区眼科学会颁发的杰出工作奖等。

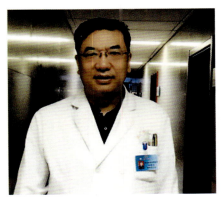

杨新吉 副教授，主任医师，硕士研究生导师，解放军总医院第三医学中心眼眶病科主任。兼任中国中西医结合学会眼科专业委员会眼肿瘤协作组副组长，中国医师协会眼科医师分会眼肿瘤专业委员会副主任委员，北京医师协会眼科专科医师分会眼肿瘤眼眶病分会副主任委员等。杨新吉主任从事眼眶病的临床、科研和教学工作近30余年，长期工作在临床第一线，具有扎实的专业理论知识和丰富的临床工作经验。熟练掌握眼眶疾病的诊治，熟知国内外眼眶常见病的防治动态，具有较强的诊治眼眶疑难杂症的能力。擅长对眼眶、眼睑肿瘤，颅眶、眶鼻沟通性肿瘤，眼眶骨折，甲状腺相关眼病及眼部整形的治疗，除此还擅长对视网膜母细胞瘤、脉络膜黑色素瘤等眼内肿瘤的治疗。先后承担科研课题10余项，获得武警科技进步二等奖1项，武警科技进步三等奖3项，荣获个人三等功1次。在各类学术期刊发表论文50余篇，主编及参编著作10余部。

中译本前言

眼眶是构成人体颅面部的重要组成部分，对维持人体的视功能和容貌外观具有重要作用。眼眶病病因复杂、病种繁多、临床表现多种多样，其损害不仅可以影响患者的视功能和容貌外观，严重者甚至危及患者的生命安全。眼眶病就其性质而言，不仅有良性病变，也包含恶性病变；就其病变累及范围而言，不仅可以广泛累及眼眶部组织结构，亦可累及眼眶周围的组织结构，如鼻旁窦、颅脑等组织结构；就其致病原因而言，病变可以原发于眼眶内的组织结构，也可以由全身性疾病继发而来。眼眶病的这些特点决定了眼眶病是一种涉及多学科的综合性病变，故其诊断与治疗也涉及了眼科、神经科、耳鼻喉科、儿科、肿瘤科、医学影像科、病理科、麻醉科、整形外科等多个学科的知识内容，极具挑战性。为了使患者能够获得一个良好的诊治效果，眼科医师不仅需要具备一个较为完善的眼眶病知识体系，同时面对一些涉及多系统、多学科的眼眶疾病也需要其他专业治疗团队的支持与配合。

本书总共 19 章，不仅详细介绍了眼眶及其附属器的生理解剖学和病理生理学知识，也系统针对眼眶疾病进行了分类叙述，如眼眶炎症、眼眶肿瘤、眼眶外伤以及代谢和内分泌性疾病等，对这些疾病的病理生理学基础、临床表现、鉴别诊断、治疗等内容作了介绍。为了便于读者理解，本书收录了大量生动的病例图片加以辅助说明，重点内容都在"备忘"中进行强调。

本书可作为眼科医师诊治眼眶病的指导性用书，也可作为其他专业医师在涉及眼眶病内容时的参考工具书，这对帮助医师在诊断和治疗眼眶疾病时起到良好的促进作用。本书原著者在编写过程中试图将其通俗化，以便使其与临床实践紧密结合，为读者提供最直观的知识内容。为了使译文翻译更为客观准确，在本书翻译过程中，每个医学术语第一次出现时或个别医学专业词汇有争议时，都在译文中保留了英语原文。另外，由于本书中个别观点可能存在一定争议，故希望读者根据临床具体情况斟酌使用。

尽管经过了我们翻译团队的反复推敲和共同努力，但限于学识水平和能力，书中难免存在翻译不当之处，还望同道不吝赐教，以望再版时修正。

马建民　杨新吉

2019 年 5 月

原著前言

眼眶疾病的诊断与治疗是一项跨学科性的挑战，其中包含了耳鼻喉科学、眼科学、肿瘤学、儿科学、放射肿瘤学、神经外科学、麻醉学、颌面外科学和放射学的相关内容。本书旨在阐述眼眶疾病的学科交叉性，同时也对眼眶疾病的诊断、非手术治疗和外科治疗进行了概述。本书对眼眶的局部解剖学、外科解剖学及病理生理学等知识进行了解析。作者认为，本书仅对与眼眶相关的鼻科和眼科疾病做了简短概述，并不足以代替章节中所提及的具体学术文献。本书中介绍的眼眶外科手术方式在进行临床应用时应结合具体情况和手术标准指南。

总结了德国汉诺威医学院多年来大量的眼眶疾病跨学科诊治过程中的临床经验，重要的内容以"备忘"形式进行了强调。

众多同道的大力协助与支持，在本书的创作中是不可或缺的一部分。在此着重致谢汉诺威医学院功能与应用解剖学研究所的 C. Kirchhoff 女士、A. Buchhorn 先生、M. Peter 女士提供了解剖学样本和图片资料以及解剖学原理图解；汉诺威 Nordstadt 诊所眼科的 Murali Krishnan Varadharajan 医生为第 7 章、第 15 章的部分内容和第 16 章提供了原理图解；Held–Wiechens 医生对眼科学章节做出了重要贡献；汉诺威 Nordstadt 诊所头颈外科的颌面部专家 S. Graß 医生对项目给予了很大的支持；Nordstadt 诊所眼科的住院医师、实习医生和同事们的支持。特别感谢基尔大学眼科学系为本书提供的临床图片。此外，还要特别致谢 Thieme 出版社（斯图加特）的 Stephan Konnry 先生。本书的诞生不能缺少各位同道的辛勤付出。再次对大家表示感谢！

Hans-J. Welkoborsky, MD, DDS, PhD

Burkhard Wiechens, MD, PhD

Michael L. Hinni, MD

原著主编

Hans-J. Welkoborsky, MD, DDS, PhD
Professor and Chairman
Department of Otorhinolaryngology, Head and Neck Surgery
Nordstadt Clinic
Academic Hospital and Children's Hospital "Auf der Bult"
Hannover, Germany

Burkhard Wiechens, MD, PhD
Professor and Chairman
Department of Ophthalmology
Nordstadt Clinic
Academic Hospital
Hannover, Germany

Michael L. Hinni, MD
Professor and Chairman
Department of Otolaryngology, Head and Neck Surgery
Mayo Clinic
Scottsdale, Arizona, USA

原著编者名单

Stephan Behrendt, MD, PhD
Department of Ophthalmology
Rendsburg Clinic
Rendsburg, Germany

Manuel Bernal-Sprekelsen, MD, PhD
Full Professor and Director
Department of Otorhinolaryngology
Hospital Clinic
University of Barcelona
Barcelona, Spain

Hans Christiansen, MD
Professor and Chairman
Department of Radiotherapy
Hannover Medical School
Hannover, Germany

Karel De Leeuw, DDS, MD, MBA, FACS
Consultant
Department of Otolaryngology
Mayo Clinic
Phoenix, Arizona, USA

Cordula M.C. Deichmueller, MD
Department of Otorhinolaryngology, Head and Neck Surgery
Nordstadt Clinic
Academic Hospital
Hannover, Germany

Harald Essig, Priv.-Doz. Dr. med., Dr. med. dent.
Senior Consultant
Department of Craniomaxillofacial and Oral Surgery
University Hospital Zurich
Zurich, Switzerland

Nils-Claudius Gellrich, MD, DDS, PhD
Professor and Chairman
Department of Maxillofacial Surgery
Hannover Medical School
Hannover, Germany

Sylvia Graß, MD
Department of Otorhinolaryngology, Head and Neck Surgery
Nordstadt Clinic
Hannover, Germany

Robert M. Hermann, MD
Consultant
Center for Radiation Oncology and Therapy
Westerstede, Germany

Michael L. Hinni, MD
Professor and Chairman
Department of Otolaryngology, Head and Neck Surgery
Mayo Clinic
Scottsdale, Arizona, USA

Jan-Peter A.H. Jantzen, MD, PhD, DEAA
Professor and Chairman
Department of Anesthesiology, Intensive Care Medicine, and Pain Management
Academic Teaching Hospital Nordstadt
Hannover, Germany

George J. Kahaly, MD, PhD
Professor of Medicine and Endocrinology/Metabolism
Chief Physician, Endocrine Outpatient Clinic
Director, Molecular Thyroid Research Laboratory
Department of Medicine
Johannes Gutenberg University Medical Center
Mainz, Germany

Theresia Kraft, PhD
Professor
Institute of Molecular and Cell Physiology
Hannover Medical School
Hannover, Germany

Devyani Lal, MD
Associate Professor and Consultant, Otolaryngology-Head and Neck Surgery
Consultant, Neurological Surgery
Mayo Clinic
Phoenix, Arizona, USA

Mauricio López-Chacón, MD
Department of Otorhinolaryngology, Head and Neck Surgery
Hospital Clinic
Academic Hospital Barcelona
Barcelona, Spain

Andreas Neumann, MD, PhD
Professor and Chairman
Department of Otorhinolaryngology, Head and Neck Surgery
Lukas Clinic Neuss
Neuss, Germany

Athina Pangalu, MD
Vice Chairman
Department of Neuroradiology
University Hospital Zurich
Zurich, Switzerland

Majeed Rana, MD, DDS
Associate Professor
Department of Craniomaxillofacial Surgery
Hannover Medical School
Hannover, Germany

Prof. Dr. Martin Rücker
Director
Clinic for Craniomaxillofacial Surgery and Surgery
Center for Dental Medicine
University Hospital Zurich
Zurich, Switzerland

I. Erol Sandalcioglu, MD, PhD
Professor and Chairman
Department of Neurosurgery
Nordstadt Clinic
Academic Hospital
Hannover, Germany

Andreas Schmiedl, MD, PhD
Professor
Institute of Functional and Applied Anatomy
Hannover Medical School
Hannover, Germany

Paul Schumann, Dr. med., Dr. med. dent., PD
Senior Consultant
Department of Oral and Maxillofacial Surgery
University Hospital Zurich
Zurich, Switzerland

Bernd Schwefler, MD
Department of Anesthesiology and Intensive Care Medicine
Nordstadt Clinic
Academic Hospital
Hannover, Germany

Ulrich Sure, MD
Professor and Chairman
Department of Neurosurgery
University Hospital Essen
Essen, Germany

Anton Valavanis, MD
Professor and Chairman
Department of Neuroradiology
University Hospital Zurich
Zurich, Switzerland

Meghana Anika Varde, MS, FEBO, FMRF (Oculoplastics)
Consultant
Department of Ophthalmology
Kantonsspital St. Gallen
St. Gallen, Switzerland

Hans-J. Welkoborsky, MD, DDS, PhD
Professor and Chairman
Department of Otorhinolaryngology, Head and Neck Surgery
Nordstadt Clinic
Academic Hospital and Children's Hospital "Auf der Bult"
Hannover, Germany

Burkhard Wiechens, MD, PhD
Professor and Chairman
Department of Ophthalmology
Nordstadt Clinic
Academic Hospital
Hannover, Germany

Ludwig Wilkens, Prof. Dr.
Head
Institute of Pathology, Klinikum Region Hannover
Klinikum Nordstadt
Hannover, Germany

目 录

第 1 章
眼眶的局部解剖 ············· 1
第一节　引言 ············· 2
第二节　形状、边界、开口和位置关系 ········ 2
第三节　眼球的保护装置 ········· 5
第四节　眼眶内容物 ············· 7
第五节　眶隔后结构的毗邻关系 ········ 13

第 2 章
眼眶的病理生理 ············· 17
第一节　引言 ············· 18
第二节　眼眶是封闭的骨腔 ········· 18
第三节　眶内炎症 ············· 19
第四节　眶压升高 ············· 21
第五节　眼眶外伤的病理生理 ········ 22

第 3 章
眼眶病患者的临床检查 ········· 24
第一节　眼科检查 ············· 25
第二节　耳鼻咽喉科检查 ········ 32

第 4 章
眼眶成像 ············· 40
第一节　引言 ············· 41
第二节　常规 X 线摄影 ········ 41
第三节　计算机断层扫描 ········ 41
第四节　磁共振成像 ············· 46
第五节　正电子发射计算机断层显像 ········ 52
第六节　眼眶疾病的介入神经放射学 ········ 54
第七节　眼眶的超声检查 ········ 56

第 5 章
眼睑和眼疾病 ············· 61
第一节　眼睑疾病 ············· 62
第二节　眼疾病 ············· 64
第三节　眼内和眶内血管阻塞 ········ 72

第 6 章
眼眶并发症 ············· 77
第一节　眶内出血 ············· 78
第二节　急性鼻窦炎眼眶并发症 ········ 80
第三节　其他原因眼眶并发症 ········ 82
第四节　总结 ············· 85
第五节　儿童眼眶并发症的特殊特征 ········ 86

第 7 章
内分泌性眼眶病变 ············· 88
第一节　病因和发病机制 ········ 89
第二节　临床和实验室检查 ········ 91
第三节　眼科表现和并发症 ········ 93
第四节　治疗 ············· 96

第 8 章
眼眶外伤和外伤性视神经病变 ········ 112
第一节　病史 ············· 113
第二节　临床检查 ············· 113
第三节　临床症状 ············· 113
第四节　眼眶软组织损伤 ········ 114
第五节　眼眶壁骨折 ············· 115
第六节　单纯性眼眶下壁骨折 ········ 118
第七节　眼眶上壁骨折 ············· 121
第八节　复合性骨折 ············· 122
第九节　视神经损伤 ············· 124
第十节　儿童眼眶外伤 ········ 125

第 9 章
眼眶病理学 ············· 126
第一节　引言 ············· 127
第二节　炎症 ············· 128
第三节　累及眼眶的系统性疾病 ········ 129
第四节　肿瘤（按组织结构排列） ········ 129

第 10 章
眼眶畸形 ·· 154
第一节　先天性眼眶畸形 ···················· 155
第二节　后天性眼眶畸形 ···················· 159

第 11 章
眼眶和眼肿瘤 ······································· 162
第一节　眼内恶性肿瘤 ························ 163
第二节　泪腺和泪道肿瘤 ···················· 172
第三节　鼻旁窦肿瘤伴眶内蔓延 ········ 173

第 12 章
前额眶部颅底、视神经肿瘤及颅内视路肿瘤 ·· 180
第一节　引言 ·· 181
第二节　前部颅底及眼眶部脑膜瘤 ···· 181
第三节　前部颅底及眼眶部恶性肿瘤 ···· 184
第四节　视神经及颅内视路胶质瘤 ···· 185
第五节　血管畸形 ································ 186
第六节　混合性改变 ···························· 186

第 13 章
眼眶肌锥内肿瘤 ································· 188
第一节　引言 ·· 189
第二节　解剖 ·· 189
第三节　评估/诊断 ······························ 189
第四节　肿瘤的分类 ···························· 191
第五节　眼眶肿瘤 ································ 192
第六节　继发性眼眶肿瘤 ···················· 194
第七节　眼眶的手术入路 ···················· 196
第八节　总结 ·· 196

第 14 章
眼眶疾病放射治疗 ···························· 197
第一节　引言 ·· 198
第二节　技术 ·· 198
第三节　眼眶恶性肿瘤的放射治疗 ···· 201
第四节　眼眶良性疾病的放射治疗 ···· 212
第五节　眼眶区域内的放射副作用和毒性 ···· 217

第 15 章
泪液排出系统手术 ···························· 221
第一节　常见泪液排出障碍的解剖、临床评估和治疗 ···· 222
第二节　内镜泪囊鼻腔造孔术 ············ 229

第 16 章
眼眶病相关眼睑手术 ························ 237
第一节　解剖 ·· 238
第二节　眼睑创伤 ································ 239
第三节　眼睑缺损的重建 ···················· 243
第四节　面神经麻痹 ···························· 250
第五节　瘢痕性睑内翻、睑外翻及眼睑闭合不全 ···· 252

第 17 章
眼眶手术麻醉学 ································ 255
第一节　引言 ·· 256
第二节　临床解剖学 ···························· 256
第三节　临床生理学 ···························· 256
第四节　临床药理学 ···························· 258
第五节　临床麻醉学 ···························· 260

第 18 章
眼眶手术入路 ···································· 266
第一节　引言 ·· 267
第二节　鼻内经筛入路 ························ 267
第三节　经窦入路 ································ 268
第四节　眶外侧壁切开 ························ 269
第五节　眶前部入路 ···························· 271
第六节　经颅硬脑膜外和硬脑膜内的手术入路 ···· 276
第七节　眶内容物剜除术 ···················· 279

第 19 章
眼眶重建手术 ···································· 282
第一节　引言 ·· 283
第二节　眼眶重建原则 ························ 283
第三节　眼眶重建术发展简史 ············ 283
第四节　眼眶的形状和体积重建 ········ 284
第五节　3D 数字分析与虚拟模型 ······ 287
第六节　眼眶再造植入材料的个性化 ···· 288
第七节　使用 Hammer 技术矫正内眦过宽 ···· 289

第 1 章
眼眶的局部解剖

第一节	引言	2
第二节	形状、边界、开口和位置关系	2
	一、骨性眶壁	2
	二、眶孔	3
	三、眼眶的毗邻关系	4
第三节	眼球的保护装置	5
	一、眶隔	5
	二、眼睑	5
	三、泪器	6
第四节	眼眶内容物	7
	一、分区	7
	二、结缔组织结构	7
	三、眼球	9
	四、眼外肌的位置和功能	12
第五节	眶隔后结构的毗邻关系	13
	一、与 Zinn 总腱环的关系	13
	二、眶上部的肌锥外通路	13
	三、肌锥内通路（中心部分）	14
	四、肌锥外通路（下方眼眶）	16
	五、泪腺的分泌及副交感神经支配	16

第1章 眼眶的局部解剖

A. Schmiedl

第一节 引 言

眼眶是悬吊和安置眼球及其附属器的骨性结构基础，视觉器官的软组织结构均位于眼眶内。其特征是在一个非常有限的骨性空间可容纳很多内容物，以及与鼻旁窦间有特别薄的骨边界。眼眶也是神经和血管进出脸部的通道。由于该区域内有大量血管（如眼动脉的10条分支，2条大静脉及汇入它们的血管），所以在手术过程中可发生大出血。此外，5对脑神经及其分支以及自主神经纤维均位于眼眶内，可能会因手术受到损伤。

第二节 形状、边界、开口和位置关系

眼眶位于颅前窝下方（图1-1），形状像一个四边形金字塔，其底部开口于面部（图1-2）。轴线从金字塔底部（前面）向中后延伸至位于蝶骨小翼根部的视神经管（金字塔尖）。由于两侧眶尖均位于中部，两侧眼眶的纵轴均朝向外侧，内侧壁和外侧壁形成一个约45°的夹角（图1-1，图1-2）。眼眶的平均尺寸表明其空间并不大（表1-1）。在眼眶前缘后1cm处眶腔容积最大。眼球后极部至视神经管入口的距离约为18mm。

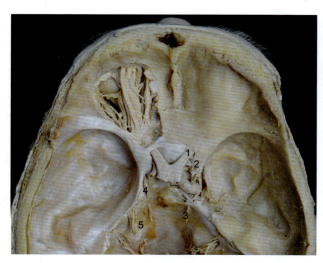

图1-1 包含眼眶的颅底解剖，一侧打开。左侧：移除了额骨眶部、眶骨膜和脂肪组织。1. 视神经；2. 眼动脉；3. 展神经；4. 动眼神经；5. 三叉神经

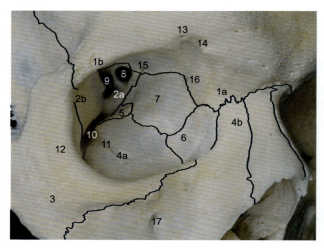

图1-2 右侧骨性眼眶，从前面斜看图示。1a. 额骨眶部；1b. 额骨颧突；2a. 蝶骨小翼；2b. 蝶骨大翼；3. 颧骨；4a. 上颌骨眶面；4b. 上颌骨额突；5. 腭骨眶突；6. 泪骨；7. 筛骨眶板；8. 视神经管；9. 眶上裂；10. 眶下裂；11. 眶下管；12. 颧面孔；13. 眶上孔；14. 额切迹；15. 筛后孔；16. 筛前孔；17. 眶下孔

表1-1 眼眶的大小	
垂直径	35mm
水平径	40mm
内侧壁	45～50mm（泪骨边缘到眶上裂）
外侧壁	40mm（眶缘到眶上裂）
深度	45～55mm（眶缘到眶尖和视神经管）
容积	30ml

一、骨性眶壁

眶口受眶缘限制，眶缘由三块骨构成。眶上缘由额骨构成，眶下缘由颧骨（颞侧）和上颌骨（鼻侧）

构成。整个骨性眶壁由七块不同的骨组成（图1-2）。

眶顶的主要部分由凹顶拱形的额骨眶部组成（图1-1），眶顶后1.5cm宽的扁平部分由蝶骨小翼形成。正常情况下，这两块骨头都相当坚固，在遭受剧烈的眼眶外伤后不发生骨折。眼眶上部和内侧有一个小的Roller软骨窝（滑车软骨）可作为上斜肌肌腱的支点。大的泪腺窝位于眼眶前外侧（图1-2）。

蝶骨大翼构成眼眶外侧壁的主要部分，前方的颧骨和额骨颧突也参与了骨性眶壁的构成。颧骨尾端增厚，形成眶下裂的前穹（图1-3），将眼眶与面部皮下脂肪组织分开。眼眶外侧壁隆起部向后4～5mm处有一个小的突起（Whitnall结节）。外侧睑韧带、闭锁韧带、外直肌节制韧带和部分上睑提肌腱膜与Whitnall结节相连。眼眶外侧壁前部较厚，可保护眼眶免受外界创伤暴力的损害。然而后部明显较薄，因此可作为外侧开眶术的入路（图1-3）。颞肌位于眼眶外侧壁的后外侧面，填充了颧弓下方的颞窝。与眼眶外侧壁相邻的是颞侧鳞状体，它形成颅中窝的外侧壁。适合截骨术入路的眼眶外侧壁边界与颅中窝边界之间的距离在男性中仅为12～13mm，女性中为7～8mm。

要由0.5mm厚的上颌骨眶面组成。颧骨眶面（前外侧）和腭骨眶突（后方）也参与构成眶底的小部分。

眼眶内侧壁由上颌骨额突、泪骨、蝶骨小翼和筛骨眶板构成。将眼眶与后方的筛房分隔开来的骨壁很薄，只有约0.3mm厚（图1-4）。但是，气化筛房的蜂窝状结构具有稳定作用，因此骨折在眼眶内侧壁比在上颌骨上方稍厚的眶底发生得更少。另外，筛骨板易受来源于筛窦和鼻旁窦的炎症或肿瘤的影响，在这一区域手术操作时易受到损伤。眼眶常受筛窦细胞炎症的影响。筛窦顶部由筛骨眶板与额骨眶部之间的骨性连接构成。被硬脑膜覆盖的颅前窝和大脑额叶位于骨性连接的上方。内壁前部有一个含有泪囊的深腔（泪囊窝），该腔前部受眶下缘和上颌骨前嵴的限制，后部受泪骨后嵴的限制（图1-2）。眶尖由蝶骨和腭骨组成。

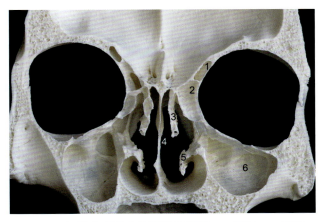

图1-4 面颅骨在眼眶水平冠状位锯开。1. 额窦；2. 筛窦；3. 中鼻甲；4. 鼻中隔；5. 下鼻甲；6. 上颌骨

二、眶孔

眶骨壁有几个通向颅中窝、颞下窝、翼腭窝或面部的孔，形成各种不同的通路（表1-2，图1-2）。

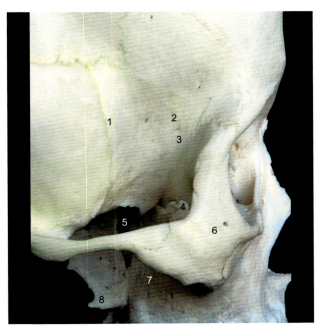

图1-3 眼眶外侧壁。1. 蝶鳞缝；2. 蝶骨大翼；3. 蝶颧缝；4. 眶下裂；5. 翼腭窝；6. 颧骨；7. 颞下窝；8. 翼状突

构成眶底的骨壁非常短，呈等边三角形，主

表1-2 进出眼眶的主要通路及位点			
管道	在眼眶的位置和孔	骨	通路
视神经管	眼眶后上方颅中窝	蝶骨小翼	视神经，眼动脉
眶上裂	眼眶后上方颅中窝	蝶骨小翼和蝶骨大翼之间	动眼神经，滑车神经，展神经，眼神经，眼上静脉

续表

管道	在眼眶的位置和孔	骨	通路
眶下裂	眼眶后下方颞下窝，翼腭窝	上颌骨和蝶骨大翼之间	颧神经，眶下神经，眼下静脉
筛后孔	颅中窝，后筛部	额骨和筛骨之间	筛后神经，筛后动脉
筛前孔	颅中窝，前筛部	额骨和筛骨之间	筛前神经，筛前动脉
鼻泪管	鼻侧、下鼻道	上颌骨	鼻泪管
颧眶孔	颞侧，面部	颧骨	颧眶神经
颧面孔			颧面神经
额孔和眶上孔	额部	额骨	眶上神经的分支和眶上动脉
眶下孔	面部	上颌骨	眶下神经，眶下动脉

视神经管孔位于眶尖处的蝶骨小翼，蝶骨小翼下支将眶上裂和视神经管分开，这种薄骨板也在颞侧限制了视神经管。眼动脉和视神经从颅中窝经视神经管进入眼眶。视神经从中线以45°进入眼眶（图1-1）。视神经胶质瘤和眼动脉瘤常导致管腔扩张。**眶上裂**位于视神经管下方，蝶骨大、小翼之间（图1-1，图1-2）。眶上裂中间大两侧小，不包含在通路内的部分被结缔组织覆盖或封闭，结缔组织可含有平滑肌细胞。根据眶内肌肉的起源，将眶上裂分为三部分：①封闭的内侧段；②由动眼神经、鼻睫神经、展神经通过的、被眼外肌包绕的中间段；③眼上静脉、额神经、泪腺神经以及滑车神经，穿过眶上裂较窄的外侧部分（图1-5）。

眶下裂是一约20mm宽的裂缝，在后方位于蝶骨大翼与上颌骨之间，维持着眼眶与颞下窝和翼腭窝之间的联系。除了来源于翼丛的眼下静脉分支、眶下神经、颧神经及翼腭神经节较小的分支通过外，眶下裂由含有平滑肌细胞的结缔组织封闭。眶下裂比眶上裂向更前方延伸，在眶前嵴前20mm处终止（图1-5）。

筛后孔位于筛骨纸板的后上嵴，筛后动脉、静脉以及进入筛房的筛后神经都通过筛后孔。**筛前孔**位于眶板前上嵴，筛前动脉、静脉以及筛前神经通过筛前孔离开眼眶。这两个孔均位于筛眶板和额骨眶部之间的骨性连接处，约在泪前嵴后24～25mm（图1-2）。

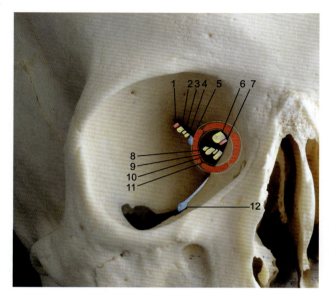

图1-5 眼眶通路的入口。1.脑膜返支；2.泪腺神经；3.滑车神经；4.额神经；5.眼上静脉；6.视神经；7.眼动脉；8.动眼神经上支；9.展神经；10.鼻睫神经；11.动眼神经下支；12.眼下静脉

眶口上缘有两个不同的切口或孔：**额切迹/孔**和**眶上切迹/孔**，眼神经的分支和眶上动脉在其中通过（图1-2）。

颧神经通过的**颧眶孔**位于颧骨的眶面，该管向外开放至颧面孔和颧颞孔，穿过其中的有相应命名的颧神经感觉末梢以及类似命名的通向颞区和面颊的血管。在外侧开眶术中，当颞肌被切除时，这些通路可能会受到损伤。

眶底的后部包含**眶下沟**，作为**眶下管**向前延伸至眶下孔，有眶下神经和眶下动脉穿过到达面部（图1-2）。

三、眼眶的毗邻关系

由于位于头部，眼眶与脸部的几个区域有着密切的关系（图1-4）。颅前窝有硬脑膜覆盖的大脑额叶（端脑），是眶顶的一部分。眼眶通过视神经管和眶上裂与颅中窝相关联，颅中窝有硬脑膜覆盖的端脑颞叶。眶下裂将眼眶与翼腭窝和颞下窝联系起来（图1-3）。眶底、眶顶和眶内壁通过特别薄的骨壁将眼眶与鼻窦隔开（眶下内侧为上颌窦，眶上是额窦，内侧是筛窦）（图1-4）。

同时，应当考虑鼻旁窦在青少年时期的发育，几乎到成年才发育完成。此外，眼眶与鼻腔关系密切（图1-4），眼眶的炎症和肿瘤可浸润和影响邻近的区域，反之亦然。在考虑治疗时需要各学科间的密切协作。

第三节　眼球的保护装置

一、眶隔

眶隔（图1-6）是由胶原和弹性结缔组织组成的薄板，它是对抗病原体的物理屏障，并用于稳定眶隔后的眶脂肪组织。眶隔固定于上、下眶缘，包绕眼球，并延伸至上睑板。它在内侧插入泪骨，在外侧使睑外侧韧带与上睑提肌腱膜相连。眶隔在睑板下缘插入下睑，内侧变得更薄，与睑内侧韧带分开，并在泪囊后面、光滑的上睑板肌背面延伸至泪骨。眶隔表面由眼轮匝肌和皮肤覆盖。

二、眼睑

1. **大体解剖与血供**　眉毛是眶上缘皮肤上长有毛发的区域，用来保护眼睛不受湿气和汗水的影响（图1-7）。眼睑是可活动的外胚层褶皱，能够阻止过多的光线和眩光，保护角膜免受干燥、机械损伤，通过瞬目反射防止异物冲击或进入眼睛。每一次眼睑闭合可使泪液在角膜表面均匀涂布。眉毛将上睑与额部皮肤分离，颧睑沟（zygomatic lid sulcus）将下睑与面颊皮肤分离。外侧和内侧眼睑通过外侧和内侧眼睑接合处相互连接，因此睑裂的末端在内外眦处吻合。外眦角较尖锐，内眦角呈圆形，环绕于一个黏膜岛，即泪阜（图1-7）。眼睑皮肤非常柔软，只含有少许脂肪组织，并且可以移动。由于眼睑皮下组织结构疏松，炎症、出血或液体潴留可引起明显的肿胀，导致睑裂无法打开。由于眼睑是矩形（rectangular）截面，睑缘形成了前缘和后缘。大量的睫毛排成3～4行，起源于前后睑缘之间的睑缘部分，在睑裂上呈保护性展开。两侧眼角的眼睑外表面过渡到由结膜覆盖的内表面。眼睑背面的结膜（睑结膜）在其穹窿区（上、下穹窿结膜）过渡到球结膜。由此形成的囊状结构称为结膜囊。眼睑皱襞处的结膜称为穹窿结膜。半椭圆形睑板是眼睑的纤维组织基础，使眼睑成形并稳定。一种自然发生的或与年龄相关的延伸至睑板的眶隔松弛，可导致眶内脂肪组织部分脱垂，上睑可见突起，影响眼睛的美观。上睑板高约10mm，下睑板高约5mm；上下睑板约25mm宽和1mm厚。它们具有弹性，通过内侧和外侧睑韧带悬吊于眶口的两侧（图1-6），内侧韧带包绕泪囊。

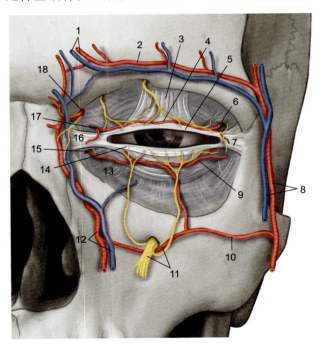

图1-6　眶口的通道。眶周冠状血管以及颈内动脉（眶上动脉、泪腺动脉的睑外侧动脉、睑内侧动脉）和颈外动脉（面动脉、角动脉及眶下动脉）支配区域的动脉。1.滑车上动脉、静脉；2.眶上动脉；3.上睑提肌；4.上睑弓；5.上睑板；6.睑外侧动脉；7.睑外侧韧带；8.颞浅动脉和静脉；9.下睑弓；10.面横动脉；11.眶下神经和动脉；12.角动脉；13.眶隔；14.下睑板；15.睑内侧动脉；16.睑内侧韧带；17.睑内侧动脉；18.滑车下动脉、静脉和神经

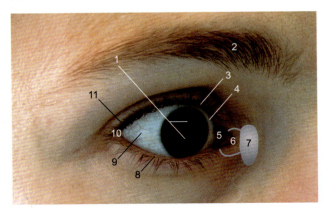

图1-7　右眼和泪器。1.虹膜和瞳孔；2.眉毛；3.上眼睑和睫毛；4.内眼角；5.泪阜；6.内眦；7.泪囊和上下泪管；8.下眼睑；9.球结膜；10.外眦；11.外眼角

眼睑的动脉血供来源于颈内和颈外动脉分支，在眶口可发现泪腺动脉以及泪腺神经的一些细小分支。内侧有眶上动脉和静脉的分支，眶上神经、滑车上神经和滑车下神经的分支通过。血管在眶隔前形成一个血管冠（vascular corona），围绕着眼眶入口（图1-6）。睑外侧动脉和睑内侧动脉分支在眼睑的眶隔前变弯曲，形成上、下睑血管弓，提供眼睑和结膜的血供（图1-6）。睫状前动脉也参与了结膜的血供，静脉血通过上、下眼静脉引流到海绵窦。

2. 眼睑的运动系统：眼睑的肌肉　两条横纹肌和两条非横纹肌（平滑肌）控制着眼睑的自主运动和非自主运动。

（1）**横纹肌**：眼轮匝肌位于眶隔和睑板前面（图1-8），它由面神经支配。该肌肉的眶部环绕眼眶边缘，影响眼睛的自主闭合。每个眼睑的前层均含有眼轮匝肌睑部的肌肉束，眼睑的闭合是由睑部肌肉收缩完成的。眼睑闭合可以是自主的，但在大多数情况下，是非自主的。另外，眼轮匝肌泪腺部分的肌肉束包绕泪道，是流泪所必需的。由动眼神经支配的上睑提肌纤维，从蝶骨小翼穿过眼眶到上睑，到达上睑后，其肌腱分为两层：深层插入睑板，浅层在眼轮匝肌纤维间进入眼睑皮肤。眼轮匝肌麻痹可导致眼睑闭合不全（兔眼）。在上述情况下，自主的眼睑闭合可导致眼球上移，当眼外肌功能健全时，可见白色巩膜（Bell现象）。

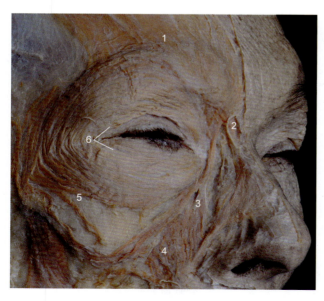

图1-8　面部肌肉。1. 枕额肌前腹；2. 降眉间肌；3. 上唇鼻翼提肌；4. 上唇提肌；5. 眼轮匝肌眶部；6. 眼轮匝肌睑部

（2）**平滑肌**：平滑肌位于上下睑板，由交感神经系统支配。上睑板肌的走行是从上睑提肌下表面至睑板上缘，下睑板肌则至下睑板。这两条肌肉，即所谓的"Müller肌"，在收缩过程中牵引睑板。

3. 睑缘和眼睑腺体　睑缘前方呈钝形，后方边缘锐利，大皮脂腺（Zeis腺）的分泌管开口于睑缘前面的毛囊，润滑睫毛。靠近睫毛处还有汗腺、顶泌汗腺（Moll腺）。约有30个腺泡和腺管（睑板腺）位于上睑固有层，约20个位于下睑，腺体自身的外分泌管开口于睑缘后方。将上睑向外翻转会露出排列成斑点状的黄色睑板腺。由Riolan肌收缩分泌的皮脂样分泌物润滑睑缘，防止泪液溢出。眼睑腺疾病可表现为睑板腺囊肿（chalazion），其特征是由于睑板腺排泄管阻塞引起眼睑无痛性的小结节；或睑腺炎（hordeolum），眼睑腺体的疼痛性炎症。

三、泪器

由泪腺和泪道组成的泪器结构位于眼眶。泪腺在外眦上方，眼眶外上象限前部，位于眶隔后方额骨隐窝（泪腺窝）。泪腺大小约为20mm×12mm×5mm，由上睑提肌分为较大的眶部和较小的睑部，位于结膜和眼睑之间的过渡区。然而这种分隔是不完全的，因为这两部分都由背靠肌肉的薄壁组织桥连接。泪腺的上部前缘受眶隔和腱膜前脂肪组织限制，背侧受眶内脂肪组织限制，侧面受额骨限制。泪腺的下部位于上睑提肌腱膜下的Jones间隙。泪腺睑部在中央由上睑板肌将其与结膜分离。几个更小的腺体（Krause和Wolfring腺）分布于上睑结膜。泪液经眶部1～5个排泄管、睑部6～8个更小的排泄管到达上穹窿结膜，通过眨眼均匀分布在整个角膜。泪液从颞侧流向鼻侧进入内眦，并聚集在位于下穹窿结膜内的泪囊。泪小管的开口邻近泪囊，分别为0.25mm和0.3mm，圆形、椭圆形或裂谷状的上下泪小点。这些泪小点位于上下睑缘内侧面的小突起上（泪乳头），当抬高眼睑时可以看到。泪液的清除是从上、下眼睑的泪点通过长约10mm的钩状弧形泪管流到泪囊（图1-7）。泪小管纵向走行2mm，然后变宽（泪小管壶腹），水平走行8mm。垂直部分被眼轮匝肌纤维包围，其收缩有助于引流。在约 70% 的人中，两个与睑缘平行的泪小管连接成 1～2mm 长的泪总管，终止于泪囊，受双侧鼻侧睑韧带限制。泪囊最上方超过上泪小管约 3mm。

泪囊大小约 12mm×6mm×5mm，由骨膜覆盖，位于眼眶内侧骨性凹陷（泪囊窝），由泪骨的泪后嵴和上颌骨的泪前嵴构成（图 1-2）。泪囊窝区的骨质非常薄，因此在经内镜行泪囊手术（泪囊鼻腔吻合术）是可行的。有利于泪液引流的泵组织包绕泪囊。当情绪反应、异物进入结膜囊、海绵状组织的血管充盈时，会出现鼻泪管阻塞，继而导致泪液通过面部引流。

鼻泪管长 15mm，宽 5～6mm，是由含杯状细胞的假复层柱状上皮覆盖的一个骨性管道。管道的骨壁包括上颌骨、泪骨和下鼻甲。该管向下、外后方走行，终止于下鼻道。因此，它定位于连接内眦和上颌第一前磨牙的直线上。鼻泪管的探查就在这个方向进行。多个具有阀门样功能的黏膜皱褶阻止泪液回流。第一个阀门是 Rosenmüller 阀，位于泪总管的泪囊入口；第二个阀门是 Krause 阀，位于泪囊和鼻泪管入口之间；最后是 Hasner 阀，位于鼻泪管在下鼻道的开口处。Hasner 阀具有调节功能，防止打喷嚏时空气进入管道。小管的作用支持泪道引流。同时，眼睑打开引起垂直部分加宽，强化虹吸效应。受面神经的副交感神经纤维支配，每天约产生 500ml 泪液。缺少眼睑闭合会导致角膜干燥，其原因是泪液不能均匀涂布于角膜。

总之，泪液构成了角膜前的液体层，包含：①外侧的"油脂"层，由睑板腺产生；②中间的水样层，由泪腺产生；③内侧的黏液层，由结膜杯状细胞产生。

第四节　眼眶内容物

一、分区

根据位置和功能，眼眶可分为几个区，这些区与临床也有很大的相关性（图 1-9）。

眶隔将位于眶隔前的眼球保护装置与眼眶内容物分隔开，眼眶内容物被一层结缔组织包绕，包括眶内脂肪组织、眼球、外眼肌、泪腺和几条

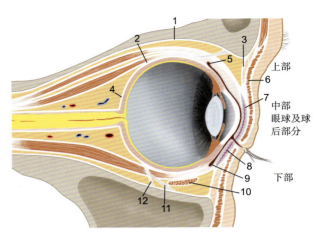

图 1-9　眼眶组织。1. 眶骨膜；2. 表层巩膜外间隙；3. 眶隔；4. 眼球鞘膜，Tenon 囊；5. 上穹窿结膜；6. 眼轮匝肌；7. 上睑板；8. 下睑板；9. 下穹窿结膜；10. 下斜肌；11. 直肌肌腱；12. 直肌韧带

神经和血管通路。眼外肌和眼球形成一个金字塔样的肌肉圆锥，其顶端位于眼眶深部。因此，将眶隔后的眶室分层和分区是合理的：

- 肌锥外区，上层：肌锥和眶顶之间的区域，泪腺位于其颞上象限。
- 肌锥内区，中间层：这个区域被定义为肌锥内间隙，有一个眼球部和一个球后部。裂隙样的空间，称为巩膜外间隙，将眼球与腱状增厚的结缔组织——眼球筋膜囊分开。可见几条神经和血管通路位于脂肪组织中，特别是与眼外肌和眼球相关的神经和血管。
- 肌锥外区，下层：这是肌锥与眶底之间的间隙，有一些结构穿过这个间隙进入眼眶，特别是通过眶下裂。

二、结缔组织结构

1. 眶骨膜　位于眶隔后、眶骨内的隔后室被骨膜覆盖（图 1-9～图 1-11）。眶骨膜从前、外侧过境至眶隔。眶骨膜起源于骨膜，由一层密集的、漏斗样的覆盖物构成，容易脱落。在颅缝、孔、裂、视神经管和泪骨后部，它与骨壁紧密相连。此外，它还构成大部分眼外肌起源的纤维腱环，并与视神经的硬膜鞘相连。眶骨膜血供良好，其感觉由三叉神经的分支支配。眶骨膜保护眶内组织免受出血和肿瘤及感染扩散的影响。它含有平滑肌细胞，特别是在眶下裂附近，参与构成眶肌（Müller

肌）。在许多动物中，这些肌纤维是一个巨大的肌肉板（plate）的残余，用结缔组织作为眶侧壁而不是骨性结构。

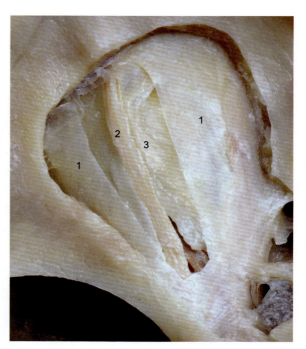

图1-11　左侧眼眶，额骨眶部；移去了部分眶骨膜。1.眶骨膜；2.额神经；3.脂肪体

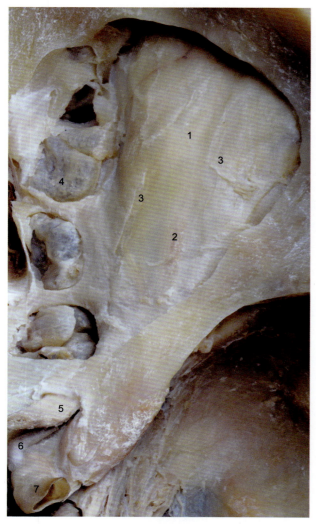

图1-10　右侧眼眶，移除了额骨的眼眶部分。1.眶骨膜；2.额神经；3.脂肪体；4.筛房；5.视神经；6.眼动脉；7.颈内动脉

睫状神经节阻滞导致交感神经支配的平滑肌细胞功能障碍，因此产生了所谓的Horner综合征（Horner's syndrome），其特征是上睑下垂（睑板肌麻痹）、眼球突出（骨膜内的眶肌麻痹）和瞳孔缩小（虹膜的瞳孔开大肌麻痹）。

2. 脂肪体　眼球和眼外肌一起并不能填满整个眼眶，它们被眶周的脂肪组织环绕（图1-9~图1-12a, b）。脂肪组织作为支撑眼球的一个弹性垫，同时支撑眼球运动。前部脂肪组织含有更多结缔组织，后部有大面积脂肪瓣。眶隔阻止脂肪在眶缘处脱出。

3. 眼球鞘膜　眼球筋膜鞘（眼球鞘膜，Tenon囊）把眼球和眶周脂肪组织分开，它是一种筋膜或肌腱样致密增厚的结缔组织（图1-9）。它始于角膜缘后2mm，前端在巩膜（靠近角膜缘），后端在视神经入口处与眼球紧密相连。眼球筋膜在前部分为两层鞘膜：内鞘到达球结膜，外鞘插入睑板。眼球筋膜在外侧通过额上部的结缔组织板（眼球上韧带）和水平的低位结缔组织层（眼球下韧带）固定于骨膜（图1-9）。继而有进入眼球的神经和血管穿过眼球筋膜。在这些通路的通过点，肌肉筋膜与Tenon囊的结缔组织融合。因此，眼球筋膜必须跟随眼球运动，并不是经典意义上的"静息窝"（resting socket）。然而，通过局部压迫、筋膜或肌腱样结缔组织伸展，眼球和眼球筋膜之间的微小运动是存在的。因此，可以把眼球筋膜比作腱鞘。

位于眼球筋膜和巩膜之间的一个滑动空间由疏松排列的胶原纤维充填（图1-9），是代表眼球运动的一个移动裂缝。眼外肌腱相对自由地朝向眼球，因此，在斜视手术中，表层巩膜间隙可作为结扎肌腱的入路。这个空间也可以作为严重外伤后摘除眼球的入路，在这个过程中，眼球被从筋膜中取出而筋膜被留下，就像将果仁从果实中取出一样。

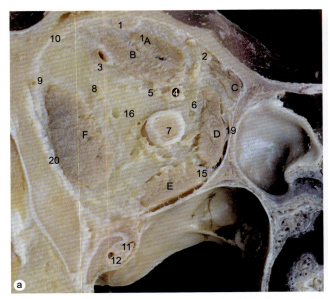 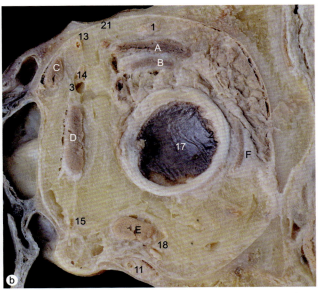

图 1-12 a.右侧眼眶（后面观）：靠近视神经的冠状面；b.左侧眼眶（正面观）：靠近眼球的冠状面。1.额神经；2.滑车神经；3.眼静脉；4.眼动脉；5.动眼神经；6.鼻睫神经；7.视神经；8.展神经；9.泪腺动脉；10.泪腺神经；11.眶下神经；12.眶下动脉；13.眶上动脉；14.滑车上神经；15.Lockwood 韧带；16.睫状后短动脉；17.眼球；18.动眼神经下支；19.内侧韧带；20.外侧韧带；21.眶骨膜；A.上睑提肌；B.上直肌；C.上斜肌；D.内直肌；E.下直肌；F.外直肌

4. 纤维悬挂装置　与后部和肌锥内相比，前部和肌锥外眼外肌筋膜明显更加紧密和坚韧。结缔组织袖将所有眼外肌固定在眶骨膜的肌纤维束上（图 1-9）。肌腹有一个外侧眶层和一个内侧球层，内球层与巩膜上的肌腱末端固定，眶层肌纤维以腱样连接终止于骨膜。内直肌和外直肌前端突起的与眶壁的纤维连接称为内侧和外侧节制韧带。外侧节制韧带最发达，插入颧骨的 Whitnall 结节、结膜穹窿和眶隔，内侧节制韧带在前端插入泪骨和眶隔。上直肌筋膜与上睑提肌筋膜通过肌间筋膜相互连接。另一条发育良好的节制韧带是 Whitnall 韧带，它在颅骨横向走行，在上睑提肌靠近上睑入口处包绕上睑提肌，最后插入 Whitnall 结节和滑车，其作用是限制上睑上抬的高度。下直肌筋膜和下斜肌也通过节制韧带与骨膜相连。另一个韧带是 Lockwood 韧带，它从 Whitnall 结节到内侧睑韧带，形成"吊床"样结构用于悬吊眼球。它由眼球韧带的后部、睑内侧韧带和眼肌后端的肌间结缔组织组成。这种韧带装置确保眼球的稳定嵌入，并使其保持平衡。因颅骨外伤或眼眶骨折引起的韧带撕裂会导致严重的斜视。

三、眼球

肌锥的前部边缘由眼球构成。眼球形态不太规则，在眼眶并不居中，因为眼球与眶上壁和眶外侧壁之间的距离小于眶下壁和眶内侧壁的距离（图 1-13）。因此，外侧手术入路很容易到达眼球。

眼轴从角膜中线（眼球前极）到视神经插入点（眼球后极），而视轴垂直通过屈光系统的曲率中心，到达中心凹，因此眼轴和视轴是不一样的。眼球直径约 24mm（略小于乒乓球），侧面比背侧更弯曲。眼球容积的中位数约 6.5ml，而眼眶容积约 29.7ml。眼球的内部分为两种不同的空间：较大的后部——含有凝胶状的玻璃体；更靠前的部分包含晶状体以及前房和后房（图 1-14）。玻璃体和房水决定眼球的形状。晶状体位于眼球前部的玻璃体凹中，一个充满房水的裂隙（Berger 空间）将晶状体和玻璃体分隔开。眼球壁由三层组织组成（图 1-14）。

1. 眼球分层（眼球壁）

（1）**眼球外层**（眼球的纤维层）：仅包含少量血管，由纤维结缔组织构成，具有机械稳定性。内侧通过眼压（15mmHg）支撑，外侧通过眼外肌牵拉，使眼球接近球形。该层前 1/6 是透明、无色、屈光的角膜，其余部分是不透明的白色巩膜，巩膜限制了玻璃体的侧向移动。表面玻璃样的角膜边缘厚 0.7mm，中心厚 0.5mm，它比巩膜弯曲得更多。角膜具有 40D 的屈光度，提供了整个眼球

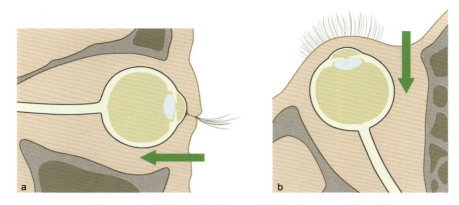

图1-13　眼球在眼眶的位置。a.矢状切面；b.水平切面

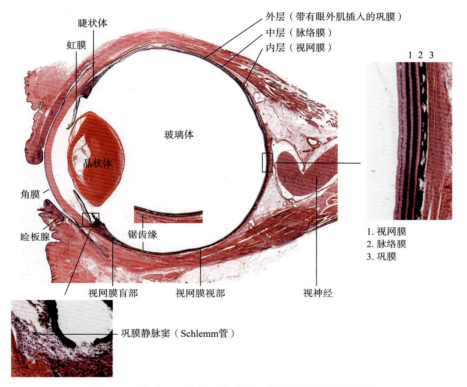

图1-14　眼球HE染色，矢状面，保留了黄斑和视神经

屈光度（65D）的主要部分。角膜透明是由于基质中的成分规则排列且无血管。角膜的感觉依靠眼神经的分支睫状长神经支配。角膜在角膜缘过渡为巩膜，巩膜最厚处约0.8mm，而最薄的部分（约0.3mm）位于眼外肌肌腱附着处。巩膜的营养血管来自于眼动脉的肌肉血管的分支。通过角膜缘很容易接近眼外肌，例如斜视手术。

（2）**眼球中间层**（眼球血管层）：称为葡萄膜，含有血管。这一层由虹膜、睫状体和脉络膜组成。瞳孔位于眼球前半部的中心，通常是圆形的开口。

虹膜的前表面没有连续的上皮，平滑肌细胞束围在虹膜基质中。其中一些肌肉使瞳孔收缩（瞳孔括约肌，由副交感神经系统支配，环状走行）；另一些则使瞳孔开大（瞳孔开大肌，由交感神经系统支配，放射状走行）。虹膜中黑色素细胞的数目多少和不同的排列决定了眼睛的颜色。睫状后长动脉和睫状前动脉在虹膜底部形成虹膜大动脉环，瞳孔边缘的基质中有一个虹膜小动脉环。虹膜由睫状短神经支配。虹膜在侧面过渡到睫状体，睫状体有一些皱褶（睫状突）突出于眼的后房，这些褶皱形成一些更小的皱襞［睫状皱襞（plicae ciliares）］（图1-14）。睫状体主要由环行的睫状肌组成。脉络膜灌注良好（约占眼睛全部血液的85%），并包含为视网膜外层供血的所有血管（眼动脉分支：睫状长动脉、睫状短动脉和睫状前动脉），以及睫状短、长神经的神经纤维。大量黑色素细胞位于纤维基质中，一层有弹性的膜（Bruch膜）把脉络膜与眼内层膜分开，脉络膜也参与眼压的维持。

（3）**眼球内层**：称为视网膜，含有神经细胞。视网膜由两层组成，在眼球前部，睫状体、虹膜与脉络膜有不同的结构。非视觉的视网膜（视网膜盲部）位于前方，由两层色素上皮组成，对光线不敏感。视网膜盲部限制了视网膜虹膜部，即虹膜的后板（睫状体的睫状视网膜部），并突然转变成对光线敏感的视网膜视部。因其在过渡区的边界呈锯齿状而被称为锯齿缘。睫状前动脉保持血供，没有感觉神经或自主神经。视网膜视部由两层组成，覆盖眼球的后部。外侧层称为色素层，色素上皮细胞之间通过紧密连接相连，牢固地黏附在Bruch膜的基底层（构成血-视网膜屏障）。视觉通路的第一个三级神经元位于靠近玻璃体的内层（神经层）：光感受器的光敏部分朝向色素上皮层。第三层神经元轴突在视神经盘（直径1.6mm）汇合为一个突起（视乳头）。神经纤维在视乳头处变为直角走行并形成视神经。由于该区域没有光感受器，视乳头在视野检查中会出现盲点，在眼球后极部内侧约3mm，视力最敏锐的黄斑中心凹下方0.1mm，内侧4mm。与锯齿缘的距离鼻侧约27mm，颞侧约31mm。因此视盘半径鼻侧大于颞侧。视网膜中央动脉是眼动脉的一个分支，与视网膜中央静脉一起，从视乳头中心凹（视杯）通过视盘。这些血管的大量小的终末支在黄斑中心凹颞侧约3~4mm呈放射状走行，直径3mm。黄斑本身没有血管，中心有一个腔（中心凹），主要含视锥细胞。中心凹的血供由脉络膜血管提供。两层视网膜之间有非常狭窄的间隙，可能发生神经层的视网膜脱离（除了锯齿缘和视神经盘）。就起源和组织而言，视网膜是间脑突出的一部分。

2. 眼球隔间 眼球内可分为三个含有不同液体的隔间（表1-3，图1-14）。

眼腔内含有由视网膜睫状体部的非色素上皮释放的房水，其成分与血浆相似，为晶状体和部分角膜提供营养并维持眼压（约15mmHg）。房水经虹膜角膜角引流入巩膜静脉窦（Schlemm管）（图1-14）。Schlemm管的前方是Fontana室，角巩膜小梁网穿过该室，在睫状肌收缩过程中Fontana室扩张，从而促进房水引流。Schlemm管是圆形的，与表层巩膜静脉相连。房水引流出口阻塞导致眼内压显著升高，会对视神经造成危害，因此有相当大的失明的风险。

玻璃体99%的成分是水，并含有大量与水结合的透明质酸，这是由覆盖睫状体的非色素上皮释放的产生高黏度的玻璃体内容物。水相与胶原微纤维交叉，通过凝结作用在玻璃体外层形成限制膜（玻璃体膜）。

表1-3 眼房边界和内容物

眼房	边界	容积
眼前房	前面：角膜	200μl
	后面：虹膜前面，晶状体	
	侧面：虹膜角膜角	
眼后房	前面：虹膜后面	100μl
	中间部：晶状体	
	后面：玻璃体	
	侧部：睫状体	
玻璃体腔	前面：晶状体；睫状体	4ml
	中间部：玻璃体	
	侧面：视网膜	

3. 眼的晶状体及其悬吊装置 眼的双凸形晶状体既没有血管也没有神经支配，晶状体后部（半径6mm）比前部（半径11mm）弯曲明显，晶状体赤道部的直径为9mm。晶状体前极位于瞳孔和虹膜后，后极位于玻璃体陷凹处。晶状体被致密的碳水化合物囊膜包围，处于房水中。前部囊膜（10~19mm）明显比后部（5mm）厚。晶状体的前部有单层晶状体上皮，在靠近晶状体赤道部的背面，上皮细胞呈双极生长，转换成长约8mm的晶状体纤维。旧的无核的晶状体纤维位置在中央，易于失水，因而变得更薄，它们形成了晶状体核，作为新的晶状体纤维的附着点。晶状体的悬吊装置由8~12mm长的带状纤维构成，它来源于覆盖睫状体的非色素上皮的基底膜，它们穿

过眼后房到晶状体赤道部,插入晶状体囊的前后。带状纤维将晶状体固定在虹膜后面,并使其稳定在瞳孔后的中心位置。由副交感神经支配的睫状肌收缩使肌腹增加,随之发生带状纤维松弛,晶状体变圆,使短距离调节成为可能。肌肉的松弛导致晶状体内的弹性纤维扩张,抑制眼睛的调节。晶状体的血液供应来自于睫状前动脉和睫状后长动脉。

四、眼外肌的位置和功能

眼球筋膜鞘和巩膜(图1-9)之间有一个移动的空隙,使眼球能够上下运动,也使鼻侧和颞侧运动及轻微旋转成为可能。眼外肌的肌腱穿过表层巩膜腔,在角膜缘后插入巩膜。除了下斜肌和上斜肌,其他眼外肌均起源于位于眶尖的总腱环(图1-15)。这个管样胶原环包绕视神经管,环绕眶上裂,使眼眶分为肌锥内部、肌锥外上部和肌锥外下部(图1-9,图1-16)。进入眼眶的路径要么在肌锥内,要么在总腱环外(图1-5,图1-16)。

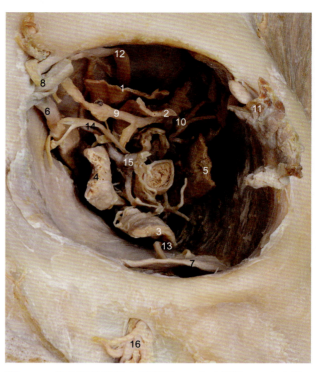

图1-16 带有眼外肌的左侧眼眶。1.上睑提肌;2.上直肌;3.下直肌;4.内直肌;5.外直肌;6.上斜肌;7.下斜肌;8.上斜肌滑车;9.眼静脉;10.泪腺动脉和神经;11.泪腺;12.额神经;13.动眼神经下支;14.鼻睫神经;15.眼动脉;16.眶下动脉和神经

肌锥由四条穿过脂肪组织的眼外肌形成,这些肌肉通过眼球筋膜囊间隙到达眼球,以特征性的方式插入前部区域(图1-9,图1-15~图1-17)。四条肌肉附着处的假想连线称为Tillaux螺旋,从颅底入路来看,首先显示的是**上睑提肌**,它是眶内位置最靠上的肌肉,由动眼神经支配。它起源于蝶骨小翼,并走行到上睑板。**上直肌**位于上睑提肌下方,起源于总腱环上缘、视神经管骨膜和视神经的硬膜鞘。它与视轴约呈25°的夹角走行到眼球前部,插入点约在角膜缘后7mm处。它作为一个垂直的动力使眼球上旋,实质是使视轴上移。**下直肌**是第二垂直动力,它起源于总腱环的尾缘,穿过眶底,也与视轴呈25°的夹角穿过眼球筋膜到眼球的前部,插入处在角膜缘后7mm。巩膜上有一条8.8mm宽的肌腱,它的主要功能是使眼球下转(capuchin)。垂直运动由动眼神经的上、下支支配,眼动脉的肌支供血。**内直肌**由动眼神经的下支支配,在总腱环的中间起始。它作为水平动力沿眼眶的筛骨部在内侧走行,到眼球前部内侧,在角膜

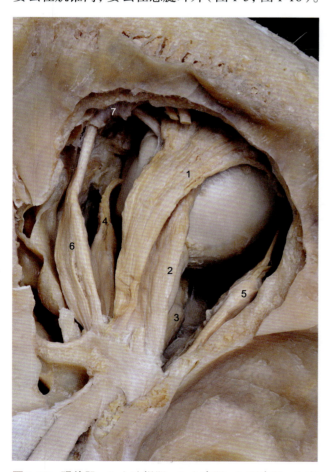

图1-15 眼外肌。1.上睑提肌;2.上直肌;3.下直肌;4.内直肌;5.外直肌;6.上斜肌;7.下斜肌

缘后约 5.7mm 处插入巩膜，是强大的内收肌。**外直肌**是第二条水平肌，从总腱环外侧穿过筋膜到眼球，在角膜缘后约 7mm 插入巩膜。与其他眼外肌相比，它起源于 Zinn 环，有上、下肌腱，是纯粹的外展肌，由展神经支配（图 1-20a）。

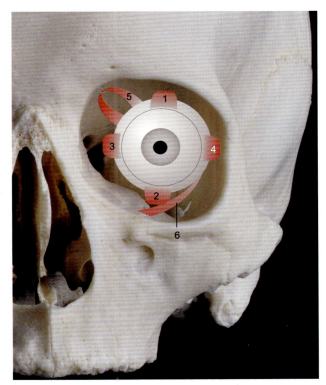

图 1-17 附着眼外肌的眼球。1. 上直肌；2. 下直肌；3. 内直肌；4. 外直肌；5. 上斜肌；6. 下斜肌

上斜肌和下斜肌影响眼球的旋转运动。薄的**上斜肌**起源于 Tendon 环（tendon circuit）的上缘或其内侧的蝶骨体，在眶顶与眶内侧壁之间、内直肌上方向前走行，在"U"形纤维软骨（上斜肌滑车）前 1cm 处演变为圆形肌腱（图 1-15，图 1-16）。肌腱穿过滑车，然后以 50°向后下外侧旋转（图 1-15）。穿过眼球筋膜囊后，其肌腱在上直肌远端边缘下方走行，然后在眼球外后象限倾斜插入巩膜，距角膜缘约 11～19mm（图 1-15）。上斜肌由滑车神经支配，司眼球下转、外转和内旋。**下斜肌**起源于眶前嵴，从紧靠鼻泪管入口的外侧上颌骨走行，经眶下嵴的后、外侧到达眼球（图 1-15，图 1-16）。因此，它在下直肌和眶底之间的眼球下方行进。因为它的肌腱只有几毫米长，所以肌纤维的走行非常靠近眼球。然后在上斜肌后面距视神经入口约 5～7mm 处的球后象限插入。而且，插入点位于黄斑下外侧约 2mm。下斜肌受动眼神经的下支支配，使眼球外展、上转和外旋。

第五节　眶隔后结构的毗邻关系

一、与 Zinn 总腱环的关系

根据它们的位置，进入眼眶的路径取决于与总腱环不同的关系（图 1-5）。额神经、泪腺神经、滑车神经以及眼上静脉在总腱环上方走行。总腱环下方的通路有眼下静脉、眶下动脉和颧神经。总腱环内的组织结构有视神经、眼动脉、鼻睫神经、动眼神经和展神经。

二、眶上部的肌锥外通路

在上直肌和眶骨膜之间的眶上区域有几条通路通向额部、泪腺和上斜肌（图 1-18）。

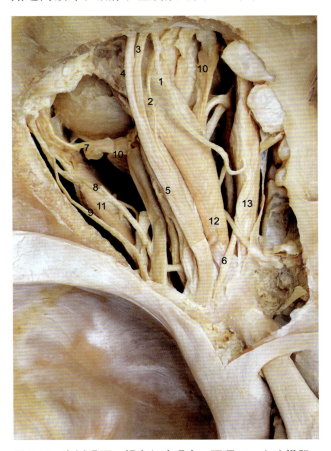

图 1-18 左侧眼眶，额底入路观察，眶顶。1. 上睑提肌；2. 上直肌；3. 下直肌；4. 内直肌；5. 外直肌；6. 上斜肌；7. 下斜肌；8. 上斜肌滑车；9. 眼静脉；10. 泪腺动脉和神经；11. 泪腺；12. 额神经；13. 动眼神经下支

1. 神经和动脉 眼神经是感觉神经,在眶上裂内分为额神经和泪腺神经,在总腱环上方走行,进入鼻睫神经,穿过总腱环(图1-5)。**额神经**支配额部皮肤、上睑皮肤和额窦黏膜的感觉,在上睑提肌上紧贴骨膜下方走行,分为**眶上神经(内侧支和外侧支)**和**滑车上神经**(图1-18)。**外侧支**与伴随的来自眶内侧的眶上动脉通过眶上孔或眶上切迹离开眼眶,**内侧支**通过额孔或额切迹走行至额部皮肤,伴随的有**滑车上动脉**(眼动脉终末支),位于眶上动脉内侧。滑车上神经也通过额切迹在上斜肌滑车上方走行到眶内侧,到达内眦皮肤(图1-16)。司感觉的泪腺神经与**泪腺动脉**一起到达泪腺,泪腺动脉是眼动脉的第一个分支,从眶内侧上行。泪腺神经在泪腺后表面分为两支:上支穿过泪腺到外眦,下支在眼球水平有一条细的神经分支加入,与颧神经一起走行,到达眶外缘,包含泪腺的节后副交感和交感纤维(图1-19)。

入(图1-18)。

2. 静脉 眶上静脉位于眶上动脉内侧、泪腺静脉位于泪腺动脉外侧,与上睑提肌一起走行(图1-1,图1-18)。

三、肌锥内通路(中心部分)

眼球位于眼眶中间部分。球后肌锥间隙包含支配眼外肌和眼球的大量通路,以及将眼眶作为通道的支配额窦、筛窦和鼻腔感觉的通路。睫状神经节也位于这个区域,在视神经表面的颞侧。眼眶的中间区域被眼外肌锥环绕,前部被眼球限制。通过视神经管(视神经、眼动脉)和眶上裂(动眼神经、展神经、鼻睫神经)的通路,再通过总腱环进入眶内。

1. 神经 视神经属于间脑的一部分,通常从视神经盘到视交叉的这段神经称为视神经。它包含中央胶质细胞,主要是少突胶质细胞,负责髓鞘的发育。它继而被脑膜包绕,形成神经的"夹板"。脑脊液包绕神经轴突,与脑干硬膜下间隙的脑脊液沟通,在球后注射后可能引起急性呼吸停止。视神经可分为三部分:管部(5～9mm)、眶部(25mm)和眼部(1～2mm)。

视神经管部位于视神经管内,长5～9mm,比较短。视神经管可分为三部分:眼眶部,视神经管腰部和颅内部。视神经管腰部的水平径为4.4mm,垂直径4.7mm,为视神经管最狭窄的部位。在罕见病例中,视神经管呈"8"字形外观,这是因为一个明显的双隔断形成一个独立的眼动脉管,视神经管内的硬脑膜与骨膜相连所致。

视神经眶内部分完全包裹在眼眶脂肪组织内(图1-12a),比眼球和视神经管之间的直接距离长约30mm,它轻度弯曲,使神经能够随眼球运动而不受损伤。

由于进入了眼球,约1.5mm长的**视神经眼球部分**是无髓鞘的。它可分为三部分:巩膜部、脉络膜部和视网膜部。视神经轴突穿过巩膜处的形状像筛板。当离开巩膜时,少突胶质细胞形成髓鞘,使视神经直径增加到3～4mm。

动眼神经从海绵窦壁穿过眶上裂内侧角,在总腱环内分为上支和下支,两支均在鼻睫神经换元。上支包括支配上直肌和上睑提肌的运动纤维,在眶顶下方肌锥内走行约15mm。下支在发出节

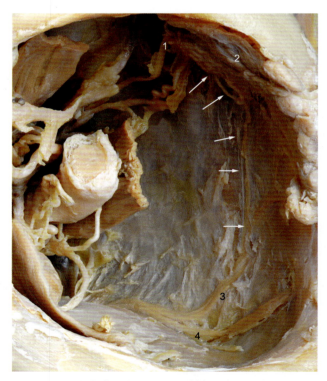

图1-19 泪腺的神经支配。1. 泪腺神经;2. 泪腺;3. 泪腺神经分支和颧神经支;4. 颧神经

滑车神经进入眼眶上部后由外侧向内侧走行至达上斜肌,它在上睑提肌的起始处内侧通过到达额神经,在上斜肌肌腹外侧的1/3处穿

前副交感纤维后，包括支配内直肌、下直肌和下斜肌的运动纤维。它们在睫状神经节换元，睫状神经节位于视神经颞侧的脂肪组织内，距眶尖约1cm，眼球后方约15～20mm（图1-20a）。动眼神经的节前副交感纤维在此神经节内换元为节后纤维。司感觉的**鼻睫神经**是眼神经的一个分支，它和眼动脉一起在环形肌腱（anular tendon）内进入眼眶，与动脉一起越过视神经，然后走行于上斜肌和内直肌之间（图1-20b）。鼻睫神经发出几个分支：①两条**睫状长神经**，在视神经外侧进入巩膜，支配脉络膜、睫状体、虹膜和角膜的感觉。②1条与睫状神经节相连的交通支，它发出15～20条**睫状短神经**，在视神经上下走行到眼球，包含副交感神经轴突（在睫状神经节内由节前纤维换元为节后纤维），支配睫状肌和瞳孔括约肌，伴行的有支配瞳孔开大肌的节后交感纤维和眼球内的感觉纤维。

筛后和筛前神经与眶内相应命名的动脉一起走行到眶内侧壁，然后分别通过筛后孔和筛前孔离开眼眶。它们负责支配鼻腔、筛窦和鼻背的感觉。滑车下神经是鼻睫神经的终末支，它从上斜肌腱附着的滑车下方向内眦皮肤走行，通过睑支支配泪囊区皮肤、泪阜上方的结膜和上、下眼睑。

展神经穿过海绵窦后经过眶上裂，在肌腱环（tendon circuit）内、动眼神经下方进入眼眶内侧（图1-1）。它到达外直肌内侧，沿肌腹走行，最后穿入肌肉（图1-20a）。

2. 眼动脉及其分支 眼动脉来自颈内动脉，通过视神经管，在视神经的外侧和下方进入肌锥，然后分成10支。这条动脉循环的区域包括眼球、眼肌、泪腺、眼睑、眼睛周围的面部皮肤以及部分鼻窦和鼻腔。

眼动脉进入眼眶后不久即从外侧到内侧，在视神经上方（85%～90%）或下方（10%～15%）通过。**视网膜中央动脉**是眼动脉的第一个分支，相对较细，几乎在穿过视神经之前分出。它从眼球后约10mm下方，与视神经伴行并进入视神经中央，在视神经内到达视网膜，然后在视盘分为四支。视网膜中央动脉的动脉网延伸至软脑膜以下，维持视神经的血液供应。

睫状后短动脉（10～15支）是眼动脉的其他分支，在视神经的下方，穿过靠近视神经的巩膜到达脉络膜，它们的终末支形成虹膜大动脉环。睫状后长动脉沿视神经的外侧和内侧走行，也在眼球后缘穿过巩膜，维持睫状体和虹膜动脉环的血供。

泪腺动脉起源于与视神经交叉的眼动脉的前端，与泪腺神经相伴进入上部，在外直肌的上缘到达泪腺。泪腺动脉发出颧支，穿过颧骨颞孔和颧骨面孔进入颞窝和颧骨区，通过其终末支即睑外侧动脉，提供上、下睑外侧的血供（图1-6）。值得注意的是，泪腺动脉通过眶上裂将脑膜返支送回颅内。

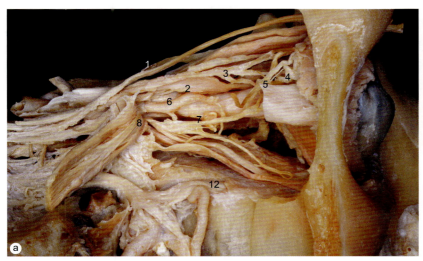
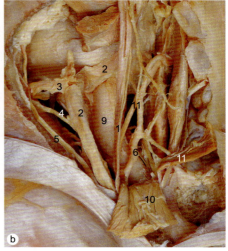

图1-20 a.眼眶外侧观，睫状神经节；b.额底观中间层通路。1.额神经；2.眼上静脉；3.泪腺静脉；4.泪腺动脉；5.泪腺神经；6.眼动脉；7.睫状神经节；8.展神经；9.视神经；10.动眼神经；11.鼻睫神经；12.眶下动脉、静脉和神经

眶上动脉在眼动脉与视神经交叉上方或交叉下方从眼动脉直接发出，与同名静脉在上睑提肌内侧缘进入眶上部，在眶顶的下方到达眶上切迹，为额部皮肤和面部表情肌肉供血。

眼动脉然后向内旋转，与鼻睫神经一起在上斜肌下方走行至眶内侧壁。它发出的**筛前动脉**和**筛后动脉**越过内直肌，经相应命名的孔离开眼眶（图1-21）。大量的眼肌动脉也在眼动脉通过眼眶的过程中发出，到达眼外肌内侧。此外，这些眼肌动脉发出一些睫状前动脉分支，也会流向虹膜的大动脉环。

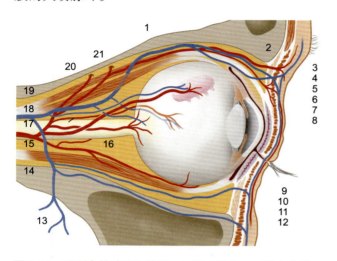

图1-21 眼眶内的动脉和静脉。1.眼上静脉；2.眶上动脉；3.滑车上动脉；4.眶上静脉；5.鼻额静脉；6.鼻背动脉；7.睑内侧动脉；8.内眦动脉；9.内眦静脉；10.眼下静脉；11.面静脉；12.眶下静脉；13.翼状静脉丛；14.睫状前动脉；15.肌动脉；16.视网膜中央静脉；17.眼动脉；18.泪腺动脉；19.睫状后短动脉；20.筛后动脉；21.筛前动脉

眼动脉在眶缘前内侧分为三个终末支：①**睑内侧动脉**在上斜肌滑车下方开始，经泪囊后面至上、下眼睑（图1-6）。它们与泪腺动脉一起形成上、下眼睑动脉弓（图1-6）。②**滑车上动脉**是眼动脉的第二个终末支，它在眶上动脉的内侧，经眶上切迹到额部区域。③**鼻背动脉**是第三个终末支，在上斜肌滑车与睑内侧韧带之间离开眼眶，与面动脉分支角吻合。

3. 静脉 无瓣膜**眼上静脉**的走行与眼动脉及其分支相对应。在眼球内侧面，起源于上睑后静脉丛的静脉，经**鼻额静脉**与角静脉或眶上静脉相连。**眶上静脉**位于鼻额静脉上方，在上斜肌腱下方，两条静脉在肌肉下方汇合形成眼上静脉。它在上直肌下由内侧向外后越过视神经到达上方眼眶，然后在总腱环外穿过眶上裂并进入海绵窦。眼上静脉的血液来自眼睑静脉、筛静脉、泪腺静脉和眼球静脉（后睫状静脉、睫状静脉、视网膜中央静脉）。

四、肌锥外通路（下方眼眶）

颞部皮肤、面部中部、上颌牙黏膜及下斜肌的通路均位于下方眼眶内。

1. 神经和动脉 眶下间隙位于肌锥外、下直肌与眶底之间。下斜肌起源于眶缘的前内侧，在眼球赤道后插入巩膜，位于一个非常狭窄的空间，该间隙在眶下裂的上方与翼腭窝相连（图1-3），其中**上颌神经**通过圆孔分成两支：眶下神经和颧神经，均通过眶下裂进入眶下间隙。**眶下神经**伴随**眶下动脉**和静脉进入眶下管和眶下沟（图1-20a），在眼球下方到达面部皮肤（图1-16）。**颧神经**向眼眶外侧壁延伸（图1-19），通过颧部骨眶部的颧-眶孔到达骨管。**上颌神经**终末支均通过颧骨颞孔和颧骨面孔支配面部肌肉。动眼神经的下支通过眶下间隙到达下斜肌（图1-16）。

2. 静脉 无瓣膜眼下静脉也位于眼眶下部，它源于下睑后方眼眶外侧壁和眶底过渡区，收集来自眼睑下方的眼肌、泪腺和眼球脉络膜的血液。它开口于眼上静脉，因此也进入海绵窦。它也穿过眶下裂与翼状静脉丛相连，收集上颌动脉循环区的血液（图1-21）。

五、泪腺的分泌及副交感神经支配

植物性翼腭神经节位于翼腭窝，通过眶下裂与眼眶相连。起源于面神经的节前纤维（副交感神经）在此神经节内由节前纤维换元为节后纤维。节后副交感神经纤维与两个神经节的交感纤维分支（翼腭神经）一起回到上颌神经，和颧神经一起穿过眶下裂到达眼眶。副交感纤维通过颧神经发出的交通支连接泪腺神经，然后到达泪腺，颧神经位于眼球的同等高度或眼球后方（图1-19）。

第 2 章
眼眶的病理生理

第一节	引言	18
第二节	眼眶是封闭的骨腔	18
第三节	眶内炎症	19
第四节	眶压升高	21
第五节	眼眶外伤的病理生理	22
一、	直接和间接的眼眶外伤	22
二、	视神经撕脱伤	23

第 2 章　眼眶的病理生理

H.-J.Welkoborsky and T.Kraft

第一节　引　言

病理生理学特征在认识眼眶疾病及其内部结构方面起着决定性作用，然而难点在于存在相当多的不同的病理生理学机制，它们单独或联合导致不同的病理生理表现，这对于理解眼眶疾病的临床症状非常重要。本章描述了一些重要的病理生理过程，它们在眼眶病的发生中呈现协同或拮抗作用。需要特别重视这些病理过程对视神经的影响并可能导致视力丧失。眶内压升高的后果以及 Graves 眼病的病理生理学将不予叙述，二者都将在其他特定章节中讨论（详见第 7 章和第 17 章）。

第二节　眼眶是封闭的骨腔

眼眶由几个骨性结构组成，眼眶内容物被骨质外壳广泛包围，起到保护作用免受外界影响，但也意味着眶内压升高时症状缓解有限。为减小压力，眼眶结构只能通过眼眶开口处扩张。眶内压（特别是球后）升高，导致眼球前移，但降低的压力非常有限。眶内压升高会对视神经带来危害，尽管神经本身及其轴突通常不会因压力升高而受损，但可观察到，由于硬脑膜鞘的供血血管以及神经本身的营养血管受压、缺血可导致损害和功能障碍。此外，眼球前移后对肌肉和视神经的牵引力也可造成损害，这两方面内容将在后面详细讨论。

解剖学上，视神经可分为四段（图 2-1）：①神经穿过巩膜的眼内段；②眶内段；③管内段；④颅内/交叉段。

视神经各部分之间的潜在危险差别很大，在巩膜段的视神经有一层抵抗力很强的结缔组织，这降低了它的伸缩性。眼球剧烈旋转可能造成该过渡区视神经的轴突损伤，可导致撕脱伤或轴索断裂。眶内段视神经损伤的潜在风险相对较低，部分原因是其走行轻度弯曲，当眼球向前脱位时，保护神经免受牵拉；另一部分原因是这一段视神经由脂肪组织覆盖，充当了压力垫，并与脑脊液一起保护神经。视神经管是视神经走行中最狭窄的部位，Zinn 总腱环位于视神经管入口处，是眶内肌肉的起点，弹性很小。在这个骨性通道中，神经不能抵消增加的压力。此外，颅底骨折可以影响眶尖和视神经管，视神经还面临着由此引起的撕脱伤风险。颅内和交叉部的神经损伤十分罕见，在这个区域更重要的是，颅底肿瘤、中枢神经系统炎性疾病、脑缺血和肿瘤可导致视力残缺。

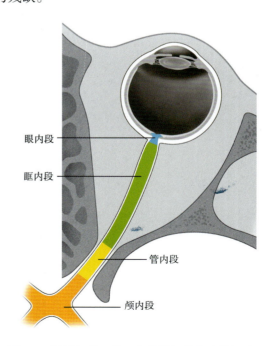

图 2-1　视神经的四段，各段神经损伤症状不同

根据眶内结构和视神经导致的损伤基本可分为四种病理机制：①眼眶外伤；②炎症浸润神经；③肿瘤；④眶内压升高，例如因为眶内急性出血

或 Graves 眼病。

这些不同的病理机制在临床会导致功能障碍，表现为眼球运动障碍，或更常见的视力丧失。

第三节 眶内炎症

炎症通过两种不同的方式影响眶内结构：急性炎症或慢性炎症，慢性炎症通常由自身免疫反应所致，例如在播散性脑脊髓炎病例中发生的神经纤维脱髓鞘改变。视神经是间脑的延伸，其轴突被少突胶质细胞包围，这增加了神经传导的速度，但妨碍了严重炎症或创伤后的神经再生。这一解剖特征是中枢神经系统疾病能扩散到视神经的原因。

急性鼻窦炎（acute sinusitis）的眼眶并发症是炎症的一个典型例子，它可扩散到视神经，最终导致失明（见第 6 章）。在疾病的 Ⅲ 期或 Ⅳ 期，炎症弥漫地扩散到眶内结构，可继发眶蜂窝织炎，从而导致急性视神经炎（acute neuritis）。炎症过程可直接影响神经轴突，然而这种情况不太可能发生，因为神经被硬脑膜鞘覆盖。相反，神经周围的脑膜和它们的营养血管更可能最先受到急性炎症的影响。

细菌性炎症可导致受累组织发生大量的非常复杂的反应，细菌本身作为介质（直接黏附）以及由细菌分泌的毒素（内毒素）可引起这些病原体-宿主细胞之间的相互作用（图2-2）。这些机制中哪一个占主导地位很大程度上取决于菌种。例如，成孔外毒素金黄色葡萄球菌 α 毒素由金黄色葡萄球菌分泌。在靶细胞，这种毒素通过与脂质链和其他整合膜蛋白的相互作用形成直径约 1nm 大小的孔，这个孔代表一种亲水性通道，允许离子流动。随之发生细胞膜的屏障功能紊乱，此外还有特定的信号通路被激活，将在本章后面详细介绍。结果，暴露于毒素的内皮细胞表达血管活性物质，如前列环素（PGI$_2$）和一氧化氮（图 2-2），引起血管扩张。钙离子（Ca^{2+}）在某些表达过程中起着关键作用，同时伴有补体级联的激活。活化的内皮细胞也失去了抗凝功能，导致血凝增加。肺炎链球菌是急性鼻窦炎导致眼眶并发症最常见的致病菌，也分泌一种具有相似作用的外毒素（肺炎球菌溶血素）。

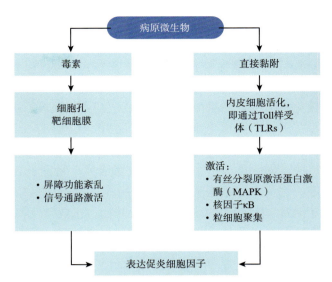

图 2-2 宿主细胞受病原微生物影响时的病理生理过程。细胞反应可通过毒素的表达和直接黏附触发

硬脑膜和神经营养血管的血管内皮细胞在炎症反应过程中起重要作用。细菌在内皮细胞上聚集导致病原体附着（黏附）。病原体的一些表面结构参与了这一过程，它们模拟了内皮细胞上的内源性配体。例如，金黄色葡萄球菌与内皮细胞上的纤维连接蛋白和细胞外基质蛋白（如玻连蛋白、弹性蛋白）结合。β2 整合素介导的炎症细胞如中性粒细胞的聚集受抑制是细菌黏附分子作用的结果（图 2-2）。

细菌表面携带的分子结构［如脂多糖（LPS）］可通过受体被宿主细胞识别。这些受体的常见代表是 Toll 样受体（TLR），它在微生物的识别中发挥重要作用。TLR 上调，尤其是 TLR-2 和 TLR-4，激活了信号通路，包括酪氨酸激酶、有丝分裂原激活蛋白激酶（MAPK）和转录因子［如核因子κB（NF-κB）］，导致粒细胞聚集和促炎细胞因子（如肿瘤坏死因子α）表达。NF-κB 的激活可由细菌、细胞因子或化学、物理刺激引起，正常情况下以非活化状态存在于细胞的胞质中，但活化后可到达细胞核，促成不同基因的表达，称为"早期反应基因"。

病原微生物 Toll 样受体介导的宿主细胞的活化也会导致 GTP 结合 Rho 蛋白（例如 RhoA）被激活。此外，Rho 蛋白调节细胞收缩和细胞迁移功能、吞噬作用以及转录因子活性。p38 有丝分裂原激活蛋白激酶（p38MAPK）调节血管的生成过程、增殖、迁移和细胞通透性，同 NF-κB 一起，作为急性炎症过程的一个中央控制单元。

与病原微生物接触首先会发生由吞噬性白细胞（多形核粒细胞，巨噬细胞）介导的非特异性免疫应答。白细胞的活化可分为不同的阶段：①"滚动"阶段（细胞在内皮表面"滚动"）；②与内皮细胞紧密黏附；③移行到内皮下组织。这些过程涉及几种生物因子：①整合素，特别是 β 组。除了介导细胞间的相互作用，它们还具有介导细胞 - 基质间相互作用的重要功能，这在急性和慢性炎症过程中，如中耳胆脂瘤，尤其重要。②黏附因子，如 E 选择素、P 选择素、细胞间黏附分子（ICAM-1 和 ICAM-2），作为 β 整合素的配体以及控制白细胞在内皮表面滚动和黏附的血管细胞黏附分子（CD106=VCAM）。

上述的病理生理过程，以及受刺激的粒细胞产物（氧自由基、蛋白酶），造成了内皮屏障功能紊乱，通透性增加。血浆渗出进入组织，微粒血液成分导致水肿，同时也能导致炎症加剧。例如，由水肿引起的组织缺氧或酸中毒也会妨碍正常的代谢，从而导致病理过程的发展。血管内皮生长因子（VEGF）也能启动血管生成过程，可能在水肿形成中起关键作用。

临床炎症症状的严重性表现为水肿和血管收缩，随后的血管扩张受内皮活化的显著影响。

迁移到组织中的白细胞（多形核粒细胞，巨噬细胞）开始吞噬细菌。附着在细菌壁上的补体系统因子可诱导此过程（调理作用），激活补体系统的几种特异性免疫球蛋白也参与其中。经调理作用的细菌被吞噬细胞识别为"异物"，被细胞内吞作用吞噬。肺炎球菌具有防止补体附着的聚糖荚膜。针对噬菌作用的白细胞介素 -6（IL-6）由巨噬细胞表达。

在随后的步骤或与之同时，有若干细胞因子表达，特别是白细胞介素 -1β、白细胞介素 -2、白细胞介素 -6、白细胞介素 -12（IL-1β、IL-2、IL-6、IL-12），肿瘤坏死因子 α（TNF-α），转化生长因子 β（TGF-β），干扰素，纤维蛋白原，缓激肽和花生四烯酸代谢所产生的细胞因子（前列腺素，特别是 PGE_2；前列环素，尤其是 PGI_2）（表 2-1）。这些由内皮细胞、巨噬细胞或多形核细胞表达的细胞因子导致免疫反应加重（IL-1β、IL-2、IL-12）、血管扩张（缓激肽）或血管通透性增加（PGI_2，PGE_2）（图 2-3）。最终，小动脉痉挛和小静脉收缩，这是由于缺血首先出现局部血供紊乱。这些过程是由几种前列腺素和激肽引起的，它们导致血小板聚集、液体渗出到软组织，最后导致缺血。而通透性的增加受组胺、血清素和前列腺素的影响很大。

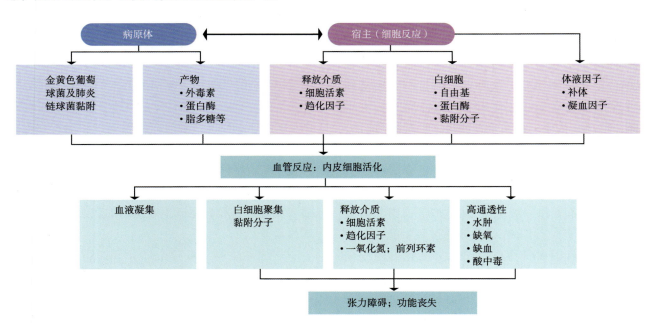

图 2-3　病原体（病原微生物）与宿主细胞相互作用示意图。既有白细胞介导的细胞反应，也有内皮细胞活化触发的血管反应。炎性生物因子的释放和高通透性导致水肿、缺血、酸中毒和功能丧失

表 2-1 参与急性炎症反应最重要的细胞因子汇总

细胞因子	表达部位	重要功能
NF-κB	巨噬细胞 内皮细胞	若干基因的调控： • 黏附分子 • 细胞因子（肿瘤坏死因子α；转化生长因子β） • 环氧合酶-2
组胺	肥大细胞 嗜碱性粒细胞	• 释放炎症介质 • 激活核因子κB • 增加血管通透性
白细胞介素-1β	单核细胞	• 转导，环氧合酶-2 • 增加前列腺素 E2 的量
白细胞介素-2	辅助性T细胞	• B或T淋巴细胞的增殖与分化 • 干扰素和肿瘤坏死因子的生成 • 刺激 NK 细胞
白细胞介素-6	内皮细胞 巨噬细胞	• 急性相蛋白活化剂 • 刺激淋巴细胞 • 激活 MAPK 信号通路
白细胞介素-12	单核细胞 巨噬细胞	• 激活细胞防御 • 支持杀伤性T细胞
肿瘤坏死因子α	巨噬细胞	• 激活转录因子核因子κB • 刺激吞噬细胞 • 辅助粒细胞迁移
转化生长因子β	巨噬细胞 内皮细胞	• 影响细胞增殖 • 抗炎作用
缓激肽	内皮细胞	• 炎症介质 • 血管舒张 • 对白细胞的趋化作用
前列腺素（PGE$_2$；PGI$_2$）	内皮细胞 巨噬细胞（由花生四烯酸代谢产生）	• 增加血管通透性

缺血和水肿使组织缺氧向无氧代谢转变，导致乳酸生成过量，随之发生酸中毒。此外，还会产生自由基——氧自由基（活性氧基团，ROS）和含氮自由基（一氧化氮相关基团），例如它们能氧化脂质结构。最后，细胞的 Ca^{2+} 泵分解，导致脂解反应和花生四烯酸代谢的激活，释放蛋白水解酶和兴奋性氨基酸（例如谷氨酸、天冬氨酸）。耗能的顺行和逆行运输停止，所有这些过程对轴突都有相当大的影响，这将导致不能维持它们的功能。

总而言之，这些复杂的过程会引起细胞肿胀、水肿和缺血，可能导致轴突去极化和电紊乱，临床表现为视力损害直至黑矇，这在第1小时是可逆的，但在 8~24 小时后肯定是不可逆转的。从这些事实来看，眶蜂窝织炎的治疗，包括清除化脓性病灶，应作为急诊手术尽早实施。

总之，视神经鞘在炎性刺激后的反应是一个十分复杂的过程，可以分为不同阶段：①非特异性的免疫反应：内皮细胞激活后多形核粒细胞和巨噬细胞滚动、黏附和迁移；②特异性的免疫反应：由免疫球蛋白介导，几种细胞因子参与了炎症反应，其中 NF-κB 是细胞因子和前列腺素基因表达的中心转录因子。而导致神经功能丧失的水肿和局部缺血是炎症反应的结果。

第四节 眶压升高

眶压升高可有多种原因：①房水生成增多或吸收减少，例如青光眼；②眼眶肿瘤或脑脊液的吸收紊乱；③脂肪组织增生或眶内肌肉肥大，例如 Graves 眼病；④眶内出血，如医源性、功能性鼻窦手术后；⑤意外事故和眶壁骨折。

在此，我们详细介绍由于外伤或出血导致眶压升高的后果。

伴眶内出血的外伤（如异物穿透）导致眶内压力迅速升高。Circovic 等认为，异物穿透额部可引起眶内压力超过 300mmHg，会对视神经造成压力性损伤，而巩膜与视神经之间的过渡区为易受累部位（"视神经把手"）。

除了这种过度和急剧增加的压力，神经还受一些损伤的威胁，例如出血，导致出现缓慢但相当大的压力增加。正常眶内压约 4mmHg，明显低于 10~21mmHg 的眼内压。引流视网膜和视神经大部分血液的中央静脉压正常情况下比眼压高 4mmHg。维持这种压力梯度对静脉回流很重要。眶压和眼压每天都有一些变化，但在一个小范围内保持相对恒定。眶内出血导致眶内压显著升高，眼球和视神经仅能在前部非常有限的程度上缓解压力增加。此外，眶内肌肉、眼睑、角膜间隔（corneal septum）处的眼球悬吊装置限制了压力引流，最终发生眶隔综合征（orbital compartment syndrome）。视神经在从巩膜到眶内段的过渡区和眶尖区（Zinn 总腱环）特别容易受到威胁。巩膜-神经过渡区和视神经把手处眶内压的增加诱导小胶质细胞活化，从而导致视网膜急性炎症反应，细胞因子，尤其是白细胞介素-1（IL-1）和肿瘤坏死因子α（TNF-α）的表达，随后将造成视网膜神经节细胞的破坏和丧失。

视神经近眼球端出现直接压力损伤仅仅发生在压力过度增加和视神经管出血的情况下，因为视神经本身受到其周围的硬脑膜、脑脊液和脂肪组织相当好的保护。

视神经及其周围硬脑膜的营养和引流血管受压是眶内压升高出现的第二种病理机制，可能更为重要。它将导致循环不足，最终引起缺血和静脉淤滞。

缺血和静脉淤滞使高能磷酸盐（ATP）供应中断，因此无氧糖酵解增加以产生ATP。这一过程产生乳酸，引起组织酸中毒。通常，细胞内外离子梯度由ATP依赖的泵系统调节。缺血导致兴奋性氨基酸释放，特别是谷氨酸（兴奋性毒性），使钙流入神经元。钙离子过量诱导活性氧和一氧化氮的产生和释放，从而激活脂氧合酶使细胞受损。在释放额外的兴奋性氨基酸和产生自由基之后，出现以细胞坏死和凋亡为终点的连锁反应。细胞内活跃离子泵系统的失调引起离子交换，离子流入细胞后水也流入，导致细胞和周围组织肿胀（水肿），并使缺血加重。与此同时，一系列细胞因子表达发生了类似于第2章描述的级联反应（图2-4）。

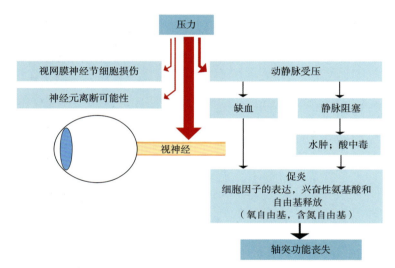

图2-4 视神经受压后引起视网膜神经节细胞损伤的病理生理机制。动静脉受压引起缺血和静脉堵塞，从而导致水肿、酸中毒、促炎细胞因子表达和自由基释放

上述过程在几个小时内或许是可逆的。根据Gellrich等对动物的研究发现，受损神经元的数目与压力升高持续的时间之间存在明显的相关性：在大白鼠，眶内压升高60分钟，健康神经元减少14.5%；而眶内压升高90分钟，健康神经元几乎减少48.3%。退化的视网膜神经节细胞和损伤后时间的长短也显示类似的相关性。

总之，眶内压升高可通过两种不同的病理机制损伤视神经：①压力对视神经的直接影响是对神经元和视网膜神经节细胞的损伤和破坏，以及小胶质细胞的激活。这种情况在眶内压过度且快速增加（如大的异物快速穿过进入眼眶）时可以出现，其中巩膜-神经过渡区和眶尖是这种损害的易发部位。②间接性损害，包括与压迫相关的小动脉血供受阻和静脉回流障碍，从而出现缺血、水肿、酸中毒、自由基产生和兴奋性氨基酸释放以及促炎细胞因子表达。这些过程及其造成的损害在几个小时内是可逆的。

第五节 眼眶外伤的病理生理

创伤性眼眶病变来源于直接或间接外伤。直接损伤时，眶骨和眶内结构受到伤害，例如前部尖锐的外伤性暴力（如异物的穿透）。间接损伤通过骨传导影响眼眶及其内部结构。眶内神经撕脱伤与这两种类型的损伤要区分开来，单独描述。

一、直接和间接的眼眶外伤

眼眶的直接外伤，例如刀切伤、枪击伤或异

物穿通，这些情况通常是从眼眶前方传递创伤性暴力。尖锐的物体能完全切断神经和肌肉，同时造成眼球穿通伤。Circovic等计算机模拟表明，当一个异物穿过眼眶时，惯性力为5g，水平加速度>1m/s²，眶内压增加到>300mmHg，回旋加速度>500°/s²。这会导致眼球扭转，以及巩膜-神经过渡区中神经轴突的弯曲和撕脱。

4%～5%的颅脑外伤伴有眼眶和视神经的间接损伤。颅脑外伤时最常受累和受损的其他脑神经是动眼神经和展神经。在这些情况下，动能通常通过骨传导传递。当动能超过骨壁的弹性时会发生骨折，而骨折往往出现在眼眶最薄弱的部位或颅底。

间接性眼眶外伤——神经鞘血肿、视网膜内和视网膜下血肿、神经扭转和轴突损伤，可引起视神经和视网膜发生病理生理改变。神经损伤可分为神经麻痹、轴突断伤和神经分裂。神经麻痹（neurapraxia）以神经挫伤为特征，而轴突和神经鞘膜完好。轴突断伤（axonotmesis）指的是轴突被打断，而神经鞘和周围组织未受伤。神经分裂（neurotmesis）则定义为神经及其鞘膜完全断裂，例如视神经的撕脱伤。

病理生理学上，视神经鞘血肿会导致如本章第四节所描述的过程：血肿引起缺血、离子代谢紊乱、水肿、促炎细胞因子的表达，从而加剧组织损伤。视网膜和视神经乳头的血肿或撕脱伤诱导小胶质细胞活化，引起视网膜急性炎症反应和视网膜神经节细胞凋亡。也可能发生视网膜神经节细胞脱离或轴突断裂。

视神经因其解剖结构所限，仅有非常有限的再生能力，因此在多数情况下描述的损伤结果都是数小时后不可逆的功能丧失。目前正在进行动物实验，以研究支持神经再生的药物（如脑源性神经营养因子），但迄今为止，这些物质尚不能在临床使用。

视网膜和视神经的损伤常导致视网膜神经节细胞的丢失。由于小胶质细胞活化和由此产生的炎症反应，此过程是不可逆的。视网膜神经节细胞仅有十分有限的再生潜能。发表于2014年的动物实验研究探讨了在分子水平治疗这些病理生理过程的可能性。玻璃体腔注射Rho-GTPase阻滞剂或辛伐他汀药物联合生长因子治疗的结果令人振奋，但是目前在人类的临床应用尚不可行。

视神经及其周围的鞘膜对牵引力只有有限的代偿能力，因为视神经在眼眶内不是直线走行，而是稍微弯曲。广泛的牵引力，如由于球后炎症或严重的球后出血，将导致神经压力负荷增加和眼球前移。结果，神经的硬脑膜鞘因小血管破裂、水肿和缺血而变得紧张。如果神经本身受到牵引力的影响，就会发生神经断裂和神经分裂，导致不可逆的功能丧失。

二、视神经撕脱伤

在巩膜-眼眶过渡区眼球大幅度旋转，或在穿过视神经管的骨折伴有骨折碎片脱位的情况下，可发生视神经撕脱伤。此外，视神经管粉碎性骨折可导致骨折碎片刺入视神经，导致轴突断伤或完全性神经分裂，造成不可逆的功能丧失。视神经是间脑的一部分，不具有再生能力。组织学上，在神经完全切断后的最初几个小时内，近端的神经残余部分水肿，同时有视网膜神经节细胞变性。伤后数天，可观察到胶质组织增生，随后可见节细胞和轴突凋亡。视神经纤维变性在伤后7天达到高峰，4周后神经残端瘢痕化生完成（图2-5）。最近的调查显示，大多数有关视网膜神经节细胞和视神经轴突再生潜能的研究的目的是通过含有生长因子的药物促进轴突的增殖和再插入。

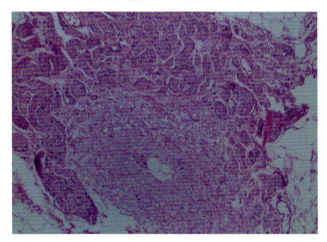

图2-5 神经的组织切片。近端神经残端增厚是由于髓鞘、神经细胞和纤维瘢痕组织增生所致

第 3 章

眼眶病患者的临床检查

第一节	眼科检查	25
第二节	耳鼻咽喉科检查	32
	一、眼眶和眼及其附属器的胚胎学	32
	二、病史	33
	三、临床检查	33
	四、以仪器为基础的诊断	35

第 3 章 眼眶病患者的临床检查

第一节 眼科检查

B.Wiechens and S.Behrendt

1. 引言 在过去的几十年里，文献中积累了大量有关眼眶病变的知识，到目前为止，已定义了 170 余种眼眶疾病。尽管病因多种多样，但眼眶疾病的眼部症状主要以几种关键的表现为特征，眼球突出是其中最重要的一个症状，其次为视功能障碍（视敏度、视野）、眼球运动障碍（复视），以及出现眼前节受累的症状（如疼痛、溢泪、眼红等）。

眼眶疾病的眼部症状通常无特异性。因此当患者第一次到眼科医生处就诊时，可能会有很多种可能的解释。为了完成高效、合理的诊断过程，采取逐步筛查是有效的，凭此可能排除大量疑似的眼眶疾病。从基础逐渐到高级的检查方式是明智的。眼眶疾病患者通常首诊于眼科医生，因此眼科诊断在对患者的检查中可能起关键作用。即使是非眼科医师，对于累及眼部或眼眶的全身性疾病，也应进行简要的眼科病史记录，然后建议眼科医师处理。在此种情况下跨学科合作就显得非常重要。但是，应确保患者首诊的专科医师在确定最终的治疗方案前暂时"抓住要点"。最重要的是在诊断工作的后期，能够让专科医师去负责治疗计划。

2. 病史 准确的病史记录能收集重要的信息，以决定进一步的诊断检查和工作。收集以下症状的信息很重要，包括：

（1）疾病的性质

1）主诉

2）疼痛（自发性，眼球运动时，按压时）

3）复视

4）视力损害

5）视野缺损

6）眼睑发红，眼睑肿胀，睑裂不对称

7）球结膜水肿，结膜充血

8）眶周肿胀及发红

9）眼球突出［瓦尔萨尔瓦动作（Valsalva maneuver）］，搏动性突眼

10）眼睑皮肤挤压时捻发音

11）头痛（类型及病程）

12）伴随的神经症状

13）鼻旁窦区域疼痛或受压感

14）知觉缺失，比如牙齿区域麻痹（上颌麻痹最重要）

15）嗅觉缺陷

16）听觉杂音

（2）症状的开始和过程

1）进展速度：①急性（例如炎症）；②亚急性（例如 Graves 眼病）；③慢性（例如肿瘤）

2）主诉症状或触发因素增加或减少

3）是初发还是复发？

4）是否对相同的症状已进行了检查？

（3）可能的病因

1）患者年龄：儿童特别易受炎症、外伤及某些肿瘤的影响；中年患 Graves 眼病的概率更大；而老年患者更可能患肿瘤。

2）先前的创伤

3）手术（比如鼻旁窦或神经外科手术）

4）过敏

5）全身性疾病，比如甲状腺功能亢进，其他内分泌或肿瘤性（恶性）疾病

6）用药史，以排除药源性毒副作用

（4）已行的相关检查

1）是否首诊或针对目前问题已行相关检查？结果是否可得？应获得并记录其他经治医师的名字。

2）如果检查结果不确定或症状已出现一段时

间，应要求患者带上之前的检查结果，可能提供目前病情已出现的时间线索。

（5）家族史

3. 检查 在行进一步检查之前，首先应该进行体格检查，最好是站立位。检查室应有足够好的照明，笔灯能用于增强环境照明，但检查者必须确保不会使患者视力状态改变，因为它可能干扰随后的视敏度检查。当进行检查时，应注意发现面部异常或不对称、炎症或外伤的征象，血肿或其他情况。时常比较双眼，确定眼球大小、位置是否对称。如果一只眼正常，另一只眼的病变更容易识别。当观察到差异时，有必要明确哪只眼睛存在异常。

在单眼突出或眼睑水肿伴睑裂闭合时，应密切注意并正确检查眼球和眼球运动（如眶蜂窝织炎时眼球运动受限）。

检查眼球时，应观察是否与眉毛及上颌骨在同一平面。眼眶疾病最主要的症状是眼球突出。测量眼球突出的最好方法是通过患者的肩膀侧面观察，或者提起患者上睑、嘱其向下看时从前面观察。排除假性眼球突出（例如高度近视或睑裂增大）或另一侧眼球内陷是非常重要的。

检查时，还应该注意患眼在第一眼位（直视）可能出现位置不正。在该眼位时，上眼睑遮蔽角膜上部。眼球轴性前突常常提示肌锥内的疾病，如海绵状血管瘤。但如果存在其他侧向移位，必须排除肌锥外疾病。总体来说，常常可在移位的对侧找到疾病发生的部位（图3-1）。如果眼球向内下方移位，应当怀疑眼眶颞上方有病灶如泪腺疾病；如果眼球向颞下方移位，应排除眼眶鼻上方的病变如黏液囊肿。

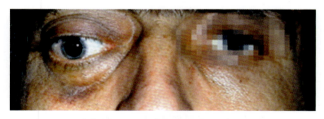

图 3-1 外伤性眼眶血肿导致患者眼球颞下侧移位

进行检查时，应排除可能的眼球搏动。可通过放大镜从侧面观察来确定。

观察睑缘的相对高度和位置以及眼睑表面是否有病理改变，必须检查眼眶附近的面部皮肤。当患有炎性疾病时如眶蜂窝织炎，可发生明显的眼睑肿胀。这些改变必须与局部眼睑炎症（如睑板腺囊肿或睑腺炎）区分开来。Graves眼病（如上睑退缩，同Dalrymple征）、动眼神经损伤或外伤（上睑下垂）后可影响眼睑运动。

如果患者指出在目前症状出现前有急性创伤，应寻找外伤的征象，有时会非常不明显，如小的伤口和眼眶血肿（图3-2）。

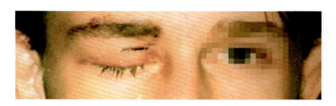

图 3-2 右眼异物伤致外伤性上睑下垂和上睑小伤口

检查过程中，应注意全身性疾病可能累及眼眶的征象，如神经纤维瘤的牛奶咖啡斑。

4. 触诊 视诊之后，应进行眶周区域的触诊。一般说来，为了更好地评估病变，触诊应从未累及的部位开始。

位于眶前部或眼睑的占位病变，如泪腺占位或皮样囊肿，常常可在皮下触及。应注意其一致性、颜色、形状（边界清楚与否）、边界、疼痛及活动度。

因骨折或恶性肿瘤导致眶骨缺损而引起的骨性眶缘改变同样可以被触及。眶内侧壁（筛骨纸板）骨折可导致眼眶及眼睑气肿，通过压迫眼睑组织有典型的捻发音为其特征。有些血管性病变可以感受到或看到搏动。

当用力或弯腰时，可检查鼻旁窦，询问患者有无面颊的疼痛辐射至额区或牙齿。局部淋巴结疼痛提示急性炎症，而无痛性淋巴结肿大更常发生于慢性过程如肿瘤。V_1、V_2和V_3皮肤分布区[皮节（dermatomes）]的疼痛感或麻木通过触诊三叉神经感觉支支配的皮肤而测出。

如果患者诉有眶周疼痛时，应排除眼部疾病包括眼内炎症、眼表问题（如干燥综合征）、屈光不正未矫正导致的眼疲劳及青光眼眼压升高。后者可通过简单的方法进行检测，双手示指小心地施压于闭合的上睑，比较双侧压力（图3-3）。

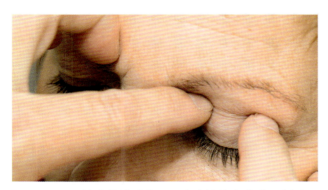

图 3-3 双手触诊估计眼内压。注意该检查常常必须对双眼进行

5. 视敏度检测 任何眼眶疾病都会导致视神经直接受压（如肿瘤生长挤压或外伤后）或间接损害（如炎症介质累及或灌注异常），常导致视敏度损伤和（或）视野干扰。眼眶占位性病变可导致眼球直接受压，在某些情况下可导致明显的屈光改变。屈光异常可提示眼眶包块的部位（图3-4），如肌锥内病灶如海绵状血管瘤，由于轴性受压导致眼轴缩短，从而出现远视。相反，肌锥外肿瘤如泪腺肿瘤或黏液囊肿，导致眼球外侧受压而引起近视、散光或二者兼有。因此，任何患者出现不能解释的屈光改变时，应排除眼眶病变。

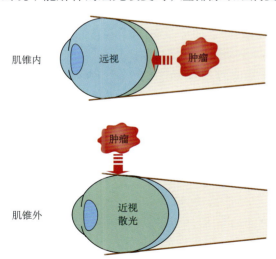

图 3-4 眶内肿瘤形成导致眼屈光变化的机制

6. 眼前节的裂隙灯显微镜检查 尽管许多眼前节（如角膜或结膜）的病理改变可通过裸眼辨认出来，但想要获得疾病的可靠结果和分类只有使用裂隙灯才能准确获得。通常，结膜水肿和（或）弥漫的结膜充血的症状发生在感染、过敏反应或眼内炎症等疾病中。相比其他征象，孤立的表层巩膜血管充血是颈动脉海绵窦瘘的典型体征（图3-5）。直肌止端局部充血合并疼痛性限制性眼外肌运动障碍提示肌炎的发生。结膜下出血可自行发生，也可发生于外伤后或继发于球后血肿（图3-6）。局部出血可能会进入结膜淋巴管如眼眶淋巴管瘤（图3-7）。结膜局部三文鱼样颜色、斑块样肿胀是淋巴瘤（MALT淋巴瘤）的典型表现。这种典型表现在首次检查时为最终确诊提供了依据。下睑和上睑血肿（单眼血肿）在眼睑或眼眶外伤后常见。在这些病例，常常需要排除眶内血肿的可能。

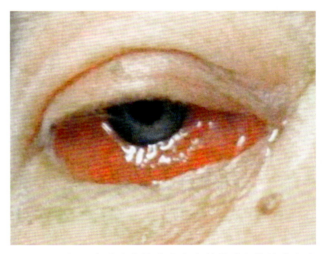

图 3-5 一例颈内动脉海绵窦瘘患者的结膜血管扩张和表层巩膜静脉充血

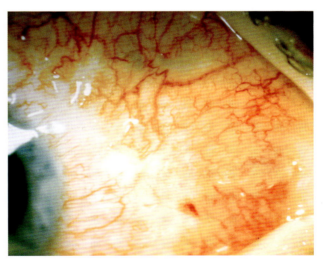

图 3-6 明显的结膜水肿和结膜内出血

7. 听诊 颅、眶或颈部的血管杂音因振动传导所致，是颈内或颈外血管湍流的结果。杂音最常发生于收缩期，但也可持续到舒张期或持续存在。要辨认这些杂音的来源常常很困难，因为它

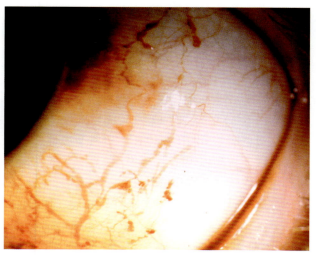

图 3-7　结膜淋巴管出血

可能来自颅内、颈部或心脏。眼眶听诊是一种筛查手段，用于耳鸣、搏动性眼球突出、对治疗无反应的持续性结膜充血、头痛和神经性疾病的患者。将听诊器轻柔地放在闭合的眼睛表面进行听诊，听诊区域应包括颞部、外侧及颅部（图3-8）。为了使声学现象与心脏活动相互关联，应同时触诊桡动脉搏动。杂音或噪声对指导进一步的诊断性评估非常关键。与脉搏同步的眼眶"机械性噪声"能对颈动脉海绵窦瘘进行确诊。与脉搏同步的杂音也可发生于眶/脑动静脉畸形、伴颅内压增高的颅内占位以及其他疾病中，例如血管性肿瘤和骨缺损（如神经纤维瘤蝶骨翼发育不全）。但是这些情况的发生非常罕见。

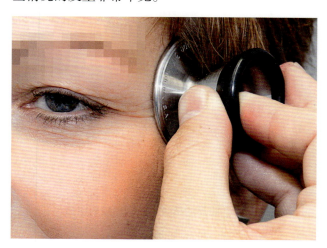

图 3-8　眼眶听诊

8. 眼球突出测量　大多数眼眶疾病重要的症状之一是眼球突出，眼球内陷则较少遇到（如硬化性乳腺癌转移）。面部不对称、骨畸形、睑裂异常或假性突眼（高度近视）可以出现类似于眼球突出的症状，眼球突出度的客观检测至关重要。突眼计是临床上客观判断突眼患者的一个重要手段，在后续的评估临床进程的检查中发挥重要作用。有多种仪器可用（如 Hertel 突眼计、Luedde 或 Naugle 突眼计），Hertel 突眼计应用最广泛（图 3-9）。通过此仪器可客观测量眼球轴性前突的程度。在颧额缝平面测量角膜顶点到眶缘的距离。测量值在 15mm 以下、20mm 以上，以及双眼差距大于 2mm 是有意义的，必须进行进一步检查。实际的突眼计读数和眶距是监测疾病需记录的重要参数。在重复测量时，只有设置了正确的眶距才能得出突眼的结论。该领域的新进展是数字化突眼计和不接触眶缘的 Hertel 突眼计。

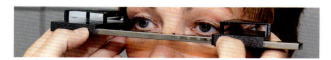

图 3-9　Hertel 突眼计

正常的突眼度测量值变化很大，取决于年龄、性别和种族。在对不同研究的一篇 meta 分析中，Rootman 指出黑种人通常比白种人的突眼程度的平均值更高，而亚裔位于二者之间。对突眼度的分析提示其随年龄增长而增长：因此 5～7 岁的儿童，平均值为 12.6mm（女）～13.7mm（男），但 8～10 岁的儿童为 14.1mm（女）～13.7mm（男）。而成年人的平均值增加到男性 16mm，女性 16.5mm。

9. 眼压测量　眼压的触诊仅在没有其他仪器可利用的情况下使用。通过比较两侧眼压可揭示眼内压的差异，在某些病例可得出眼压增高的结论。但是能准确地测量眼压的眼压计多种多样，如 Goldmann 眼压计、Schiøtz 眼压计、非接触眼压计、I-care 眼压计或 Perkins 手持压平式眼压计，最常见的是 Goldmann 眼压计。与目前不常规使用的 Schiøtz 压陷式眼压计相比，几乎没有眼内液体的移位，因此 Goldmann 眼压计提供的数值更可靠。开始检查前必须点包含荧光素的局部麻醉滴眼液。患者直立时测量能压平已麻醉的角膜直径为 3.06mm 的圆形区域所需要的压力（图 3-10）。当测压头棱镜上的标号（半圆环形）刚好在一条直线上时，可直接从眼压计的刻度盘读出眼压值。

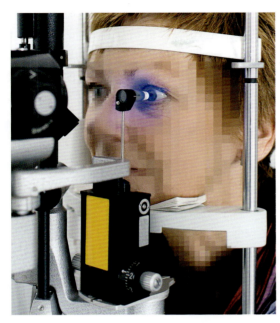

图 3-10　用 Goldmann 眼压计测量眼压

　　与眼眶疾病相关的眼压改变主要发生在 Graves 眼病、动静脉短路、外伤和眼眶肿瘤。Graves 眼病中，由于眶内炎症和水肿的影响眼压常常升高。向上注视时，眼球可在上直肌和纤维化的下直肌之间受到挤压，导致眼压暂时性升高，但在向前直视后迅速转为正常。这就是需要在向上注视、向下注视和平视时测量并记录眼压的原因。

　　眼压升高也可以与眼上静脉血栓或颈动脉海绵窦瘘相关。继发于眼眶疾病的高眼压必须与眼源性青光眼如原发性开角型青光眼（primary open-angle glaucoma）区分开来。为了与已存在的青光眼相鉴别，需要仔细询问病史。

　　眼压降低发生于累及睫状体的眼内炎症和眼内结核后，如果发现外伤后眼压降低，必须排除眼球穿通/穿孔伤。

10. 眼球运动检查　眼球运动障碍可以是机械性（如眶底骨折时下直肌嵌顿）、炎性（如肌炎）或麻痹性（如外伤、压迫或炎症导致的神经病变）。麻痹可发生于单一神经（如滑车神经或展神经的创伤性麻痹）损伤后、原发性神经（如神经鞘瘤）损伤后或多种脑神经复合（如眶上裂或眶尖综合征）损伤后。因此，患者可能抱怨各种视觉问题，如复视、视物模糊、视觉混淆、振动幻视或伴随眩晕的图像倾斜。

　　虽然复视在急性疾病中很早就可出现，但在缓慢进展的疾病中（黏液囊肿等）可能很晚才发生，因为随着时间的推移，即使严重的眼球移位导致的复视也会被代偿。复视程度取决于注视眼位、病变位置、神经或肌肉受干扰的程度。肿瘤引起的眼球移位可以在直视时引起复视，而麻痹性复视通常发生在注视眼肌的主要作用方向（非共同性斜视：如展神经麻痹时外展方向）。

　　眼球运动障碍也可以是眼眶手术后的并发症。如果是由术后出血或水肿引起的，通常随着时间推移而自行减退。手术治疗后继发的斜视除外（如 Graves 眼病的视神经减压术）。因此，术前应告知患者可能会出现眼球运动受限及影响日常生活的症状。术后复视可能作为眼眶减压术成功的依据。由于眼球运动障碍在人群中并不少见，因此术前应进行眼球运动检查。

11. 检眼镜检查　如果怀疑眼眶疾病，药物散瞳后应进行检眼镜检查。即使是非眼科医生也可用直接检眼镜检查眼底后部，但其主要缺点是眼底周边部能见度低。眼科医师更喜欢用间接检眼镜、使用一个接触镜或一个手持镜（如 +78D 的 Volk 透镜）进行双目眼底检查（图 3-11）。

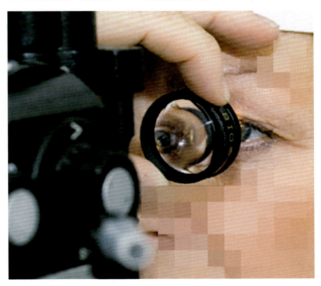

图 3-11　用 Volk 镜头对中央眼底行检眼镜检查

　　眼底检查可为眼眶疾病提供线索。炎症或肿瘤进展时，通过直接压迫或静脉充血可引起视盘水肿（眼眶视乳头水肿，图 3-12）。视神经或视盘长期受压可导致视神经萎缩（图 3-13）。视神经睫状分流血管的出现是视神经鞘脑膜瘤的特征性表现（图 3-14）。静脉回流受阻常伴有视网膜

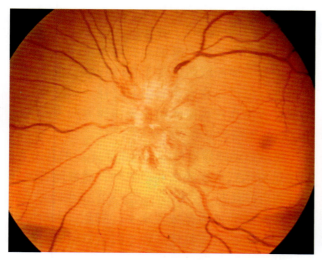

图 3-12 视乳头水肿伴视盘出血和视网膜血管迂曲

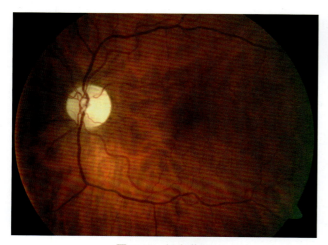

图 3-13 视盘萎缩

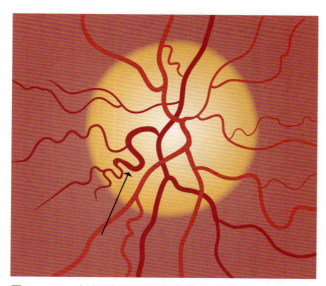

图 3-14 一例视神经鞘脑膜瘤患者的视神经睫状分流血管（箭头）

静脉充血。肿块导致的眼球受压可能导致脉络膜视网膜皱褶的出现，可被检眼镜检查发现（图3-15）。同样原发性眼内肿瘤继发的眼眶浸润能够通过检眼镜而被发现（如脉络膜恶性黑色素瘤、视网膜母细胞瘤）。

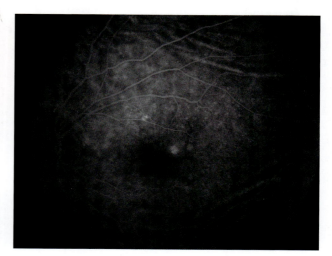

图 3-15 视网膜、脉络膜皱褶

视盘改变不能全部归因于眼部或全身性疾病，需要进一步的诊断性检查，以排除眼眶和颅内疾病。同样，不能全部用眼部疾病解释视网膜脉络膜皱褶，需要排除眼眶疾病。

12. 视野检查 除了视敏度下降外，视野缺损也是视神经受损的典型症状。它们可发生在由于炎性疾病、肿瘤、视神经管外伤后或Graves眼病眼外肌肿胀导致的视神经受压。

面对面视野检查结果可提示晚期缺损的出现，检查者将自己与患者的视野进行对比。但更好且更精确的检查是用Goldmann或电脑视野计，使用这些视野检测仪进行检查，即使非常小的视野缺损也能被检测到（图3-16）。

视野缺损仅在少数病例中具有疾病特异性，而视野缺损的严重程度，取决于视神经损伤的程度。破坏乳头黄斑束的病变，如视神经鞘脑膜瘤，会导致中心盲点的出现，有时也可出现周边视野缺损。而肿瘤引起的视乳头水肿可导致盲点扩大，且随着萎缩进展，可出现周边视野缺损。

当解读视野检查结果时，应当记住电脑视野特别要求患者的高度依从性。因此，第一次"病理性"视野测试常常需要重复，因为患者配合不好可能出现与实际临床结果不符的视野缺损。为避免对视野结果的误判，常常需要排除可能影响视野评估结果的潜在性眼部疾病（如青光眼、既往的血管闭塞、既往的激光光凝史、黄斑病变、屈光介质混浊、干燥综合征等）。

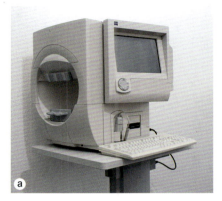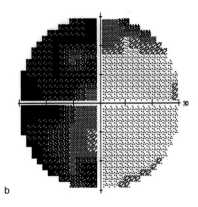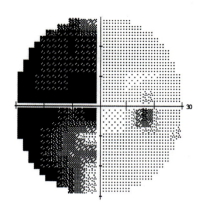

图 3-16　a. 现代视野检查设备；b. 一例左侧同向偏盲患者的视野检查结果

13. 瞳孔检查　瞳孔检查在眼科检查中非常重要，应纳入每个专业综合检查。即使对无意识的患者进行瞳孔检查，也可得出关于视神经及下级神经结构（瞳孔反射通路）功能的结论。

正常瞳孔检查结果可用首字母缩写 PERRLA〔pupils equal（瞳孔大小相等），round（圆），reacting to light（对光反应存在），accommodation（可调节）〕和无 RAPD（相对性传入性瞳孔障碍）来记录。

为排除影响瞳孔反射通路的可能病变，应当检测每只眼的直接和间接瞳孔反射以及会聚反应。视神经病变可通过光摆试验（摇摆灯光试验）进行评估。这种对比测试有助于区分视力下降是因屈光介质病变引起的，还是严重视网膜或视神经病变导致的。为进行这项测验，要求患者看向远处，检查者坐在患者旁边以避免患者调节的发生，在双眼瞳孔正前方前后摆动暗淡的光线。避免因注视检查用灯产生的双眼会聚反应，因为它可导致错误的测试结果。若受累侧的患眼在间接瞳孔反射下收缩，但在直接瞳孔反射下发生反常性的瞳孔散大，则提示视神经损伤。

14. 眼及眼眶的超声检查　超声检查在眼部疾病和前部眼眶疾病的最初诊断和随访中都发挥重要作用（图 3-17）。但应当记住，眶尖的超声检查是没有意义的。因此，对整个眼眶及邻近解剖结构的显示，CT 和 MRI 比超声更有说服力。但是，由于它对患者造成的压力小、花费低且应用广泛，所以超声是很多眼眶疾病重要的诊断手段。结合标准 A 超（一定程度上组织学诊断）和 B 超，常常可能获得特定的眼部及眼眶疾病的诊断线索。

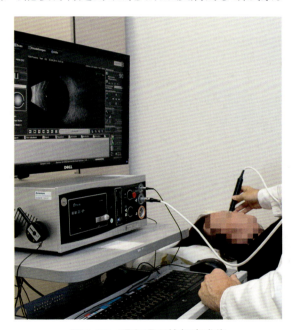

图 3-17　眼和眼眶的超声成像

彩色多普勒超声能够评估眼眶血管的血流动力学。超声生物显微镜有助于检查累及眼眶的眼前节疾病（如睫状体黑色素瘤）的进程。高频传感器（50~100MHz）能够获得高分辨率的眼部结构，但穿透深度很小，因此该技术不适合眼眶疾病的诊断。

15. 荧光素钠和吲哚菁绿血管造影；频域光学相干断层扫描　为研究眼前节（结膜、巩膜、瞳孔）和眼底（视网膜、脉络膜）疾病的病理进程，可行荧光素钠和吲哚菁绿（indocyanine green, ICG）血管造影（图3-18，图3-19）。虽然OCT在眼眶疾病的最初诊断中作用不大，频域光学相干断层扫描（SD-OCT）可用于检查眼前节疾病，且更常用于黄斑区疾病的检查。

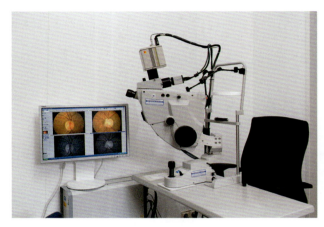

图3-18　荧光素血管造影术

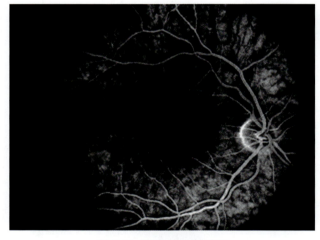

图3-19　荧光素血管造影

关于进一步的诊断成像（血管造影、CT和MRI、PET）参阅第4章。

16. 视觉诱发电位（VEP）　利用诱发电位，中枢神经系统对外界刺激的反应在类似脑电图的检查过程中被记录下来。通过抽样和平均将对刺激的反应和其他大脑活动区分开来。VEP的刺激是一个重复的闪光（对于儿童或视敏度非常低的人）或交替的黑白棋盘图案。

特征波形表现为序贯的表面正电位和表面负电位。通过测量特定波的时间延迟（或潜伏）或振幅，可以评估视神经和视皮质的信号。VEP异常可能表现为延迟、振幅、图形和波形的变化。这些异常可能提示视觉通路功能障碍，如受压、毒性损伤、炎症或血管异常。

虽然VEP提供了关于视觉功能障碍程度及病程等价值较高的附加信息，但这些信息是在没有视网膜紊乱的情况下特异的，常不能确定任何病因。在任何情况下，必须排除其他眼部或视网膜疾病。

17. 活组织检查　如果用了上述所有无创性诊断方法后仍未作出最终诊断，必须进行组织活检。进行活组织检查需要足够的结论性（如果可能）的术前诊断成像，如MRI、CT等。对局部的眼眶病变，可诊断和治疗同时进行。如有可能，最好首次手术就完整切除病变组织，可通过冷冻切片进行诊断。根据病变的性质和程度，应安排跨学科手术。将细针穿刺活检用于细胞病理学检查存在争议，因为与组织学检查相比，其诊断准确性更低，且存在细胞种植的潜在风险。

第二节　耳鼻咽喉科检查

S. Graß and H.-J. Welkoborsky

一、眼眶和眼及其附属器的胚胎学

眼眶呈骨室结构，包含多块颅骨。眶顶由额骨眶板和蝶骨小翼的背侧部组成，内侧壁的前部由泪骨、后部由筛骨眶板组成，颧骨和蝶骨大翼构成侧壁，部分上颌骨、颧骨和腭骨构成眶底，这些骨都是间充质起源。胚胎发育2个月以后，从发育大脑周围的间充质基底部开始形成骨骼，形成脊索前端尾部和索旁软骨。在脊索前分化出成对的索前软骨。在两条原线之间，外胚层口腔顶（Rathke袋）的突起到达大脑底部，形成垂体前部。软骨鼻囊在索前软骨前形成。这些复合体的融合形成了软骨颅底，也就是所谓的原颅。软骨内骨化导致原颅转化成筛骨、下鼻甲和除蝶骨大翼之外的蝶骨。

眼眶其他骨组织中结缔组织直接骨化导致膜骨（膜内成骨）形成，包括大部分额骨、泪骨、颧骨和上颌骨。由于眼眶的骨化过程在出生时并未终止，成人仍可追踪到骨化区，特别是骨骺滑脱的病例，临床检查时常常能扪及骨化区。外胚层（神经和表面外胚层）和中胚层结构是眼球和视神经原基的一部分。眼球原基在 22 天大的胚胎中以视沟的形式已经可见。两侧视沟都在颅端神经管的神经褶上表现为皱褶，它们转化成前脑的神经外胚层（前脑），并进入表面外胚层，在那里发育成视泡。随后，表面外胚层增厚成为晶状体胚。27 天的胚胎已经可以检测到视柄，随后将发育成视神经。在晶状体泡发育过程中，视泡突起形成两层结构的视杯，神经外胚层进入其中。最终视杯内层分化为神经视网膜，外层转化为视神经色素上皮层。整个眼发育复合体被间质包围，这些间质随后形成了眼眶骨壁和其他结构。在胚胎发育的第 5 周，视杯间质转化为玻璃体。第 6 周，视杯前后闭合开始于赤道部。第 7 周，视裂末端完全融合。

7 周时，眼睑从由表面上皮和中胚层组成的两个皮肤皱褶发育而成。表皮和睫毛在外部发育，而结膜上皮的眼睑部分在内部发育。中胚层也转变成眼睑的肌肉结构，尤其是上睑提肌。同时，眼轮匝肌来自第二咽弓，同时可说明它由面神经支配。分散、持久的鳞状细胞可以是上睑外侧常发生皮样囊肿的原因。

泪腺的形成也在胚胎的 7~8 周开始发生，5~8 个柱状立方上皮芽在上眼角外侧发育，它始于表面外胚层的结膜上皮。它们的长度增加并分裂，从而形成眼眶间质。上皮芽的末端转化为泪腺的分泌管尾部，而上皮性导管则变为排泄管。约在出生后第三个月末，泪腺分化成最终的形态，获得一定的功能。

泪腺排泄管由上皮组织发育而成。在鼻泪沟的管道中，一个立方上皮索发育成间充质组织。该腺体不久从表面外胚层脱离，发育成两个活塞状的上皮分支，长在内侧眼角上。从胚胎发育的第三个月开始，上皮分支转化为管道，形成泪小管。

同时，来源于鼻腔的另一个上皮芽开始形成管道，向上方的泪腺生长。胚芽和泪腺的融合于胚胎第六周开始发生。从这一刻起，泪腺在眼睑和鼻腔之间形成了开放的连接通道——鼻泪管。

二、病史

耳鼻喉科检查最先进行的是详尽的病史采集，应当包括以下内容：

1. 症状
（1）疼痛？
（2）眼球运动痛？
（3）复视？在哪个方向？
（4）视野限制？
（5）流泪？
（6）肿胀/发红？
（7）眼睑运动？

2. 症状进展
（1）大小进展？
（2）快慢进展？
（3）首发？

3. 可能原因
（1）外伤？
（2）感染？
（3）过敏反应？已知过敏原？

4. 既往已行检查
（1）放射性诊断？
（2）之前诱导或完成的治疗方案？

5. 先前存在的疾病
（1）甲状腺疾病？
（2）眼病？
（3）肿瘤？
（4）药物？
（5）既往手术？

三、临床检查

以下图解示耳鼻喉检查主要关注眼眶及其周围结构。

1. 视诊 视诊是检查的第一步。患者于坐位，尽量摘掉眼镜。首先，观察被检查者的面部特征，检查面部是否出现炎症、血肿、外伤、病变和畸形。特别要关注是否发生移位、肿胀发红或泪液增多等眼部改变。鼻分泌物可以是鼻炎或鼻窦炎的体征。单侧分泌物暗示液溢或肿瘤。特别是血性鼻腔分泌物可由肿瘤生长所致。

第二步，评估眼球位置。眼球向前突称为眼球突出（图 3-20），眼球后移称为眼球内陷。此外，应检查患者眼球位置与水平线的偏差。一只眼的瞳孔较另一侧位置高称为眼球上移，相反，瞳孔低的一侧称为眼球下移。眼睑位置随着眼球位置的改变而变化。明显突眼的患者可能表现为眼睑闭合受限，部分巩膜仍然可见（Dalrymple 征）。眼睑皱褶消失是眼睑水肿的典型表现。

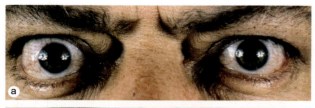
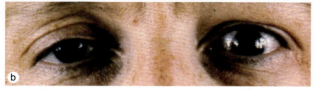

图 3-20　眼球突出。其原因为：甲状腺功能亢进（a），左侧恶性窦肿瘤伴眼眶浸润（b）

2. 触诊　视诊之后是触诊，通常双手同时进行以便进行比较。使用拇指和示指，将一个手指轻轻放在闭合的眼睛上，小心对眼球施压，可估计是否有眼内压升高的情况发生。这有助于鉴别软的眼睑水肿、压力敏感性肿胀和血肿。

双手触诊可以评估面颅骨（眶下缘、眶顶、外侧眶缘、颧弓等）的连续性，从而为疑似骨折提供诊断依据。扪及斜线、捻发音或骨间隙可提示骨折（图 3-21）。另一方面，若扪及连续完整的骨不足以排除骨折。

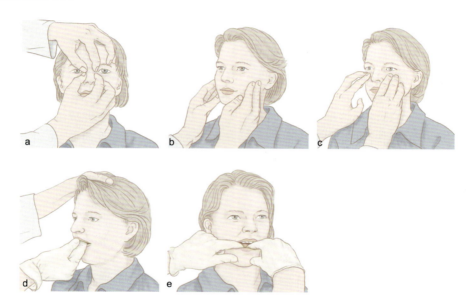

图 3-21　一例颅部外伤患者的临床检查。a~c. 鼻尖（a）、颧部（b）、眶下缘（c）的双手触诊。注意轮廓缺陷（斜线）、骨间隙和骨碎片的噼啪声。d. 双手检查上颌的异常活动，一只手固定头部，另一只手在门牙上移动上颌。e. 用手触诊下颌和下巴

3. 感觉的评估　感觉检查是必要的，尤其是骨折患者。眶上神经是眼神经的一个分支，在眶顶离开眶上孔，支配前额皮肤和上睑。

眶下神经是上颌神经的一个终末支，穿过眶下孔，在面部皮肤分支，也支配（感觉）上颌牙。

两点辨别法有助于评估感觉异常。用这种方法时，小心地将脚规顶端放在皮肤上，测量两脚规之间的距离。当和另一侧比较时若一侧间距或两点分界线非常大，可能存在感觉障碍。此外，棉花头也可用来识别感觉障碍，检查者用棉签分别擦拭患者的两边面部，患者提供比较性评价。

4. 临床功能性测试　行临床功能性测试时，可检测患者主动睁眼的能力。如果不能睁眼，检查者需使患者被动睁眼以便评估。随后评估眼球运动，要求患者保持头部固定，跟随检查者的手指单眼转动，报告可能出现的复视。检查者缓慢地将手指水平上移（上转）和下移（下转），轴向向鼻子移动（内收），向颞侧移动（外展），以及各个诊断眼位方向移动。通过这项检查可以确定眼外肌或对应神经的运动障碍（图 3-22）。

头颈部外伤的患者，还必须检查口裂，要求患者尽量张大嘴以便检测潜在的运动障碍。面部骨折（如颧弓骨折、上颌骨骨折）可能导致咬合不全（参见第 8 章）。

在一些罕见的病例中，眼眶听诊能提供一些线索，并具有特异性，例如动静脉瘘、血管畸形［如颈动脉海绵窦瘘（图 3-5）或血管瘤］。这些肿块的灌注产生可听及的血流声音。用普通听诊器放

在闭合的眼睑上可进行听诊。

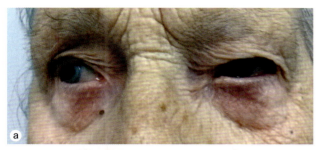

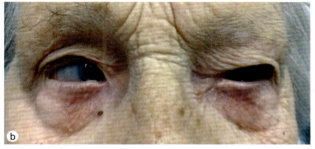

图 3-22　上颌窦癌长入眼眶（左）导致左眼运动障碍。在内收、外展时，左眼仍保持中心位置

5. 临床耳鼻喉检查　耳鼻喉的视诊是耳鼻喉科系列检查的一部分。首先检查口腔和口咽部，利用压舌器向后部固定舌头，以便暴露上腭、腭弓和悬雍垂，如果可能的话，还可暴露扁桃体和咽喉。表现为广泛生长的鼻旁窦或眼眶肿瘤，如果作为上颌的一部分穿过上颌窦，也可能出现在内耳（图 3-23）。

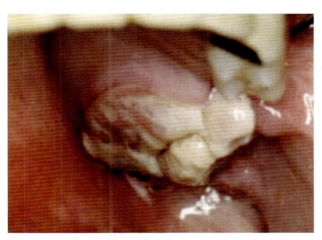

图 3-23　上颌窦癌导致口腔穿孔

用头灯和窥器进行前鼻镜检查时可评估鼻内常规解剖的变异，如鼻黏膜结构改变、鼻内分泌物（如可收集）和病理改变。鼻中隔分隔左右侧鼻腔，可表现为软骨化或骨沟和骨刺等病变。在鼻内，三个海绵体（鼻甲）各自位于鼻腔外侧壁

的顶端，称为下、中、上鼻甲，为下、中、上鼻道分界。有时在鼻内可见上颌窦或筛窦的病变扩展至眼眶（图 3-24）。

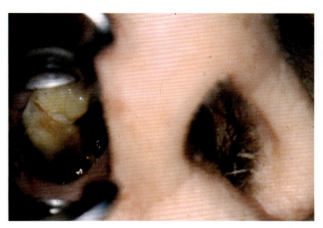

图 3-24　可见鼻内肿瘤生长

6. 鼻腔的内镜检查　为了更全面地评估鼻内情况，需要行鼻内镜检查。首先，使用 α 受体激动剂（如 0.1% 盐酸赛洛唑啉滴鼻液）减轻鼻黏膜充血。此外，运用喷雾器消肿也是一种可靠的方法，或者将鼻喷雾剂用拭子涂抹在鼻内。喷少量赛罗卡因喷雾剂（10mg 利多卡因）进行黏膜麻醉，以减轻鼻内镜检查时的疼痛。当评估鼻腔外侧壁以及来源于上颌窦或眶顶的突起时，推荐用 30°的透镜，将内镜轻轻插入下鼻道可见鼻泪管开口。接着检查中鼻道：内镜放置在中鼻甲下面，此处可见上颌窦开口（图 3-25）。这个位置常常可见来自于上颌窦的分泌物或肿瘤。在中、上鼻道也能确定从眼眶长入鼻腔的肿瘤（图 3-26）。

四、以仪器为基础的诊断

1. 超声成像　A 型（幅度调制型）超声成像可以检查表浅的额窦和上颌窦。可用于区分鼻窦充填的是液体、气体还是被组织取代，如肿瘤或黏膜肿胀。

B 型（灰度调制型）超声成像可以显示额窦、上颌窦和眶下软组织改变，如肌肉和泪腺的肿瘤和肿胀，以及面部骨折（图 3-27）。针对骨折，超声检查可用于鼻骨骨折、眶壁骨折、上颌骨骨折、颧弓骨折，以及额窦的额壁骨折和上颌窦骨折。骨骼对超声产生强烈的反射，因此骨骼的超声图像显示为高回声结构。骨折表现为骨结构不连续（参见第 8 章）。

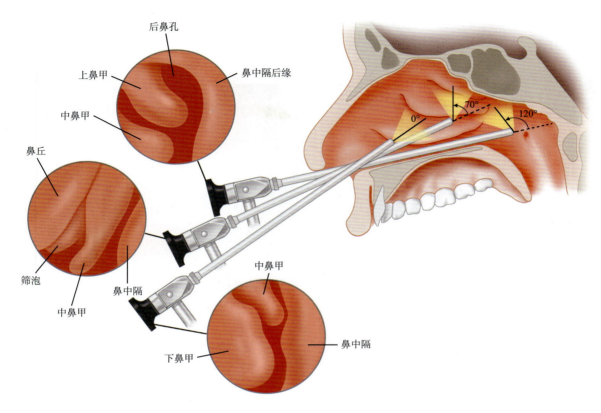

图 3-25 鼻内镜所见

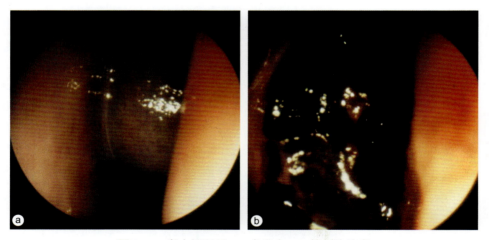

图 3-26 鼻内镜所见。a. 鼻息肉；b. 筛细胞腺癌

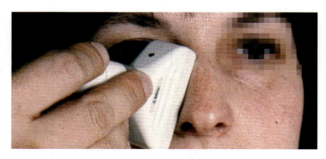

图 3-27 上颌窦的 B 型超声检查

2. 放射学诊断 为了更精确地评估骨折，特别是便于文档记录，放射学诊断是必要的。应用传统的 X 线照相法［鼻外侧、华氏位、放射点（handle-pot）］可以评估鼻骨、颧弓和眶下缘骨折（图 3-28）。但要准确评估复杂的面中部骨折，需从两个平面（轴位和冠状位）对鼻窦进行薄层 CT 扫描。这提供了骨缘、骨折、急慢性炎症及鼻旁窦和眼眶病变的信息（图 3-29）。此外还可以观察眼肌、眼球和球后组织（参见第 4 章）。

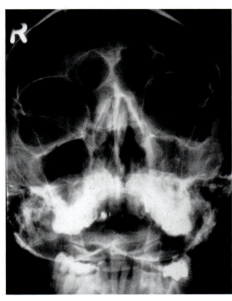

图 3-28　左侧上颌窦炎鼻窦的常规 X 线检查

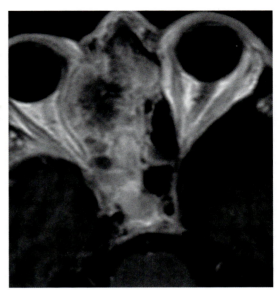

图 3-30　筛细胞腺癌的 MRI 检查

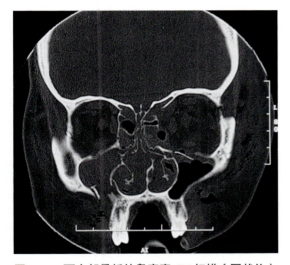

图 3-29　面中部骨折的鼻旁窦 CT 扫描（冠状位）

磁共振成像（MRI）是评估软组织的指征，高度的软组织对比可以评估肿瘤生长、炎性浸润和脓肿形成，它在 T1 加权像呈黑色（低信号），在 T2 加权像呈白色（高信号）（图 3-30）。无辐射暴露是 MRI 优于 CT 诊断的另一个重要优点（参见第 4 章）。

3. 功能性鼻科诊断　主动前鼻测压法（active anterior rhinomanometry，AAR）是一种测定呼吸时每侧鼻内气流量（以 ml/s 为单位）的方法。鼻孔与后鼻孔间的压差用图表记录。当持续通过面罩呼吸时，一个鼻孔轮流用适配器封闭，鼻腔内的占位病变可以减少气流量。

在声鼻测量中，内鼻的解剖通过声波信号反射（回声原理）来描述。为此，一个滴答声通过鼻适配器传递到鼻内，鼻内结构反射声音，依次由麦克风接收，以记录鼻腔几何结构的单个曲线。它确定了鼻腔内被限制的空间，并显示与鼻孔的距离。

嗅觉测量法用于评估嗅觉。嗅黏膜位于筛骨的筛板上，在上鼻甲可找到。嗅神经纤维通过筛板进入颅腔，形成嗅球。从这里，信息被发送到嗅皮质。嗅觉测量分主观和客观气味测试。对于主观气味测试，给患者在每一边单独展示 12 种不同的香味，如以"嗅棒"的形式，要求患者用一张选择卡给香味命名。作为客观测试的一部分，嗅觉诱发电位（olfactory evoked potentials，OEPs）来源于嗅觉通路。由于这种方法相当复杂，只是偶尔用于临床实践。

4. 实验室检查　补充性血液检查对眼眶疾病的诊断非常重要。例如，炎症标志物（红细胞沉降率、C 反应蛋白、白细胞）升高提示感染导致了急性眼眶肿胀，例如急性鼻窦炎的眼眶并发症。在内分泌性眼眶病中，其中一部分 Graves 病或桥本甲状腺炎（参见第 7 章），可出现甲状腺功能病理改变（外周血 TSH、T_4、T_3）和阳性甲状腺自身抗体［促甲状腺激素受体抗体（TRAb）、甲状腺过氧化物酶抗体（TPOAb）、甲状腺球蛋白抗体（TgAb）］。

因骨折或肿瘤生长侵犯颅底可能导致脑膜撕裂，甚至脑脊液（CSF）从鼻（脑脊液鼻漏）或耳（脑脊液耳漏）漏出。在侧颅底骨折的情况下，液体经鼻咽管从鼻漏出称为间接鼻漏。多种测试可以将 CSF 与鼻分泌物和血区分开来。对于体液诊断，需用试管收集分泌物。葡萄糖测试是一种试纸测试，确定收集体液的糖含量。由于体液的糖含量（35%～70%）比鼻分泌物高，使快速粗略区分成为可能（图 3-31）。复合免疫电泳也可检测 β2 转铁蛋白，它仅出现在 CSF 中，因此对 CSF 是特异的。分泌物中 β 微量蛋白（前列腺素 D 合成酶）增加的生物化学证据也是 CSF 渗漏的证据，因为它在 CSF 的浓度约是血液的 30 倍。

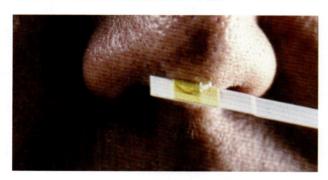

图 3-31　葡萄糖试纸测试

5. 运动神经的电诊断　使用电诊法可以评估神经损伤、严重程度及预后。对面神经麻痹的病例来说，面神经在耳鼻喉科检查中尤为重要。

神经兴奋性测试（nerve excitability testing，NET）是对受累神经兴奋性的一种间接测试。逐渐增强的电刺激（持续 1ms）经皮放置于双侧。阈电流是肌肉第一次收缩的电流水平。低于 3.5mA 的差异表示恢复良好；任何高于 3.5mA 的差异提示预后不良。由于轴突变性是延迟的，测试不可能在神经损伤后 4 天内进行。

神经电图（electroneurography，ENOG）用于测量神经功能和神经传导速度。电极置于两点，以短脉冲（持续 0.2ms）触发刺激，这导致神经去极化以及动作电位通过轴突传递。由于冲动在两个不同的点触发，神经传导速度可以根据距离和潜伏期计算。振幅依次给出轴突数量的粗略估计，以及麻痹病例的轴突变性的可能（图 3-32）。

肌电图（electromyography，EMG）使用肌肉内电极针，记录自发或任意触发的肌肉动作电位。

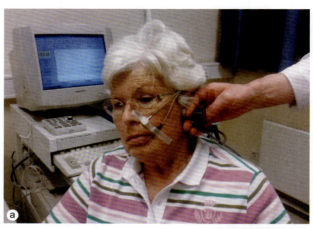

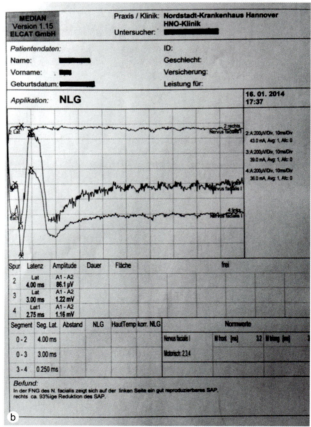

图 3-32　一例右侧面神经麻痹患者的神经电图。a. 面神经神经电图检查设备；b. 获得数据并通过曲线展示结果。左右两侧的振幅差异揭示受累及的右侧轴突 93% 发生了变性

使用经颅肌肉刺激可以测量从神经中央核心区到周围神经（肌肉）的神经传导速度。一个磁场线圈放于头部，如耳后位置，使用电极针以记录相应肌肉的神经反应。根据测量的振幅和潜伏期，可评估损伤程度和预后指征（图 3-33）。

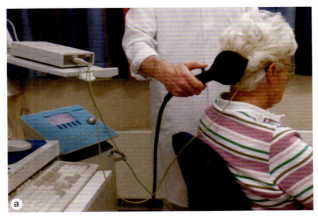
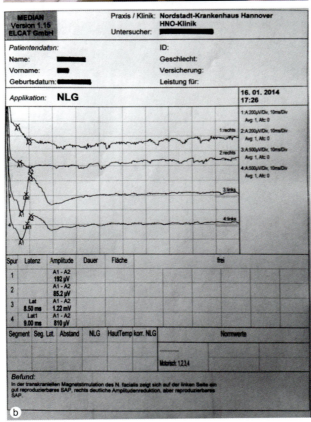

图 3-33　一例右侧面神经麻痹患者的面神经经颅磁刺激检查。a. 面神经经颅磁刺激检查设备；b. 获得数据并通过曲线展示结果。受累的右侧诱发了复合动作电位，但较未受累的左侧减少了 90%

第 4 章
眼眶成像

第一节	引言	41
第二节	常规 X 线摄影	41
第三节	计算机断层扫描	41
第四节	磁共振成像	46
第五节	正电子发射计算机断层显像	52
第六节	眼眶疾病的介入神经放射学	54
第七节	眼眶的超声检查	56
	一、眼眶超声的技术条件	56
	二、超声解剖	56
	三、特殊眼眶疾病的超声检查	57

第 4 章 眼眶成像

第一节 引 言

除了评估临床症状，影像学技术对诊断眼眶炎症、肿瘤和外伤而言至关重要。可用的影像学技术如下：

- 常规 X 线摄像
- 计算机断层扫描（CT）
- 磁共振成像（MRI）
- 正电子发射计算机断层显像（PET）
- 超声检查

第二节 常规 X 线摄影

A. Pangalu and A.Valavanis

常规的眼眶 X 线摄像是枕颏视图下通过鼻旁窦进行 X 线片检查（鼻旁窦 X 线片 OM），即所谓的"沃特斯照射法"（Waters projection）。另外，还可行侧位片检查。用"Rhese 照射法"可显示视神经管，但迄今为止，并不常用。

由于骨性眶壁很薄，尤其是眶底（图 4-1），加之骨结构具有不连续性，很难用常规的 X 线技术显示，因此常规 X 线摄像越来越少用于外伤患者。它们的使用特别局限于骨碎片复位后的术后监测（图 4-2），或眼眶异物的定位（图 4-3）。透明的小的玻璃碎片在 X 线片上不显像，因为在 10pm 到 1nm 的波长范围内，电磁辐射不会被玻璃吸收或反射。

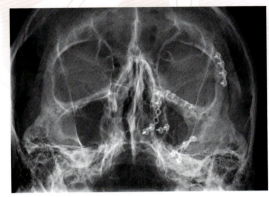

图 4-2 复位和微型板骨合成后的位置调整。眶外侧壁和眶底的正确位置

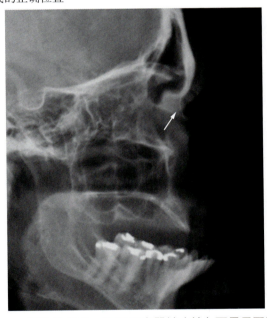

图 4-3 侧位 X 线片，眶周手术器械（针）可用于不透射线异物的定位（箭头）

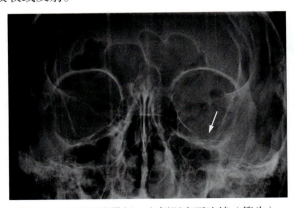

图 4-1 左侧眶底骨折。左侧眶底不连续（箭头）

第三节 计算机断层扫描

A. Pangalu and A.Valavanis

通过现代多层或螺旋 CT 扫描，我们可以获取大量数据。从这些数据中可以得到任何层面和任何厚度的切面信息。常规的 CT 扫描厚度为 2mm，分为水平位、冠状位、矢状位。由于晶状体具有高辐射敏感性，现代眼科 CT 检查应用低剂

量辐射检查方案以通过使用最小的辐射暴露获取最佳的图像质量。

1. 放射解剖学 关于骨性眼眶结构、眼眶通路和眶内肌，详见第1章（图4-4，图4-5）。

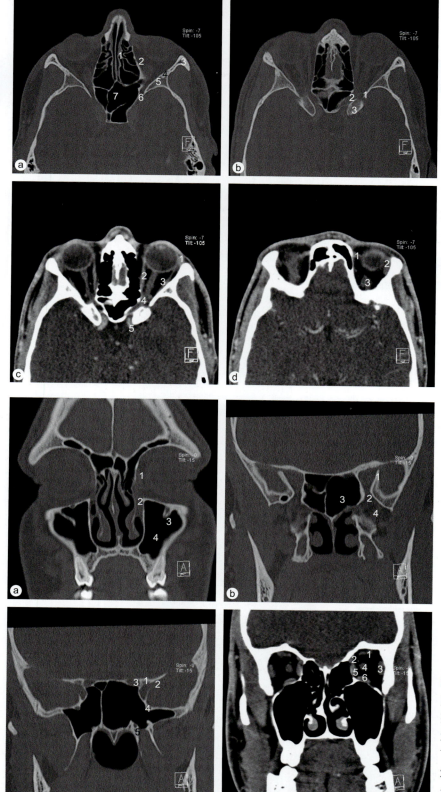

图 4-4 眼眶的放射解剖。a，b.骨窗水平位CT扫描；c，d.软组织窗水平位CT扫描。a：1.筛骨；2.筛板（眶板）；3.颧骨；4.蝶颧缝；5.蝶骨大翼；6.眶下裂；7.蝶窦。b：1.眶上裂；2.视神经管；3.前床突。c：1.泪腺；2.内直肌；3.外直肌；4.视神经；5.颈内动脉。d：1.上斜肌肌腱；2.泪腺；3.上直肌

图 4-5 眼眶的放射解剖。a～c.骨窗冠状位CT扫描；d.软组织窗冠状位增强CT扫描。a：1.泪囊窝；2.鼻泪管；3.眶下管；4.上颌窦。b：1.眶上裂；2.眶下裂；3.蝶窦；4.翼腭窝。c：1.蝶骨小翼；2.眶上裂；3.视神经管；4.蝶骨圆孔；5.翼管。d：1.上直肌；2.上斜肌；3.外直肌；4.视神经；5.内直肌；6.下直肌

2. 眼眶外伤 CT 扫描对急性眼眶外伤的评估至关重要,是首选的影像学检查方法。因为 CT 能够看清骨及软组织结构,故可迅速、准确地诊断骨及软组织损伤,例如眼球血肿(图 4-6)、眼球破裂(图 4-7)、球后血肿、球周血肿、眼外肌嵌顿、眶脂肪组织脱垂和眼眶气肿。

CT 可在短时间内获得数据,这对评估必须处理的、伴有烦躁不安或焦虑情绪的患者群体而言具有很大优势。当考虑手术时,应用 3D 重建技术的三维成像技术是十分必要的。

眼眶骨折指骨性眶壁的骨折,可延伸至眶尖,伴肌肉、脂肪或神经的嵌顿。眼眶骨折可以单独发生,也可与面中段或颅底骨折合并发生。因此,它们可影响部分眼眶或整个眼眶,甚至可导致眶内容物通过骨折线脱垂进入上颌窦(见第 8 章)(图 4-8,图 4-9)。

Le Fort Ⅲ 型骨折(面中部中外侧骨折)(图 4-10)以整个面中部骨骼从颅底分裂为特征,其中包括鼻骨。骨折线贯穿眶外侧壁、眶底、眶内侧壁、鼻额缝,至对侧并贯穿颧弓。

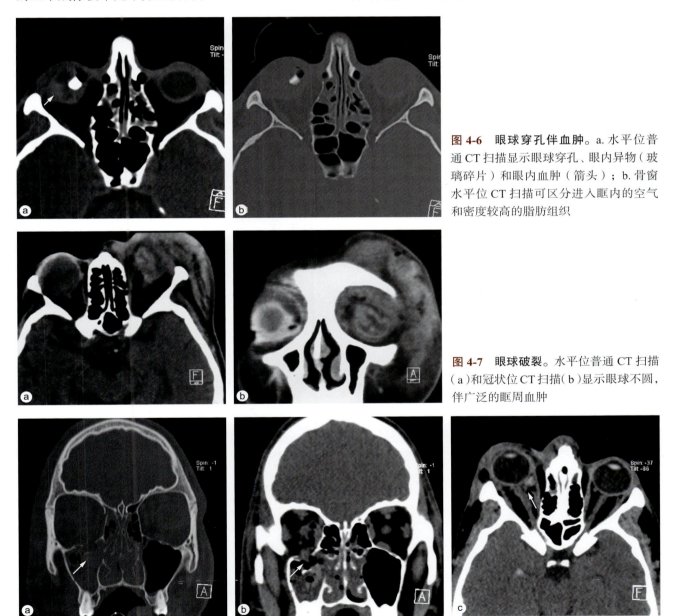

图 4-6 眼球穿孔伴血肿。a. 水平位普通 CT 扫描显示眼球穿孔、眼内异物(玻璃碎片)和眼内血肿(箭头);b. 骨窗水平位 CT 扫描可区分进入眶内的空气和密度较高的脂肪组织

图 4-7 眼球破裂。水平位普通 CT 扫描(a)和冠状位 CT 扫描(b)显示眼球不圆,伴广泛的眶周血肿

图 4-8 眶底骨折(爆裂性骨折)。a. 骨窗冠状位 CT 扫描显示眶底骨折,伴眶脂肪组织移位,眶底较大的碎骨片进入上颌窦(箭头);b. 软组织窗冠状位普通 CT 扫描显示下直肌(箭头)沿骨折线移位并嵌顿,伴上颌窦血肿;c. 未增强的水平位 CT 扫描还显示球后血肿(箭头)

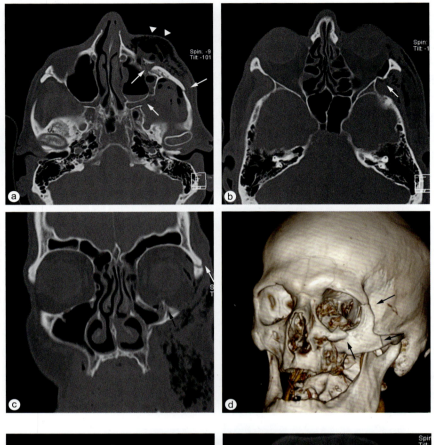

图 4-9 颧骨骨折（所谓的"三角骨折"）。a. 水平位 CT 扫描显示颧弓骨折（箭），上颌窦侧壁（箭）和前壁（箭）的骨折，以及软组织气肿（箭头）。b. 通过眼眶的横断面显示移位的外侧壁骨碎片（箭），以及眶周气肿。c. 冠状面显示移位的眶底碎片，累及眶下管（黑色箭）。额颧骨缝破裂（白色箭）；d. 三维重建：眶下壁、眶外侧壁以及颧弓骨折（箭）

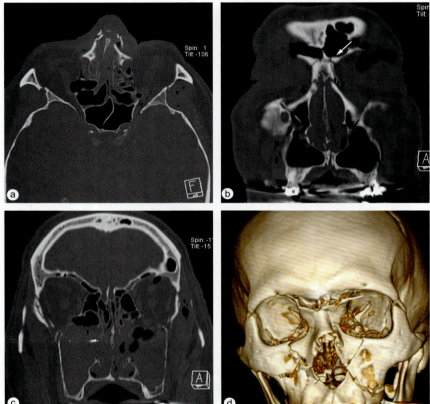

图 4-10 Le Fort Ⅲ 型骨折。a. 水平位 CT 扫描显示一条贯穿两侧眶外壁和眶板的骨折线，且累及鼻部及鼻中隔。b, c. 冠状位 CT 扫描显示骨折线横跨鼻根部和两侧眶底；d. 同一患者的三维重建

CT 扫描提供了有关视神经病变的重要信息，包括对其神经功能无法进行临床评估的患者可能发生的损伤（图 4-11）。

3. 肿瘤 评估眼眶肿瘤，磁共振成像（MRI）通常优于 CT，下面将详细讨论 MRI。然而，在眼眶肿瘤侵犯骨膜和（或）邻近的骨性眼眶结构时，CT 扫描可提供重要的诊断信息。通常，累及骨性眶壁和蝶骨翼的常见肿瘤性病变有骨瘤（图 4-12）、恶性肿瘤（图 4-13）、纤维异常增生（图 4-14），特别是蝶骨嵴脑膜瘤。

骨瘤（osteoma）（在所有眼眶肿瘤中＜1%）通常起源于鼻旁窦骨。原发于骨性眶壁的骨瘤则更少见。有临床症状的病例才需手术切除。

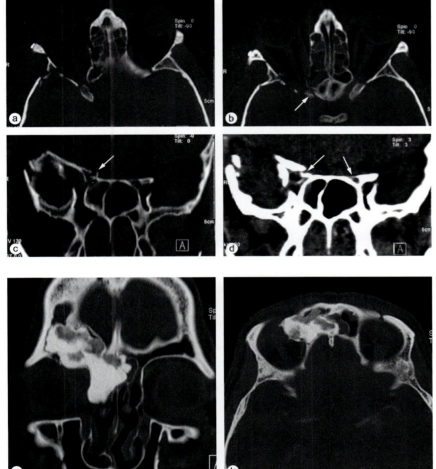

图 4-11 视神经损伤。a. 骨窗水平位 CT 扫描显示右侧蝶骨小翼和蝶骨大翼的骨折；b. 骨折碎片压迫视神经管（箭头）；c. 冠状位 CT 扫描显示视神经管的骨折与阻塞（箭头）；d. 软组织窗冠状位普通 CT 扫描显示左侧未受影响的视神经（箭头）和右侧受压的视神经（箭头）

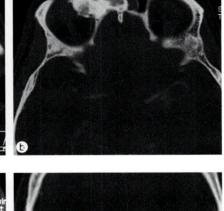

图 4-12 额窦骨瘤。冠状位（a）和水平位（b）CT 扫描显示右侧额窦骨瘤侵袭眼眶。注意肿瘤内部特征性的不同密度区域以及眼球向下移位

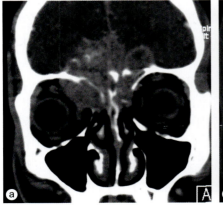
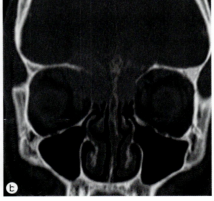

图 4-13 尤因肉瘤。a. 软组织窗冠状位增强 CT 扫描显示颅底巨大肿块，向颅内侵袭并进入眶周；b. 骨窗冠状位 CT 扫描显示双侧颅底前部和眶内壁溶骨性破坏

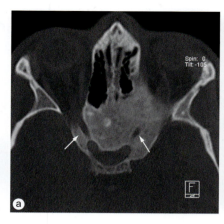 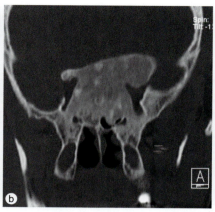 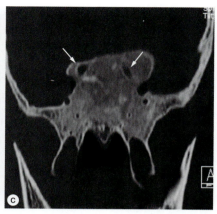

图 4-14 纤维异常增生。水平位（a）和冠状位（b，c）CT 扫描显示广泛的玻璃样骨变形，视神经管（箭头）被肿块两侧环绕和压迫

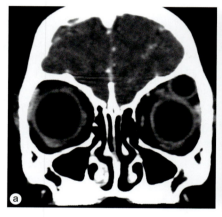 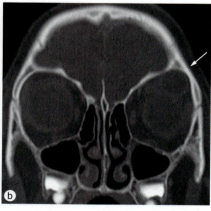

图 4-15 左眼眶皮样囊肿。a. 软组织窗冠状位增强 CT 扫描显示病灶位于眼眶外上方，边界清楚，中央低密度，周边环形增强；b. 骨窗冠状位 CT 扫描显示病变侵及邻近骨组织（箭头），提示病程长

纤维异常增生（fibrous dysplasia） 是一种良性的骨发育不良，最常发生于眶上壁。该病生长缓慢，但常常累及视神经管。当患者主诉如视力恶化时，是行视神经减压治疗的指征。

皮样囊肿（dermoid cysts）（图 4-15）是眼眶最常见的囊性病变，在儿童和青春期早期出现，为先天性病变。皮样囊肿内包含脂肪组织，偶尔可见钙化，可发生炎症改变或破裂。

第四节 磁共振成像

A. Pangalu and A.Valavanis

在 21 世纪，MRI 扫描逐渐替代 CT 扫描用于诊断疾病，尤其常用于球后病变的确诊。由于 MRI 具有更好的软组织对比效果，使其对眼眶病变的显示和解剖定位较 CT 更精确。考虑到可使用不同序列及不同的信号强度，因此 MRI 缩小鉴别诊断的范围成为可能。无辐射暴露是 MRI 的另一优点。使用特殊的眼眶线圈可以显著提高解剖结构分辨率，并且良好的图像质量和解剖结构分辨率通过最新 MRI 机器的头部线圈也是可以获得的。为了获得高质量图像，应避免患者眼球运动，防止运动后产生伪影尤为重要。由于眼眶容积和眼部病理结构均相对较小，需要使用 2.5～3.0mm 的薄层成像。MRI 主要有 T1 加权（T1W）和 T2 加权（T2W）两个序列。T1W 增强+脂肪抑制序列较为常用，它抑制显著明亮的脂肪信号，使得吸收造影剂的小病灶显影。骨皮质在所有序列中均是低信号（黑影）。因组织多数含有液体成分，眼球在 T1W 序列上呈低信号，在 T2W 序列上呈高信号。

1. 解剖学 MRI 适合观察眼眶解剖结构的细节。为了分辨不同的眼眶结构，应在水平位、冠状位和矢状位分别进行扫描（图 4-16，图 4-17）。

2. 炎性疾病 影响眼眶的炎性疾病范围很广，包括感染性疾病、特发性眼眶炎性疾病（炎性假瘤）、视神经炎、甲状腺相关性眼病（Graves 病）。这些疾病占所有眼眶疾病的 50% 以上。

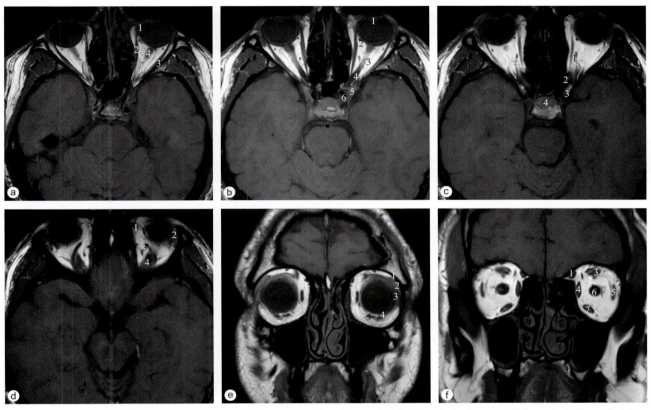

图 4-16　a～d. 水平位普通无脂肪抑制 T1 加权像。e～f. 冠状位普通无脂肪抑制 T1 加权像。a.1. 眶隔；2. 内直肌；3. 外直肌；4. 视神经；b.1. 晶状体；2. 睫状后动脉；3. 眼动脉；4. 视神经；5. 海绵窦；6. 颈内动脉 。c.1. 眼动脉；2. 视神经；3. 前床突；4. 垂体。d.1. 滑车；2. 泪腺；3. 眼上静脉；4. 上直肌。e. 1. 泪腺 - 眶部；2. 上睑提肌腱膜；3. 泪腺睑部；4. 下斜肌；5. 下直肌。f.1. 上斜肌；2. 上睑提肌；3. 上直肌；4. 内直肌；5. 外直肌；6. 视神经；7. 下直肌

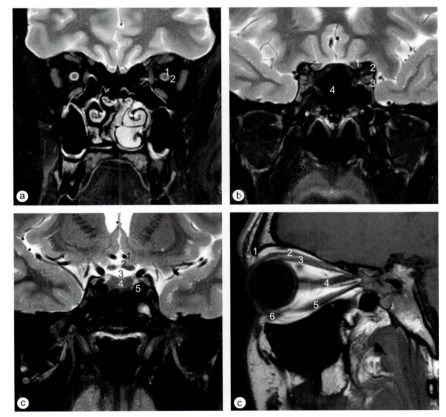

图 4-17　a～c. 冠状位脂肪抑制 T2 加权像；d. 矢状位普通无脂肪抑制 T1 加权像。a.1. 视神经；2. 视神经鞘。b.1. 视神经；2. 前床突；3. 海绵窦；4. 蝶窦。c.1. 大脑前动脉；2. 视交叉；3. 鞍上池；4. 垂体；5. 颈内动脉。d.1. 眶隔；2. 上睑提肌；3. 上直肌；4. 视神经；5. 下直肌；6. 下斜肌

大多数急性眼眶感染源于鼻旁窦。然而，眼眶感染也可能由面部或咽部感染发展而来，也可由创伤或异物引起。它们中有一部分继发于败血症。眼眶蜂窝织炎根据眼眶受累情况划分为5个阶段：①炎性水肿；②骨膜下蜂窝织炎和骨膜下脓肿；③眼眶蜂窝织炎；④眼眶脓肿；⑤眼静脉和海绵窦血栓（图4-18）。

Graves 眼病（Graves's orbitopathy）（图4-19）是一种自身免疫性疾病，为双侧眼球突出最常见的原因（见第7章）。此疾病的特点是眼外肌增粗，通常是肌腹增粗，而肌腱不受累。肌肉增粗是由于淋巴细胞、浆细胞和肥大细胞的浸润以及亲水性黏多糖的沉积，下直肌最常受累，其次是内直肌、上直肌和外直肌。其他的临床症状包括泪腺增大、眼眶脂肪组织增生和视神经牵拉。肌炎是最重要的鉴别诊断。

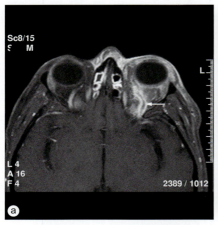
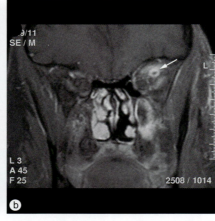
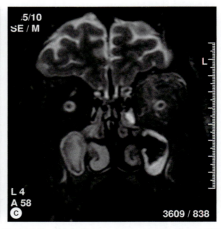

图 4-18 眼眶蜂窝织炎和眼上静脉血栓。a.增强后脂肪抑制 T1 加权像显示肌锥内弥漫性强化。眼上静脉血栓壁也可见强化（箭头），然而血管腔内未见强化。b.冠状位 T1 加权像显示眼上静脉血栓为类圆形结构（箭头），位于视神经上外侧。c.由于炎症浸润和水肿，与右眼相比，冠状位脂肪抑制 T2 加权像显示左眼球后脂肪呈高信号。注意肿胀的黏膜和两侧上颌窦的阻塞

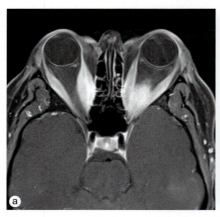
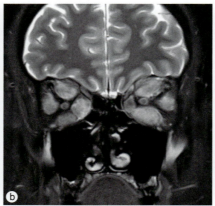
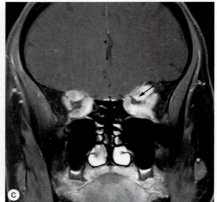

图 4-19 Graves 眼病。a.水平位增强后脂肪抑制 T1 加权像显示所有眼外肌肌腹显著增粗与强化；b.冠状位脂肪抑制 T2 加权像显示病变肌肉高信号；c.冠状位增强后脂肪抑制 T1 加权像显示肌肉明显增粗导致眶尖视神经受压（箭头）

特发性眼眶炎性病变（图4-20）代表眼眶组织的一组异质性非特异性炎症，尚无明确的全身或局部病因。该病最初被 Birch-Hirschfeld 描述为眼眶假瘤。组织病理学表现为不成熟 T 淋巴细胞、粒细胞、浆细胞、组织细胞和巨噬细胞浸润，伴纤维化。该病根据病程可分为急性、亚急性和慢性。

根据病变部位可分为 6 个类型：眶前部炎症、弥漫性眼眶炎症、眶尖炎症、泪腺炎症、眼肌炎、视神经周围炎。主要临床症状为疼痛、复视和视力丧失。应用糖皮质激素后症状迅速改善，为本病的典型特征。

视神经的急性炎症过程称为**视神经炎**（图4-21），通常是由于多发性硬化（MS）引起。但视神经炎也可由 MS 以外的多种疾病引起，如自身免疫性疾病（系统性红斑狼疮），在疱疹感染、单核细胞增多症、风疹、弓形虫病、梅毒、螺旋体病或肉芽肿性疾病感染之后或同时发生。视神经炎的特点是在 T2 加权像中为高信号，提示视神经水肿。

使用增强剂后，视神经信号增强（图4-21a～c）。

3. 肿瘤 虽然眼眶肿瘤在所有眼眶疾病至少占25%，但眼眶肿瘤仍然是较为少见的，可分为原发性与继发性肿瘤。原发性肿瘤可起源于眶内的不同组织，继发性肿瘤则由邻近器官浸润至眼眶或转移而来。眶内恶性肿瘤与其他特殊间隔部位的毗邻关系有助于诊断。

成人最常见的原发性眼内恶性肿瘤是**原发性眼眶黑色素瘤**。90%的黑色素瘤发生在脉络膜。肿物进行性生长，穿透Bruch膜，形成特征性菌样形态（图4-22）。黑色素瘤在T1WI呈高信号，在T2WI呈低信号。

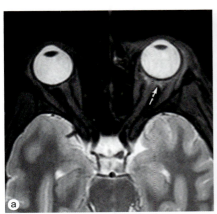
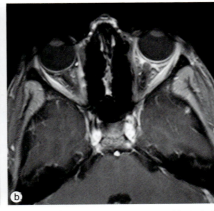
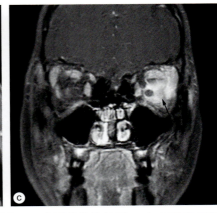

图4-20 眶前段炎伴后巩膜炎。24岁女性，左眼疼痛，眼球轻度突出，伴眼睑肿胀。a.水平位脂肪抑制T2加权像显示近巩膜处球后脂肪组织高信号（白色箭头）。水平位（b）和冠状位（c）增强后脂肪抑制T1加权像显示后巩膜和球后脂肪组织明显强化（黑色箭头）

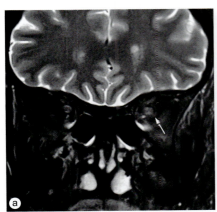
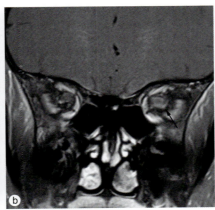
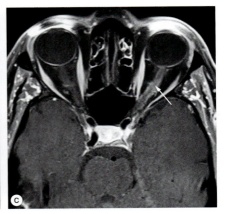

图4-21 一位多发性硬化患者的左侧视神经炎。a.冠状位脂肪抑制T2加权像显示左侧视神经水肿及高信号改变（白色箭头）；b.冠状位增强后脂肪抑制T1加权像显示左侧视神经明显强化（黑色箭头）；c.水平位脂肪抑制T1加权像显示整个左侧视神经强化

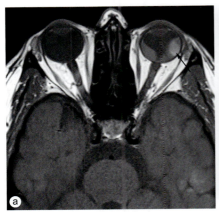
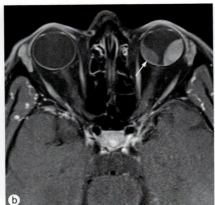
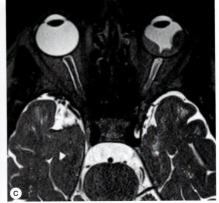

图4-22 原发性恶性黑色素瘤。a.水平位普通T1加权像显示肿瘤为高信号（箭头），内侧可见视网膜脱离；b.水平位增强后脂肪抑制T1加权像显示肿瘤强化，但视网膜脱离区未见强化（箭头）；c.黑色素瘤：水平位T2加权像显示为低信号

乳腺癌和肺癌是**眼内转移癌**最常见的原发病灶（图4-23），可同时侵及视网膜和脉络膜。

胶质瘤和脑膜瘤是直接起源于视神经或神经鞘的肿瘤。几乎所有的**视神经胶质瘤**（图4-24）都发生在8岁以下儿童，且多为青少年毛细胞星形细胞瘤。它们的发生与1型神经纤维瘤病（NF-1）相关；约20%的NF-1儿童会发生视神经胶质瘤。

视神经周围脑膜瘤（图4-25）起源于眶内或视神经管内包绕视神经的蛛网膜冠细胞。原发性脑膜瘤比继发性脑膜瘤发生概率小，继发性脑膜瘤通常起源于颅内并侵入眼眶。

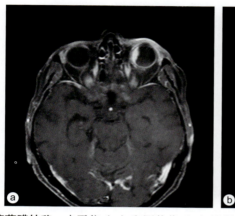 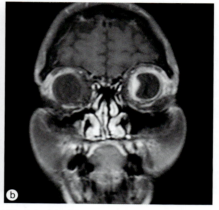

图4-23 乳腺癌的葡萄膜转移。水平位（a）和冠状位（b）增强后脂肪抑制T1加权像显示左眼中部脉络膜有乳腺癌转移

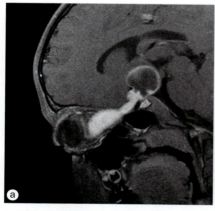 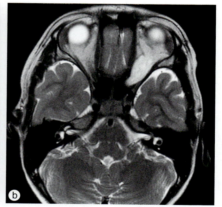

图4-24 一例NF-1患者的毛细胞星形细胞瘤。a.矢状位T1加权像显示左侧视神经增厚，梭形增大和强化，胶质瘤囊性部分侵及视交叉；b.水平位T2加权像显示视神经高信号并扩张，不能区分神经和蛛网膜下腔

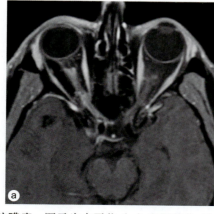 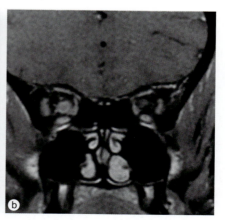

图4-25 视神经鞘脑膜瘤。图示为水平位（a）和冠状位（b）增强后脂肪抑制T1加权像。右侧视神经鞘明显强化，但视神经本身不强化，呈低信号结构（即所谓的"车轨征"）。增强部分延伸至视神经管内部分

恶性淋巴瘤是 65 岁以上患者最常见的眼眶肿瘤，其发生率占眼眶淋巴组织增生性肿物的 67%～90%，占所有眼眶肿瘤的 24%。这些肿物既可为系统性淋巴瘤的眼眶表现，也可为原发于眼眶的肿瘤。最常见的眼眶淋巴瘤是 MALT 淋巴瘤（图 4-26），是恶性非霍奇金淋巴瘤的一个亚型。

海绵状血管瘤（图 4-27）是眼眶最常见的良性肿瘤，通常发生在中年人且无性别差异。影像学表现为一个边界清楚的卵圆形或类圆形肿块，边界清楚，位于肌锥外侧，当然它也可发生在整个眼眶内。海绵状血管瘤通常呈缓慢进行性生长，无自然缓解的趋势。

泪腺肿瘤相对较少见，占所有眼眶肿物的 5%～7%。最常见的泪腺上皮性肿瘤是**良性多形性腺瘤**（图 4-28）。为减少肿瘤复发及恶变的风险，需彻底切除肿块，同时要求术中保持包膜完整。**腺样囊性癌**是最常见的泪腺恶性上皮性肿瘤。

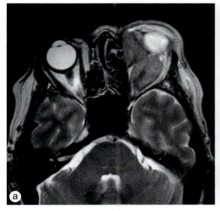
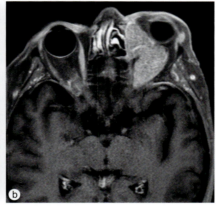

图 4-26　眼眶恶性 MALT 淋巴瘤。a.T2 加权像显示一个大的低信号肿块位于肌锥内和肌锥外；b. 水平位增强后脂肪抑制 T1 加权像显示肿块包绕视神经并明显强化

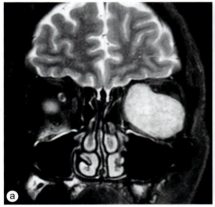
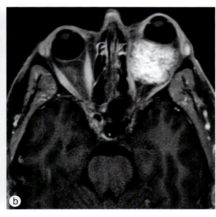

图 4-27　海绵状血管瘤。a. 冠状位 T2 加权像显示肌锥内边界清楚的高信号肿块；b. 水平位增强后脂肪抑制 T1 加权像显示血管瘤明显强化。注意眼球受压并向前移位

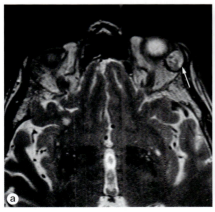
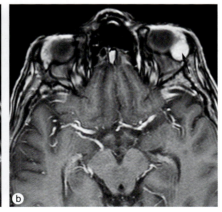

图 4-28　泪腺多形性腺瘤。a. 水平位 T2 加权像显示泪腺肿块在肌锥外间隙呈不均匀高信号，包膜呈低信号（箭头）；b.T1 加权像显示病灶呈明显均匀强化（箭头）

胆固醇肉芽肿（图4-29）是发生在骨膜下腔隙的肿瘤，通常继发于创伤、手术或炎症。眼眶颞上间隙是本病最常见的部位。由于反复出血，肿瘤表现为膨胀性生长，并可引起骨破坏。

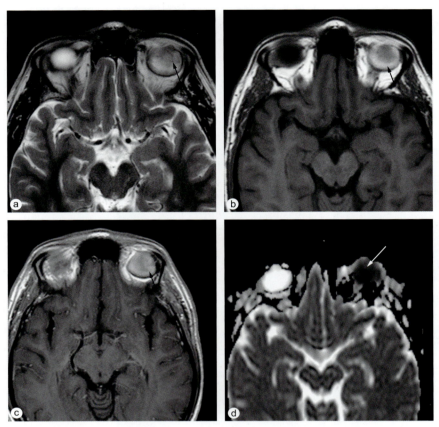

图4-29 左眼眶胆固醇肉芽肿。胆固醇肉芽肿在T2W（a）和普通T1W（b）上均呈高信号。增强T1W无强化（c），弥散加权图像（d）表现扩散受限（低信号）（箭头）

第五节　正电子发射计算机断层显像

A. Pangalu and A.Valavanis

正电子发射计算机断层显像（PET）是一种核医学功能性成像技术，它可以清楚地显示静脉注射放射性核素后的分布和发射情况，因此可以检测特定的生化和生理功能。放射性药物（放射性示踪剂）是一种化合物，其分子被放射性核素标记。PET扫描最常用的核素是放射性同位素氟-18（^{18}F）。迄今为止，FDG PET［^{18}F-氟脱氧葡萄糖（FDG）］结合CT扫描广泛应用于肿瘤淋巴结转移或远处转移的诊断和分期。然而，通常眼眶内很小的病变很难用PET扫描来评估。更困难的是，几种炎性疾病如眼眶特发性炎性疾病（IOID），以及某些正常组织如眼外肌，也可表现为FDG的摄取增加。尽管如此，FDG PET显像仍然优于其他影像学检查，如CT或MRI。因为它提供了关于肿瘤代谢和早期肿瘤对治疗的反应等信息，以及对无症状残留病变的评估。FDG PET在检测小病变及远处转移病变十分敏感，否则早期病变很难被发现。眼眶良性肿瘤FDG的摄取与对侧眼眶正常组织相似。而恶性肿瘤，如恶性淋巴瘤（图4-30，图4-31），恶性黑色素瘤（图4-32）、腺癌或腺样囊性癌通常表现为FDG摄取显著增加。标准摄取值（SUV）用于量化特定组织的区域放射性浓度。例如，FDG作为示踪剂用于定量肿瘤中的葡萄糖代谢，即应用了上述技术。

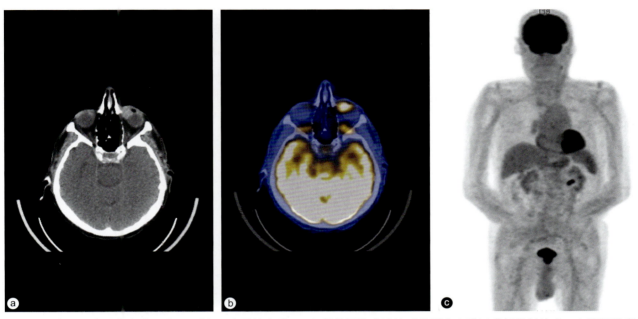

图 4-30　滤泡型非霍奇金淋巴瘤。一例 88 岁男性患者，1 年前曾因腋窝滤泡型非霍奇金淋巴瘤行放射治疗。左眼眶肿瘤复发，已经组织学证实。a，b. 相应的 PET/CT 图像显示左眼眶高密度影，伴代谢活跃（SUVmax=6.6）；c. 无其他眶外表现

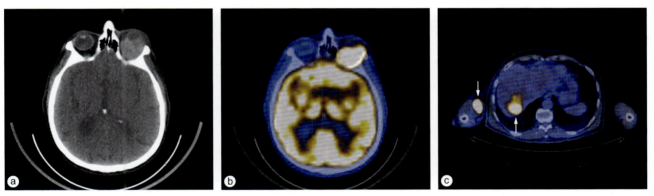

图 4-31　弥漫大 B 细胞非霍奇金淋巴瘤。a，b.PET/CT 显示左侧球后高密度包块，代谢活性明显增高（SUVmax=19.7）。淋巴瘤已经组织学证实。c.PET/CT 检测到淋巴瘤结外高代谢表现出现在右上臂内侧和肝段 Ⅶ（箭头）

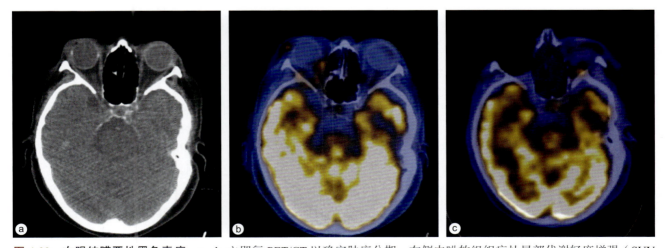

图 4-32　右眼结膜恶性黑色素瘤。a，b. 立即行 PET/CT 以确定肿瘤分期，右侧内眦软组织病灶局部代谢轻度增强（SUV max=3.5）。无证据表明淋巴结和远处转移；c. 眶内容物摘除术后 PET/CT 扫描未显示肿瘤局部复发及远处转移

第六节 眼眶疾病的介入神经放射学

A. Pangalu and A. Valavanis

血管内治疗是眼眶血管病变的首选疗法或作为术前治疗。丰富的眼眶血管知识和眼动脉及其分支超选择性微导管术的掌握,以及颈外动脉及其分支的解剖结构的掌握是完成这一操作的必要前提。

以下是血管内治疗的几个主要适应证:①眼眶和上下眼睑的动静脉畸形;②颈动脉-海绵窦瘘,经眼上静脉引流;③肌锥外间隙的血管畸形;④婴儿上睑毛细血管瘤,以防弱视。

眼眶动静脉畸形(arteriovenous malformations)(图4-33)罕见,很可能为先天性疾病。它们可位于眶内和(或)眶周。罕见的颅内动静脉畸形合并视网膜畸形,它发生于Wyborn-Mason综合征。动静脉畸形的病变十分典型,为盘绕的病变血管伴动静脉分流,此外还有扩张的供血动脉及引流静脉。大多数病例的供血动脉起源于眼动脉或颈外动脉的分支(如上颌动脉)。

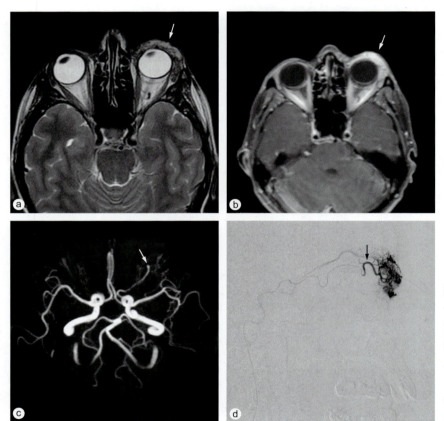

图4-33 左上睑动静脉畸形。a.水平位T2加权像显示左上睑血管团(箭头);b.水平位增强T1加权像显示病灶内明显强化(箭头);c.磁共振血管成像(TOF)显示同侧眼动脉明显扩张(箭头);d.以眼动脉为供血动脉(箭头)的左上睑动静脉畸形,经眼动脉超选择性血管造影(DSA)证实

颈动脉-海绵窦瘘(carotid artery-cavernous sinus fistulas)(图4-34)可发生在颈内动脉外伤后,或更少见的表现为自发性破裂。后者颈内动脉破裂的原因可能是动脉瘤,也可能是因为成骨不全或Ehlers-Danlos综合征患者的血管壁改变。

临床症状以上睑水肿、搏动性眼球突出、球结膜水肿、视力丧失及可听诊的搏动性杂音为特征,血管内用球囊、线圈或两者一起栓塞瘘管是治疗的首选方法。

淋巴管瘤(lymphangiomas,淋巴管-静脉畸形)最常发生于儿童和青年。它们通常无包膜结构,呈弥漫性生长,由含血液或浆液的结缔组织间隙组成。病变起始的20年内进行性生长、扩大。淋巴管瘤通常为多叶状,位于肌锥外(图4-35)。

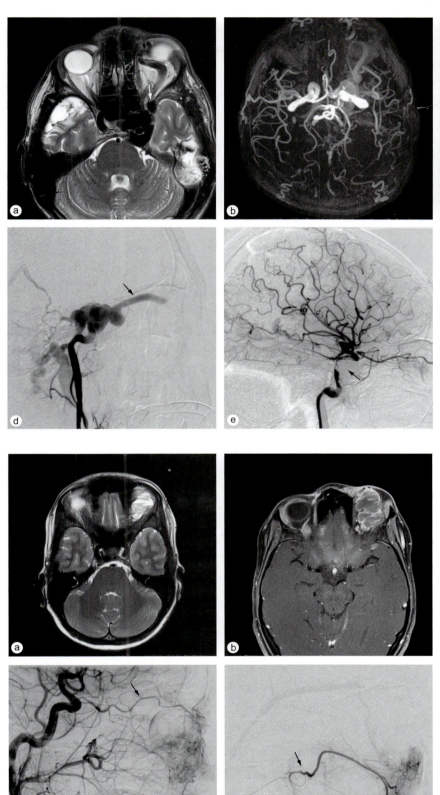

图 4-34 创伤后颈动脉-海绵窦瘘（CCF）1 例 25 岁患者，眼球突出伴结膜水肿和搏动性杂音。a. 水平位 T2 加权像显示左侧眼上静脉明显扩张，左侧海绵窦充满明显扩张的血管（箭头），双侧可见皮质挫伤。b. 磁共振血管造影可见左侧眼上静脉和海绵窦明显扩张。c. 瘘口三维血管造影。d. 栓塞前数字减影血管造影。海绵窦和眼上静脉在动脉期显影（箭头）。e. 栓塞和线圈（箭头）封闭巨大漏口后血管造影对比显示：动脉期无静脉结构，大脑半球正常充盈

图 4-35 淋巴管瘤。a. 水平位 T2 加权像显示淋巴液充盈的淋巴管瘤具有特征性的液平；b. 水平位增强后脂肪抑制 T1 加权像显示多叶状淋巴管瘤向肌锥内及肌锥外扩张；c. 栓塞术前，动脉供血是由眼动脉（箭头）的远端眼睑分支以及眶下动脉和颌内动脉的眼眶分支共同维持；d. 眶下动脉的超选择性远端导管术和聚乙烯醇栓塞术（箭头）

毛细血管瘤（capillary hemangiomas） 通常是先天性的，或在出生后第一年发生。病变初期增大常见。然而，多数病例病变可出现体积缩小或完全退变。毛细血管瘤可由动脉供血，有出血倾向。建议在选择任何治疗之前，先观察等待病灶退化（图4-36）。

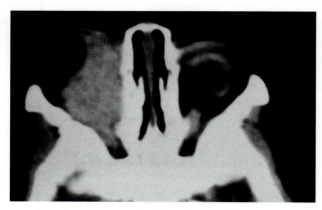

图4-36　右眼眶毛细血管瘤。 一例13月龄患儿的水平位增强CT显示毛细血管瘤侵袭至肌锥内、肌锥外间隙及眶下裂，眼球明显突出

第七节　眼眶的超声检查

H.-J. Welkoborsky

眼眶精确显像的需求持续增加以期检测薄层扫描中非常微小的结构，这导致了CT和（或）MRI的广泛应用。目前CT和（或）MRI被认为是眼眶影像的"金标准"。由于CT和MRI对不同组织的敏感性不同，两种技术获得的图像差异显著，因此两种技术常常互补使用。与此不同，超声检查只是次要的检查方法。但超声成像检查对浅表软组织病变、眼眶前部或泪腺肿瘤较CT和（或）MRI更加敏感，因此能提供有价值的诊断信息。在这种情况下，超声是其他成像技术的补充。超声检查的另一适应证是用于不能暴露于电离辐射的患者（儿童，孕妇）。本章节的目的是显示一些典型的超声表现，特别是一些常见的眼眶及其附属结构病变。

一、眼眶超声的技术条件

眼眶超声检查最好是患者保持坐位或卧位，以频率约为7～12MHz的小的、多频超声进行传导检查。为准确成像，超声探头涂上耦合剂置于闭合的眼睑上。这种传输器位置适合检查浅表解剖结构，如眼睑、泪腺和眶缘。眼球可作为一个装满水的适配器，它提高了眼眶深部检查的对比度。这样就有可能探测到眼外肌止端、球后脂肪组织和眼球层面，以及视神经的前部等位置。但是，眶尖和邻近结构通常无法进行超声评估。

二、超声解剖

在超声图像上，眼睑显示为细小的高回声带。超声可探测到小结节病变，如眼睑肿瘤。应用高分辨率传感器如皮肤超声，适合检查恶性肿瘤浸润的深度，如眼睑基底细胞癌，并可能影响治疗方案的制订。角膜显示为眼球背侧低回声镰刀状结构，常常有稍高回声的边缘环绕，它是由皮肤和角膜之间的阻抗间隙产生的。前房位于角膜后面，向更后方可探测到晶状体、虹膜和睫状体（图4-37a）。

正常玻璃体在超声图像上显示为无回声的结构，周边增强。在其周边边缘可见巩膜、脉络膜和视网膜。但在没有病变的情况下，超声通常无法分辨这些结构的某些差异。高频超声传感器更加敏感，能更好地显示眼球壁。使用这些传感器并减少远端放大［时间补偿增益（TCG）］，脉络膜显示为比视网膜及巩膜回声稍低的强度。但在视网膜脱离时，视网膜显示为一个分离的膜，这在超声上容易观察到。

视神经乳头通常被识别为眼球后部边缘的突出物。移动超声传感器、改变超声方向提供了识别视神经的可能性。视神经显示为眼球中心后侧的带状低回声结构，厚度4～5mm（图4-37b）。视神经被硬脑膜鞘和脑脊液围绕，形成了一个阻抗间隙，在神经与邻近的更高回声的脂肪组织之间提供了较好的对比。测量脱髓鞘患者的视神经直径，可提供有关严重程度和可能恶化的重要信息。眼外肌显示为带状或梭形低回声结构，被高回声的脂肪组织围绕并呈纵向条纹状，是眼外肌特征性的声像图。超声提供了直肌止端最佳的观察方法，但斜肌由于与邻近的直肌位置紧密接触而无法区分。眼眶肌锥内结构通常很难用超声探测到，CT和MRI扫描眼眶后部结构显示更佳。

彩色多普勒超声成像适合测量脉络膜、视网膜中央及视神经血管的血液循环。该技术对疑诊海绵窦瘘的检测也较为敏感。颅内压增高表现为视乳头水肿，较易识别。

泪腺在超声上显示为眼睑外侧界线分明、回声均匀的结构。轴位长约1cm，回声强度与甲状腺或唾液腺很相似（图4-37c）。超声对识别泪腺肿瘤或脓肿，以及内眦区域的骨膜下脓肿敏感性最高。

超声对骨性结构的诊断性评估较为困难，因为它仅对眶缘的探测敏感（图4-37d，图4-37e），明显脱位的骨折线可见。仅靠超声无法评估眼眶骨折的范围和严重程度，CT扫描能更好显示整个眼眶、面中部和颅底的结构（见第8章）。

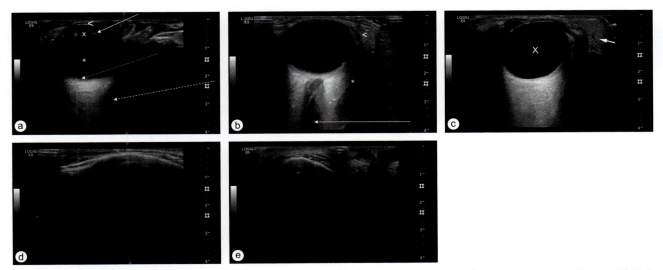

图4-37 眼眶超声检查。a. 正常超声解剖。角膜（<）、晶状体（×）、虹膜（箭头）和玻璃体（*）清晰可见。眼外肌止端显示为纺锤形的低回声结构（虚线箭头）。脉络膜、视网膜和巩膜由于回声几乎相同，在眼球的后部无法区分（虚线箭头）。b. 水平位眼球超声。视神经（箭头）、外直肌（*）和泪腺（<）清晰可见。c. 通过泪腺（箭头）的水平位切面。泪腺实质表现为均质回声。（×），眼球。d. 眶骨下缘超声。e. 外侧眶缘超声，骨面界线清楚。但眶骨的更深部分不能用超声评估

三、特殊眼眶疾病的超声检查

1. 遗传性发育不良

（1）**眼组织缺损**：眼组织缺损被认为是与发育相关的眼球裂隙样疾病。根据严重性，可区分为伴眼球壁膨出的扩张性缺损或缺损性囊肿。超声对识别缺损（常伴发小眼球）高度敏感。

（2）**畸胎瘤和皮样囊肿**：畸胎瘤（teratomas）和皮样囊肿（dermoids）被认为是遗传性肿瘤，临床上常发生于出生后第一年。超声图像上，皮样囊肿显示为低回声、边界清楚的囊状肿块伴周边强化，典型的病变位于眶缘。从另一方面来说，畸胎瘤包含高回声及低回声区，高回声结构常表现为钙化。

2. 炎性疾病

眼眶的炎性疾病可分为急性炎症和慢性炎症。慢性炎症包括Graves眼病和眼眶特发性炎性疾病（眼眶假瘤），其声像特征将在后面的"眼眶肿瘤"中详细介绍。

（1）**急性炎症**：眼眶急性炎症直接起源于眼眶结构本身（泪囊炎；眼睑蜂窝织炎）或继发于鼻窦急性炎症的播散（眼眶并发症）。超声检查对此类疾病是敏感的，可提供眶隔前和眶隔后病变的鉴别。

眼眶并发症可分为四个阶段（见第6章）：第一阶段，上睑和（或）下睑相伴的炎性水肿，这一阶段超声的特征是眼睑软组织松弛。由于急性炎症过程，组织表现为明显的更低回声。而提示脓肿形成的局限性低回声或无回声结构是不显像的（图4-38）。作为Ⅱ期病变的骨膜下脓肿，表现为局限性低回声或无回声结构，伴眶板和眼眶软组织之间脓肿周围强化。内直肌与眼球常向外侧移位。彩色多普勒超声显示病灶内仅有少量血流灌注或血流灌注缺失。眼眶蜂窝织炎的特征是眶隔前和眶隔后全部眼眶软组织的弥漫性水肿，组织表现为部分低回声、部分高回声，但通常不能检测到局限性脓肿形成。

眼睑的急性炎症可由眼睑皮肤的小伤口引起。声像图特征与急性鼻窦炎伴炎性肿胀相似。结果显示其常局限于眶隔前，脓肿的特点是背侧强化的不规则结构，大多数病变位置表浅。

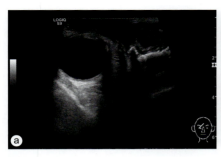 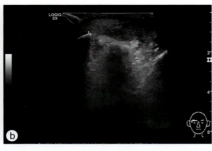

图 4-38 急性鼻窦炎引起的眶内并发症。a. 上睑炎性肿胀。软组织呈低回声,无脓肿形成征象。b. 右侧急性泪腺炎。实质呈低回声并水肿

急性泪腺炎的临床特征是上睑红肿,呈节段状。声像表现具有特征性,外侧眼睑和眼眶区域全部泪腺组织水肿,部分高回声、部分低回声。某些不规则结构的出现可能提示微脓肿形成。

(2) Graves 眼病:超声可显示球后和眉弓区域球周的脂肪组织增生。超声也可确定眼外肌增粗(图 4-39)。但单用超声很难探测到球后区域,这种情况下,MRI 是较好的选择。对于因眼球突出和眶内压增高导致的明显病变,超声不能确定是球后脂肪组织增生还是眼外肌增粗。但超声适合监测免疫抑制治疗,评估疾病的活动度。

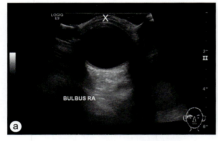 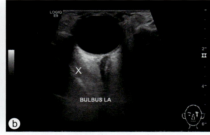 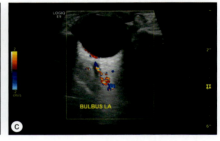

图 4-39 左眼 Graves 眼病的水平位超声图像。a. 可见眼睑增厚(×)伴明显眼球突出;b. 内直肌增厚至直径 2cm(×);c. 彩色多普勒超声显示扩张的动脉血管,灌注内直肌

3. 眼眶肿瘤

(1) **良性肿瘤和假瘤**:眼眶特发性炎性疾病(眼眶假瘤)的特征是与周围组织分界不清的低回声肿块,邻近眼外肌,但无法与眼外肌区分。因此,鉴别诊断必须排除肌肉肿瘤。彩色多普勒超声探测到一些血管,但不能识别异常的灌注模式(图 4-40)。该病的超声特征与恶性淋巴瘤非常相似。超声可用于直视下获得针吸活检细胞学检查的组织。

黏液囊肿(mucoceles) 侵犯眼眶表现为边界清楚的低回声或无回声肿块。大多数情况下,由于囊肿包含蛋白质分子和细胞碎屑,还可探测到细小的颗粒状内回声。很多病例眶骨壁裂开,使得黏液囊肿长入眼眶,超声可探及(图 4-41)。彩色多普勒超声未显示病灶内存在任何血管。

海绵状血管瘤是最常见的眼眶良性肿瘤,位于球后或球周,可被超声检查识别。它们通常表现为回声不均匀的低回声包块,有时与邻近的脂肪组织分界不清。彩色多普勒超声有助于识别流入与流出血管,包块表现为高血流速度的致密、不规则的血管结构。血栓性血管瘤明显灌注差。超声适合血管瘤间质的激光治疗,在直视下将激光传感器头置入病灶内,凝固效果实时可见。

淋巴管瘤大多数病例是遗传性病变。声像图上表现为分隔的界线的低回声肿块,并伴有若干无回声的内含物,对应于淋巴囊肿。彩色多普勒超声可显示肿瘤包膜和隔膜的灌注情况。由于淋巴囊肿内有血液成分,病灶内出血可导致液平和沉淀物。手术切除是一种治疗方式。微创治疗方法是使病灶硬化,即在超声引导下将病灶内注入硬化剂。

多形性腺瘤是泪腺最常见的良性肿瘤,其声像图与唾液腺的多形性腺瘤非常相似。肿瘤显示为低回声、多囊、局限于泪腺内的肿块,边界清楚伴周边强化。彩色多普勒超声显示这些肿瘤仅有少许灌注,在肿瘤包膜探测到血管。

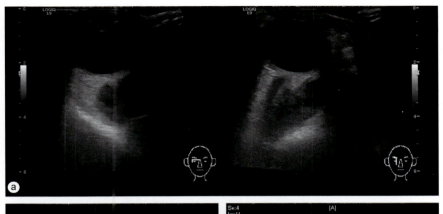

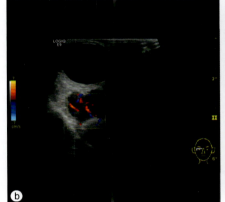
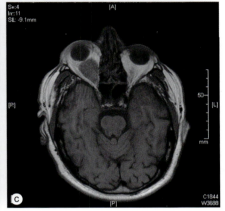

图 4-40　右眼眼眶假瘤的超声检查。a. 横断（左）和纵向（右）切面，病灶表现为低回声、边界不清的球后肿瘤；b. 彩色多普勒超声显示病变内大量血管和高灌注；c. 同一患者的磁共振成像

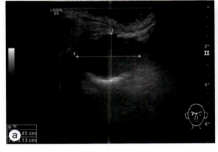
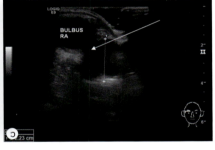

图 4-41　右额窦黏液囊肿累及眼眶的超声检查。a. 低回声病灶伴后部强化，眼球向外侧移位；b. 眼眶内侧骨壁缺损明显可见（箭头）

（2）恶性肿瘤

1）视网膜母细胞瘤（retinoblastoma）在声像图上的特征是突向玻璃体的灌注良好的高回声肿块，钙化的发生率高，表现为病灶内不规则的高回声结构，其后部回声衰减或回声消失。

2）横纹肌肉瘤（rhabdomyosarcomas）起源于眼外肌，表现为低回声肿块，不能与肌肉区分开来。肿瘤与周围组织分界很不清楚，并呈浸润型生长。彩色多普勒超声显示其内含大量血管。

其他恶性肿瘤的**眶内转移**多起源于乳腺癌、胃肠癌、肾癌或甲状腺癌。因此，它们无统一的声像图表现。常见低回声或回声不均的复杂回声包块。当怀疑有转移时，需要做细胞学或组织学检查。

泪腺常见的恶性肿瘤包括腺癌、腺样囊性癌和多形性腺癌。它们没有特别的声像特征，但多数显示为低回声病灶，边界不清、回声不均、呈浸润性生长。

眼眶**恶性淋巴瘤**的超声成像显示为泪腺或球周区的低回声、圆形或卵圆形包块，边界清楚。彩色多普勒超声在多数病例显示为弥漫性灌注。超声也适用于化疗或放疗期间的监测。

4. 骨折　眼眶外伤时，超声适用于探查软组织、眼睑或球周组织。只有位置表浅的骨壁才能被探查到，如眶骨的外侧壁和内侧壁、眶下缘和眶上缘。损伤的程度和深度无法用超声评估。CT扫描对骨折更敏感，是最佳的检查方法。在声像图上骨折显示为受累骨不连续，常常为"阶梯状"，因此可以评估脱位的程度（图 4-42）。在爆裂性骨折时，可见脂肪组织和下直肌脱入下颌窦。不能暴露于射线的患者（儿童，孕妇）是超声检查的指征。但是，对于深层和广泛眼眶骨折的患者以及眼球运动受限或视力丧失的患者，CT 扫描是必须的。

对于眶内或球内异物，超声可提供非常重要的信息。

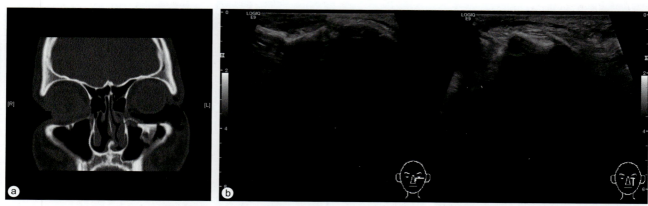

图 4-42 眶下缘和颧骨骨折。骨破坏和骨碎片脱位明显可见。a. 一例颧骨骨折患者的 CT 扫描（冠状位）；b. 同一患者的超声检查显示骨碎裂（左：横断切面；右：纵向切面）

第 5 章
眼睑和眼疾病

第一节	眼睑疾病	62
	一、炎性疾病	62
	二、眼睑恶性肿瘤	62
第二节	眼疾病	64
	一、青光眼	64
	二、角膜疾病	68
第三节	眼内和眶内血管阻塞	72
	一、视网膜和视神经血管阻塞	73
	二、视网膜/脉络膜动脉血管阻塞（视网膜中央动脉、视网膜分支动脉和眼动脉阻塞）	73
	三、视网膜静脉血管阻塞（视网膜中央静脉、视网膜半侧静脉和视网膜分支静脉阻塞）	74
	四、前部缺血性视神经病变（非动脉性/动脉性）	75
	五、眶内血管阻塞	76

第 5 章　眼睑和眼疾病

本章将对涉及的眼眶疾病或为眼眶病的一部分或具有重要鉴别诊断意义的眼和眼附属器疾病作简要概述。更详细的叙述可参阅教科书。

第一节　眼睑疾病

B.Wiechens and M.A.Varde

一、炎性疾病

1. 睑腺炎/睑板腺囊肿　睑腺炎是眼睑皮脂腺急性细菌性感染。如果是邻近鲍曼囊（ciliary follicles）的皮脂腺感染，称为外睑腺炎。与内睑腺炎不同的是，后者为睑板腺感染。临床可见急性发作的睑缘红肿、疼痛性肿胀。治疗可局部应用抗生素及热敷。

睑板腺囊肿表现为慢性非感染性炎症，主要累及睑板腺（图5-1），常常与睑板腺功能障碍或睑缘炎有关，可见睑板边界清楚、无痛性肿胀，有时可有睑结膜肉芽肿形成。治疗包括局部热敷、眼睑卫生清洁、疏通潜在的睑板腺堵塞、局部应用皮质类固醇和抗生素滴眼液。非手术治疗无效，可行睑板腺囊肿切开刮除术。因其与睑板腺癌很相似，切除的标本应常规行病理组织学检查，以除外睑板腺癌。睑板腺囊肿的组织学显示为典型的、伴有丰富巨细胞的肉芽肿性改变。

2. 眼睑脓肿　与身体其他部位一样，眼周区域也可发生脓肿。其根本原因为累及眼睑或眉毛的毛囊炎（folliculitis）。临床可见受累眼睑局限性疼痛、充血、肿胀。单纯非手术治疗无效时需行脓肿切开引流，每日伤口换药，局部及全身应用抗生素，如同治疗全身脓肿。

3. 眶隔前蜂窝织炎　眶隔前蜂窝织炎是眶隔表浅部的眼睑感染，可由局部皮肤感染引起，但也可由鼻窦炎或感染性口腔病灶所致。临床体征可见眼睑肿胀、充血及机械性上睑下垂。但眼球运动不受限制，也不存在压迫性视神经的病变征象（如传入性瞳孔对光反应消失、视力丧失）或眼球突出。治疗主要是去除原发疾病及应用抗生素。大多数患者口服抗生素即可，但严重病例，特别是儿童，需静脉应用抗生素。眶隔前蜂窝织炎可突破眶隔进展为眼眶蜂窝织炎（见第6章）。

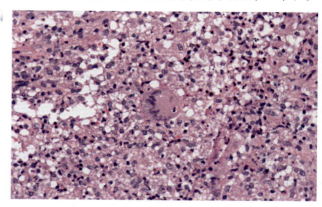

图 5-1　睑板腺囊肿（苏木精-伊红染色）。病变显示为显著的淋巴细胞浸润和特征性巨细胞（中央）

二、眼睑恶性肿瘤

1. 基底细胞癌　基底细胞癌（basal cell carcinoma, BCC）是起源于表皮基底细胞的一种恶性肿瘤，该肿瘤是人类最常见的恶性肿瘤，主要发生在老年、浅肤色人群中。潜在的病因为紫外线照射导致的重要DNA损害，因此BCC常发生于阳光暴露部位，特别是面部，可表现为多灶性，常累及眼睑（图5-2）。BCC几乎占高加索人恶性眼睑肿瘤的90%，而在亚洲人和非洲人中很少见。BCC也可发生于年轻人，特别是免疫功能不全、着色性干皮病或Gorlin-Goltz综合征的患者。

肿瘤通常呈浸润性生长，如不完全切除，肿瘤复发率高，但很少发生转移且发生较晚。

基底细胞癌最常发生的部位是下睑及内外眦。累及内眦者预后差，因为肿瘤更容易从内眦蔓延至眼眶。

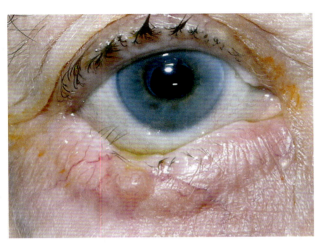

图 5-2　下睑基底细胞癌。结节状病变，边界不规则，毛细血管扩张，睫毛缺失

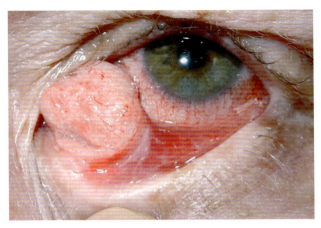

图 5-3　下穹窿结膜鳞状细胞癌。肿瘤表面部分角化，呈乳头状瘤样血管

在临床及组织学上，基底细胞癌可分为几个亚型，如结节状（实体）、色素性和硬皮型肿瘤。硬皮型基底细胞癌呈隐匿性生长，无溃疡形成。由于确诊较晚，肿瘤可能已向眼眶深部浸润生长，因此预后较差。

治疗应在显微镜监测下完全切除肿瘤并行术区重建。有些病例，特别是有眼眶浸润者，应行眶内容物剜除术，以达到肿瘤边缘切除干净的目的。局部放射治疗可用于不能行肿瘤切除的患者，或作为辅助治疗。转移性 BCC 预后较差。自 2013 年起，Hedgehog 信号通路抑制剂 vismodegib（Erivedge，Roche）可用于治疗不可手术或放疗的晚期肿瘤和转移性 BCC。

2. 鳞状细胞癌　鳞状细胞癌（squamous cell carcinoma，SCC）可为皮肤或结膜的原发病变，也可来源于癌前病变。约 10% 的眼睑恶性肿瘤为 SCC，最常发生于老年、浅肤色人群。与 BCC 相似，暴露于紫外线照射是 SCC 的一个危险因素，其他危险因素包括机械性和化学性刺激及人乳头瘤病毒感染（结膜 SCC）（图 5-3）。

SCC 常呈浸润性生长，可经淋巴和血行转移。

治疗主要为组织学监测下的肿瘤边缘完全切除。部分 SCC 可辅助或主要应用放射治疗。结膜 SCC 常需要辅助化学治疗，如丝裂霉素 C、干扰素 α 或 5- 氟尿嘧啶。发生局部淋巴结转移者需进行颈淋巴结清扫。

SCC 的预后主要取决于肿瘤分期，5 年死亡率为 0～40%。

3. 皮脂腺癌　皮脂腺癌（sebaceous gland carcinomas，SGCs）起源于睑板腺、Zeis 腺或位于睑板、泪阜、睫毛和眉弓的其他皮脂腺的上皮细胞。睑板腺囊肿和单侧慢性睑腺炎被认为是 SGCs 最重要的鉴别诊断。SGC 主要见于中老年人，亚洲人非常多见，白种人发生较少。与 BCC 和 SCC 不同，皮脂腺癌常位于上睑（图 5-4）。

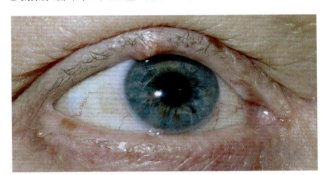

图 5-4　上睑较小的皮脂腺癌，2 年前同样的肿瘤 R0 切除后复发，由于脂质融入肿瘤，病变呈淡黄色

SGCs 组织学特征为肿瘤呈派杰样（pagetoid）方式生长，在上皮内弥漫性扩散，临床上病变不明显，因此在切除 SGCs 时需行地图样活检。

SGCs 可经淋巴和血行转移，局部复发率约为 30%，取决于切除程度及辅助治疗。预后主要依赖于肿瘤分期，特别强调早期诊断的重要性。因为 SGC 与 SGCs 与眼睑和眼表炎性疾病相似，因此常常误诊，这是其 5 年死亡率高达 40% 的主要原因之一。

推荐治疗方法包括完整手术切除和组织学监测下的肿瘤边缘完全切除，有时需行眶内容物剜除术。也可辅以冷冻治疗和化学治疗。

4. 眼睑恶性黑色素瘤 眼睑恶性黑色素瘤可发生于皮肤、结膜或两者均有。眼睑皮肤发生恶性黑色素瘤的主要危险因素是紫外线暴露，但它在结膜恶性黑色素瘤中作用不大。眼睑黑色素瘤外观表现为恶性雀斑样痣黑色素瘤（图5-5）、表面扩展型黑色素瘤或结节状黑色素瘤。肿瘤可呈原发性或来源于癌前病变。若肿瘤浸润至睑缘和结膜，则预后较差。肿瘤晚期另一个预后不良因素为肿瘤侵犯睑结膜和泪阜。

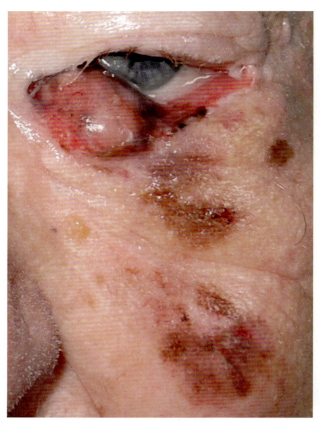

图5-5 结膜恶性雀斑样痣黑色素瘤局部无黑色素

为使眼睑皮肤恶性黑色素瘤明确分期，应行前哨淋巴结活检，但这种诊断方法的准确性在结膜黑色素瘤中尚不清楚。

根据肿瘤分期，死亡率可高达25%。为改善预后，建议应早期诊断以及肿瘤完整切除。

可应用的辅助治疗包括放射治疗、近距离放射治疗或局部应用化学治疗，特别是在结膜黑色素瘤及其癌前病变的患者中。最新的全身辅助治疗是针对黑色素细胞特异性基因突变的靶向治疗制剂（如维莫非尼）或具有免疫调节作用的制剂（如易普利姆玛）。转移性黑色素瘤的预后应予以高度警惕。

5. 皮肤神经内分泌癌（Merkel细胞癌） Merkel细胞癌（Merkel cell carcinoma，MCC）来源于与触觉有关的、代表上皮干细胞的Merkel细胞（图5-6）。该肿瘤很少见，但常累及眼睑（占所有病例的10%），且多发生于老年、浅肤色人群。所谓Merkel细胞多瘤病毒感染被认为是重要病因，而鳞状细胞癌是由于HPV感染。

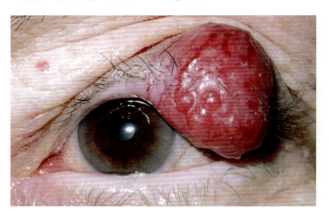

图5-6 左眼上睑外侧Merkel细胞癌，病变血管丰富，表面光滑

Merkel细胞癌生长迅速，肿瘤易局部复发、淋巴和血行转移。近期发表的研究表明该疾病的5年生存率为50%。预后主要与肿瘤分期有关。

治疗选择完整切除肿瘤，组织学监测下手术切缘无肿瘤细胞存在，可联合放射治疗。其他的治疗方法包括应用干扰素α或肿瘤坏死因子α进行免疫调节。

第二节 眼疾病

B.Wiechens

一、青光眼

青光眼是导致视神经损害的一组眼病，可造成不可逆性视野缺损，甚至可导致失明。病因包括多种因素，主要机制为视神经灌注减少及眼内压升高。

眼眶疾病可导致潜在的青光眼加重或产生继发性青光眼，本节将对青光眼作简要概述，更详细的叙述请参阅教科书。

青光眼可分为开角型和闭角型青光眼。根据发病机制，可分为原发性、继发性或先天性/青少年青光眼。原发性青光眼发生在无任何潜在眼部病理性改变的情况下，而继发性青光眼通常和某种眼病或全身用药的副作用有关。

（一）原发性青光眼
1. 原发性开角型青光眼（POAG）

（1）**流行病学**：POAG 约占成年人青光眼的 90%，40 岁以后该病发病率明显升高，60～70 岁达到高峰。有些研究提示，由于 POAG 常常集中于一个家族中，所以具有遗传倾向。

（2）**病因和发病机制**：青光眼的一个主要原因是小梁网内房水流出阻力增加，其病因尚不清楚。其所致的眼内压增高导致视网膜节细胞损害，继而损害视神经。

（3）**临床特征**：POAG 通常到晚期才会引起症状，患者主诉通常与慢性开角型青光眼无关，如烧灼感、眼球后压迫感、眼红、一过性视物模糊等。视神经损害引起慢性进展性视野缺损在患者就诊前已非常显著。

房角镜检查虹膜角膜角开放，无任何病理性发现。根据疾病分期，检眼镜检查可见程度不等的视神经视杯扩大（图 5-7），发现不对称性非常重要。有些病例用无赤光检眼镜检查，可见视神经纤维层局灶性缺失。盘沿片状出血预示青光眼进展。

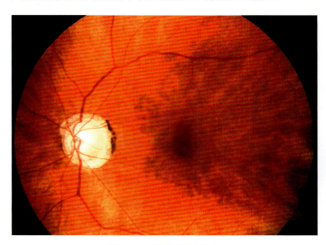

图 5-7　视盘视杯扩大

（4）**诊断和鉴别诊断**：眼压（IOP）测量、房角镜、检眼镜、视野检查（图 5-8）及日间曲线都是诊断青光眼的重要检查项目。目前，视盘照相和视神经及神经纤维层断层像（如 OCT/ 海德堡视网膜断层像）可用来进行临床随访。

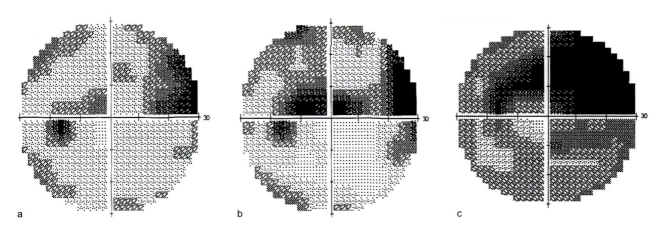

图 5-8　视野显示随时间延长典型的青光眼性视野缺损加重（随访 2 年）

眼内压升高并非都见于青光眼，因此有必要对与青光眼密切相关的两种疾病进行鉴别诊断：正常眼压性青光眼和高眼压症。

1）**正常眼压性青光眼**：该病具有青光眼典型的表现——进展性视神经病变和青光眼性视野缺损，但眼压正常。这些患者普遍血压较低（特别是在夜间），可伴手、足周围血管痉挛。因此，除眼科诊断外，还需行全身检查以除外血流变危险因素和 24 小时血压测量。

2）**高眼压症**：该病患者的高眼压可存在多年，但视盘或视野没有任何病理性改变，因此高眼压患者应进行定期的眼科检查。低龄患者（每年约 2%）和眼压较高患者（7% 眼压高于 26mmHg 者）发展成需要治疗的、原发性慢性开角型青光眼的危险性增加（高眼压症治疗组）。5 年累计转为慢性开角型青光眼的比率约为 9.5%。阳性家族史也会使发生青光眼的危险性增加。

（5）**治疗**：原发性开角型青光眼的治疗最重要的目标就是降低眼压，需根据患者眼压进行个性化调整，以防止视神经病变加重。青光眼性视盘改变、视野缺损、视神经凹陷不对称性超过20%、眼压超过正常值（21mmHg）被认为是开始治疗的指征。基本上目标眼压应低于初始数值的30%，且在正常值范围内（10～21mmHg）。

药物治疗降低眼压可通过抑制房水生成或增加小梁网及葡萄膜巩膜引流来实现。可用药物包括拟副交感神经药物、拟交感神经药物、交感神经阻滞剂、前列腺素衍生物、碳酸酐酶抑制剂，急性病例也可应用高渗剂如20%甘露醇或10%甘油果糖。开始治疗时只应用一种药物（如无禁忌证时使用β受体阻滞剂）或前列腺素衍生物；若眼压未充分控制，应更换为不同类的药物。若有必要，可联合用药治疗。如果眼压降低，但青光眼仍进展，则应进一步降低目标眼压（15mmHg以下，甚至12mmHg以下）。

如果进行了多种药物治疗，但眼压仍不能降低至目标水平，或患者因过敏反应或其他副作用不能耐受药物治疗时，应进行手术治疗，可采用以下术式：①激光小梁成形术；②小梁切除术（滤过手术）；③深巩膜切除术；④管道成形术；⑤睫状体冷凝术/睫状体光凝术；⑥青光眼引流阀植入术或分流术。

更详细的叙述请参考眼科学手术治疗。

2. 原发性闭角型青光眼 原发性闭角型青光眼比开角型青光眼少见，约占所有青光眼病例的5%。

（1）**病因和发病机制**：闭角型青光眼是由于浅前房和窄房角所致，远视眼、晶状体增厚（进展期白内障）及既往外伤致晶状体向前移位均为危险因素。这些情况可导致房水从前房引流受阻。另外，后房的房水积聚使虹膜向前膨隆，引起房角进一步关闭，造成急性或间歇性眼压升高（急性闭角型青光眼）。眼部解剖结构异常的患者可因瞳孔扩大发生前房角阻滞，眼压明显升高，导致急性闭角型青光眼突然发作。

（2）**临床特征**：临床表现严重性取决于眼压升高的速度和程度。在严重病例中，患者突然出现眼红、受累眼剧烈疼痛并放射到眶周区域，另外还可有其他症状如上腹部疼痛、恶心、呕吐、头痛、胸痛及全身不适。急性视力丧失可因这些全身症状被掩盖，导致延误诊断和治疗。

急性闭角型青光眼眼部体征通常发生于单侧，包括结膜混合性充血和睫状充血、角膜水肿、瞳孔中度散大、对光反应消失（瞳孔括约肌压力性

损害）和高眼压（触诊通常为坚硬如岩石般的眼球）（图5-9）。因角膜混浊，检眼镜检查比较困难。

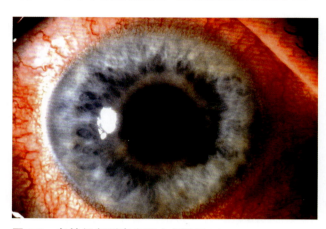

图5-9　急性闭角型青光眼（来源于Schwenn O, acute angle block, chronic Angular block glaucoma and its differential diagnoses. Ophthalmology up2date 3：2013，299-309，Fig.6.）

慢性或间歇性闭角型青光眼患者常主诉一过性视物模糊并感觉光源周围有彩色光晕，是由于角膜上皮水肿导致的棱镜效应。

裂隙灯检查发现浅前房；急性期由于显著的角膜上皮水肿，不可能行房角镜检查，既往闭角型青光眼患者，可见晶状体前表面点状混浊。

（3）**诊断**：闭角型青光眼的诊断与开角型青光眼相似。

（4）**治疗**：急性闭角型青光眼属于急症，需要立即进行眼科处理，首先应用药物，随后进行手术。立即药物治疗的目的是降低眼压、开放房角。1%～2%的匹罗卡品局部点眼收缩瞳孔是最主要的治疗，其他治疗包括全身应用乙酰唑胺（10mg/kg，静脉内应用）减少房水生成。除外心肺危险因素后，可全身应用高渗液体（如甘露醇1～1.5mg/kg）减少玻璃体渗透。其他辅助局部点眼药物包括β受体阻滞剂、α2受体兴奋剂、碳酸酐酶抑制剂等，可进一步降低眼压，急性房角关闭期疼痛严重者可应用镇痛药物治疗。

急性闭角型青光眼的病因治疗是虹膜切除术（在有角膜水肿时）或YAG激光虹膜切开术（屈光间质透明时）。由于非受累眼也具有发展成闭角型青光眼的危险，应行预防性YAG激光虹膜切开术。

更多的手术治疗观点应根据疾病本身因素决定。若晶状体向前膨隆，应行晶状体摘除术，因为从长远看单纯药物治疗青光眼不会成功，滤过

性手术会导致恶性青光眼的发生。眼压控制正常后，不需要其他药物治疗。但慢性病例可发生前房角粘连。可疑合并原发性开角型青光眼的患者需行进一步青光眼治疗。

（二）继发性青光眼

继发性青光眼是因其他眼病（如假性剥脱综合征、色素播散、眼内炎症、出血和肿瘤）、全身性疾病（如糖尿病、动脉硬化）或全身用药副作用（特别是皮质类固醇）引起的，与原发性青光眼相似，而继发性开角型青光眼与继发性闭角型青光眼不同。

1. 继发性开角型青光眼 在正常解剖情况下，该型青光眼是由于小梁网不同物质沉积导致房水外流阻力增加所致的。假性剥脱综合征性青光眼属于这一类疾病。该疾病很常见，特征为晶状体、晶状体悬韧带纤维和小梁网有过多的细胞外基质纤维产生和积聚。这些蛋白的来源尚不清楚，但已证实这些基质蛋白也沉积于身体其他器官，并且具有遗传倾向。

色素播散性青光眼多见于年轻、伴有近视眼的男性，特征为虹膜色素脱失并沉积于角膜后表面、虹膜表面及小梁网。有些患者虹膜呈凹形被认为是潜在的病理机制。

炎性青光眼的特征为小梁网内蛋白质沉淀或原发性小梁网细胞结构炎症导致的眼压升高。

（1）晶状体溶解性青光眼：本病由成熟期白内障晶状体蛋白由囊膜缺损处渗出所致。这种情况比较少见，为蛋白及巨噬细胞导致的小梁网阻塞。

（2）皮质类固醇反应性青光眼：局部或全身糖皮质激素治疗可引起黏多糖在小梁网内沉积，导致眼压持续升高。人群中约有20%～25%为"皮质类固醇易感者"。一般终止治疗后，眼压可恢复到正常，但还是需要临时用药。

2. 继发性闭角型青光眼 继发性闭角型青光眼特征为前房角瘢痕形成，新生血管性青光眼属于这一类型。缺血性视网膜病变（如晚期糖尿病视网膜病变或缺血型视网膜静脉阻塞）可通过释放VEGF和其他生长因子使前房角持续瘢痕形成及阻塞，导致虹膜新生血管形成。继发性闭角型青光眼也可发生于眼眶疾病（见"眼眶疾病中青光眼"章节）。

（1）外伤性青光眼：导致前房角瘢痕的直接外伤或由于血液或渗出物的沉积可导致眼压升高。

（2）肿瘤相关性青光眼：位于虹膜或睫状体的肿瘤（如黑色素瘤或转移瘤）可导致前房角阻塞，继而发展为继发性青光眼。

（3）治疗：继发性青光眼的主要治疗是病因治疗，但常常与原发性青光眼相似。若不能充分控制眼压，应行滤过性手术或睫状体破坏性手术。

（三）先天性青光眼

原发性和继发性先天性青光眼不同。德国数据显示原发性青光眼的发病率在新生儿中每年高达1∶15 000～1∶20 000，常为双眼发生（＞70%），在出生后6～12个月发病。

继发性青光眼可为全身疾病的一部分（代谢性疾病、神经纤维瘤病、von Hippel-Lindau血管瘤病和其他斑痣性错构瘤病），可在儿童时期发病。

先天性青光眼的典型症状为光敏感和溢泪，典型的临床体征为大角膜、大眼球（牛眼样）、结膜充血、角膜水肿及Descemet膜断裂（Haab纹），有时可见可逆性视盘凹陷。

诊断有一定困难，包括眼压测量、前房角镜检查、眼球前后节检查及超声检查。

治疗通常为手术治疗（前房角切开术、小梁切开术），终身随访，且可能需滴用抗青光眼药物等。

（四）眼眶病相关性青光眼

眼压改变可与眼眶病同时发生，也可为眼眶病的副作用。此内容在以往的眼科文献中有适当的描述。

眼压受眼眶疾病影响主要通过四个病理生理学机制：

- 先天性缺损、外伤后或手术后导致的骨结构异常。
- 由于肿瘤生长或浸润性病变导致的肿块效应。
- 血管改变导致眼眶内静脉压升高（如某些动静脉畸形、颈动脉海绵窦瘘）。
- 眼眶蜂窝织炎或Graves眼病导致的伴有血管血供改变的炎症和感染。

尽管眼眶疾病的严重性、部位和性质与眼压变化没有直接关系，但推测眼眶病理性改变导致眼压升高是合理的。由于眼眶的特殊解剖结构（见第1、2章），眼眶炎性疾病或肿瘤可引起眼眶内流体静力学压力升高，导致眼眶静脉血流障碍，因眼眶内静脉血管无静脉瓣，故巩膜上静脉压力增高。最终，这些情况引起Schlemm管结构的改变，导致眼压升高。

许多眼眶疾病可引起眼压升高（表5-1）。此表强调了所有眼眶病患者应做全面的眼科检查，包括眼压测量。最重要的是眼压测量应不仅限于第一眼位，还应测量向上注视和向下注视时的眼压。若下直肌纤维化，向上注视时压迫眼球可导致眼压升高（常见于Graves眼病）。所有眼眶病患者应定期进行视野检查，不仅因为有发展成青光眼的可能，还要除外视神经受压引起的视野改变。

表5-1 可导致眼压改变的眼眶疾病一览（根据 Nassr 等 2009）

先天异常	眶-颅-面发育不良 劈裂 小眼球
眼眶和头外伤	眼眶骨折 颈动脉-海绵窦瘘 眼眶挤压综合征 外伤性眼眶血肿及肌肉内出血 外伤后帽状腱膜下血肿
眼眶炎症	眼眶肿瘤 Graves眼病 眼眶蜂窝织炎 Tolosa-Hunt综合征 过敏性/感染性眼眶炎症 异物肉芽肿 后巩膜炎
血管畸形	眼眶静脉曲张 颈动脉-海绵窦瘘 上腔静脉综合征 动静脉畸形 脑血管损伤 抗磷脂抗体综合征
眼眶肿瘤和囊肿	海绵状血管瘤 淋巴管瘤 淋巴增生 眼眶骨瘤 淋巴增生性疾病 白血病 浆细胞肿瘤 泪腺肿瘤 眶内恶性黑色素瘤 侵袭性葡萄膜黑色素瘤 视神经脑膜瘤 视神经胶质瘤 神经纤维瘤病 青少年黄色肉芽肿 浸润性垂体腺瘤眼眶蔓延 视神经髓上皮瘤 眶内转移瘤 眼眶囊肿
其他眼眶疾病	眼眶淀粉样变性 黏多糖病 斑痣性错构瘤病 胶原血管疾病 药物或放射治疗副作用

二、角膜疾病

本章将重点描述与眼眶病相关或具有重要鉴别诊断意义的角膜疾病。感染性角膜炎和暴露性角膜炎以及神经营养性角膜病变也将在此讨论。

发病机制：角膜和巩膜是眼球的最外层结构，水成分占70%～80%，蛋白质占18%～20%，另有4%多糖成分。由于角膜无血管，多层组织排列有序（角膜上皮、基底膜、Bowman膜、角膜基质、Descemet膜及角膜内皮），因此角膜是透明的，并且为屈光间质的一部分（图5-10）。角膜直径约为11.7mm（10～13mm），水平径稍大于垂直径，曲率半径为7.7～7.8mm。角膜屈光度约为43D，占整个眼球屈光度约70%。泪膜和房水为无血管的角膜提供营养成分。角膜缘结膜血管为生成上皮的干细胞提供营养。泪膜对维持角膜表面湿润非常重要，其成分（溶解酵素、乳铁蛋白、β-溶素和抗体）在防御外界毒素和致病微生物方面也发挥了重要作用。

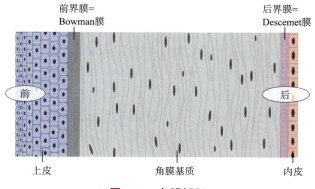

图5-10 角膜解剖

角膜的透明性是由角膜基质内胶原纤维板层的规则排列及基质内水分的稳定来维持的；角膜上皮是作为泪液的屏障，以及角膜内皮的活性离子泵作用，也对角膜透明性起到至关重要的作用。

角膜含有许多来源于三叉神经第一支的无髓鞘神经纤维，感觉支配在防御外界影响中起到了关键作用（反射性眼睑闭合、疼痛、流泪）。

由于这些特征及角膜上皮快速再生的潜能，角膜为保持其功能显示出多种多样的防御机制。因角膜原因导致的视力丧失可由以下任何机制的损害引起：①眼睑位置异常；②由于眼球突出或神经源性疾病（兔眼）所致的眼睑不能闭合；③角膜润滑受损（干眼症）；④角膜疾病；⑤眼睑炎；

⑥眼睑或泪腺感染；⑦接触镜；⑧神经源性疾病；⑨免疫抑制剂；⑩外伤。

下列情况可能为发生角膜炎的原因：①遗传；②物理因素（如紫外线照射）；③机械性因素：外伤后眼睑位置异常、倒睫、炎症后瘢痕形成；④感染因素：细菌、病毒、真菌或寄生虫；⑤神经性因素：兔眼、神经营养性角膜炎。

这些情况中许多都与眼眶疾病相关，在此详细叙述。

（一）感染性角膜炎

角膜炎是由病原体或免疫因素引起的角膜炎症和角膜基质缺损（溃疡）（德国眼科学会通用指南第13条："角膜炎"）。

病因和发病机制：如上所述的防御机制使得正常情况下角膜和结膜可阻止任何病原体穿入深层组织。达到这一作用的关键是保持完整的角膜上皮。角膜表面的完整性受到损害（角膜上皮缺失）可导致病原体穿入角膜深层。这种感染引起典型的炎症反应，表现为角膜表层或深层混浊（图5-11）。当微生物进入基质，角膜组织发生液化，伴有前房炎症反应（炎性角膜内皮沉积物、前房内炎症细胞、前房积脓），自发性角膜穿孔伴眼内液体外漏，虹膜嵌顿。这种情况可导致眼后节感染（眼内炎）。

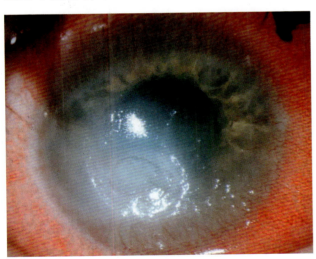

图 5-11　细菌性角膜炎

诊断：每例感染性角膜炎患者都应行病变表面擦拭或由溃疡基底部取材以明确病原微生物。感染性角膜炎最常见于配戴接触镜的患者（在美国约占30%）。这些患者的接触镜、储存液及清洗液都应送检进行微生物分析。微生物培养和药敏试验需要一定的时间（特别是真菌生长），但应立即进行治疗，有必要的话，可根据抗菌谱再调整药物。

除仔细询问病史外，应进行角膜敏感性检查及泪道冲洗等检查，因为泪道阻塞可带来潜在的感染性微生物滞留的风险。

1. 细菌性角膜炎　大多数感染性角膜炎为细菌性（约90%），最常见的致病菌是葡萄球菌（表皮葡萄球菌，金黄色葡萄球菌）、链球菌（肺炎链球菌）、铜绿假单胞菌和衣原体。

导致细菌性角膜炎的危险因素为结膜疾病、眼睑疾病（眼睑位置异常、兔眼、睑缘炎）、泪腺或泪道疾病（致病微生物潴留）、干眼症、外伤及全身性疾病（如神经性皮炎、免疫缺陷疾病、消耗性疾病）。

治疗：根据眼部受累的严重性，需局部给予广谱抗生素，每小时1次；前房受累时应给予睫状肌麻痹剂治疗；如若病程进展迅速或眼球深部受累，应及时给予口服或静脉抗生素治疗。

角膜深层溃疡患者，应行结膜或羊膜植片覆盖术。发生角膜自发穿孔或脓肿形成的严重病例，需行穿透性角膜移植术。对于所有患者，上述提及的危险因素均应给予治疗，包括药物或手术。

2. 病毒性角膜炎　病毒性角膜炎最常见的病原体是单纯疱疹病毒1（HSV-1），单纯疱疹病毒2（HSV-2）、水痘-带状疱疹病毒和腺病毒（流行性角结膜炎除外）比较少见。

（1）**单纯疱疹病毒性角膜炎**：约90%的人群携带这种嗜神经性病毒。角膜炎大多发生在单纯疱疹感染后的病毒再活化，易感因素为免疫缺陷患者的生理应激（如上呼吸道感染）或暴露于紫外线照射。临床症状为视力丧失、异物感、溢泪和光敏感。

根据角膜受累的深度，角膜单纯疱疹病毒感染可分为三种类型：

1）树枝状角膜炎，角膜感觉损害或完全丧失（图5-12）。

2）盘状角膜炎，角膜基质盘状浸润及混浊。

3）内皮型角膜炎，伴有前葡萄膜炎和继发性青光眼，是由于内皮层水肿（内皮炎）及小梁网水肿（小梁网炎）。

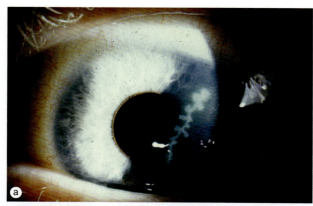
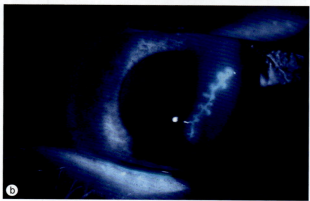

图5-12 树枝状角膜炎。a. 上皮线形分支状角膜溃疡；b. 荧光素染色后

临床症状和诊断：树枝状角膜炎诊断可根据典型的临床征象，如线形或分支状上皮隆起水肿，荧光素染色后裂隙灯检查可见上皮缺损。

盘状角膜炎的特征为典型的角膜基质盘状混浊。众所周知基质角膜炎非常容易复发，这就导致角膜血管化、瘢痕形成及复发性上皮缺损（变态疱疹性角膜炎）。

与疱疹病毒相关的前房受累征象为角膜凝结（condensation）、虹膜色素上皮丢失（应用虹膜透照法）、前房内出现炎症细胞及前房闪辉，这些征象因内皮炎症也可导致继发性青光眼。

单纯疱疹病毒性角膜炎通常可依靠临床诊断。诊断不明的病例，可取结膜拭子、印迹细胞或房水标本进行细胞学培养或PCR检测以明确HSV。

治疗：局部应用抗病毒制剂（如阿昔洛韦眼膏）是单纯疱疹病毒性角膜炎的一线治疗方案。角膜基质或内皮受累的病例还需局部或全身应用皮质类固醇及全身应用阿昔洛韦（开始为静脉用药，然后口服治疗5×400mg，应用数周）。

（2）**水痘-带状疱疹性角膜炎**：最初的水痘-带状疱疹病毒感染常见于儿童时期的天花。病毒隐匿于敏感的脑神经、背根神经节、自主神经节内，同单纯疱疹病毒一样可被激活。若眼神经受累（三叉神经第一支），就会发生眼部带状疱疹病毒感染。

临床症状和诊断：大多数患者表现出严重疼痛及典型的受累神经支配区皮肤病变（图5-13）。累及鼻尖的病变（Hutchinson征）为鼻睫神经受累的征象，后者支配鼻内、眼眶和眼。由于神经的共同支配，发生眼内炎症的危险性增加。其他症状和体征与单纯疱疹病毒性角膜炎相似。

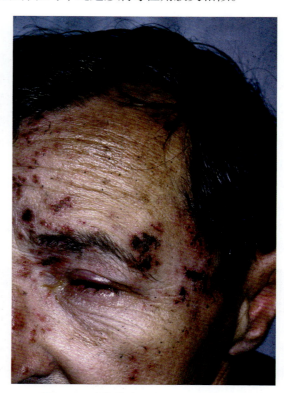

图5-13 眼部水痘-带状疱疹感染患者

治疗：治疗需由眼科医生和皮肤科医生协同完成。眼科治疗与单纯疱疹病毒性角膜炎相似，皮肤病变通常局部应用酊剂。约30%患者会经历数周或数月的感觉异常或神经痛，需给予镇痛药治疗。

（3）**流行性角结膜炎**：角膜和结膜疾病以此命名是因为该病的传染性和暴发流行，该病由腺病毒8型、19型和37型引起，潜伏期为感染后8~10d，一眼发作后最多14d常有另一眼受累。

临床症状和诊断：起初典型病例为单眼发病，特征为溢泪、对光敏感、异物感等一般症状，耳前淋巴结疼痛肿胀。裂隙灯检查发现结膜肿胀和充血，严重病例伴半月皱襞肿胀，可见结膜假膜。有时治疗性去除假膜后可见出血。约25%～30%患者发生钱币状角膜炎，常见于结膜病变稳定以后。其特征为角膜上皮下圆形混浊，可导致视力损害及眩光加重，持续数周或永久存在。

治疗：该疾病为半自限性疾病，病程约14d。由于无特异性抗病毒药物可用，主要为对症治疗，包括应用人工泪液，局部使用抗生素可预防细菌重复感染。局部应用皮质类固醇尚有争论，皮质类固醇可使盘状病变消退，但因其导致较高的复发率，应避免使用。

采取适当的卫生措施进行二级预防，避免患者和健康人群直接接触对于预防疾病传播至关重要。

3. 真菌性角膜炎 真菌性角膜炎的危险因素与其他类型角膜炎相似。角膜基质内的真菌繁殖导致组织坏死和炎症反应，若病变穿透Descemet膜，可发生眼内感染。真菌性角膜炎占所有角膜炎的6%～10%。最常见的致病微生物是曲霉菌属，其次为念珠菌属和镰刀菌属。

（1）**临床症状和诊断**：发病缓慢，患者开始自觉症状轻微。裂隙灯检查发现角膜白色、隆起浸润，边界不清，周边小的卫星灶是真菌性角膜炎的典型表现。累及前房可导致前房积脓，其特征为无明确的液平面，边界模糊或升高至中线。

取标本行微生物分析时，应从病变深部取材。有些病例局部应用环孢霉素A（1%或2%）或他克莫司（0.03%）滴眼液有助于减小病灶。真菌微生物鉴定非常困难且需要一定的时间。因此，如果临床疑为真菌感染，应直接涂片进行特殊染色（如PAS，Gomori，吖啶橙染色）。

（2）**治疗**：即使是临床可疑、无微生物结果时也应立即进行局部治疗。眼内受累者应使用两性霉素B、制霉菌素或纳他霉素进行全身治疗，局部用0.2%氟康唑、伏立康唑或0.15%～0.5%两性霉素B滴眼液，并将角膜上皮刮除（因为滴眼液不能穿透上皮），可作为一线治疗。对药物治疗无效的患者，或有眼内炎风险的进展性角膜炎患者应进行治疗性穿透角膜移植术。角膜植片应进行病理组织学和微生物学检查。

4. 原生动物性（protozoic）角膜炎 该型角膜炎主要由棘阿米巴引起，起初常不能识别，只有到进展期才可作出诊断。该病几乎无一例外均见于接触镜配戴者。据德国眼科学会统计，在德国接触镜配戴者每年发病约200例。阿米巴存在于空调系统、土壤和自来水中，可传播到眼部。

（1）**临床症状和诊断**：通常患者因长期存在的角膜炎、结膜发红、眩光和严重疼痛就诊。裂隙灯检查发现位于上皮内或前部基质内的环形浸润，有时与单纯疱疹病毒性角膜炎相混淆。与病毒性角膜炎不同的是，棘阿米巴角膜炎患者常主诉严重疼痛。

确定致病原虫非常困难，只有配备专业实验室设备才有可能确诊。为了分析，可行角膜深层擦拭或活检取材，使用特殊染色（增白剂）和相差显微镜来确定单细胞生物。

（2）**治疗**：可应用三联药物0.02%以聚亚己基双胍滴眼液、0.1%苯咪丙醚（propamidine isethionate）滴眼液和广谱抗生素（因为表层细菌是阿米巴的营养基础）治疗，同时给予睫状肌麻痹剂。许多病例治疗需持续较长时间。

（二）浅层点状角膜炎

1. 浅层点状角膜炎（SPK） 是一种经常发生的非特异性角膜炎，可由于以下情况或条件引起：①机械性刺激（如接触镜、倒睫、睑板下异物）；②干眼（干燥性角膜结膜炎）；③过敏性或感染性结膜炎；④紫外线暴露或其他物理、化学性刺激；⑤联合其他类型角膜炎。

2. 临床症状和诊断 典型症状包括溢泪、异物感、剧烈疼痛及视力轻微损害。

主要体征包括多个小的点状角膜病变，可累及整个角膜，或根据病因仅影响角膜特定部位。荧光素染色或玫瑰红染色可确定诊断。

3. 治疗 根据患者症状的严重性，可局部应用不同黏稠度的人工泪液，同时治疗原发病。只有少数病例需局部应用抗生素。由于角膜具有高度再生潜能，浅层点状角膜炎根据病因通常在24～36小时愈合。

（三）角膜上皮缺损

角膜侵蚀或角膜上皮缺损多见于外伤，但也可自发或同时合并其他角膜疾病。

1. 临床症状和诊断 症状主要有剧烈疼痛、溢泪和眼睑痉挛，临床检查发现结膜充血、角膜缺损，荧光素染色阳性（图5-14）。

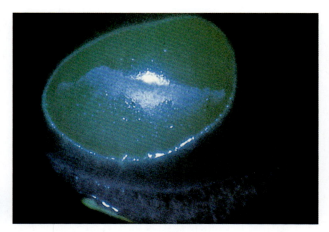

图 5-14　角膜上皮缺损荧光素染色（来源于 Burk A，Burk R. Checklist Ophthalmology. 5th edition. Thieme：Stuttgart，2014；Fig.23.7.）

2. 治疗　根据角膜缺损大小，仅需局部润滑即可在 24～48 小时内愈合。快速愈合的原因是基底细胞高度增殖能力及角膜缘周边上皮细胞的向心性迁移。复发性病例或伤口延迟愈合者可用抗生素眼膏或含有抗生素滴眼液的治疗性接触镜治疗。

（四）神经营养性角膜炎

神经营养性角膜炎是一种变性、炎性角膜疾病，由三叉神经第一支（眼神经）病变引起。去神经支配、角膜感觉丧失是由神经营养改变所致，潜在的病因包括以往的疱疹病毒感染、神经发生肿瘤或手术操作。

1. 临床症状和诊断　由于感觉丧失，患者通常无疼痛主诉。大多数患者就诊是因为结膜发红及慢性进展性视力丧失，极少数患者首诊时发现角膜穿孔。临床体征主要为中央角膜混浊伴上皮或基质缺损，一般情况下无角膜炎性反应。疾病晚期可发生后弹力层膨出或角膜穿孔。整个病程可因继发感染变得更为复杂。

2. 治疗　早期应用人工泪液，局部抗生素及湿房镜治疗可快速改善症状。后弹力层膨出、角膜穿孔或虹膜脱出等晚期病例可行穿透性角膜成形或羊膜移植术。但由于有延迟愈合和复发倾向，角膜移植预后欠佳。可于提上睑肌内注射肉毒杆菌毒素，形成暂时性保护性上睑下垂，或颞侧睑缘缝合术达到暂时或永久性保护角膜。

（五）暴露性角膜炎

1. 兔眼　是由面神经麻痹、外伤或手术后瘢痕形成或眼球突出（如 Graves 眼病）造成的眼睑闭合不全（图 5-15）。

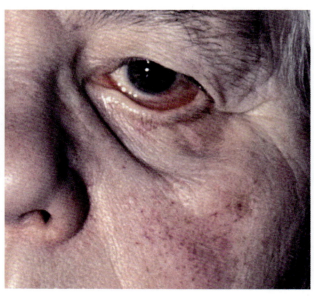

图 5-15　兔眼导致的角膜炎

2. 临床症状和诊断　该疾病的症状与神经营养性角膜炎和点状角膜病变相似。如果 Bell 现象阳性（眼睑闭合时眼球向外向上转动），角膜病变往往出现在角膜下方 1/3。因为眼睑闭合不全，这一部分角膜呈暴露状态（暴露性角膜病变）。该疾病的诊断与神经营养性角膜炎相似。

3. 治疗　该疾病的治疗与神经营养性角膜炎和浅层点状角膜炎的治疗非常相似。

此外还有各种与眼眶疾病缺乏相关性的其他角膜疾病，更详细的资料请参阅眼科教科书和专业文献。

第三节　眼内和眶内血管阻塞

B.Wiechens

眼血管性疾病可在全身疾病基础上发生，或继发于眼眶疾病，这是由于眼眶血管的独特性及其与眼眶结构和眼关系密切。眼眶微血管形成一个复杂的网络，其密度由眶尖至眼球逐渐增加。眼动脉起源于颈内动脉，进入眼眶后分出许多眼和眼眶血管。根据眼动脉在视神经上或下的走行，视网膜中央动脉和睫状动脉为其第一分支（见第 1 章），两支血管均为终末动脉。眼眶由眼动脉分出的多个吻合支和颈外动脉分支供血，因此眼眶缺血（眼眶梗死综合征）非常少见，但均有记载。

继发于眼眶疾病的眼血管阻塞预后主要取决于影响眼脉管系统疾病的位置和程度，各种症状决定于眼血管的显著变化。

一、视网膜和视神经血管阻塞

视网膜和视神经血管阻塞常发生，其主要病因是全身性疾病。为了研究血管危险因素，跨学科协作具有重要意义。

继发于眼眶病的视网膜或视神经血管阻塞非常少见，文献记载可继发于眼眶蜂窝织炎、全身血管炎和肿瘤（视神经鞘脑膜瘤、视神经胶质瘤等）。

动脉、静脉和动静脉联合阻塞是有区别的，因为血管阻塞的症状和预后不同。这些将在后面章节详细讨论。

二、视网膜/脉络膜动脉血管阻塞（视网膜中央动脉、视网膜分支动脉和眼动脉阻塞）

视网膜中央动脉阻塞（CRAO）与其颞侧或鼻侧分支阻塞不同（视网膜分支动脉阻塞，BRAO）（图 5-16，图 5-17），CRAO 比 BRAO 更常见，急性期和慢性期有区别。

1. 症状和诊断 患者主诉突发性、无痛性视力损害，全视野缺失（由于视网膜中央动脉阻塞），或部分视野缺失（由于视网膜分支动脉阻塞）。约 15%～20% 的人群存在其他动脉（即睫状视网膜动脉），为视神经和黄斑之间的视网膜供血。若有睫状视网膜动脉供血，CRAO 或 BRAO 患者的中心视力可以保留。

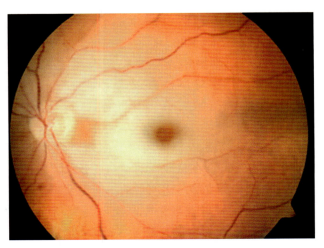

图 5-16　视网膜中央动脉阻塞

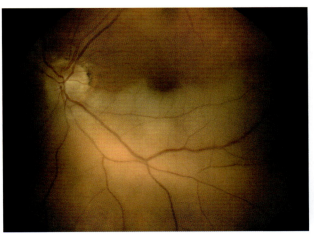

图 5-17　视网膜下支动脉阻塞

有些患者可表现出前驱症状如短暂的视力减退或视物模糊（一过性黑矇）。视网膜中央动脉阻塞时，患者突然视力丧失，而眼动脉阻塞时，完全失明相对少见。患者出现相对性瞳孔传入障碍。检眼镜检查可见受累动脉或动脉分支供血区的神经纤维层水肿及视网膜透明度消失，黄斑樱桃红斑（图 5-16）被认为是视网膜中央动脉阻塞的特殊征象。这一特点是由于中心凹缺乏神经纤维层（Henle 神经纤维层），可直接观察到视网膜色素上皮和脉络膜，此处仍有血流灌注。有时在阻塞部位可见小的黄色胆固醇栓塞斑块（Hollen-horst 斑）。

CRAO 的诊断并不困难，但多数情况下鉴别 CRAO 与眼动脉阻塞（OAO，5% 患者）比较困难。与 CRAO 不同，OAO 患者常主诉突然失明。由于脉络膜灌注被损害，因此不见"樱桃红斑"。少数情况下可有例外，是由于存在侧支循环吻合支。即使眼动脉完全阻塞，也可能眼部无任何自觉症状。

应着重进行心血管系统的跨学科检查，以确定血管危险因素如高脂血症、高血压、糖尿病或动脉粥样硬化（例如颈动脉狭窄）。年轻患者应检查血小板和凝血因子异常或胶原血管/结缔组织疾病。由于治疗方案不同，非动脉和动脉性阻塞的鉴别特别重要。

2. 治疗和预后 治疗包括眼球按摩、降低眼压以改善视网膜灌注。舌下含服消心痛（硝酸异山梨醇酯），静脉应用乙酰唑胺；静脉给予甘露醇、甲基泼尼龙、链激酶，球后注射妥拉唑林和各种抗凝剂对有些病例有帮助。溶栓也是一种可选择的治疗方式。但欧洲眼溶栓评估小组（EAGLE）在溶栓和常规治疗中并未发现明显区别（60% vs 57.1%）。因此，由于溶栓的副作用发生率较高（37% vs 4.3%），目前不再强调溶栓治疗。

总的来说，该疾病的治疗和预后不理想。只有小部分患者最终视力能达到0.1或更好。若动脉血管阻塞物来源于动脉，在多学科基础上，应长期应用皮质类固醇治疗（根据红细胞沉降率）。必须进行常规随访检查，以期把将来发生血管事件的危险性降到最低。

从长远来看，该病变可发展为视神经萎缩。由于视网膜水肿消退，视网膜又变得透明，但视野缺损和低视力将长期存在。

三、视网膜静脉血管阻塞（视网膜中央静脉、视网膜半侧静脉和视网膜分支静脉阻塞）

1. 约2/3视网膜血管阻塞来源于静脉，发生率从0.7%（＜60岁）至4.6%（＞80岁）。该疾病可分为三种不同类型：视网膜中央静脉阻塞（CRVO，缺血性、非缺血性、急性）、视网膜半侧静脉阻塞和视网膜分支静脉阻塞（BRVO）（图5-18，图5-19）。视网膜分支静脉阻塞比视网膜中央静脉阻塞更为常见。

2. 危险因素包括年龄，全身病如糖尿病、高血压、胶原性疾病，眼部疾病如青光眼，以及口服避孕药和吸烟等。

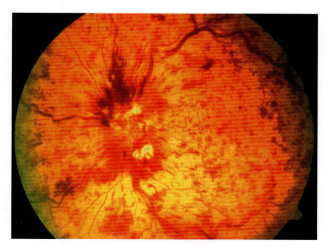

图5-18 视网膜中央静脉阻塞

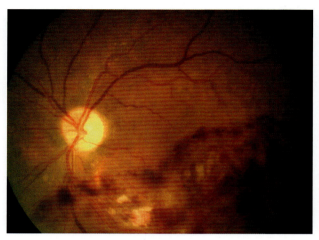

图5-19 视网膜下支静脉阻塞

发病机制为多因素致病，其中局部血栓形成起关键作用。局部静脉血栓好发部位为筛板后动静脉交叉处的总外膜鞘。动脉壁粥样硬化改变使邻近静脉被压迫，并改变局部血流动力学特征，导致血栓形成及静脉阻塞。

3. **症状和诊断** 患者表现为突发性、无痛性单眼视物模糊。据报道，患者呈不同程度视力减退，有些患者可在发病几天前有前驱症状，如短暂的一过性视物模糊，发病当天症状有所改善。若黄斑未受累，视网膜分支静脉阻塞患者可无任何症状，多被偶然发现。

除临床眼科检查外，视野检查、荧光素血管造影和OCT是最重要的诊断手段。典型的检眼镜检查发现受累区域盘状出血，视网膜静脉高度迂曲扩张，视网膜点状或火焰状出血、棉絮斑及视网膜水肿。荧光素血管造影可以确定毛细血管无灌注程度及新生血管的存在（晚期），以及黄斑水肿的程度。OCT是一种无创操作，用于评估及监测黄斑水肿（图5-20）。

与视网膜动脉阻塞一样，所有患者都应进行体格检查和实验室检查以确定血管性危险因素。本病发病机制复杂，因此需要治疗所有危险因素。

4. **治疗和预后** 视网膜静脉阻塞急性期治疗与长期治疗不同。在急性视网膜中央静脉阻塞（有症状的视网膜分支静脉阻塞目前不能完全接受），等容量血液稀释以及严格控制血压是有利的，目的是暂时性减少血细胞比容至35%～38%，开始治疗后维持6周。

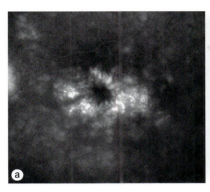
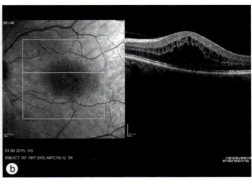

图 5-20　黄斑囊性水肿（版权：Heidelberg Engineering; reproduced with permission）a. 荧光素血管造影；b. 谱域 OCT

疾病急性期视力恢复的情况对一些患者的预后有一定的影响。而病程较长者，预后由黄斑水肿是否复发决定；对于缺血性静脉阻塞患者，还取决于新生血管及其并发症的情况。

选择光凝（散在或扇形）治疗是为了提高视力并预防晚期并发症如视网膜新生血管、玻璃体积血和新生血管性青光眼（图 5-21）。而黄斑囊性水肿格子状激光光凝后效果不佳。玻璃体腔内注射 VEGF 抗体如兰尼单抗、阿柏西普、哌加他尼或贝伐单抗以及去炎松（复方醋酸地塞米松）和地塞米松埋植剂治疗较为成功，可被认为是治疗的金标准。手术干预可增加静脉流动，例如近来提倡的放射状视神经切开术（radial optic neurotomy，RON）或外鞘膜切开术，但研究结果显示无明显意义，因此目前一般不推荐手术介入治疗。

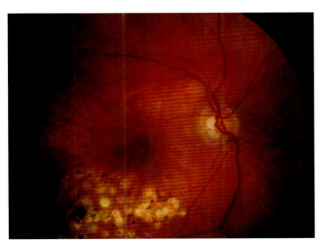

图 5-21　视网膜分支静脉阻塞患者激光光凝治疗

视网膜静脉阻塞的预后较视网膜动脉阻塞好。BRVO 的自然病程和治疗效果优于 CRVO。约 1/3 患者随时间延长视力可恢复，另外 2/3 患者，主要是视网膜中央静脉阻塞者，可发生晚期并发症如视网膜新生血管、玻璃体积血、新生血管性青光眼伴有长期视力损害，因此需重复治疗。

四、前部缺血性视神经病变（非动脉性/动脉性）

1. 分型　根据病因，前部缺血性视神经病变可分为：

（1）非动脉性前部缺血性视神经病变（naAION），由动脉粥样硬化引起。

（2）动脉性前部缺血性视神经病变（aAION），与颞动脉炎有关（巨细胞动脉炎）。

naAION 发生于中老年患者，危险因素包括糖尿病、高血压、高脂血症以及睡眠呼吸暂停综合征、西地那非（sildenafil）和视盘玻璃膜疣。另外，夜间低血压似乎在疾病发生发展过程中起了重要作用。

naAION 发病率较 aAION 高，后者主要发生于伴有颞动脉炎的高龄患者。约 15%~20% 的颞动脉炎患者同时患有 aAION，女性多发。

2. 症状和诊断　患者常出现突发性单眼视力严重丧失，naAION 患者视力损害主要发生在晨起时。aAION 患者常主诉的症状是头痛、颌跛行（jaw claudication）、无原因的体重减轻、肌痛，有时在几天之内另一眼出现相似的症状及突然视力丧失。

检眼镜检查可见典型的视盘隆起、放射状视盘出血、血管充血（图 5-22）。颞动脉炎患者常见呈结节状的软性无搏动的颞动脉。

除眼科检查，色觉和视野检查也是必要的（通常显示楔形视野缺失）。同时应检查红细胞沉降率（ESR）、C 反应蛋白（CRP）和血细胞计数（CBC；确定血小板增多症）。在进行性视力丧失的病例，应进行 CT 或 MRI 检查以除外大脑内病变。在 aAION，颞动脉双功能超声有助于诊断，颞动脉活检是诊断金标准。但活检阴性也不能否定诊断。除眼科检查，也应进行跨学科检查。

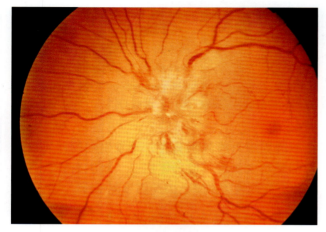

图 5-22　前部缺血性视神经病变

鉴别诊断包括：①视神经乳头水肿；②视盘炎/视神经炎；③视盘玻璃膜疣；④视盘畸形；⑤视盘炎症或浸润性改变；⑥高度近视。

3. 治疗和预后　全身应用皮质类固醇有助于 aAION 和 naAION 治疗。

aAION 患者应使用大剂量皮质类固醇，开始为 1000mg/d，共 5d。为降低另一只眼受累的危险性，应长期应用皮质类固醇治疗并监测临床症状、红细胞沉降率和 C 反应蛋白至少 6 个月。皮质类固醇应缓慢减量。

对于 naAION 患者，短期应用皮质类固醇，1～1.5mg/kg 体重即可。有试验组进行了血液稀释有效性的研究，但这种治疗的意义尚不确定。目前治疗潜在的全身性疾病最为重要。

此两种类型的疾病即使及时治疗，预后也较差。有报道显示视力可恢复，但不常见。

五、眶内血管阻塞

眶内血管急性阻塞非常少见，常为累及眼眶的其他眼病的后遗症：①眶周疾病的眼眶浸润（鼻窦炎、肿瘤）；②伴直接血管损伤的外伤；③眼眶血肿；④先天或后天畸形；⑤既往手术；⑥药物治疗副作用（如口服避孕药）。

播散至眼眶的眶周感染（如上睑脓肿，额窦、上颌窦或筛窦炎）可导致眼眶蜂窝织炎。眼眶组织急性和慢性炎性反应及眶内压升高可并发眼眶和视网膜血管循环改变，眼眶和视网膜动脉和静脉可发生血管阻塞。

同样，外伤、医源性或自发性眼眶血肿可导致眼眶和眼血液供应中断。

眼眶动静脉畸形、颈动脉海绵窦瘘（图 5-23，图 3-5）、眼动脉瘤和眼眶静脉曲张（特征为 Valsalva 动作时出现间歇性眼球突出）可造成眼眶血肿或眶内血流动力学改变的危险。

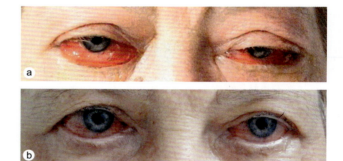

图 5-23　颈内动脉-海绵窦瘘反应引发结膜反应。a. 治疗前；b. 神经放射学干预后

准确的病史、眼科检查及进一步诊断性影像检查（MRI、CT、血管造影、超声）通常可得出正确诊断。治疗应根据病理学结果、症状的程度、患者的年龄和预后，以多学科联合为基础进行。

第 6 章
眼眶并发症

第一节	眶内出血	78
一、	由于鼻窦鼻内手术导致的医源性出血	78
二、	外伤导致的眼眶出血	79
第二节	急性鼻窦炎眼眶并发症	80
一、	发病机制	80
二、	眼眶并发症分期	80
三、	治疗	81
第三节	其他原因眼眶并发症	82
一、	眼眶气肿	82
二、	甲状腺功能障碍性视神经病变	83
三、	牙源性脓肿	83
四、	面颊部皮肤感染	83
五、	泪腺炎	84
六、	昆虫叮咬	84
七、	变态反应病	84
八、	结膜炎	85
九、	罕见原因眼眶并发症	85
第四节	总结	85
第五节	儿童眼眶并发症的特殊特征	86

第 6 章 眼眶并发症

S.Graß and H.-J.Welkoborsky

一种疾病或其症状从眼眶外部结构向眼眶内部结构播散，称为"眼眶并发症"。眼眶并发症可包括外伤性（骨折、出血），炎症性（急性鼻窦炎、泪腺炎），过敏性或自身免疫性（Graves眼眶病变）。

第一节 眶内出血

一、由于鼻窦鼻内手术导致的医源性出血

鼻窦手术可导致术中或术后出血进入眼眶，造成眼眶挤压综合征（orbital compartment syndrome），严重者可引起视力丧失（第 2 章）。此并发症需紧急治疗。

据文献报道，鼻窦手术后［功能性内镜鼻窦手术（functional endoscopic sinus surgery，FESS）］眼眶并发症发生率为 0.07%。应用影像引导下的导航系统可能降低并发症发生的风险。

（一）发病机制

1. 肌锥内和球后出血 肌锥内或球后出血通常是由筛前动脉损伤所致，少数也可为筛后动脉损伤。由于筛前动脉紧邻筛窦，鼻窦手术时十分危险。动脉损伤使其收缩至眼眶内，导致随后的急性眶内出血。眶压增高造成眼眶挤压综合征，由于视神经缺血，有致盲的风险。

2. 球周出血 球周出血常由于损伤眼眶前部眶骨膜所致，这种并发症的严重性比肌锥内或球后出血小。但眼球移位会导致压力增加，严重者可牵拉或压迫视神经。临床可见眼球突出和视力下降。

（二）治疗

治疗主要根据出血的位置。较轻微的球周出血不伴眼球运动障碍和视力丧失，非手术治疗即可（如冷敷）。球周出血导致眼球突出、眼球移位甚至视力丧失，应立即行鼻内镜眼眶减压。通过收缩动脉出血点止血不可取，因为找到止血点非常困难，而且眼眶内操作可导致眶压进一步增高。因此，应首先切除眼眶**筛骨纸板**，然后**剪开骨膜**，这种方式可以达到降低眶压的目的。进一步减压可急症行**外眦切开术**或**眦部松解术**。球后出血伴有视力丧失者，还应进行视神经减压术。

1. 眼眶减压

（1）**切除眼眶筛骨纸板**：首先利用鼻内镜经筛窦切除筛房系统，暴露颅底，然后将整个筛骨纸板从前向后全部切除。

（2）**剪开骨膜**：为达到进一步减压的目的，从前部将眶骨膜剪开，使眼眶脂肪组织脱出。这一过程可使血肿经鼻内引流。

（3）**外眦切开术**：若经上述方法仍不能达到足够的减压效果，应行外眦切开术（扩大外眦）。一些作者认为外眦切开术为急症操作（图 6-1a）。此方法经结膜将眼角软组织切开至骨性眶缘。据文献报道，这种方法可降低眶压约 14.2mmHg。

（4）**眦部松解术**：自下方松解睑外侧韧带和下眶隔以达到眶脂肪脱出的效果，可使眼球后退，眶压进一步降低约 30.4mmHg。近来有学者提出一个补充的方法，可将韧带上支较强的部分切开（"上部松解术"，图 6-1b）进一步减压。用这种方法，眼压可再降低 19.2mmHg。

2. 视神经减压术 鼻内镜视神经减压术可在显微镜或内镜下完成。筛窦和蝶窦手术后，位于蝶窦外侧壁的视神经骨壳被环形切除 180°，然后切开视神经鞘以解除压力。在蝶窦手术过程中，应特别注意蝶窦外壁的颈内动脉和位于颈内动脉颅侧的视神经管。这两个结构的特点都是凸出于蝶窦外壁。视神经管和颈内动脉之间的三角区可作为指示（见第 1 章）。若条件允许，视神经管减压应在计算机辅助引导系统下完成。

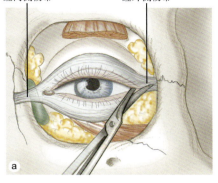
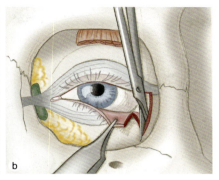

图 6-1 降低眶压急症操作。（来源于 Strutz J, Mann W, eds.Praxis der HNO-Heilkunde, Kopf-und Halschirurgie.2nd ed. Stuttgart: Thieme; 2010: 459. Fig.10: 22.） a. 外眦切开术；b. 下睑眦部松解术

（三）预后

如眶压升高，应在24小时内降低眶压。由于神经损伤时间与术后视力恢复程度具有相关性，在8小时内恢复压力更好，眶压恢复越快，预期的术后视力越好。联合非手术治疗和手术治疗后预期视力恢复可达到68%～80%之间。

> **备忘**
>
> 在鼻窦手术过程中，医源性出血的发生率为0.07%，算是比较少见的。由于解剖位置的原因，筛前动脉出血比筛后动脉更常见，可以导致肌锥内/球后或球周血肿，被认为是比较严重的并发症。及时手术治疗（切除眼眶筛骨纸板、剪开眶骨膜、外眦切开术、眦部松解术或视神经减压术）对于防止永久性视力丧失和失明是非常必要的。

二、外伤导致的眼眶出血

头颅或颅脑外伤联合骨性眶壁骨折同时伴有动脉损伤可导致严重的眼眶出血。

（一）发病机制

就致病性而言，有两种主要途径导致外伤后出血进入眼眶：①破裂的血管（如筛前/后动脉）缩入眼眶，由于急性出血，很快引起眶压增高。②骨折线横跨骨管内走行的动脉（如眶下动脉），骨片进入眼眶部位引起直接出血。

视神经受压导致的神经损伤与视力丧失或致盲有关（＝眼眶挤压综合征）。

眶上动脉出血是由于眶顶骨折所致，眶上动脉起源于眼动脉，穿过眼眶，经眶上缘通过眶上孔穿出眼眶。

眶下动脉是上颌动脉的一个分支，颧骨骨折时可损伤眶下动脉。该动脉走行于翼腭窝，穿过上颌孔和眶下管，经眶下孔穿出眼眶。Le Fort Ⅱ和Ⅲ型骨折以及颅底骨折也可以损伤眶下动脉，特别是在眶上裂和眶下裂处。

眼动脉走行于视神经管，颅底骨折时可被损伤。Escher Ⅲ和Ⅳ型骨折（颅底骨折）可致**筛前和筛后动脉**损伤，筛前动脉起源于眼动脉，经眼眶筛前孔进入颅腔。筛后动脉也是眼动脉的一个分支，经眼眶筛后孔进入颅腔。

（二）临床症状

紧急情况下临床表现为上睑和（或）下睑快速进展性、硬性肿胀（触诊），并有进展性眼球突出。开始时眼球运动无障碍，但很快出现运动受限。因眼球突出，眼睑似有回缩。随后可见组织呈紫色（单眼血肿）（图6-2），急性出血者视力很快下降。

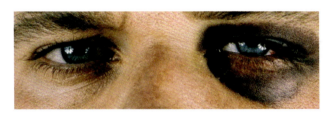

图 6-2 单眼血肿（左）

（三）治疗

同医源性出血一样，眼眶外伤性出血需要立即行鼻内镜眼眶减压术，通过切除眼眶筛骨纸板、剪开骨膜，必要时也可以行外眦切开术和眦部松解术，可以获得视神经减压。

> **备忘**
>
> - 眶上动脉：眶顶骨折
> - 眶下动脉：颧骨骨折，眶底骨折
> - 眼动脉：通过视神经管的颅底骨折
> - 筛前或筛后动脉：眶内壁骨折

第二节 急性鼻窦炎眼眶并发症

一、发病机制

急性鼻窦炎可发生眼眶内、颅内并发症，由于密切的解剖关系，眼眶并发症通常由筛窦或额窦炎引起（75%），上颌窦炎或蝶窦炎比较少见。成人鼻窦炎性眼眶并发症的发病机制与儿童不同。

细菌性鼻窦炎常由伴随鼻窦炎的上呼吸道感染/鼻炎诱发，病毒性鼻窦炎最常由鼻病毒引起（30%～40%），其次为冠状病毒、人副流感病毒、人呼吸道合胞病毒、流感病毒、腺病毒、柯萨奇病毒/艾柯病毒和其他病毒。细菌性鼻窦炎通常是合并病毒感染的双重感染，最常见的致病菌是肺炎双球菌（31%）和流感嗜血杆菌（21%），厌氧菌、金黄色葡萄球菌、化脓性链球菌、卡他莫拉菌和革兰阴性细菌少见（表6-1）。

鼻窦炎的病因是多因素的，但大多数病例是由于中鼻道骨性通道单元狭窄造成的通气障碍所致。病毒性鼻炎引起窦口周围黏膜肿胀、分泌物潴留，导致鼻窦局部炎性反应和窦口一系列变化。

表 6-1 急性细菌性鼻窦炎病原体

病原体	频率
肺炎双球菌	31%
流感嗜血杆菌	21%
厌氧菌（如拟杆菌属、消化链球菌属、梭菌属）	6%
金黄色葡萄球菌	4%
化脓性链球菌	2%
卡他莫拉菌	2%
革兰阴性细菌（如铜绿假单胞菌、肺炎杆菌、大肠埃希菌）	9%

炎症可通过骨缝和血管蔓延至眼眶，特别是通过静脉、鼻旁窦和鼻腔的静脉以及眼眶静脉蔓延。例如筛房的筛静脉与眼上静脉吻合，上颌窦的翼丛与眼下静脉吻合。眼眶静脉无静脉瓣，筛窦和眼眶之间的血流根据静脉内压力梯度可向两个方向流动。筛窦炎症期间，静脉压力梯度增大，使静脉血流向眼眶。眼眶筛骨纸板、额窦底部及眶上裂、眶下裂都是炎症好发的骨性区域（图6-3）。炎性反应的激活引起球后组织压力增加，很快伴随着视神经损害和黑矇的发生。另外，细菌毒素导致直接的神经或硬膜鞘损害（视神经炎），需要立即手术治疗（见第2章）。

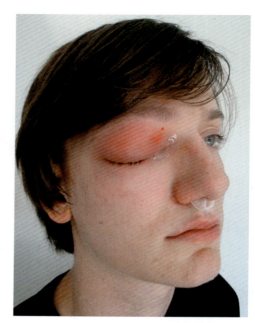

图 6-3　鼻源性眼眶并发症伴有上睑肿胀和充血

二、眼眶并发症分期

鼻源性炎症播散至眼眶导致不同程度的眼眶并发症发生，这些分期彼此之间可以逐渐进展或跳跃式进展到某个阶段，因此任何眼眶并发症都需要眼科检查。

文献显示眼眶并发症有许多不同的分期分类，表6-2列举了3个不同的常用分类。

表 6-2　眼眶并发症不同分类概况

分期	Chandler（1970）	Kastenbauer（1992）	Stammberger（1993）
Ⅰ	眶隔前蜂窝织炎	眼眶水肿	眼睑炎性水肿
Ⅱ	眼眶蜂窝织炎	眼眶骨膜炎	眶周骨炎/水肿
Ⅲ	骨膜下脓肿	骨膜下脓肿	骨膜下脓肿
Ⅳ	眼眶脓肿	眶尖综合征	眶内浸润/脓肿
Ⅴ	海绵窦栓塞	眼眶蜂窝织炎	海绵窦栓塞

依作者个人经验，已证实下列眼眶并发症分类最有价值。

Ⅰ期：眼眶水肿，眼眶水肿临床表现为炎性水肿，通常在额窦炎或筛窦炎时表现为单侧、上和（或）下睑肿胀。软组织炎症限于眶前部（"眶隔前蜂窝织炎"），眼球运动无限制，视力无下降，眼睑睁开自如。

Ⅱ期：眼眶骨膜炎，特征为炎症播散至眼眶骨膜，导致眶隔后软组织水肿（眶隔后蜂窝织炎；同义词为眼眶蜂窝织炎），可引起眼球突出。眼球运动时疼痛但未受限，该期视力损害尚未出现，通常眼睛可被动睁开。

Ⅲ期：骨膜下脓肿，骨膜下脓肿定义为由于炎性浸润而导致的，筛骨纸板至眶骨膜之间的病变，眶骨膜移位伴脓肿，眼球运动受限导致复视。临床上骨膜炎和骨膜下脓肿不易鉴别，通常CT或MRI可见脓肿（图6-4）。

Ⅳ期：眼眶脓肿，骨膜下脓肿播散至眶骨膜即可引起眼眶脓肿，造成眼球运动障碍、复视和视力丧失。眼眶脓肿可发生在多个部位，眶隔前和眶隔后均可［眶内壁，前至眼睑、上睑和（或）下睑、泪腺］。眼眶脓肿的诊断需要CT或MRI扫描。

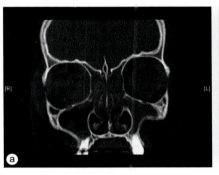
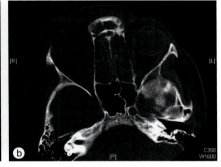

图6-4 右眶内侧壁骨膜下脓肿CT扫描，基于筛窦炎，气泡提示为产气菌。a.冠状位显示内直肌和滑车神经向外移位，脓肿和眶内容之间细微的组织薄板可能为完整的眶骨膜；b.轴位显示眼球突出

Ⅴ期：眼眶蜂窝织炎合并眶尖综合征，眼眶脓肿可转变为眼眶蜂窝织炎，由于第Ⅱ、Ⅲ、Ⅳ和Ⅵ对脑神经麻痹，可导致眼肌麻痹，并引起黑矇。就其致病性而言，这个阶段表现为眶骨膜下脓肿中的脓液突破眶骨膜，炎症很快播散至眼眶脂肪、肌肉和神经等组织结构（图6-5）。

> **备忘**
> 眼眶并发症
> Ⅰ期：眼眶水肿
> Ⅱ期：眼眶骨膜炎
> Ⅲ期：骨膜下脓肿
> Ⅳ期：眼眶脓肿
> Ⅴ期：眼眶蜂窝织炎合并眶尖综合征
> （＝眼肌麻痹，黑矇）

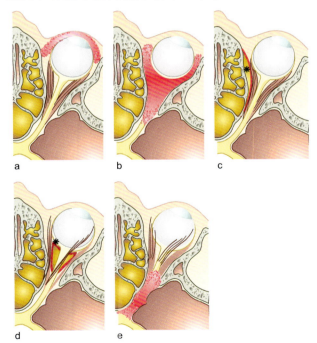

图6-5 眼眶并发症分期（来源于Strutz J，Mann W，eds. Praxis der HNO-Heilkunde，Kopf-und Halschirurgie. 2nd ed. Suttgart：Thieme：2010：439. Fig. 10：14.）

三、治疗

一旦任何鼻窦炎引起眼眶并发症，就要开始住院治疗，根据临床症状非手术治疗可能足够，否则就要进行手术治疗。

1. 非手术治疗方法 非手术治疗主要包括应用减轻充血的制剂治疗鼻窦炎以及静脉抗生素治疗。

减轻鼻黏膜充血可通过吸入生理盐水（saline）（每日3次）、0.1%含有丁苄唑啉的鼻喷剂或凝胶（每日3次），或中鼻道填入减轻充血的纱条（每日2次）实现。可加入黏液溶解剂如乙酰半胱氨酸以溶解黏液。

静脉抗生素治疗应用广谱青霉素（如氨苄西林＋舒巴坦），对青霉素过敏的患者可用克林霉素，因为它对软组织和骨组织的效果均较好（注意：青霉素和头孢菌素之间可能有交叉反应）。

Ⅰ期和Ⅱ期眼眶并发症在开始时非手术治疗

足矣，因为大多数Ⅰ期和Ⅱ期并发症在治疗后24小时内改善，非手术治疗是恰当的。然而，如果观察24小时后临床症状进展，包括出现视力或眼球运动障碍、眼球突出加重，应行鼻窦和视神经管CT扫描（轴位和冠状位平片）和手术干预。

另外，Ⅲ～Ⅴ期应静脉给予可的松治疗以减轻水肿和炎症，肝素可预防静脉窦血栓形成。

2. 手术治疗 下列临床症状为手术治疗指征：①临床所见24小时内加重；②视力丧失；③眼球运动障碍。

手术治疗包括鼻窦手术作为源头控制、骨膜下脓肿或眼眶脓肿行脓腔引流、眼眶蜂窝织炎行眼眶减压术（表6-3）。

表 6-3 根据疾病分期源于急性鼻窦炎的眼眶并发症治疗方法

分期	非手术治疗	手术治疗
Ⅰ	减轻充血制剂	非手术治疗24小时内进展
	静脉抗生素治疗	手术源头控制
Ⅱ	减轻充血制剂	非手术治疗24小时内进展
	静脉抗生素治疗	手术源头控制
Ⅲ	静脉抗生素治疗	即刻手术治疗指征
	肝素	手术控制源头
	静脉皮质类固醇治疗	
Ⅳ	静脉抗生素治疗	即刻手术治疗指征
	肝素	鼻内镜眼眶减压术
	静脉皮质类固醇治疗	根据脓肿位置经面部入路
Ⅴ	静脉抗生素治疗	即刻手术治疗指征
	肝素	鼻内镜眼眶减压术
	静脉皮质类固醇治疗	根据脓肿位置经面部入路

3. 预后 术后视力改善依赖于以下因素：一发病就视力完全丧失通常意味着预后不佳；手术介入前的时间过长（>48小时）导致的视力恢复不好，可用发生于视神经炎性反应的病理生理过程进行解释（见第2章）。通过及时的诊断和准确的治疗（静脉抗生素治疗及可能的手术治疗），眼眶脓肿或眼眶蜂窝织炎造成的视力丧失恢复率可高达68%～100%。

第三节　其他原因眼眶并发症

眼眶并发症除外伤性、医源性或鼻源性外还有其他原因，为了采取适当的治疗方法，了解并发症的起因是关键。

一、眼眶气肿

眼眶气肿是眼眶内异常的气体积聚。由于存在相对疏松的组织结构和许多筋膜间隙，气体可播散至整个眼眶。气肿的程度，尤其是球后和肌锥内，只有通过眼眶CT或MRI扫描可见。

1. 发病机制 发生眼眶气肿的前提是眶内软组织和充气空间相沟通，最常见的原因是颅眶内壁或眶底骨折，眼眶开口于鼻窦系统。用力擤鼻使鼻窦内压力增加，将气体推入眼眶软组织。因此，约33%颅底骨折和颅脑外伤伴有软组织气肿。运动是眼眶气肿第二个常见原因，举重训练收紧了腹肌，这就使鼻窦内产生压力。在这种压力增加的过程中，超过2.08J的能量传递给筛骨纸板引起骨折，使得气体进入眼眶。与眼眶气肿发生原因相似的机制还见于用力擤鼻或使用潜水用高压吸气瓶，也可以引起筛骨纸板骨折。此外，事故也可以使气体通过结膜进入眼眶，例如工作时机器产生强烈的气压（如高压空气喷射），但那些病例中通常以结膜和眼球病变为主。

2. 临床症状 临床常表现为上睑和下睑软性、弹性肿胀，大多数触诊时伴有典型的捻发音。眼睑软组织中积气严重者眼睑运动受限，眼球运动既无障碍也无疼痛。入侵的气体具有占位效应，但这种效果产生的压力不足以使视力减退。气肿只有在个例报道中有过描述。Key等报道了3例外伤导致的气肿使视力快速进展性下降，需立即行手术减压。尽管如此，眼眶气肿患者也应接受全面的临床眼科检查。

3. 治疗 眼眶气肿通常需要非手术治疗，因为骨折后细菌很可能由鼻内通过鼻窦进入眼眶，因此治疗应包括应用广谱抗生素（如氨苄西林、头孢菌素、克林霉素）5～7天，同时冷敷、应用非甾体抗炎药物如布洛芬（4×600mg/d）。只有在特殊情况下才行减压手术，主要是指视力快速减退。

对于立即减压的急症操作，有些学者建议经眼睑植入一个大口径针头，多余的气体可由此排出。

总体预后良好，大多数病例经过1周气体可吸收，发病早期即需要手术减压的视力丧失通常可完全恢复视力。

二、甲状腺功能障碍性视神经病变

一种特殊类型的眼眶并发症是甲状腺功能障碍性视神经病变（dysthyroid optic neuropathy，DON），可发生于活动期甲状腺眼眶病变，导致快速视力丧失，需要立即手术治疗。对患者而言，视力丧失意味着最严重的症状。

1. 发病机制 内分泌性眼眶病变是一种自身免疫性疾病，其特征为球后脂肪组织增生和肌炎导致的眼外肌增厚。关于该病发病机制的详细讨论见第7章，在此仅简要提及。这些机制作用的结果是眼内压和眶内压明显增高，同时眼上静脉压力增高，造成眼内压进一步增高。所有升高的压力梯度作用于视神经，眼球突出介导的压力也可以作用于神经。除其他并发症外，约5%病例导致甲状腺功能障碍性视神经病变的发生，特征为视力快速丧失。从致病观点来看，在视力恶化过程中，两个因素——压力增加和自身免疫导致的炎性反应对视神经起了作用。

2. 临床症状 活动性 Graves 眼病的主要临床症状包括球结膜水肿、上睑回缩、眼球突出、眼球运动障碍和眼压升高，数天内可发生视力减退甚至失明。

3. 治疗 应用大剂量皮质类固醇3～4天。如果皮质类固醇治疗1～2周无明显疗效，为改善视力可行眼眶减压术。这样降低了对视神经的压力，使眼上静脉血流正常。尽管有这些治疗方法，视力恢复预后尚不肯定。如果在开始治疗前 DON 已经发生视力丧失，则视力完全恢复的概率约为40%。

三、牙源性脓肿

1. 发病机制 除鼻源性疾病外，牙源性疾病是眼眶并发症第二常见的原因，大多数脓肿由以下原因引起：
- 牙科操作介导的口窦（mouth-antrum）连接
- 根尖周炎（急性根尖炎症）
- 深部边缘性牙周炎（慢性根尖炎症）
- 上颌拔牙后牙槽炎（骨性牙槽炎症）
- 黏膜下脓肿
- 感染性植入物
- 牙根管治疗后填塞物压迫过紧
- 牙根管治疗时医源性使用器械过力
- 外伤导致的上颌前牙损伤
- 牙源性上颌窦炎
- 已有的上颌窦囊肿牙源性感染（根部、滤泡性或阻塞性囊肿）
- 牙源性肿瘤

通常下颌或上颌第三磨牙（37.5%）、上颌第一磨牙（12.5%）或下颌第二磨牙（12.5%）是感染的来源。上颌尖牙的根尖向上几乎延续到眼眶（"眼牙"一词的由来），也是眼眶并发症的焦点。

感染通常为经血行、淋巴或通过上颌窦骨缝和眶底蔓延至眼眶的继发性感染。

牙源性炎症的多种微生物细菌谱与鼻源性眼眶脓肿细菌谱不同，包括需氧菌如链球菌和葡萄球菌，以及厌氧菌，主要是口腔致病性厌氧菌如消化链球菌属、梭菌属和普鲁菌属。

2. 临床症状 典型症状为牙痛、头痛及体温升高，临床上通常可见面颊部和（或）下睑肿胀、充血，也可能引起上睑水肿。受累牙齿呈触敏性并引起头痛。根据炎症分期，可发生球结膜水肿、眼球突出、眼球运动障碍，甚至有可能出现黑矇和眼肌麻痹。

3. 治疗 有必要行鼻旁窦系统的轴位和冠状CT扫描，以评估解剖结构和并发症的程度。静脉抗生素治疗使用氨苄西林和β内酰胺酶抑制剂，可联合甲硝唑。林可酰胺类抗生素（如克林霉素）可作为替代治疗方案。手术治疗由牙科医生或口腔颌面外科医生去除感染灶，包括拔牙或根部切除及脓肿引流。如果炎症导致眼眶脓肿形成或眼眶蜂窝织炎发生，治疗操作规程参见"手术治疗"内容。

四、面颊部皮肤感染

1. 发病机制 面部感染（皮肤损伤、疖、粉瘤等）可作为眼眶内感染播散的一个切入点并引起眼周肿胀，通常可查到细菌如葡萄球菌和链球菌。感染可通过血流传播至眼眶内部结构，引起眼眶并发症，通常为静脉。应注意的是炎症通过内眦静脉传播，可引起静脉窦血栓和血栓性静脉炎、脓毒血症。

2. 临床症状 临床出现典型的炎症征象，如疼痛、肿胀、充血、脓肿区发热以及受累眼睑肿胀，同时可伴有球结膜水肿。在晚期病例中，炎症本身表现为丹毒或脓肿形成。

3. 治疗 治疗的重点是静脉抗生素治疗，应用广谱青霉素（如氨苄西林＋舒巴坦）或用克林霉素替代。脓肿治疗应切开引流脓液。

五、泪腺炎

1. 发病机制 泪腺炎是一种泪腺的炎症，有两个不同类型应相互鉴别。

（1）急性泪腺炎：急性、感染性，通常为单侧（流行性腮腺炎感染除外）。

（2）慢性泪腺炎：慢性、非感染性，通常为双侧。

急性泪腺炎通常与感冒或流感有关，可能既往存在免疫缺陷。急性炎症通常源于细菌，典型细菌为葡萄球菌、链球菌和肺炎双球菌，病毒如腮腺炎和麻疹病毒、流感病毒、单纯/带状疱疹病毒，EB病毒比较少见。

结核、白血病或眼眶炎性假瘤病程中引起的全身性疾病（如类肉瘤病、Wegener肉芽肿、Sjögren综合征、淀粉样变性）是**慢性泪腺炎**的原因。

2. 临床症状 泪腺炎的主要症状是泪溢和反复结膜炎，常有压迫感及上睑充血、肿胀，后者表现为典型的分段型（图6-6），也可有眼球运动障碍和眼球突出。爆发性病程可导致眼眶蜂窝织炎。鉴别诊断应考虑上睑蜂窝织炎，例如在浅表皮肤外伤后出现。

3. 治疗 治疗方式根据原发疾病而定，对于感染性起源者局部应用抗生素滴眼液（如庆大霉素、新霉素或氧氟沙星）及消毒眼罩即可；或根据疾病进展，全身应用广谱青霉素（如氨苄西林＋舒巴坦）、头孢菌素或克林霉素。脓肿形成并液化后，超声可以清楚显示，需要手术切除脓肿。

六、昆虫叮咬

1. 发病机制 昆虫叮咬可以是原发性或继发性引起局部炎症反应的原因，并导致眼眶并发症。

（1）原发性炎症：污染物对组织的直接效应（如昆虫毒素）。

（2）继发性炎症：细菌双重感染对组织的间接效应。

2. 临床症状 根据昆虫叮咬的位置不同，可累及不同眼眶结构，包括痛性眼睑睁开限制以及肿胀形成，甚至眼周坏死性筋膜炎。

（1）**原发性炎症**：轻微的局部反应表现为叮咬部位变红，疼痛性肿胀，通常直径小于10cm，并于24小时内消退。

严重的局部反应表现为大于10cm的肿胀，可持续数天，伴有淋巴腺炎和全身情况恶化。产生这些反应的患者很可能属过敏性质，但非IgE介导，在人群中比例可高达25%。

只有少数情况下昆虫叮咬会引起致命性疾病（横纹肌溶解、溶血、脑病、肝和肾损害）。

（2）**继发性炎症**：如果发生昆虫叮咬继发感染，除上述描述的临床征象外，还有高热伴蜂窝织炎或化脓性软组织炎症。

3. 治疗

（1）**原发性炎症**：昆虫叮咬局部治疗包括局部应用皮质类固醇乳膏或凝胶，可加用口服抗组胺药（H_1受体阻滞剂），严重器官疾病需要系统和对症治疗。

（2）**继发性炎症**：如果昆虫叮咬发展成细菌双重感染，应静脉使用广谱青霉素进行治疗（如氨苄西林＋舒巴坦）、头孢菌素或克林霉素。如果脓肿形成需进行手术治疗。

七、变态反应病

1. 发病机制 变态反应性眼睑炎（接触性皮炎）是由细胞介导的迟发性抗原-抗体反应，化妆

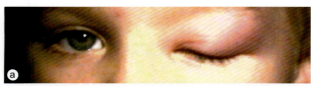

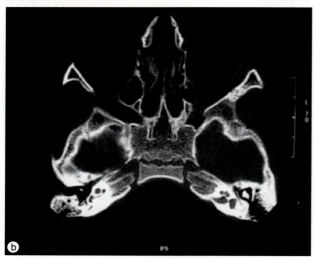

图6-6 左眼泪腺炎。a. 由于存在泪腺炎，上睑呈分段型；b. 鼻旁窦轴位CT扫描可见左侧泪腺肿胀

品、滴眼液或软膏内的防腐剂是最常见的致病性过敏原。

一种特殊形式的变态反应是血管性水肿（昆克水肿），属于一种急性反应，由于血管舒缓激肽活化导致血管舒张，表现为皮下组织和黏膜下层急性肿胀，ACE抑制剂可作为其致病因子。遗传性血管性水肿就是C1酯酶抑制剂缺乏。

2. 临床症状 眼睑炎表现出浮肿样发红肿胀，常累及上睑和下睑，皮肤皱褶像羊皮纸，在病程中呈特异方式变化，这些症状常常伴有皮肤疼痛性张力增大和发痒。

相反，血管性水肿会导致弹性、无痛性、无痒感肿胀，可发生于身体任何部位，但常累及面部和呼吸道黏膜。应注意伴有窒息的致命性气道阻塞的可能。

3. 治疗 变态反应性眼睑炎治疗包括避免接触过敏原以减轻变态反应，以及应用皮质类固醇软膏。

非常强烈的变态反应和血管性水肿应考虑静脉应用皮质类固醇、抗组胺药，如有必要须更换C1酯酶抑制剂。如果怀疑水肿是由ACE抑制剂诱导的，应永久性停止使用。

八、结膜炎

1. 发病机制 结膜炎是结膜感染性或非感染性炎症，可分为不同类型，下列是最常见类型。

（1）细菌性结膜炎：常由葡萄球菌、链球菌、肺炎双球菌或衣原体引起。

（2）病毒性结膜炎（流行性角结膜炎）：通常为8型或19型腺病毒所致。

（3）真菌性和寄生虫性结膜炎：尤其是由白色念珠菌、曲霉属真菌、棘阿米巴属、微孢子虫和利什曼虫引起。这些微生物起了很微弱的作用，且在发达国家相当少见。

（4）机械诱导的结膜炎：外部刺激以及干燥的结膜容易触发该型结膜炎。

（5）过敏性结膜炎：对于季节性花粉过敏的过敏性鼻炎患者特别重要，动物皮毛、化妆品和药物都可以是过敏原。

2. 临床症状 结膜炎典型症状为：①疼痛、异物感和痒感；②充血（结膜发红）；③脓性分泌物；④球结膜水肿（结膜肿胀）；⑤泪溢（过多分泌泪液）；⑥假性上睑下垂（睑裂变窄）；⑦畏光（厌恶光线）；⑧眼睑痉挛（眯着眼睑）；⑨可能膜或假膜形成及水疱。

3. 治疗 根据炎症原因进行治疗，冷敷和人工泪液可作为支持疗法，使所有症状减轻。

简单的**细菌性结膜炎**进展期，通过局部抗生素治疗（软膏、滴眼液；如使用庆大霉素、新霉素或氧氟沙星）可以快速改善。含有皮质类固醇的复合制剂（如地塞米松）也可使用。衣原体性结膜炎应局部和全身使用四环素进行治疗。如果致病菌呈耐药性，进展过程中应全身使用广谱抗生素治疗（如氨苄西林+舒巴坦）。然而**病毒性结膜炎**通常不需任何特殊治疗即可痊愈。

九、罕见原因眼眶并发症

Lourdes Del Rosso和同事报道了1例不常见的眼眶并发症。63岁男性在多次非手术治疗过程中，每天服用1×325mg阿司匹林和1×75mg氯吡格雷共2年，在观察期最后2个月，饮食中每天补充1×1000IU维生素E和鱼油。此前患者在患有阻塞性睡眠呼吸暂停综合征后，夜间使用CPAP（持续气道正压通气）罩5年，未出现任何问题。然后发生了原因不明的眶周皮肤血肿，首先是左眼周围，然后是右眼周围。患者的病史显示没有证据提示与CPAP罩、外伤、强体力活动有关，也无疼痛或其他不适。检查发现无视物模糊，CT扫描无进一步血肿或异常，实验室结果既无凝血障碍也无血管炎征象。

1. 发病机制 作者猜测综合各种因素造成血肿的原因。因为维生素E和鱼油（omega-3脂肪酸）具有抗凝特性，与抗凝药物阿司匹林和氯吡格雷同时服用更导致出血的危险性增加。由于CPAP罩的使用，眼中央静脉内液体静压力升高，导致眶周毛细血管损害。停止服用维生素E和鱼油后，血肿消退，未发生进一步出血。

2. 治疗 患者出现与CPAP面罩相关的面部血肿的应检查出血倾向增加的原因，联合服用抗凝剂和维生素E及鱼油时应非常小心。甚至在低压状态下，服用抗凝药物或抗凝营养品患者使用CPAP面罩可引起面部血肿。

第四节 总 结

主要眼眶并发症总结列于表6-4。

表 6-4 重要的眼眶并发症总结

并发症	原因	发病机制	症状	治疗
血肿	出血	• 事故 • 医源性（FESS） • 自发性	• 压力增加 • 眼眶挤压综合征 • 眼球突出 • 失明	• 外侧切开术 • 眦部松解术 • 鼻内眼眶减压术
炎症	炎症播散	细菌感染播散 （鼻源性、牙源性）	• Ⅰ期（眼眶水肿） • Ⅱ期（骨膜炎） • Ⅲ期（骨膜下脓肿） • Ⅳ期（眼眶脓肿） • Ⅴ期（眼眶蜂窝织炎、眶尖综合征）	• 静脉抗生素治疗 • 副鼻窦 CT 扫描 • 手术去除炎症原因
气肿	空气进入眼眶	• 外伤（骨折） • 医源性	软组织气肿，少有占位效应，视力障碍	冷敷、很少需要手术
甲状腺功能异常性视神经病变（DON）	自身免疫性疾病（甲亢）	• 自身免疫诱导的眼外肌炎症（肌炎） • 球后脂肪组织增生 • 压力增高	• 眼球运动障碍 • 快速视力丧失 • 球结膜水肿 • 眼球突出	• 皮质类固醇 • 眼眶减压
结膜炎	结膜炎症	• 细菌性 • 病毒性 • 衣原体、寄生虫 • 变态反应性 • 机械性	• 痒感 • 充血 • 泪溢 • 眼睑痉挛 • 脓性分泌物	• 抗生素滴眼液 • 全身抗生素治疗 • 如有必要，手术引流脓液
泪腺炎	泪腺炎症	• 急性：感染（细菌/病毒） • 慢性：非感染性（全身病、结核、白血病、眼眶假瘤）	• 泪溢 • 炎症体征及上睑呈分段型 • 注意：上睑脓肿或蜂窝织炎	• 抗生素滴眼液 • 全身抗生素治疗 • 如有必要，手术引流脓液
变态反应	1. 变态反应性眼睑湿疹（过敏原） 2. 血管性水肿（ACE-抑制剂，C1酯酶抑制剂缺乏）	变态反应： 1. 急性反应 - Ⅰ型 2. 迟发型反应 - Ⅳ型	1. 痛性、发痒的眼睑湿疹 2. 无痛、无痒的面部水肿	• 避免过敏源 • 皮质类固醇 • 抗组胺药物 • C1酯酶抑制剂

第五节 儿童眼眶并发症的特殊特征

儿童眼眶并发症的发生率比成年人似乎更高些，发生率约为3%。在儿童中，通常伴随着急性鼻窦炎。然而鼻源性原因并非总是致病原，因此准确的病史和正确的诊断至关重要。在儿童鉴别诊断中还应考虑到泪囊炎、牙源性原因、昆虫叮咬、变态反应、外伤或眼眶肿瘤。慢性鼻炎常在儿童中常被误认为是鼻源性原因。

眼眶并发症的原因应进行多学科分析（例如儿科、耳鼻咽喉科、眼科和牙科医生共同协作），耳鼻喉科分析应包括鼻内镜鼻部检查，特别是中鼻道。如果鼻内镜显示中鼻道内有脓液，患儿发热，实验室检查炎症参数升高（CRP、白细胞），则病灶最可能在鼻窦。由于鼻窦系统发育的特点，儿童通常表现为筛窦炎。筛窦在出生时已经发育完全，但上颌窦和额窦只有到10～12岁时才发育完全。儿童鼻窦炎最常见的微生物为肺炎链球菌（36%）和流感嗜血杆菌（23%）。卡他莫拉菌在儿童（19%）中比成人（2%）更常见。如果病灶为牙源性，可检查到大多数为厌氧菌如拟杆菌属、梭菌属和链球菌。

临床上所有表现出眼眶并发症的儿童均应入院接受静脉抗生素治疗。经24小时非手术治疗后疾病仍有进展、眼球运动限制、视力丧失或MRI、CT扫描可见脓肿形成，为立即手术指征。如果还未做手术，需要术前影像检查（MRI或CT）。

儿童CT扫描关键的问题是要考虑放射线暴

露，与MRI不同，CT可以精确评估骨结构，然而放射线暴露可引起白内障、脑肿瘤或白血病，特别是在年幼儿童。在2～3次头部CT检查（～60mGy）累积的剂量即有发生脑肿瘤的危险；5～10次CT检查剂量即有发生白血病的危险。因此放射剂量应降低到最小。除MRI和低剂量CT检查外，数字容量体层摄影（DVT）可作为替代影像检查，有效剂量为～0.3mSv。

在Welkoborsky和其同事的研究中，49例儿童因眼肿胀入院治疗。在这些儿童中，18例（36.7%）因急性鼻窦炎导致眼眶并发症；21例（61%）为非鼻源性炎症眼眶肿胀（感染的皮脂腺囊肿、感染的昆虫叮咬、单纯病毒感染合并细菌双重感染、结膜炎或牙源性病灶），也需要全面的诊断评估和治疗；4例（8.2%）儿童为面部外伤；3例（6.1%）为眼眶肿瘤（血管瘤、未分化肉瘤、胶质瘤）。另2例（4.1%）儿童，1例为变态反应性鼻窦炎引起的眼眶肿胀，1例（2.0%）为眶内异物（一块木片）导致的眼眶并发症。

儿童眼眶并发症可由许多疾病引起，因此具有挑战性，为了查明准确病因，必须进行仔细的临床检查和详细询问患儿父母有关的既往史，这对后续治疗也极为关键。

第 7 章
内分泌性眼眶病变

第一节	病因和发病机制	89
	一、病因	89
	二、发病机制	89
第二节	临床和实验室检查	91
	一、临床检查	91
	二、实验室检查和医学影像学	92
	三、临床推荐实际应用	93
第三节	眼科表现和并发症	93
	一、临床表现分类	93
	二、干眼综合征	93
	三、眼睑回缩	94
	四、临床活动性指征	94
	五、眼球突出	94
	六、兔眼	95
	七、上睑下垂	95
	八、暴露性角膜病变	95
	九、斜视	95
	十、压迫性视神经病变	96
	十一、青光眼	96
第四节	治疗	96
	一、免疫抑制治疗	96
	二、内分泌性眼眶病变放射治疗	98
	三、眼眶减压	102
	四、内分泌性眼眶病变的眼睑手术	108

第7章 内分泌性眼眶病变

第一节 病因和发病机制

George J.Kahaly

一、病因

内分泌性眼眶病变（endocrine orbitopathy，EO）是 Graves 病和自身免疫性甲状腺病最常见的甲状腺外表现。EO 可发生在甲状腺疾病发病前、发病中及发病后。眼部受累通常呈不对称性，尽管 EO 更常累及女性，但男性也经常面临非常严重的疾病进展。EO 总体发病年龄多在 40～50 岁，常与 Graves 病同时发生，且 TSH（促甲状腺激素）受体抗体阳性。只有少数继发于桥本甲状腺炎，甲状腺过氧化物酶或甲状腺球蛋白抗体阳性，继发患者自身免疫性甲状腺病者更少见。在德国美因茨约翰内斯古腾堡大学眼眶中心一项 250 例 EO 患者的前瞻性研究中，231 例（92.4%）患有 Graves 病，12 例（4.8%）桥本甲状腺炎，7 例（2.8%）无自身免疫性甲状腺病。在总体人群中，估计 EO 发病率为每年每 10 万人口中女性 16 人，男性 3 人。在所有 Graves 病患者中，观察到约 1/4 患者有 EO 临床相关进展，如果也包括眼睑变化，这个数值会增加到 40%。应用 CT 或 MRI，或测量眼压，可在大多数 Graves 病患者中发现亚临床异常。但是严重 EO 只占所有病例的 3%～5%。

> **备忘**
> EO 通常与自身免疫性甲状腺疾病有关，约 25%Graves 病患者有眼眶症状，只有 3%～5% 患者发生 EO 严重进展。

二、发病机制

1. 眼眶病变的免疫机制 眼眶间隙内免疫过程由炎症反应、结缔组织和脂肪组织（两者都围绕着眼外肌及肌束膜和肌内膜内部）增生组成，最后成纤维细胞产生大量糖胺聚糖。炎性反应主要以 T 淋巴细胞（$CD4^+$、$CD8^+$、$CD45RO^+$、$CD45RB^+$）浸润为特征，浆细胞和巨噬细胞也增多。淋巴细胞、浆细胞和巨噬细胞增生并刺激眼眶成纤维细胞，产生大量胶原和黏多糖体。眼眶成纤维细胞仅对某种特定的细胞因子敏感，这就解释了免疫反应的解剖位置。成纤维细胞释放前炎性细胞活素（特别是白介素 IL-6 和 IL-8），进而刺激了核因子 κB。

眼外肌的体积可增加到正常时的 2～3 倍，最常受累的肌肉是下直肌和内直肌。动物模型已显示，根据眼外肌各自的解剖情况，继发效应是眼眶静脉阻塞。这就导致额外水肿形成，炎性反应加重。正如在体外观察到的，一部分眼眶成纤维细胞是所谓的可转化为脂肪细胞的前脂肪细胞。在转化过程中前脂肪细胞过度表达 TSH 受体，支持了在眼眶免疫反应中此受体是一种重要的自身抗原这一理论。

有证据提示具有类似于分子 T 细胞受体储备的 T 淋巴细胞可以迁移到甲状腺组织和眼眶组织，表明这两种类型组织的抗原具有相似之处。TSH 受体及 TSH 受体变体的 RNA 和蛋白均可在眼眶结缔组织和脂肪组织中探查到。由于 TSH 受体的克隆性，有许多迹象表明它存在于甲状腺外和眼眶内。因此考虑 TSH 受体的细胞外成分对于 EO 患者可作为 T 淋巴细胞交叉反应抗原的决定因素和一个靶结构。这一观点得到了动物实验的支持，注射 TSH 受体可同时诱发 Graves 病和 EO 的特征。然而，功能性 TSH 受体或其他甲状腺抗原在眼眶组织中还未被探查到。研究发现，EO 的活动性和严重性与 TSH 受体抗体滴度的高低相关。另外，认为有其他与免疫系统发生反应的眼眶蛋白。尽管淋巴细胞对自体组织免疫耐受，但眼眶 T 细胞可与患者自身眼眶蛋白片段发生反应。因此，这些抗原结构的特征很可能为 EO 发病机制的背景研究带来进一步的启示。

急性期过程包括眼眶组织淋巴浸润和成纤维细胞活化，之后进入慢性期。病理组织学相关表现为纤维化增多。因此，解剖上相当狭窄的眼眶间隙内发生的组织转化和增生会导致压力增高，引起 EO 的特征性症状（图 7-1）。

> **备忘**
>
> 作为 EO 的一部分，眼肌体积（通常为下直肌和内直肌）增加到正常的 2～3 倍，EO 的活动性和严重性与测量的 TSH 受体抗体滴度的高低具有相关性（图 7-1）。

2. 胫前黏液性水肿和杵状指 EO 不仅与自身免疫性甲状腺疾病密切相关，它也是累及多个器官的复杂性疾病的一部分。在自身免疫性甲状腺功能亢进进展过程中，除甲状腺和眼部表现外，还可引起心脏形态和功能的改变。约 5% 的 Graves 病和 EO 患者在下肢和前脚部表现出特殊的胶样炎性肿胀（胫前黏液性水肿），以及手指和脚趾的改变（杵状指）。内分泌性皮肤病患者通常表现出 EO 及 TSH 受体抗体滴度升高，因为在 Graves 病患者的甲状腺和眼眶组织中，特异性 T 淋巴细胞也可在活动性炎性胫前黏液性水肿组织中被探查到。由于胫前成纤维细胞的细胞因子刺激，糖胺聚糖和其他皮肤结缔组织成分在皮下组织中积聚，这是与胫前黏液性水肿相关的结节状或弥漫性皮肤肥厚的形态学关联物（图 7-2）。

3. 危险因素 应禁止患者吸烟，避免心理应激，因为有证据表明，这两者均为增强自身免疫过程的可调控的危险因素。研究表明 Graves 病的患者中，吸烟者更容易发展为 EO。还发现尼古丁对于放射活性碘治疗、类固醇治疗和球后放射治疗的治疗效果有消极影响。外周 T 细胞表型和功能也受吸烟影响，急性期蛋白、补体因子和白介素 -1 的产生会增多。已知情感压力事件可促使自身免疫性甲状腺功能亢进的发生，慢性心理压力以及遗传倾向对抗甲状腺治疗有消极影响。

> **备忘**
>
> 吸烟和心理压力是影响自身免疫过程的危险因素。

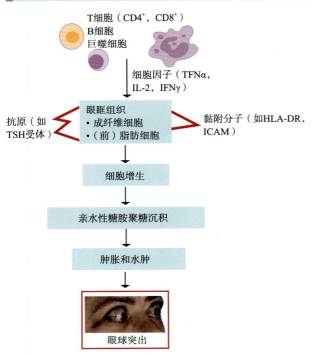

图 7-1 内分泌性眼眶病变（EO）发病机制

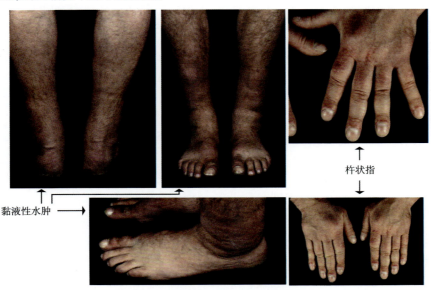

图 7-2 胫前黏液性水肿和杵状指

第二节 临床和实验室检查

George J.Kahaly

一、临床检查

EO 患者通常主诉慢性进展性的局部不适，晨重暮轻。主要表现为眼睑回缩，其他症状包括眶周水肿、眼球后疼痛和压力感、光敏感、异物感、流泪和不同程度的眼球突出等表现（表7-1）。严重结膜炎、局部感染和角膜缺损可能为眼睑闭合不全的结果。眼肌改变导致眼球运动障碍及复视。严重并发症为视神经压迫，造成视力下降、视野缺失，甚至完全失明。

表 7-1 按频率排列的 EO 症状和体征

症状	频率
眼睑回缩	90%
炎性软组织症状（眼睑肿胀、眼睑发红、泪阜肿胀、结膜发红、结膜水肿）	80%
眼球突出	50%~60%
角膜暴露时缺损	>50%
眼球运动障碍	40%
视力损害	3%~5%

在一项 59 例 EO 患者疾病自然进程的研究中，65% 患者症状自发改善，22% 症状无改变，只有 13% 患者症状加重。疾病的激活与潜在的甲状腺疾病复发或眼眶减压手术有关。约有 50% 的患者 TSH 受体抗体滴度的测量可作为估计 EO 的严重性和进展的指标。

原则上应进行所有眼部相关检查，眼球突出度可通过测量角膜顶点和外侧骨性眶缘之间的垂直距离得到定量结果（Hertel 眼球突出计）。眼外肌运动障碍及由此导致的复视检查对于后期手术非常重要。病理性瞳孔反射、视野缺失、色觉障碍都是视神经压迫的早期征象，可被眼科医生发现，甚至有些症状在发生中心视力下降之前即可被发现（表 7-2）。通过视觉诱发电位（VEP），早期视神经功能障碍可在视力下降前被发现。

表 7-2 可疑视神经病变的诊断措施

瞳孔反应（相对性传入瞳孔障碍，RAPD）
视野检查
色觉检查
视觉诱发电位（VEP）
视力测定（相当晚期）

备忘

EO 的临床症状和体征列于表 7-1。
可疑视神经病变的诊断措施列于表 7-2。

眼眶改变是一个动态过程，不能按照常规方式来描述，为了准确评估疾病进展，EO 活动性和严重性可应用已建立的评分方法来估计。

EO 的活动性可根据 7 级评分法进行分类（图 7-3，表 7-3）。当炎症过程伴有水肿、静脉回流障碍及受累肌肉增厚等症状时，被认为是活动性病变（图 7-4）。患者主诉眼球突出、烧灼感、异物感和球周压迫性疼痛，这些症状在疾病活动时加重。眼睑、结膜和泪阜可有肿胀或发红。

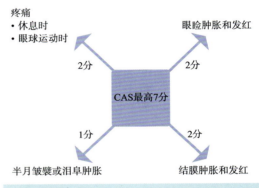

图 7-3 根据临床活动评分（CAS）评估内分泌性眼眶病变活动性

表 7-3 临床活动评分 CAS，每个特征 1 分

• 球后疼痛（第一眼位注视）
• 向上、侧方及向下注视时球后疼痛
• 眼睑发红
• 眼睑炎性肿胀
• 结膜发红
• 球结膜水肿
• 泪阜或半月皱襞炎症
• 最近 1~3 个月眼球突出度增加 2mm 或更多
• 最近 1~3 个月视力下降
• 最近 1~3 个月眼球运动度下降 8° 或更多

EO 的严重性根据 6 级评分法进行分类（图 7-5，表 7-4）。原则上，如果存在角膜损伤或视神经受压，则认为疾病严重。迄今为止，欧洲跨学科工作组（Graves 眼眶病欧洲组，EUGOGO）针对 EO 治疗，推荐如下的严重性分类。

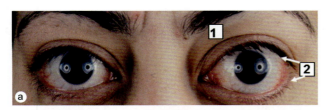
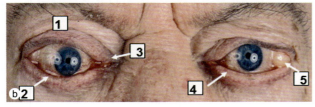

图 7-4 临床 EO 活动性。a. 非活动性内分泌性眼眶病变。局部眼睑肿胀（1），上睑和下睑回缩（2），左眼更严重（CAS=1）；b. 活动性内分泌性眼眶病变。眼睑肿胀和发红（1），球结膜水肿（2），半月皱襞和泪阜肿胀（3），结膜发红（4），根据这张图片可见的病变情况，CAS 为 6 分。也可发生眼眶脂肪脱垂（5）

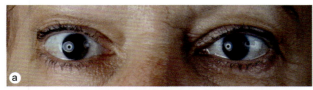
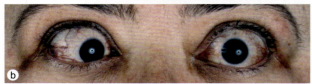

图 7-5 a. 轻度内分泌性眼眶病变。眼睑肿胀，右眼轻度上睑回缩，轻微眼球突出。根据光反射，接近生理性眼球位置（至少在第一眼位）。b. 严重内分泌性眼眶病变。显著的眼睑症状伴斜视，表明疾病严重。该患者还发生了视神经压迫，在这张图片没有显示

表 7-4 EO 严重性分类		
分级	评判标准	详细描述
1	EO 临床征象	例如：眼睑回缩
2	炎症 / 软组织受累程度	例如：结膜发红和肿胀
3	眼球突出	应用 Hertel 眼球突出计
4	眼球运动障碍	例如：复视 / 斜视
5	角膜受累	例如：浅表点状角膜病变或角膜溃疡
6	视神经受累	视力丧失 / 神经病变

- **轻度 EO**：患者日常生活仅受到 EO 症状和体征的轻微影响，既不需要免疫抑制治疗，也不需要手术治疗。这些患者通常表现出如下一个或几个症状：轻微眼睑回缩（≤2mm），轻微软组织受累，根据年龄和种族不同，眼球突出在标准值基础上 ≤3mm，暂时性或无复视，角膜炎症用人工泪液替代物治疗有效。

- **中度至严重 EO**：患者视力无损害，但日常生活受到症状影响，适合免疫抑制剂（活动性 EO）或手术（非活动性 EO）治疗。这一类患者通常表现出以下一种或多种症状：眼睑回缩 ≥2mm，中度至重度软组织受累，根据年龄和种族不同眼球突出在标准值基础上 ≥3mm，间断或持续性复视。

- **危及视力的 EO**：患者有视神经病变和（或）角膜失代偿，这类患者须立即干预。

> **备忘**
> EO 的活动性评估应用临床活动性评分（CAS，7 分），根据临床症状，疾病分为轻度、中度至重度或危及视力的 EO。

二、实验室检查和医学影像学

EO 通常表现出与甲状腺功能亢进密切的时间相关性（6～12 个月）。按照标准的诊断系统，这一程序已被证明有效，而且可以评估疾病的进展。临床和实验室检查的主要任务是确定甲状腺功能包括测定 TSH、游离 T4 和游离 T3 的基础血清值。甲状腺抗体（特异性 TSH 受体、甲状腺过氧化酶和甲状腺球蛋白抗体）的存在可以明确临床上甲状腺功能不确定的患者可异常发展为 Graves 病。甲状腺检查可以由甲状腺超声和闪烁扫描术来完成，Graves 病非常典型的超声图像显示为弥漫性甲状腺肿伴低回声，呈扇形，以及扩大的器官血管化明显增多。闪烁图通常表现为甲状腺被广泛保留。桥本甲状腺炎患者甲状腺表现为广泛或局限性的低回声区。

有关眼眶的医学影像技术（CT 或 MRI）只有术前应用，并用于不明确或单侧的病例。就此而言，眼肌炎或非特异性眼眶炎症是最常见的 EO 的鉴别诊断。

> **备忘**
> 作为诊断过程的一部分，临床和实验室检查（甲状腺功能和甲状腺抗体）可辅以超声检查。Graves 病的超声图像非常典型：弥漫扩大的甲状腺肿伴低回声，扇形形态及血管化增多。声像图上，桥本甲状腺炎显示为广泛性或局限性低回声结构。

三、临床推荐实际应用

应多学科密切监测急性期 EO 患者，可以早期发现可能发生的视力损害、视野缺损或角膜病变。推荐半年检查 1 次，直至达到稳定的甲状腺功能正常状态。类似于 Graves 病期间甲状腺功能亢进的复发预测，TSH 受体抗体也可以预测具有高抗体水平患者 EO 的恶化。尽管只有经验丰富的专家才会注意到这些，但这一信息可以影响治疗决策。如果采取多学科协作治疗包括专家一起协同工作，则是最理想的。随着专业眼眶中心的建立，通过对影响因素和病理生理相关性及遗传因素的相对一致性的探索，可获得一个比较好的 EO 治疗目标，例如生活质量改善，这是一个显著的影响。理想情况下，这一目标可以通过创办专业化的眼眶中心来实现。例如，德国美因茨约翰尼斯谷登堡大学医学中心医学部每周提供由内分泌科、眼科、耳鼻喉科、放射科及精神科的相关专家组成多学科会诊作为患者护理的一部分。

> **备忘**
> 急性期 EO 患者必须进行多学科密切监护，应用 TSH 受体抗体测定可以预测高抗体水平的患者病情是否加重。

第三节 眼科表现和并发症

M.A.Varde and B.Wiechens

EO 是一种影响眼眶组织并可观察到特征性改变的自身免疫性疾病，如果角膜或视神经受累，其并发症可导致视力丧失。外观改变可引起患者心理问题并导致抑郁症。

一、临床表现分类

眼周炎症征象是 EO 活动期的特征，**临床活动性评分**（clinial activity score，CAS）可用来评估**疾病活动性**，CAS 被认为是预测 EO 进展最好的因子，这对抗炎性治疗方案的制定非常重要，如皮质类固醇治疗、免疫抑制治疗或放射治疗。CAS 是基于临床体征制定的，不需要影像学结果（表 7-5）。临床表现实际上是由活动性炎症引起的，这一点非常重要。干眼症状是 EO 常见问题，也可以引起疼痛、视力变化及结膜发红，而球结膜水肿和瘙痒症状由变态反应引起。

表 7-5 临床活动性评分 1～7 分集中在第一次评估，每项 1 分，共 10 分

症状 / 体征	分数
自发性眶周疼痛	1
与眼球运动有关的眶周疼痛	1
眼睑肿胀	1
眼睑发红	1
结膜充血	1
球结膜水肿	1
泪阜或半月皱襞肿胀和发红	1
眼球突出度增加 ≥ 2mm	1
单眼偏移度 ≥ 8	1
视力损害多于 1 行（Snellen 视力表）	1

疾病严重性由 NOSPECS 评分评估（表 7-6）。根据严重性每个分期又被分成若干亚组；如果多个部位受累，NOSPECS 评分就是最高的。这个评分也是由每次问诊总结得出的，用以评估 EO 的进展并决定干预方式。这种评分的不足在于，并不是每个病例都会发生 0～Ⅵ期的症状进展过程，例如一例压迫性视神经病变只有轻度眼球突出而没有角膜受累。

表 7-6 NOSPECS 评分评估 EO 严重性

症状 / 体征	分期
无症状或体征	0
只有体征没有症状（眼睑回缩、眼睑退落）	Ⅰ
软组织受累（眶周肿胀）	Ⅱ
眼球突出	Ⅲ
眼外肌受累	Ⅳ
角膜受累（暴露性角膜病变）	Ⅴ
伴视力丧失的压迫性视神经病变	Ⅵ

最近的分类方法是 LEMO，此方法考虑到了症状和体征的独立性及其严重性。

EO 重要的临床体征、症状和并发症后文将详细讨论。

二、干眼综合征

干眼不仅在正常人群中是一种非常常见的疾

病，在 EO 和其他自身免疫性疾病中也非常多见。一般来说，干眼主要由以下两种原因引起：泪液蒸发过强和泪液分泌过少。泪膜成分将在第 15 章中详细讨论。泪液分泌过少是由淋巴细胞直接浸润泪腺及 TSH 受体自身抗体的效应引起的。眼睑回缩、兔眼及瞬目减少（下面叙述）可导致泪液蒸发过强。睑板腺功能也受甲状腺激素影响。甚至 EO 的治疗措施也会导致干眼：甲状腺功能低下（如抗甲状腺治疗后）、眼眶放射治疗及眼睑各种手术干预（上睑下垂手术、眼睑整形术）都与干眼综合征有关。

患者主诉干燥、异物感和疼痛，以及由于角膜表面不规则导致的视力改变，症状往往与临床表现不一致，并且多位于球后区，因此应与 EO 活动性相关疼痛鉴别。少数病例因极度干燥可导致角膜溃疡和失明。

临床检查显示弥漫性结膜充血（临床上应与活动性肌炎肌肉止点附近的局部充血鉴别）和结膜皱褶（与炎症相关的球结膜水肿鉴别）以及表层点状角膜病变（荧光素染色可见角膜上皮点状缺损），由于视神经压迫，视力明显下降。

治疗可选择应用人工泪液，严重病例可应用泪点栓子暂时封闭泪道引流系统或行睑裂缝合术。

干眼也可为 EO 的最初症状，因此鉴别诊断应包括 EO。

三、眼睑回缩

上睑回缩伴外侧加重（lateral flare）是 EO 具有诊断性的征象（图 7-6），双眼凝视为 Kocher 征，角膜缘上方可见巩膜为 Dalrymple 征。

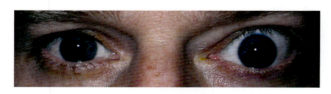

图 7-6　左上睑回缩伴特征性外侧加重

EO 眼睑回缩（由于上睑或下睑睑缘从角膜中央回缩导致睑裂扩大）是由静态和动态机制引起，上睑和下睑均可受到影响。

疾病过程中，上睑提肌直接受累导致纤维化和上睑静态回缩。下眼睑的下睑缩肌也相应受到影响（图 16-2，图 16-3）。

真性眼睑回缩的一个动态机制是由于甲状腺功能亢进，交感神经活动性增强，上睑 Müller 肌神经支配过强（下睑囊睑筋膜交感神经部分）。

真性眼睑回缩一般在第一眼位即可观察到，向下注视时更为突出（von Graefe 征）。这个体征有助于鉴别假性眼睑回缩。

下直肌纤维化浸润是 EO 肌肉受累的一部分，这会导致限制性垂直斜视和拮抗肌神经支配相对过强。上直肌和上睑提肌（LPS）受共同神经支配，这就导致了同侧**假性眼睑回缩**。根据 **Hering 定律**，随后对侧的 LPS 神经支配过强，因此对侧发生假性眼睑回缩。

引起假性眼睑回缩的另一个机制是对侧上睑下垂。按照 Hering 定律，同侧 LPS 神经支配过强导致对侧上睑回缩。人为提高下垂的眼睑可矫正对侧上睑回缩。假性眼睑回缩也可以由眼球突出引起，此时眼球突出引起机械性睑裂扩大。

为了矫正眼睑回缩，在计划眼睑手术前，应考虑到这些机制。

四、临床活动性指征

在 EO 活动期，患者常表现为双侧眼睑肿胀和发红，结膜充血（结膜的充血）、球结膜水肿（结膜的肿胀）以及泪阜和半月皱襞肿胀常发生（图 7-7）。如前所述，这应与病毒性和变态反应性结膜炎以及与干眼相关的刺激相鉴别。

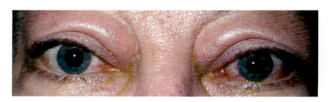

图 7-7　临床活动期 EO。双侧眼睑肿胀、发红，左眼结膜充血及半月皱襞肿胀

五、眼球突出

眼球由眼眶向外突出定义为**眼球突出**。EO 表现为轴性眼球突出，也就是眼球向前移位，而没有水平或垂直移位。眼球突出度通常用 **Hertel 眼球突出计**测量，测量时眼球在第一眼位注视，读取角膜顶点到眶外缘的垂直距离。由于面部轮廓在个体之间绝对值差异较大，主要用于随访检查。

非轴性眼球突出应考虑眼眶肌锥外肿物的可能性。

EO 相关的眼球突出主要由眼眶脂肪组织增生、眼外肌肿胀以及糖胺聚糖过多引起的眼眶水肿所致。

除考虑到美容问题外，眼球突出也是严重暴露性角膜病变和角膜溃疡的主要危险因素。

六、兔眼

兔眼主要由眼睑回缩和眼球突出所致。不完全的自主眨眼及随意眼睑闭合被称为眨眼兔眼。少见的眨眼被称为 Stellwag 征，常见于 EO。夜间兔眼的病史常由看护人或随从者发现。评估兔眼时，不仅程度很重要，还要特别注意是否存在角膜暴露。对角膜来说，Bell 现象是一种重要的保护机制。眼睑闭合时，眼球向上转动，将角膜保护在眼睑下方。由于纤维化的下直肌限制眼球运动，这一反射被抑制，正如 EO 中所见。角膜暴露的患者，急需进行兔眼的手术矫正。

七、上睑下垂

上睑下垂可由于眶周组织慢性肿胀以及与眼球突出相关的上睑提肌腱膜拉伸所致的腱膜原因引起。然而，它也可以是伴有 EO 的重症肌无力患者的一个体征。据文献报道，5%～10% 肌无力患者表现出自身免疫性甲状腺炎，但只有 0.2% 的自身免疫性甲状腺炎患者表现出肌无力。由于该病具有致命威胁，因此诊断非常重要。

EO 出现不典型的斜视（外隐斜视＝向外侧斜视），以及眼睑位置变化伴有斜视的患者都要怀疑肌无力的可能。

八、暴露性角膜病变

暴露性角膜病变是指眼睑不完全闭合（兔眼）导致的角膜严重干燥。泪膜可润滑角膜表面，并通过瞬目反射均匀地分布在角膜表面。它保护了角膜的光学特征，是维持视力良好的基础，并且保护角膜上皮免受微生物侵害。当眼睑闭合功能损害时，可形成暴露性角膜病变。EO 暴露性角膜病变是由于**眼睑回缩**、**眼球突出**及限制性斜视引起的 **Bell 现象减弱**所致。眼部检查包括荧光素钠角膜染色。裂隙灯蓝光下清晰可见暴露在外染黄的去上皮基底膜。暴露性角膜病变早期，角膜下方呈点状染色（表浅点状角膜病变），进一步发展可导致角膜擦伤、大范围上皮缺损。细菌或真菌感染可导致角膜溃疡。如果基质溶解严重，溃疡会导致角膜穿孔伴眼内组织膨出（图 7-8）。眼内可形成前房积脓，后期可导致眼内炎（玻璃体腔和视网膜浸润）、全眼球炎（所有眼部组织炎症）和眼眶蜂窝织炎。

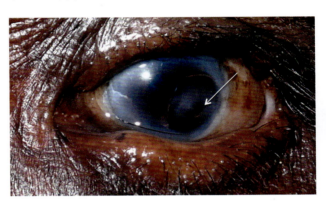

图 7-8 暴露性角膜病变（本例为外伤性兔眼）。颞下象限角膜变薄，无浸润。病变中央光照区后弹力层膨出，有自发穿孔的可能（箭头）（来源于 Dr. B. Mukherjee，Sankara Nethralaya Eye Hospital，Chennai，India.）

因此，暴露性角膜病变是甲状腺相关眼病的一个严重并发症，需要紧急治疗。

九、斜视

眼外肌受累导致受累肌肉肿胀和后期纤维化，从而引起限制性斜视。内直肌和下直肌最常受累，由于向相反方向注视时限制最为明显，外展和上视时症状最明显。开始患者仅在极度注视时才出现复视，后来表现为斜视，且有时偏斜角度很大。其他肌肉包括斜肌也可受累。可行遮盖试验和斜视评估以及牵拉试验以诊断限制性斜视。由内直肌纤维化导致的内斜视和下直肌纤维化导致的垂直斜视最常见（图 7-9）。外斜视很少见（发散性斜视；一种例外是上面提到的肌无力）。限制性眼球运动障碍后期可导致眼球向相反方向注视时眼压（IOP）升高，这也是一种临床征象，通常向上注视时眼压升高。

进展性斜视可以是疾病活动性的一个指征，但也是纤维化重构加重的一个征象。可用肉毒毒素治疗受累肌肉以预防肌肉挛缩。斜视手术是最终的治疗方法，但要到临床非活动期、甲状腺功能正常及斜视角稳定时才能进行。因为眼眶容积的变化会导致眼球位置改变，EO 斜视手术应在眼眶减压术后实施。斜视手术的目的是增大双眼单视的范围，并将其置于主要视野范围（直视及向下注视）。然而，肌肉的功能无法完全恢复。

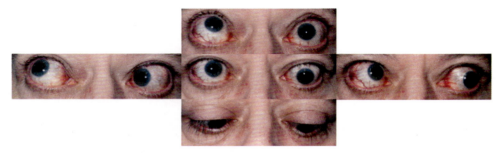

图 7-9　非活动性 EO 斜视。第一眼位左眼内斜和下斜，上转受限，右眼外展受限

十、压迫性视神经病变

压迫性视神经病变是除暴露性角膜病变外所有 EO 并发症中最严重的。它发生于 EO 活动期，是急症行眶减压手术的指征。

临床体征为视力丧失、相对性传入瞳孔障碍、视野缺失及色觉损害。检眼镜检查显示视盘充血肿胀，可能伴有视盘出血（图 7-10）。这些患者常无明显的眼球突出。

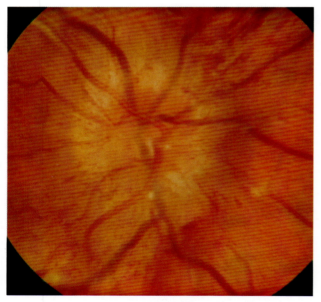

图 7-10　压迫性视神经病变致视盘水肿，可见视盘边界模糊、充血和出血

十一、青光眼

很多研究并未显示甲状腺眼病患者青光眼发病率增高，然而患者眼压却常常升高。眼压升高的主要原因是 EO 患者静脉压的升高。眼外肌受累和眼球运动限制导致注视依赖性眼压升高，在第一眼位测量时可能被忽视。常规眼科检查对于确定治疗时机非常重要。

压迫性视神经萎缩在形态学上与青光眼性视神经萎缩非常相似。

第四节　治　疗

一、免疫抑制治疗

George J.Kahaly

首先要治疗的是甲状腺功能异常，因为它本身可以使症状改善。应注意的是尽管甲状腺功能正常可以改善疾病进程，但有些甲状腺抑制剂本身会加强眼眶的免疫反应。甲巯咪唑可以有效抑制单核细胞自由基形成。此外，严重 EO 不仅与甲状腺功能异常有关，还可与甲状腺肿同时存在。除药物治疗甲状腺功能亢进外，也可考虑放射活性碘治疗或甲状腺切除术。研究显示，放射活性碘治疗通常与眼病加重有关。毫无疑问，必须达到甲状腺功能正常状态并避免甲状腺代谢低下发生。

考虑到对 EO 发病的解释主要基于假设，迄今为止还没有可用的病因治疗。因此治疗目标集中于减轻局部不适、抑制眼眶内自身免疫现象并预防可能的并发症。局部眼疾病如干眼或结膜炎，可用滴眼液或眼膏治疗。

> **备忘**
> 一般来说，EO 患者应首先治疗甲状腺功能异常，达到甲状腺功能正常状态并避免甲状腺代谢低下。另外患者应戒烟。

1. 糖皮质激素 疾病急性期推荐使用糖皮质激素，对比研究显示，70%～75% 患者激素治疗有效。全身应用糖皮质激素可静脉或口服，静脉应用对于减轻复视及控制炎性反应具有明显优势。这种增强的效果伴随着对治疗的耐受性增加。静脉推注治疗体重增加相对较低，患者对这种治疗方式不太排斥。如果糖皮质激素治疗持续 3 个月以上，应使用维生素 D 替代治疗（每周 5600IU）。有骨质疏松危险的患者还应同时应用双膦酸盐治疗。

糖皮质激素作用的原理是抑制核因子 κB，这就解释了激素治疗的抗炎性效果。随机研究显示静脉大剂量皮质类固醇治疗（每周 0.5g）12 周比口服糖皮质激素治疗 [1mg/（kg·d）] 具有优势。注射优于口服用药，尤其是对于治疗眼球运动障碍导致的复视和对抗炎性反应。这种增强的效果伴随着对皮质类固醇的耐受性增加。由于静脉推注治疗过程中胃痛和皮肤问题的发生相对较少，以及体重增加不显著，使患者对这种治疗不太抵触。对于视神经受累以及将要发生视力丧失的患者，在眼科密切观察治疗下推荐使用 500mg 甲泼尼龙大剂量静脉冲击治疗 3 天。如果压迫症状有改善，可按照前面推荐的剂量非手术治疗；再次发生视神经病变时，手术治疗不可避免。

球后皮质类固醇注射和全身应用相比无任何优势，并且增加了局部并发症的危险。静脉使用过程中应考虑到甲泼尼龙累积量超过 10g 时，就会增加肝脏毒性；已有几例报道在这个剂量范围内发生严重的和部分致命性肝衰竭。易感因素为既往肝损害和病毒性肝炎。此外曾在既往有临床上不显著的心脏病患者应用静脉皮质类固醇的治疗中观察到急性左心衰竭。

> **备忘**
> 甲状腺眼病或 EO 患者中，70%～75% 使用糖皮质激素有效，静脉使用优于口服治疗。

2. 非皮质类固醇免疫抑制剂 当糖皮质激素治疗反应不明显和（或）有持续的炎性反应时，应使用非类固醇类免疫抑制剂。这种治疗方式成功有效，特别是对于软组织受累者；其主要缺点除费用较高外，就是不能除外发生严重感染的风险。事实上这类治疗还未完全成熟，还需进一步临床试验，因此使用这些制剂受医疗试验中心的限制。

治疗过程中，任何可能的副作用都要严密监控。一般用于移植医学的环孢素可成功应用于严重的活动性 EO。应用环孢素（3～4mg/kg）联合糖皮质激素治疗在严重病例中获得成功，其有效性和预防复发的作用优于单纯糖皮质激素治疗。环孢霉素抑制白介素-2 基因转录并抑制 TSH 受体抗体产生。在治疗 EO 时应用低剂量环孢素（3～4mg/kg），目的是降低眼眶炎性反应，预防糖皮质激素治疗后的复发。需常规监测肝功能、肾潴留参数及血压。患者在治疗过程中应避免饮酒。

已证明应用大剂量免疫球蛋白治疗有效，但由于治疗费用昂贵及有感染的危险，目前很少使用。预期中有效的生长抑素类似物治疗无效，但其在诊断中的优势是眼眶内生长抑素受体表达增高。对奥曲肽治疗的反应可以参考以前进行的奥曲肽闪烁扫描法来评估。

> **备忘**
> 如果对糖皮质激素治疗效果欠佳和（或）炎性反应持续，可以应用非类固醇类免疫抑制剂。其应用受医学试验中心限制。

3. 抗氧化剂 自由基和氧化产物刺激甲状腺和眼眶内的免疫过程，并且是眼眶损伤的主要因素。相关细胞培养和动物模型实验以及临床研究已经对这一概念提供了明确的依据。最重要的抗氧化物包括维生素（C、E）、β 胡萝卜素、ω-3 脂肪酸（鲑鱼油）、α 脂肪酸、尼克酰胺，尤其是硒。已观察到通过必要微量元素硒调节炎症活性和自侵的机制。随机试验证实了硒在自身免疫性甲状腺炎和甲状腺眼病炎性变化中的保护作用。硒的这种特殊作用是在观察免疫调节影响中观察到的，在一项类风湿关节炎的双盲、随机研究中也取得了显著的临床改善效果。此外，还未有明确的临床研究可以验证抗氧化剂有效性。考虑到有限的可供选择的治疗、较少的副作用以及较高的耐受性，抗氧化剂支持疗法对 EO 患者来说很可能是一种有用的治疗方法。

> **备忘**
>
> 自由基和氧化产物可刺激甲状腺和眼眶内的免疫过程。抗氧化治疗（如应用硒）对 EO 患者是一种有用的支持疗法。

4. 控制和随访 对活动期甲状腺眼病患者应以多学科联合方式密切监测，以早期发现可能的视力恶化、视野受限或角膜病变。根据细胞生物学测定进行的功能性 TSH 受体抗体测试，可以预测模拟 TSH 受体抗体水平较高的患者 EO 恶化情况。这一信息可影响治疗决定，只有专科医师才可以做决定。对于活动性 EO 患者推荐的非手术治疗方案及解释列于表 7-7。

> **备忘**
>
> 推荐的活动期 EO 患者非手术治疗方法见表 7-7。

表 7-7 活动期 EO 非手术治疗方法

临床征象	治疗
轻度 EO	症状治疗
症状不严重	人工泪液、棕色镜片
轻微炎症征象	硒 300μg/d，共 6 个月
严重 EO	免疫抑制剂
炎性反应强烈	静脉糖皮质激素 0.5g/d，每周 1 次共 10 周
运动障碍和（或）复视	0.75g/d，每周 1 次共 10 周
替代治疗	环孢素 + 皮质类固醇（有经验的医疗中心）
视神经病变	静脉甲泼尼松龙 0.75～1g/d，每周 2 次，共 2 周

前提：甲状腺功能正常 + 禁烟

二、内分泌性眼眶病变放射治疗

H.Christiansen and R.M.Hermann

放射治疗控制炎症的可能性使其成为 EO 治疗中的重要部分，这种治疗方法特别令人关注，因为它与使用糖皮质激素的效果相似，但没有典型的副作用。

然而，放射治疗只能用于疾病的活动期（CAS ≥ 3/7），对于非活动期、疾病的纤维化期或治疗威胁视力的甲状腺功能异常视神经病变，球后照射没有价值。

在评估可行性研究中，必须牢记入选标准和终点在不同的研究中是不同的。有些研究组中，眼球运动更重要，而其他研究组更关注确定眼眶内脂肪组织和眼外肌的体积。

1. 放射治疗的效果 2 个前瞻性随机研究证实了放射治疗的重要性（表 7-8）。Mourits 等随机选择 60 例无糖尿病、甲状腺功能正常伴中重度 EO 患者（定义为中度眼球运动异常及连续复视或眼球突出 ≥ 23mm，或中度至重度眼睑肿胀）分为 2 组，每个工作日放射 2Gy，共 10 天，以及 0Gy 安慰放射共 10 天。6 个月后，20Gy 放射组 60% 患者眼球运动改善，而 0Gy 组 30% 改善（$P=0.04$）。后来 20Gy 组复视明显改善，患者也表现出 EO 临床活动指数更早发生下降。然而根据研究结论，没有发现眼球突出、眼睑肿胀和疾病活动性的差异。

第 2 个研究中，Prummel 等随机选取 88 例甲状腺功能正常的 EO 患者（定义为轻度眼球运动障碍、轻度眼睑肿胀、眼球突出 < 24mm）分为 20Gy 照射和 0Gy 安慰照射 2 组。6 个月后发现不同治疗方法的两组没有明显差别；12 个月后，20Gy 组中 52% 患者有明显改善（特别是眼球运动和复视），而 0Gy 组为 27% 改善（$P=0.02$），而且 20Gy 放射治疗后需要替代治疗的患者明显减少（66%vs84%，$P=0.049$）。然而两组在生活质量和 EO 症状预后方面没有显著区别（14%vs16%）。

在 1 项数据全部可用的 Meta 分析中，系统评价确定了眼眶放射治疗与安慰照射治疗成功的优势率为 1.92（1.27～2.91）。

> **备忘**
>
> 与安慰照射相比，经皮球后区照射 2Gy×10 治疗 6～12 个月，可使患者眼球运动明显改善，疾病快速缓解，中至重度活动性 EO 患者很少需要替代治疗。

表 7-8　不同剂量和分次方案的球后放射对比随机研究

作者	例数	球后照射	结果
Mourits 等	60	10×2Gy	10×2Gy 6 个月时：运动和复视好转，疾病活动性快速下降
		10×0Gy	
Prummel 等	88	10×2Gy	6 个月：两种治疗方法无差异
		10×0Gy	10×2Gy 12 个月时：眼球运动和复视改善，需要替代治疗的减少
Gorman 等	42	一侧眼眶 10×2Gy	3 个月：双眼眶无差异
		对侧眼眶 10×0Gy（实际约 10×0.2Gy）	6 个月：双眼眶无差异
Gerling 等	86	8×0.3Gy	6 个月：两种治疗无差异
		8×2Gy	
Kathaly 等	65	A：20×1Gy（每周）	6 个月：临床反应 A67%，B55%，C57%
		B：10×1Gy（每个工作日）	结膜炎：A0%，B18%，C36%
		C：10×2Gy（每个工作日）	

若无特指，放疗在工作日进行（5 次/周）。
仅在实验结束时，对其显著性效果进行检验（或等效，未发生差异）

2. 球后放射剂量和分次　1 项 42 例甲状腺功能正常、非糖尿病、中至重度 EO 患者治疗的随机研究对以前描述的结果提出质疑。

每例患者一侧眼眶接受 20Gy 正常分次照射，另一侧眼眶接受安慰照射作为内部对照组。6 个月后，每个非照射的眼眶被治愈。这个方法可能是由一种特殊的照射技术来完成：每个眼眶分别由斜向场覆盖（例如左侧机架角度为 45°和 135°）。相对于侧方反向场的传统技术而言，这种技术只用于研究，因为它的组织容量明显超过了暴露于照射的靶结构（见本章的"技术"部分）。

20Gy 和安慰照射眼眶两组在治疗后 3 个月和 6 个月时临床和影像学观察无差异，尽管只有一侧眼眶接受治疗，但两侧症状同样改善。这一点可用多种方式解释：放射源改变的淋巴细胞进入对侧眼眶并引发生物学效应。而且与以前研究相比，大部分被招募的为非活动期、慢性期患者。另一个解释这些结果的重要方法是在进行假体测定后作者自己提供的：尽管应用特殊的照射技术，安慰照射的对侧眼眶实际接受了 2Gy 照射，没有达到预计的该区域 0Gy 照射。对侧接受的低剂量可能引发了与开始预定的同侧 10 倍高剂量相似的效果。

有随机试验可以支持该结果的解释，86 例甲状腺功能正常的 EO 患者接受球后照射，8×0.3Gy/每个工作日（总剂量为 2.4Gy）或 8×2Gy，尽管照射后 6 个月内临床和影像学改善，但两个治疗方案无差异，因此 2.4Gy 照射效果与 16Gy 相同。

单次低剂量分次延长照射甚至比 10×2Gy 标准剂量更有效。Kahaly 等随机选择 65 例甲状腺功能正常轻度至中度 EO 患者分为 2 组，20×1Gy/每周（治疗期间 20 周：A 组）和 10×1Gy/每个工作日，共 2 周（B 组），或 10×2Gy/每个工作日共 2 周作为标准治疗（C 组）。作者确定至少 3 个症状在 6 个月内改善作为治疗反应显著。治疗反应 A 组（67%）明显高于 C 组（55%，$P=0.007$）和 B 组（59%）。放射诱导的结膜炎作为急性反应在 A 组没有发生，在 B 组患者中发生率为 18%，C 组为 36%。最终，延长的 20 周低剂量概念被证明更为有效而且比标准方法更容易耐受。

在 1 项 18 例患者的初步研究中，这个剂量被修改为 10×1Gy，每周 1 次。6 个月后，所有患者的症状都有明显改善，然而还需要前瞻性、随机研究来证实这种分次方案以及所需要的总剂量。

鉴于这些结果，那些在治疗中与 10×2Gy 相比，应用任何剂量递增到 30Gy（15×2Gy）的治疗结果都是合理的。

总之，研究概述总结如下：

（1）眼眶放射治疗是有效的，特别是对于活动性中至重度 EO，眼球运动改善显著。而且加速了疾病活动性的降低，如果需要可以早期进行眼肌的复原手术。

（2）低剂量放射的有效性：8×0.3Gy/每个工作日和 20×1Gy/每周一次均有效。到目前为止，两种方案还没有经过前瞻性试验。总剂量 2.4Gy 应该没有任何副作用，特别适合于血糖在交界水平的患者。另外，20 周的免疫调节疗程比 2 周治疗在概念上更具有优势。然而，在改变现有治疗概念之前，应注意所有联合皮质类固醇和放射治疗的研究都应用 10×2Gy 标准分次治疗方案。

> **备忘**
> 所需要的总剂量和分次还没有确定，8×0.3Gy/每个工作日与 8×2Gy/每个工作日似乎效果相同。在 1 项研究中，20×1Gy/每周被证实比 10×2Gy/每个工作日更有效。事实上，通过分子生物学环境调整的放射生物学观点支持较低总剂量和延长治疗期限。

3. 分子生物学可能的解释 较低剂量照射可以发挥显著的抗炎和免疫调节作用，在体外试验中各种机制已有描述，然而只有一种机制被提到：

（1）即使剂量在 0.3～0.7Gy 水平，淋巴细胞内皮黏附也会减少。

（2）低剂量照射可以诱导淋巴细胞凋亡，相反直接接触可使巨噬细胞导入抗炎表型。

（3）前炎性细胞活素如 IL-10 和 TNF-α 表达降低，而抗炎酶（TGF-β1）升高。

（4）低剂量放射导致成纤维细胞分化为纤维细胞，对 EO 进展起关键性作用。

这些机制可以减少 EO 早期、炎症期症状，因此球后照射只适于疾病活动期，应考虑作为早期治疗的一部分；对已发生纤维化的组织没有效果。

> **备忘**
> 研究显示电离辐射具有抗炎和免疫调节作用，甚至在低剂量下。因此只要炎症为活动性，且还没有达到纤维化期，放射治疗对 EO 而言是有效的。

4. 放射和皮质类固醇 一项随机研究证实，口服泼尼松和球后照射 10×2Gy/每个工作日效果相同。Prummel 等随机选择 56 例中至重度 EO 患者分为 2 组，1 组口服泼尼松（60mg/d 2 周，40mg/d 2 周，30mg/d 4 周，20mg/d 4 周，共 3 个月）+安慰照射，另 1 组球后照射 20Gy+安慰剂胶囊。6 个月后，泼尼松组 50% 患者症状明显改善，照射组 46% 症状改善。皮质类固醇组副作用更显著。

联合放射和皮质类固醇治疗有几个优点：①联合快速作用的皮质类固醇治疗和放射治疗，仅在中期（6～12 个月）就发挥了其全部作用。在停用皮质类固醇后可以防止复发。②皮质类固醇可以消除放射治疗初期的眼睑水肿加重。③这两种作用机制联合比任何单一治疗更为有效。

到目前为止观察到联合静脉皮质类固醇和放射治疗的疗效最高。Marcocci 等随机选择 82 例中重度 EO 患者分为两组，球后放射联合静脉甲泼尼松龙（15mg/kg 4 个周期，7.5mg/kg 4 个周期，1 个周期 =2 天，2 周 1 次）或球后放射联合口服泼尼松（100mg/d，剂量逐步递减共 5 个月）。12 个月后随访检查，静脉组 87.8% 显著改善，而口服组为 63.4%（$P < 0.02$）。此外，静脉治疗组与口服组相比，副作用明显少见（表 7-9）。

> **备忘**
> 球后照射和皮质类固醇互相补充治疗效果比较完美。

表 7-9 球后照射和皮质类固醇治疗效果随机研究

作者	例数	治疗	结果
Prummel 等	56	10×2Gy 照射 vs 口服泼尼松	6 个月：两组治疗无差异
Marcocci 等	82	A：10×2Gy+口服泼尼松	12 个月：临床反应：A88% B64%
		B：10×2Gy+静脉泼尼松	皮质类固醇副作用：B＜A

5. 球后照射的副作用和危险性 通常患者可耐受正常分次标准剂量最高为 20Gy 的球后照射。约 35% 的患者产生可逆性放射性急性结膜炎反应。

尽管开始可能发生炎症反应加剧，引起 EO 眼部症状暂时性恶化，但应用类固醇药物治疗可以预防（见前文）。

当放射剂量临界值约为 30～35Gy 时，一般不会发生放射性视网膜病变（见第 14 章第五节），但如果以前存在糖尿病或高血压导致的微血管病变，低剂量照射后视网膜病变的可能性增大。在 1 项 42 例的前瞻性研究中，放射前有 2 例微血管改变。治疗 3 年后，1 例改变明显，而其他病例中有新发生病例 2 例，所有这 3 例患者都有危险因素（葡萄膜炎、高血压控制不佳、血糖升高）。因此糖尿病或高血压性视网膜病变应为球后照射的绝对禁忌证，而无视网膜病变的糖尿病至少为相对禁忌证。而这些病例在低剂量照射低至 2.4Gy 时可以安全应用放射治疗。

电离辐射促使白内障进展的危险性增高，但由于有非常好的处理方案，因此不影响治疗（见第 14 章第五节）。在大量各种长期随访中，20Gy 球后照射后 10 年内，发展为有临床意义的白内障约占 10%，晶状体周围的剂量增加到规定放射总量的 10%（见下文"技术"）。

到目前为止，还没有发表有关球后照射诱导恶性肿瘤生长的长期观察的结果。根据对原子弹爆炸受害者及放射治疗后患者人群的长期流行病学观察，已经形成了数学模型，用于评估随机终身发生放射源诱导肿瘤的危险性（ICRP）。通过分别推测每个器官的特异性组织加权系数，乘以吸收剂量，可以得出所谓的效应剂量。

在一个 5cm×5cm 的放射野内，应用 5MV 质子，并考虑到加权系数，估计累计有效剂量约为 64mGy。根据此评估及流行病学数据，推测终身发生放射源诱导肿瘤的危险性约为 14/1000 患者。

然而，这个数学模型是用作放射保护的，有关器官系统暴露至 1Gy，同样其他研究组证明放射性癌诱导危险性很低，约为 3/1000。根据有效剂量计算的肿瘤诱发率与因其他良性疾病接受照射的患者人群继发性肿瘤实际发生率相比，发现过高地估计了其危险性，只占数学模型的 30% ~ 50%。

通过使用较小照射野并避免大脑照射（见下文"技术"），且应用 12MV 质子照射，剂量为 10×1.6Gy，累积剂量及所有的危险将减半至 34mGy。

必须看到那些没有额外照射暴露的人群发生肿瘤的危险（最高 14/1000，可能更低），2008 年，德国男性发生恶性肿瘤的风险是 50.7%，由此导致死亡者占 25.9%；女性相对应的数字分别为 42.8% 和 20.2%。

放射源诱导的癌症的另一个危险因素是发生放射暴露时患者的年龄，患者 30 岁以后危险性降低，40 岁以后开始比较稳定地下降。通过限制对 30 岁以下的患者应用放射治疗，避免了青少年患病人群暴露的高危险性。

> **备忘**
>
> 既往已有糖尿病或高血压性视网膜病变患者，球后照射 20Gy 属于禁忌。然而，使用较低的总剂量（8×0.3Gy）照射，不会增加危险性。20Gy 球后照射后 10 年形成临床相关白内障的危险性约为 10%，但是由于有比较好的治疗方法，因此在考虑放射治疗适应证时可以忽略。
>
> 到目前为止，还没有描述 EO 球后照射诱发恶性肿瘤的文章发表。放射保护计算确定的理论上最大的危险性为 1.4%，事实上这个数值更低，特别是应用小照射野及高质子能量。30 岁以下的患者应避免照射暴露。

6. 技术　临床照射靶容量是"球后间隙"，应用常用技术同时照射眼球后段不可避免。

传统上，基于仿真方法治疗，患者被固定于一个可个性化调节的头罩中，晶状体的位置可由放置于眼睑上的金属板精准确定，在接触镜中嵌入 X 线标记物则更加准确。应用荧光镜，在非对称性外侧相对视野来确定 90° 和 270° 的机架位置。为了避免任何放射线散射入晶状体，等中心放置于眼睑之后，前段紧靠照射野中心（半野技术，half-field technique）。台面旋转提供了弥补因眼球突出所致的双眼差异的可能性。典型照射野大小为 4cm×4cm，应用这一程序，晶状体接受的剂量可减少至治疗剂量的 10%。鉴于照射保护的需要，上下骨性眼眶对应的脑组织有必要用多叶准直器或单独创建的模块加以保护（图 7-11b）。

照射剂量在中位数水平，以保证两侧眼眶相似的剂量分布。

应用较高的质子能量（如 12MV）可以使处在危险中的结构接受较低的放射源暴露，特别是可以降低放射致癌的危险性。

这种方法逐渐被基于 CT 的 3D 设计照射所取代（图 7-11，图 7-12），这种通常具有同样的照射野形状，但取消了晶状体标记（特别对于眼睑显著肿胀导致不够精确的病例），因为可以在影像中直接定义（图7-11a）。而且照射野的大小可以分别选择，因此只有眶尖背侧暴露于95%等剂量线（图7-12）。由于有头罩的支持，对于位置变化（计划靶容量）最大只有5mm限定的安全边缘需要被覆盖。

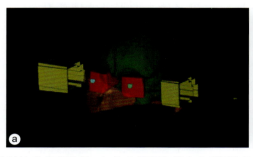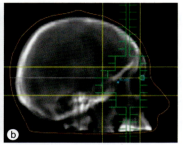

图7-11　a.3D重建放射治疗光束路径。红色表示靶容量（球后间隙及安全边缘）；透镜用绿色标注。由于多叶准直仪的作用，每个照射野的形成清晰可见。b.照射野方向观视：从光束源到规划系统产生的射线平片方向观察。黄线表示孔径场的位置，绿色为准直器叶位置。由于使用了个别可操纵的叶片进行定位，对大脑形成的放射负担明显降低。只有黄色区域和绿线内的眼眶和绿线被照射。中央的光束线被直接放到晶状体后（蓝色），阻止了其进入晶状体并防止放射散射

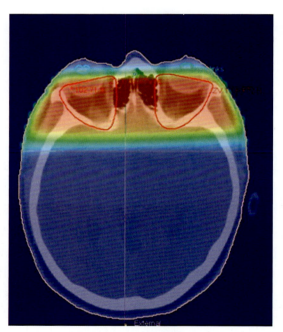

图7-12　应用以前描述的技术获得的剂量分布。红色代表100%等剂量线，黄色代表95%等剂量线，接近晶状体，可见剂量显著下降，是由于避免了这个方向的光束散射

三、眼眶减压

H.-J.Welkoborsky

按照Graves眼眶病欧洲研究组（EUGOGO）推荐，EO治疗应采取非手术治疗的方式。静脉皮质类固醇治疗或必要时联合球后放射治疗，是可选的治疗方案。新的治疗对策包括免疫调节或单克隆抗体参与的疾病自身免疫机制，但其效果尚未最终确定。

前面部分已提到将免疫抑制治疗和球后照射作为治疗措施，而手术被认为是二线治疗。活动性甲状腺眼病即将发生视力丧失、非手术治疗2周无效，或由于眼眶压力增高导致视力快速丧失者（甲状腺功能异常导致的急性视神经病变）应考虑手术治疗。这些严重病例在甲状腺眼病患者中占5%。非活动性疾病患者的手术治疗主要是为了改善外观而进行的修复手术。在下述情况下，应考虑眼眶减压手术。

1. 定义　眼眶减压可被认为是为降低眼眶压力而进行的手术干预。有三种不同方式。

（1）骨性减压：去除一个或多个骨性眶壁。

（2）经眼睑（或经结膜）脂肪组织减压：通过经眼睑入路切除球周或球后脂肪组织。

（3）联合上述两种方法的手术。

根据切除骨壁的数量和位置，眼眶骨性减压术可分为一壁、二壁和三壁减压，或分为内壁、下壁和外侧壁减压。"平衡减压"为同时去除内侧和外侧眶壁。同时平衡地去除骨性眶壁的目的是从内侧和外侧为增厚及延长的眼外肌和增多的脂肪组织提供更充足的空间，这样显著减少了术后复视发生率。

流行病学研究显示，英格兰EO患者眼眶减压手术从1991年的0.06/100 000上升至2008年的0.62/100 000，2011年为0.56/100 000，同时发现了较大的地区差异。其增长归因于逐渐完善的显

微外科手术技术的引进。而从2008年起手术率下降的原因主要是对疾病病理生理学知识的认识提高，以及有证据表明非手术治疗有效。

2. 适应证

（1）根据疾病活动程度，眼眶减压有三个重要适应证：

1）轻度至重度EO，已用尽所有的非手术治疗方法。

2）对甲状腺功能异常视神经病变（DON）病例，作为急症处理，或在静脉应用糖皮质激素治疗2周后没有改善的情况下。除眶压升高导致的视力丧失，急症指征还包括眼球运动障碍甚至"冰冻眼球"、角膜溃疡及严重眼球突出伴视神经牵拉。

3）非活动性或稳定期轻度至重度EO，手术目的为外观整形、治疗眼球突出、复视、眼睑回缩等。可同时联合眼睑手术。

尽管紧急情况下的快速进行性视力丧失需要手术，但在疾病的非活动期或稳定期，美容通常为选择性手术的原因。

（2）眼眶减压的目的是：①降低眶内压；②减少眼球突出度；③减轻上睑回缩，使角膜湿润，加速角膜溃疡愈合；④改善眼球运动；⑤改善外观。

所有病例的术前检查应包括疾病活动度的临床评估以及诊断性甲状腺激素测定。眼科检查包括视力、视野、眼压、眼球突出度以及眼底检查，眼前节检查包括角膜和睑裂。如果计划做眶内壁减压，有必要用鼻内镜进行鼻腔检查。

影像学技术在准备手术前具有决定性意义。磁共振检查（MRI）用来评估软组织结构，也就是确定眶内肌肉和脂肪增生的程度。CT可以显示骨性眼眶，许多病例术前需要这两种方法检查。如果可能，手术应在计算机导航系统辅助下完成。导航可以分别根据MRI和CT数据进行，或者根据影像融合的两个数据集联合进行。

不管选择哪种手术方式，眼眶减压应使用手术显微镜或鼻内镜。

3. 眼眶减压手术操作 文献描述了许多手术操作，然而Cochrane研究所2011年完成的Meta分析显示，仅发现少数基于证据的研究，并对各个手术方法进行总结评估。原则上，眼眶减压可以通过两种不同的方法完成，近些年来，这两种方法常被联合应用：一方面简单地去除脂肪组织（通过去除眶内脂肪经眼睑减压），另一方面去除一个或多个骨性眶壁（眶骨减压），骨膜剪开或不剪开均可。

经眼睑减压是通过上睑重睑线入路（上睑整形切口）及下睑睫毛下切口（图7-13），还可以选择经结膜入路，其优点是不遗留可见瘢痕，术后发生睑外翻的危险明显降低。在上睑整形术中，眼轮匝肌被横向分开，暴露上睑提肌肌腱上方间隙，然后从内侧切开眶隔，脂肪组织脱出，从骨膜和内直肌之间切除多余的脂肪。

眶骨减压是通过切除部分骨性眶缘完成，根据切除眶壁的数量，操作分为一壁、二壁或三壁减压，切除的眶壁通常为内壁、下壁（眶底）和外壁；一般不切除眶顶（图7-14）。

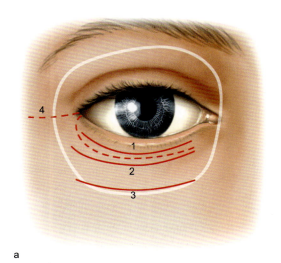
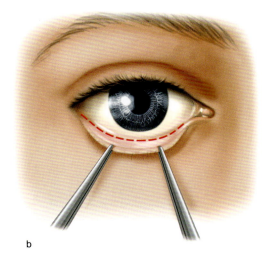

a
b

图7-13 经眼睑眼眶脂肪组织切除术切口示意图。a.睫毛下切口或于眼睑皱褶处切开；b.经结膜切开

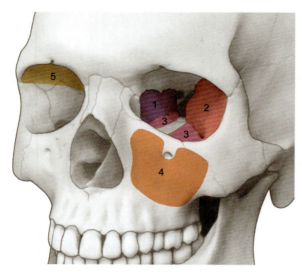

图 7-14 骨性眼眶减压部分眶壁切除示意图。1. 眶内壁切除至眶尖，外侧壁切除；2. 延伸至眶上裂，下壁减压；3. 减压时眶内下壁骨柱保留，内含眶下神经非常重要；4. 上颌窦前壁；5. 眶顶

织疝出。然后定位眶板并切除，此时已经可见膨出的眶内容物及完整的骨膜。单纯进行这个操作已经达到了减压效果，但是将骨膜按其全长剪开，会加强减压效果。随之脂肪组织及肿大的肌肉（特别是内直肌）疝入筛窦（图 7-15）。由于眶内压力特别是眶尖部位压力对视神经有损害，眶内壁切除要向上延伸至筛窦，也就是相当于总腱环所在处的眶尖部位。

有学者提出泪阜后经结膜切口以代替鼻内入路，认为其优点是：①眶内壁和上颌窦筛窦骨柱切除时手术区域观察更好；②外部无可见瘢痕；③可扩展切除眶底。

如果需要，可在经鼻内筛窦眼眶减压的同时行视神经减压术，此时，打开蝶窦并去除蝶窦侧壁。视神经走行于视神经骨管内，颅外侧为蝶窦侧壁。确认后，视神经上方的骨壳被切除 180°，如有需要再切开视神经鞘。鼻内手术操作需要熟悉解剖标志以避免损伤颈动脉，颈动脉通常走行于蝶窦外侧壁，尾部接近视神经。

去除部分眶内壁（眼眶筛骨纸板）可通过内镜或鼻内镜入路完成，开始可以从后部切除筛房，逐步过渡到眶上方，以便获得足够空间使眶内组

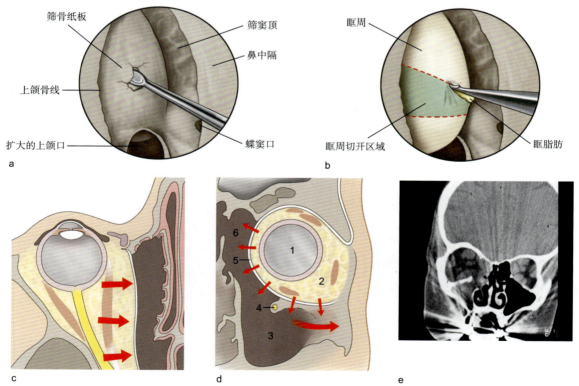

图 7-15 应用鼻内镜入路内侧和内下壁眼眶减压术示意图。a. 暴露筛骨纸板并切除全长。b. 此时骨膜依然完整，去除筛骨纸板后，将骨膜全长剪开。c. 随后脂肪组织和肥大的内直肌疝入筛房系统。d. 向外侧扩展切除眶底内侧，加强减压效果。眶底切除因需完整保留眶下管而受到限制。1. 眼球；2. 眼眶脂肪；3. 上颌窦；4. 眶下神经；5. 骨膜；6. 筛窦。e. 右侧内下壁眼眶减压后 CT 扫描，膨出的眼眶组织清晰可见

眶下壁（眶底）减压可经鼻内、经上颌窦或经结膜入路（图7-16），眶底内下壁骨柱应保留，因为其内含有眶下神经。将骨柱切除会导致眼球移位及眶下神经支配区感觉迟钝。如果需要，眶下壁切除可延伸至眶下管外侧。需要注意的是，使含有神经管的眶内下壁骨柱保留于原位非常重要，一方面可以预防手术后眼球移位，另一方面可以预防感觉迟钝。

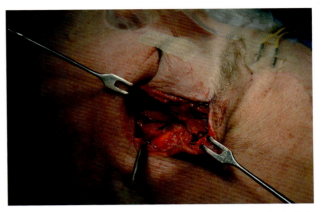

图7-17 外侧眼眶减压。骨性眶外壁已经切除，但骨膜尚未切开

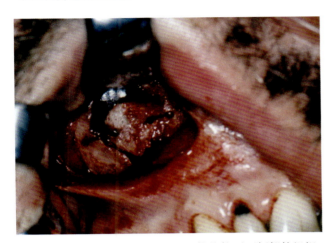

图7-16 经鼻窦入路下壁减压。用拉钩拉开面颊部软组织，通过上颌窦前壁打开窦腔后，切除部分眶底，下壁减压也可经结膜入路或睫毛下切口完成

外侧壁切除需行外侧开眶术，切口既可以在眶外缘，也可以在眶外缘后（注意：面神经的额支和眶支），或紧邻发际（图7-17）。有些学者也描述了外眦切开经结膜入路，暴露眶外缘后，将颞肌从眶外壁分离并向后牵拉，然后切除眶外壁包括部分颞骨，向上至蝶骨大翼，向下至眶下裂。

4. 术后效果 眼眶减压手术降低了流体静力学对视神经的压力，因此降低了眶内压力。除减少眼球突出度外，还可以改善神经的动脉血流和静脉回流，由此提升神经内的轴浆流，提高了视力。另外还观察到一侧眶减压可致手术及非手术两侧眼眶疾病临床活动性评分（CAS）降低，同样改善了静脉回流，降低了眶压，炎性细胞因子表达减少。

减压效果的评价是根据所选择的手术技术进行的，在已发表的少数基于证据的研究范围内进行评价非常困难。除CAS评分外，下面的临床参数可用于术后评价减压效果：视力、眼球突出度、术后复视的发生或术前已存在的复视改善。

（1）术后视力：文献中关于术后视力改善的标准从25%～100%，这似乎不依赖于是否除二壁减压外有无脂肪组织切除，应注意的是关于术前视力丧失和术后视力改善做了不同的说明。有些病例没有提供任何资料（表7-10）。也没有更多关于患者是活动性或非活动性甲状腺眼病的研究信息。Clauser等报道了作为减压手术结果的VEP规范，其他研究组也报道了相似的观察，结果显示在外伤性视神经病变和明显视力丧失的患者中，视神经减压效果在术中已经可以观察到，打开视神经鞘后电位立即恢复。视力恶化仅为偶发，大多数表明手术中出现并发症。然而，应该注意许多病例视力恢复是通过眼眶减压手术达到的，这很容易用视力丧失并经手术恢复的病理生理学过程来解释。

（2）眼球突出：文献中有各种关于眼球突出降低的报道，从的2.53mm（Alsuhaibani研究）至8.1mm不等（Wang等研究，表7-10），这些研究评价提示：

表7-10 根据应用的手术方法，眼眶减压与眼球突出度减小、视力改善及复视的相关性（ns=未标明的）

作者	年份	眼眶数（患者数）	降低的Hertel值	手术方法	视力改善	术后复视
Shepard等	1998	18	4.6mm	内壁和外壁	100%	ns
Kacker等	2003	22	5.9mm	内壁和外壁	100%	30.7%（4/13患者）
Unal等	2003	13	6.9mm	三壁：内下外	ns	57.1%

续表

作者	年份	眼眶数（患者数）	降低的Hertel值	手术方法	视力改善	术后复视
Graham等	2003	63	4.1mm	内壁和外壁	ns	10%（4/40患者）
Sellari-Francheschini	2005	276	5.3mm	内壁和外壁	ns	20%
Kahaly等	2007	264（142）	3mm	二壁：内下脂肪切除	ns	100例术前复视另外4例术后复视
Olivari	2010	1000（511）	6.0mm	经睑板脂肪切除	术前10.7% 术后1.7%	术前72%患者复视 术后18%患者复视
Alsuhaibani等	2011	38	2.53mm	内壁和外壁	ns	ns
Rocchi等	2012	247	5.7mm	内壁和外壁	ns	17.8%
			4.0mm	外壁		0
Lal等	2013	24	3.7mm	内壁和外壁	50%	0
Fichter等	2013	30	3.0mm	外壁及脂肪组织切除	ns	ns
Wang等	2013	66	8.1mm	三壁：外内下	25%	10.6%（7/66）
Roncevic等	2013	130	7.2mm	三壁：外内下极易脂肪组织切除	68%	4.6%（6/130患者）
Onaran等	2014	72	6.2mm	二壁减压及脂肪组织切除	ns	ns
Lee等	2014	90	5.1mm	二壁减压及脂肪组织切除	100%	14.5%（8/55患者）

1）联合骨性减压和脂肪切除比单纯脂肪切除所取得的眼球突出降低程度更为显著。对于这个结论，Olivari的文章则是个例外，他行单独脂肪组织切除，眼球突出平均减少6mm。另外，必须考虑到这些研究通常为回顾性分析，描述了各种骨性减压和脂肪切除的不同方法，因此这些研究虽然是有价值的描述性特征，但没有普遍的有效性、基于证据的结论和推广。因此了解是否切除了脂肪组织非常重要，正如Olivari所描述的，是一直做到眶尖，还是限于球周和球后。

2）根据眼球突出减少的程度，单纯眶外壁减压似乎比内下二壁减压效果差，然而，在这里也要考虑到手术技术特点，切除眶内壁是经筛窦还是经结膜入路非常重要。

3）三壁减压研究显示眼球突出度减少最大（眶内壁、外壁和下壁切除），是意料之中的事。

4）对于各研究之间存在巨大差异的解释可能是病理学作为手术指征的基础，应用术前眼眶MRI检查来确定。如果疾病是以过多的脂肪组织为主，应该彻底切除脂肪组织，可以得到满意结果（脂肪组织型）。对于以眶内肌肉肿大为主的病例（肌肉型），单纯切除脂肪组织还不够，应行骨性减压术。然而观察到最多的是两种方法联合（图7-18）。这些病例的指征是联合骨性减压和脂肪组织切除，这种以病例为依据、个性化的手术指征称为"**分级减压**"。

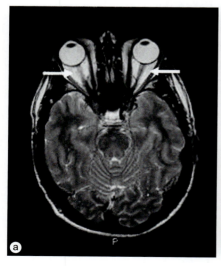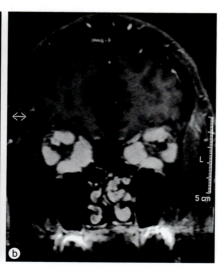

图7-18 术前MRI扫描。a. 患者脂肪增生明显，而眼外肌变细（脂肪组织型）；b. 患者眼外肌肥大显著（肌肉型）

总之，根据作者的经验：①对于眶内肌肉肿大或肌肉肿大伴脂肪组织增生为主的病例，根据术后视力改善和眼球突出降低的程度，骨性减压优于脂肪切除。②对视神经产生最高流体静压力是在眶尖部位，因此减压操作应至眶尖，为达到此目的，仅仅做外侧减压手术不如内侧或联合内下壁减压更适合，因为外侧不能达到眶尖部位。这对同时行视神经减压的病例特别重要。文献中有些证据支持平衡减压这一观点，无论是否做脂肪切除，平衡减压是最有效的方法，而且并发症较少。③同时切除球后和球周脂肪组织可取得减压效果并可减轻上睑回缩，因此可以明显改善外观（图7-19）。

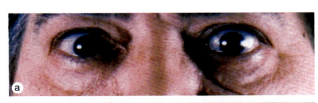
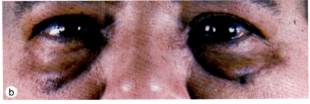

图7-19 女性患者，Graves眼眶病变。a. 术前外观像；b. 鼻内经筛窦联合内下壁减压及经睑板眼眶脂肪切除术后

这个方法似乎很实用而且基于临床考虑，但只要没有对大量患者经不同手术方式进行基于证据的、特别是前瞻性随机研究，就不能广泛推广。

（3）**复视**：因为文献提供的数据有冲突，减轻复视也比较困难。有些研究没有提到术前复视率，其他研究只提到了术前复视率，还有些只提到了术后复视率，而且不清楚如何衡量复视。总的标准没有偏离文献综述，复视率从4.6%～57%，可能是根据所选择的手术方式得出：

1）单纯脂肪组织切除，术后复视率较低。

2）骨性减压中，内下二壁减压术后复视率高于单纯外壁减压，不难理解内下壁减压导致过度肥大及（由于眼球突出导致的）延长的眼外肌膨出，肌肉的"过长"及牵拉导致重影。

3）内壁减压包括骨膜切开的病例复视率增加。如果下壁减压过程中不保留内下壁骨柱，复视的危险性也会增加（图7-19）。

4）平衡减压同时切除内壁和外壁，与另外再切除眶底的三壁减压相比，术后复视率较低，据报道不到10%～20%。

5）术前存在复视，无论选择哪种手术，骨性减压后复视仅部分改善，很多病例会发生新的复视。

6）术后复视是肯定的，通常非手术治疗效果较好（三棱镜、遮盖、斜视矫正术）。

7）如有必要行二次斜视手术矫正复视，以前的减压对手术结果没有负面影响。

由此得出结论，眼眶减压手术仅对一部分患者有效，可以消除或改善术前存在的复视，有些患者术后出现新的复视。最高的术后复视率似乎是由联合内下二壁减压及骨膜切开所致，通过外侧减压或单纯脂肪组织切除，复视预后较好，复视率最低。

5. 并发症 有关眼眶减压术后并发症研究的文献报道较少，Leong等在Meta分析中报道并发症发生率为9.3%。并发症的发生与所选择的手术方式有关，经筛窦入路比鼻内镜手术并发症发生率更低，这是由于前者有较好的手术野及重要的解剖结构作为标志。最常见的并发症是术后复视。

并发症可分为眼并发症、鼻并发症和颅内并发症。

（1）**眼并发症**：除术后复视外，也可发生视力减退，原因通常为视神经损伤或由于血管损伤出血压迫引起的损伤。该并发症发生率不足1%，由于视神经及视神经管直视下可见，因此视神经损伤发生的危险性在鼻内镜手术操作过程中较低。Kahaly等报道在142例患者中，22例出现眼球运动障碍，但这些并发症一般都是暂时性的。在眶下壁减压过程中切除整个眶底，除引起眶下神经分布区感觉明显障碍外，还会导致眼球移位（图7-20）。外侧壁减压后，作为一种并发症的振动幻视（oscillopsia）发生率约为35%，通常在数月内自发消退。眶内壁和外壁减压后可发生眼球内侧偏斜，通过锻炼可以减轻。最后，眶外壁减压可以导致颞区塌陷，这是由于颞肌从眶外壁分离，部分向后移位，只有一部分可以复位。

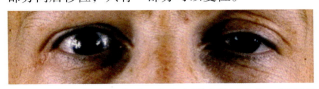

图7-20 切除整个眶底后，患者左眼球明显移位，并有严重复视

（2）**鼻并发症**：鼻并发症发生率约为 3.5%，经鼻内筛窦手术比鼻内镜或经结膜入路更常见，并发症包括以下几种。

1）**出血**：出血发生于筛前或筛后动脉损伤，眶内血管损伤比较少见。出血进入眼眶后，即便是进行加压，也会导致再发性眶压增高。

2）**鼻窦炎**：最常见的鼻并发症是术后鼻窦炎，通常累及额窦，上颌窦或蝶窦少见。从发病机制来看，鼻窦炎是由于受累鼻窦开口位置改变，再加上血管充血、伤口渗出，从而发生继发感染。治疗可应用抗生素。然而有报道术后鼻窦炎可蔓延至视神经从而导致失明。

3）**粘连**：眶内容疝入筛房系统并粘连于鼻外侧壁，导致鼻窦开口闭锁，随之发生慢性鼻窦炎，常累及额窦。许多病例需要再次手术打开鼻窦。为了预防粘连发生，减压手术过程中广泛打开额窦并引流至鼻腔非常重要，术后 1 周持续鼻内治疗也可预防粘连。

（3）**颅内并发症**：颅内并发症比较少见，颅底损伤可引起脑脊液鼻漏，需要修补缺损。颅底损伤有时也可导致脑膜炎。只有损伤硬脑膜或脑血管时才会发生颅内出血，但这非常少见。

四、内分泌性眼眶病变的眼睑手术

M.A.Varde and B.Wiechens

（一）概述

EO 矫正异常眼睑位置，如有可能应在疾病的**非活动期**进行，目的是恢复眼睑功能，矫正并恢复疾病所致的美容问题。少数情况下，眼睑手术有必要在疾病活动期进行，例如**暴露性角膜病变**患者。

EO 最常见的眼睑位置异常是**兔眼、眼睑回缩和上睑下垂**。软组织肿胀和眼眶脂肪组织增多引起**皮肤松弛**（皮肤过多）和眼眶脂肪脱垂（图 7-21）。

一般来说，手术操作应避免在 EO 活动期，但不包括保守治疗无法治愈的暴露性角膜病变和视神经压迫。解除视神经压迫的方法在前面章节中已有描述。在考虑眼周部位修复手术之前，应保证稳定的甲状腺功能正常、临床非活动期及稳定的临床体征（眼球突出、斜视、眼睑位置）。

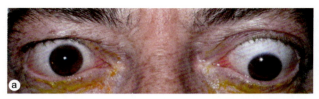
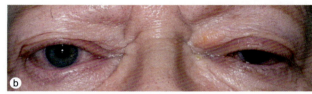

图 7-21 Graves 眼眶病变眼睑位置异常。a. 双上睑回缩，外侧加剧；b. 腱膜性上睑下垂、皮肤松垂、眼眶脂肪脱垂。左侧瞳孔散大是由于无关的外伤性瞳孔散大所致

（二）兔眼矫正

暴露性角膜病变急性期，少数病例有必要行**睑缘缝合术**，其手术技术以及应用肉毒毒素的**化学性睑缘缝合术**将在第 16 章第四节面神经麻痹治疗中讲述。由于眶周组织肿胀和眼球突出，手术有一定难度。保护眼表的非手术治疗方法如人工泪液和佩戴湿房镜，与面神经麻痹治疗方法相似。

因为眼球突出使得角膜接触到绷带，此时应用湿房镜不太适合，这些患者应考虑立即行眼眶减压。

（三）眼睑回缩矫正

在眼睑手术前，如有必要应先完成眼眶减压和斜视手术。对于明显的持续性眼球突出，单纯行眼睑手术取得的美容效果有限、假性眼睑回缩者需通过矫正等相关机制来治疗（如下所述）。

1. 假性眼睑回缩矫正　假性眼睑回缩和真性眼睑回缩的鉴别非常重要，因为前者有其他原因（限制性斜视和眼球突出），需要在眼睑手术之前矫正。可行的治疗意见是前者行纤维化下直肌后退术，后者行眼眶减压术。

由下直肌纤维化导致的限制性斜视可通过**遮盖试验和被动牵拉试验（FDT）**诊断。做 FDT 检查时，患者取平卧位，嘱患者尽可能不转动眼球，应用表面麻醉剂（丙美卡因滴眼液）麻醉眼表。使用两个较细的外科齿镊在角膜缘处抓住眼球（测试垂直肌抓住 6 点钟和 12 点钟位置，测试水平肌抓住 3 点钟和 12 点钟位置）。注意不要把眼球压入眼眶，否则会导致直肌松弛和假阴性结果。眼球被

动被拉向上和向下测试垂直肌，向内和向外测试水平肌。检查者感觉到这些被动运动阻力，在一个方向阻力增加（例如向上）对于下直肌来说就是试验阳性，表明肌肉紧张及纤维化，因此限制了眼球上转。

限制性斜视手术矫正主要是**纤维化肌肉后退**，在 EO 应尽可能避免切除术和折叠手术。由于晚期纤维化的发生，这些病例的手术非常困难。如果行下直肌后退，应行标准的下方结膜切开、分离并暴露肌肉，最重要的是要仔细将肌肉从其附着的下睑缩肌和下穹窿韧带分离。用 6-0 可吸收缝线缝合肌肉后，肌肉从其原来的附着点后退并缝合于后方巩膜上。但是在常规手术中确定后退量的标准量和一般规则并不适用于 EO。FDT 肌肉的拉紧度、手术分离过程中肌肉的拉紧及手术医生对这类病例的经验有助于确定后退量，但有时仍有意外。因此，应用可调整缝线进行后退技术是一种可行的方案，肌肉后退使用或不使用"后悬吊"技术（作者更愿意用前者），由缝线打一个"蝴蝶结"。这样一旦麻醉作用消失，患者可以配合进行遮盖试验，进行最后调整。

随着下直肌后退，假性上睑回缩常常可以自行矫正。下直肌后退后下睑回缩增加是由于下直肌和下睑缩肌没有被充分分离。这些制止韧带将肌肉和下穹窿联合，随着下直肌的后退量增大，经常发生下睑回缩。

另一种主要用于 EO 活动期的斜视手术是通过肌腹内注射肉毒毒素选择性麻痹肌肉，可直视下操作，也可在肌电图监测下经结膜注射。

2. 真性眼睑回缩矫正 上睑回缩严重性可分为轻度、中度和重度，根据其严重性，手术矫正真性上睑回缩可通过 **Müller 肌切除术、上睑提肌离断术、上睑提肌后退术**或**睑切开术**来完成。下睑回缩矫正可用下睑插片通过**缩肌后退**来完成。

一种侵袭性小或用于 EO 临床活动期的治疗方法是在**上睑提肌内注射肉毒毒素 A 或去炎松**。翻转上睑，将肉毒毒素 A 10 单位或去炎松 20mg 经结膜下注射入睑板上缘（图 7-22）。需要时可重复注射。

Müller 肌切除术用于治疗轻度上睑回缩，操作可经结膜进行。局部注射适量局麻药和肾上腺素混合剂后，做上睑牵引缝线，用眼睑拉钩翻转眼睑，在上睑缘 Müller 肌下注射局部麻醉药，切

开结膜及 Müller 肌并从上睑提肌分离出来，仔细分离 Müller 肌并完全切除。因为手术在局部麻醉下进行，术中可以检查眼睑高度和弧度。

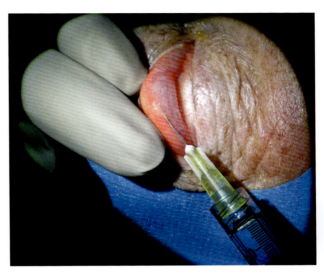

图 7-22 经结膜睑板上缘注射肉毒毒素治疗活动性 GO 患者显著的上睑回缩和上睑内翻

如果 Müller 肌切除后还存留上睑回缩，可行上睑提肌断腱或后退作为补充。上睑提肌断腱可以分阶段进行。在此分离上睑提肌外侧附着点非常重要，因为外侧增大在外观上非常令人不满。

经皮肤入路行上睑提肌后退和 Müller 肌切除术也是一种手术选择，可通过上睑提肌后悬式后退（图 7-23）或取巩膜或牛心包植入植片来完成。前者的优势在于可以联合眼睑成形术，解剖结构也容易暴露。

分级睑切开术主要用于中重度上睑回缩，在上睑双重睑皱褶处切开，逐渐加深切口，分层分离几乎至整个眼睑，直至获得理想的效果，经常分离到结膜才可有效果，表层缝合皮肤。

下睑回缩常常需要植片进行矫正，植片可缝合于睑板下缘和眼睑缩肌之间。供体巩膜或牛心包特别适合做植片材料。如果需要，可以做眼睑水平缩短。但是，应加以考虑下睑拉紧矫正下睑回缩可能加重眼球突出。

3. 上睑下垂矫正 EO 腱膜性上睑下垂与那些老年性、外伤性或与配戴接触镜有关的上睑下垂没有显著区别，但是在 EO 患者中，通常有显著的眼眶脂肪增加、脱出，以及由于慢性炎症导致的上睑提肌瘢痕化改变。

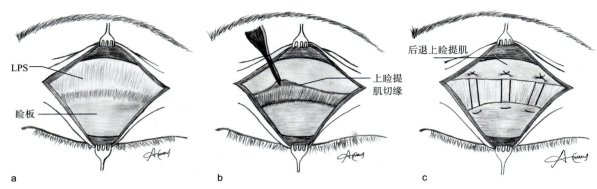

图 7-23 上睑提肌（LPS）后退及后悬吊缝合。a.通过前路分离上睑提肌；b.切除下方的 Müller 肌；c.断开上睑提肌内角和外角，用 6-0 缝线后悬吊再缝合于睑板上

腱膜性上睑下垂可以经皮肤或经结膜行上睑提肌再植术来矫正，可以联合上睑眼睑成形术完成。如果手术在局部麻醉下进行，手术医生可以在手术中评估眼睑高度和轮廓。

经皮肤（前路）**上睑提肌再植术**于眼睑重睑线切开，分离平面深至睑板，向上分离至轮匝肌，向下直至看到眶隔。水平切开牵拉腱膜前脂肪垫，可见上睑提肌假膜层呈白色，通常可发现腱膜附着异常，可以非常薄弱，或显示脂肪浸润。使用 5-0 聚丙烯缝线将腱膜完整部分缝合于睑板上，确保缝线不穿透睑板全层。第一针缝合在眼睑最高处，一般为眼睑的内 1/3，如有需要，检查并调整眼睑高度。第二针缝合于第一针的外侧，再调整眼睑轮廓。关闭伤口之前，如有需要，将内侧眶脂肪和中央脂肪垫切除，再检查一次眼睑轮廓和形状（图 7-24）。

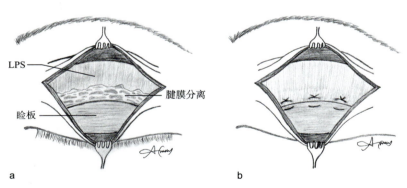

图 7-24 前路上睑提肌（LPS）再植术。a.眼睑重睑线处切开，分离至睑板和眶隔，切开眶隔显示上睑提肌；b.用 5-0 聚乙烯缝线将完整的腱膜缝合到睑板

上睑提肌手术也可联合上睑整形术进行（将在下面描述）。

也有观点认为矫正上睑下垂可经结膜行上睑提肌折叠术，与 Müller 肌切除术相似，通过结膜切口显示上睑提肌腱膜，并用可吸收缝线缝合到睑板上缘。

4. 皮肤松垂和眼眶脂肪脱出的矫正 上睑整形术通常经皮肤完成，注射麻药前先画线，在眉弓下缘至睫毛之间至少保留 20mm 皮肤，才可避免因切除过多的皮肤而导致兔眼。下切口在眼睑重睑线，上切口根据皮肤多余的程度和位置决定。

注射局部麻醉药后，做皮肤切口，并切除多余皮肤。根据皮肤松垂性质和轮匝肌性状，也可去除部分眼轮匝肌。在内侧和中部脂肪多的部位打开眶隔，伤口关闭前烧灼并切除脂肪组织，直至眼睑轮廓满意（图 7-25）。应注意不要去除过多眼眶脂肪，因为这样会导致眶上沟畸形及外观凹陷。

上眼睑整形辅助操作通过上睑提肌再植术（如上所述）矫正上睑下垂，用 5-0 可吸收缝线将泪腺固定于泪腺窝。经眼睑整形入路切口可显示外上眶缘，脱垂的泪腺连同囊膜缝合至泪腺窝骨膜上。

第 7 章 内分泌性眼眶病变 111

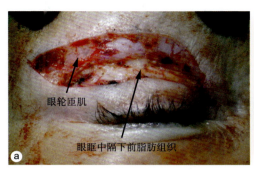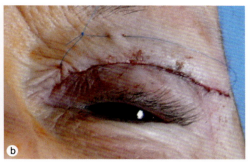

图 7-25　上眼睑成形术。a. 切除皮肤和皮下轮匝肌；b. 皮内伤口闭合

　　如有皮肤松垂，下睑整形可经皮肤入路，如果只是脂肪过剩，适合经结膜入路。

　　经皮肤下睑整形术可利用睫毛下切口向外延伸，要切除的皮肤最好在患者向上看或开口时用无齿镊牵拉评估一下，以避免术后由于过矫导致睑外翻。眼睑松弛患者应行外眦固定术（在不打开外眦情况下，将睑外侧韧带缝合到眶外缘骨膜上）。有明显眼睑松弛，同时行外侧睑板剥离术或水平眼睑缩短。肌皮瓣上提，暴露眶隔，在外侧、中间及内侧脂肪团上切开眶隔，烧灼后切除脂肪，直至眼睑轮廓满意。

　　行经结膜下睑整形术时，翻转下睑后，通过下穹窿结膜切口可直接看到眼眶脂肪。在三个区域内仔细分离并切除眼眶脂肪。应该注意下斜肌将内侧和中央脂肪垫分开，因此容易被损伤。结膜切口用 8-0 可吸收缝线缝合。

　　总之，眼眶手术是 Graves 眼病患者重建功能和美容的最后一步，在眼眶和斜视手术完成后、疾病非活动期或稳定期进行，主要包括眼睑整形以及眼睑回缩和上睑下垂矫正。

第 8 章
眼眶外伤和外伤性视神经病变

第一节	病史	113
第二节	临床检查	113
第三节	临床症状	113
第四节	眼眶软组织损伤	114
第五节	眼眶壁骨折	115
	一、眼眶内侧壁骨折	115
	二、眼眶外侧壁骨折合并颧骨骨折（面中部颞侧骨折）	115
第六节	单纯性眼眶下壁骨折	118
	一、爆裂性骨折	118
	二、爆裂骨折	121
第七节	眼眶上壁骨折	121
第八节	复合性骨折	122
第九节	视神经损伤	124
第十节	儿童眼眶外伤	125

第 8 章 眼眶外伤和外伤性视神经病变

C. Deichmueller and H.-J. Welkoborsky

引起眼眶骨壁和软组织损伤的主要原因包括意外事故、摔伤或撞伤等（表 8-1）。不同年龄阶段的发病原因有一定的差异，老年患者（>60 岁）的眼眶损伤主要由摔伤导致；在青年患者（尤其是男性）中，主要是由袭击伤和运动意外伤所致，其次是交通事故伤和工作意外伤。

表 8-1 引起眼眶骨折的原因

原因	发生率
摔伤	10%～38%
运动意外伤	5%～31%
袭击伤	4%～41%
交通意外伤	12%～59%
工作意外伤	0.8%～5%
其他	0.8%～3%

损伤机制和地域习惯密切相关。例如在因斯布鲁克（奥地利）和格勒诺布尔（法国），冬季运动意外伤是导致眼眶外伤的首要原因，而在美国和德国，袭击伤则为主要原因。在巴西、印度和阿拉伯联合酋长国中，交通意外导致的损伤占首位（报道显示在阿拉伯联合酋长国中比例约 5.5%），另外在印度和巴西，摔伤和袭击伤则较为常见。袭击伤所引起的眼眶外伤在阿拉伯联合酋长国中很少见到，仅占总比例的 4%。从 1980 年开始，随着汽车安全带在工业国家中的广泛使用，交通事故所引起的颌面部外伤大大减少。安全气囊的使用进一步降低了其发生率，同时也使得外伤原因的排名发生了转变，袭击伤已成为外伤的首要原因。同时，有报道显示外伤发生存在一定的季节性。男女比例约为 4∶1，平均年龄约 38 岁。

很多患者同时合并有颅底损伤，因此需要仔细询问病史并进行体格检查。但由于眼眶骨折常伴有全身多发伤，有时很难获得准确的病史。

第一节 病　　史

由于患者有一定的警惕性，应直接或间接询问病史。无论选择其中哪一种方式，以下病史均需要了解：

1. 受伤原因（摔伤、运动意外伤、工伤、袭击伤）。
2. 事故发生的时间和过程。
3. 是否出现逆行性遗忘、意识丧失及其持续时间。
4. 既往史和社会史。
5. 最主要的症状和损伤（例如，视力丧失、复视等）。
6. 症状对日常生活的影响程度。

第二节 临床检查

首先，必须进行鼻内镜和眼科相关检查（见第 3 章）。对于昏迷的患者，视觉诱发电位检查可以对视觉功能进行客观的评估。

如果临床检查不能确定是否存在颌面部骨折，可以借助枕颌放射性 X 线检查进行初步判断。如果怀疑存在鼻骨骨折，需加做鼻部横断面的放射性 X 线检查。除了可看到骨折线，放射性 X 线检查也可显示爆裂性骨折的典型图像（图 4-1）。

如果患者对放射性 X 线检查存在禁忌（例如儿童或孕妇），超声检查可对鼻骨骨折或眼眶下缘骨折诊断提供一定的参考价值（图 4-42）。

如果临床检查或枕颌放射性 X 线检查提示骨折，必须进行眼眶及鼻旁窦 CT 检查。CT 检查可以进一步明确是否存在骨折及其损伤程度。同时，须通过 CT 检查来确定骨折范围及形态。

第三节 临床症状

眼眶及颌面部骨折的症状如同其他骨折损伤一样，临床上也分为典型和非典型症状（表 8-2）。

①典型的临床症状包括骨折断端摩擦音、错位（隆起）、运动障碍和影像学检查明确的骨折线。②非典型的临床症状包括肿胀、软组织水肿、复视，功能异常例如牙关紧闭、感觉障碍和疼痛。许多患者常以鼻出血为首发症状，但无须特殊治疗。在外伤早期主要的症状表现为眼周青紫或眼眶内出血（图8-1，图6-2）。眼眶壁骨折可引起眼眶塌陷，后期可导致严重的眼球凹陷。双眼球运动异常所导致的复视症状可能是由于肿胀或眼外肌嵌顿于骨折处，例如下直肌嵌顿。根据受累眼外肌的不同，复视症状可能在仰视或侧视时更为严重。牵拉试验可明确诊断。

外伤常常导致眶下神经及其周围组织损伤，但很少出现撕裂；其主要导致眶下神经支配区（三叉神经V2上颌终支）的感觉障碍。外伤性视神经病变（traumatic optic neuropathy，TON）在所有颅脑损伤和颌面部外伤中约占5%，可以引起视力丧失。对于昏迷的患者，可以通过瞳孔对光反应来进行判断（如相对性瞳孔传导障碍）。当鼻内压增加（如在吸气或按压鼻子时）时，空气可通过骨折裂缝进入鼻旁窦的周围组织。上下眼睑气肿是骨折裂缝的首要诊断标准，但气肿也可能蔓延累及整个颜面部（图8-2）。其他症状取决于骨折相关的损伤情况（表8-3）。

表 8-2　眼眶和面中部骨折中典型和非典型的症状

典型症状	非典型症状
骨折断端摩擦音	组织肿胀
畸形（错位）	气肿
运动障碍	复视
影像学诊断	功能异常（如：牙关紧闭）
	感觉障碍
	牙齿叩诊松动
	疼痛

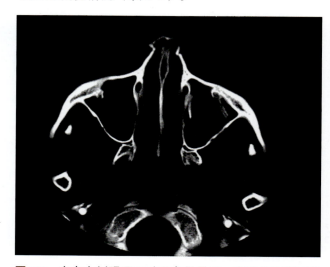

图 8-2　患者左侧眼眶下壁及鼻骨骨折，表现为面颊部软组织气肿（CT检查）

表 8-3　不同眼眶骨折导致的其他相关症状

症状	相关损伤
咬合错位	颧骨骨折，LeFort骨折
抽屉试验阳性（drawer effect）	LeFort Ⅰ～Ⅲ型骨折
鼻唇溢（rhinoliquorrhea）	颅底骨折
脑膜炎	颅底骨折
颅内积气	颅底骨折
鼻中隔血肿	鼻中隔损伤
嗅觉丧失	嗅腺损伤

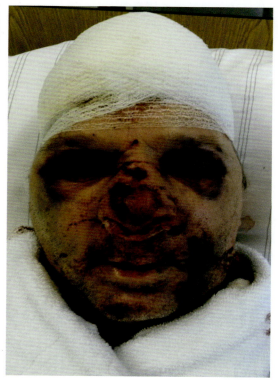

图 8-1　同时存在双侧 LeFort Ⅲ 型骨折和右侧 Escher Ⅳ 型骨折的患者，出现单眼血肿

第四节　眼眶软组织损伤

眼眶软组织损伤可单独发生或伴发于骨折，尤其是眼睑和神经的损伤。

由于存在感染的风险，必须给予破伤风疫苗注射治疗。对于不确定或未接受规范化疫苗接种的患者（通常每10年接种一次），必须同时给予接种破伤风免疫球蛋白和减毒活疫苗注射。预防接种可以防止动物咬伤后狂犬病的发生。

1. 撕裂伤 对于不同的损伤类型需进行区分。意外伤多数存在撕裂伤，常伴撕裂边缘和局部组织缺损。擦伤在意外伤中也常见。相比而言，切割伤的特点往往是边缘整齐且对位良好。面部咬伤相比较为罕见。

伤口应立即清洗并探查损伤程度。根据伤口的大小和患者的意愿，可在初步检查时或全身麻醉下进行。往往需在外伤后8小时内进行治疗以便达到最佳的愈合效果（即8小时原则）。无张力的全层对位缝合对伤口愈合至关重要。建议使用5-0或更细的丝线进行缝合，以减少损伤和瘢痕形成。为了避免瘢痕形成而导致畸形发生，应尽可能准确对位缝合切缘。同时，应对皮肤张力进行监测。

2. 眼眶内异物 在意外事故以及工作和运动相关的事故中（也可能为枪伤），异物常常容易进入眼眶内。工伤所引起的眼眶内异物主要为各种材料的碎片（特别是金属和玻璃），而在意外事故中常为木质碎片（图4-6）。根据异物的材质和大小的不同，尽管伤口小，但也可能会引起广泛的眼球损伤。有报道显示，在儿童患者中，眼眶内异物可能在后期的诊治过程中才得以发现。

治疗方面通常需要在全身麻醉下行手术以取出异物。手术必须确保清除全部异物，同时检查眼眶、眼球和颅底的损伤情况。为了更好地定位异物，术中应尽可能使用计算机导航系统来辅助手术。磁铁常应用于金属异物的取出。只有在极少数情况下，若完全取出金属异物可能会对患者视力造成严重影响时，可将异物残留。明确的眼眶外伤同时合并视神经损伤、眼球穿通伤或颅底穿通伤时，可能需进行眼球摘除术。

眼眶内异物的初发症状和并发症主要是眼眶软组织水肿、眶蜂窝织炎和脓肿，以及颅底骨折导致的脑膜炎和脑脓肿。

第五节 眼眶壁骨折

一、眼眶内侧壁骨折

1. 发病机制 眼眶内侧壁由筛骨纸板构成，它将眼眶从筛房中分离出来。顾名思义，其如同纸板一样，即使很小的力量也容易导致其断裂。

2. 症状 眼眶内侧壁骨折最初出现的症状为自限性鼻出血。多数情况下眼外肌及眶周组织无明显限制，因此眼球运动未见明显异常。同时眼球凹陷往往也不明显，但会引起分散性复视。

3. 诊断 当怀疑存在眼眶内侧壁骨折时，需结合临床检查和眼眶CT检查进行确诊。

4. 治疗 因为大多数单纯眼眶内侧壁骨折患者无明显症状，通常不需要治疗。然而，为了避免眼眶气肿等并发症的发生，患者应避免擤鼻涕和进行体力活动。

当眼球明显凹陷而影响美观或引起持续性复视时，需行手术治疗。在较小的缺损中，可在内镜下将骨块进行旋转和复位。如果失败，需进行开放手术，例如，遵循Killian手术入路或泪阜周围的额眶入路，或内镜下手术。通过进行可吸收材料填充，如PDS（聚对二氧环己酮）或由D-乳酸、L-乳酸和三亚甲基碳酸酯制成的共聚物，可以填补眼眶容积。

二、眼眶外侧壁骨折合并颧骨骨折（面中部颞侧骨折）

1. 发病机制 眼眶外侧壁和颧骨骨折是由侧方和前额部受外力所引起的。这可通过面部的解剖结构来解释：为了保证面中部的"轻质"特性和足够的稳定性，薄骨片腔隙之间的支撑骨成为外力作用的主要部位（图8-3）。它们有助于咀嚼力向颅底的传递以及外力的吸收。眼眶外侧壁构成了这些支柱中的一部分，这也就解释了为什么在这一区域能够引起眼眶壁骨折。如果外力足够引起眼眶外侧壁骨折，那么也容易导致面中部骨折的发生。其中几乎全都累及颧骨。由于解剖结构的原因，眼眶外侧壁常常表现为额颧骨结构的破坏，而非骨折。Becker和Austermann对颧骨骨折进行了分类（表8-4）。

可通过CT对眼眶下壁进行评估。如果存在CT检查的禁忌证，那么可通过超声检查进行评估。通过超声检查可发现颧弓、颧骨及眼眶外侧壁的不连续性。当存在明显的组织肿胀和（或）无明显的骨折断端情况下，超声定位检查有助于制定手术方案（准确定位骨折位置及骨折线长度）。

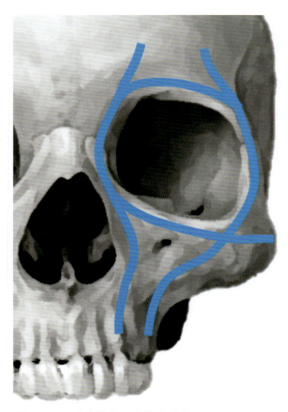

图 8-3　面中部的主要支撑（选自 Schilli，1980）

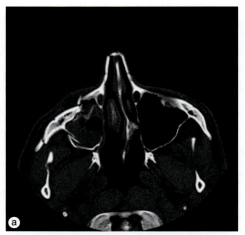

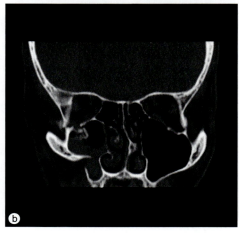

图 8-4　CT扫描显示右侧面中部下方的骨折。a. 轴位；b. 冠状位

表 8-4　Becker 和 Austermann 对颧骨骨折的分类

分类	骨折类型
Ⅰ型	单纯颧弓骨折
Ⅱ型	未错位的颧骨骨折
Ⅲ型	眶外侧缘无移位的颧骨骨折脱位
	内侧移位
	侧向移位（鼻窦塌陷）
Ⅳ型	颧骨骨折伴有眶外侧缘移位
	内侧移位
	外侧移位
	背侧剪切
Ⅴ型	颧骨粉碎性骨折
Ⅵ型	合并眶底骨折的Ⅱ～Ⅴ型

2. 临床检查　临床上出现的典型的血肿和气肿，往往在受伤后第3天开始消退，张口受限为不典型的症状。由于骨折碎片嵌顿，通常无法触及颧突。某些典型的骨折征象常常出现于颧弓、眼眶下缘或眼眶外侧壁骨折中。

3. 影像学检查　CT 是眼眶及面中部骨折的诊断方法（图8-4）。除了可排除面中部骨折外，也

4. 治疗　治疗方案取决于患者的症状，同时需要结合临床及CT检查的结果（表8-5）。

表 8-5　面中部颧侧骨折的治疗方案

非手术治疗	手术治疗
张口与闭合未受限	牙关紧闭
无明显眼球运动障碍	复视/眼球运动障碍
单纯的感觉障碍	骨折引起的明显眼球凹陷
无明显移位的骨折	面部畸形
	各种断端移位的骨折
	骨折端分离

（1）**骨折非手术治疗**：对于无明显移位（Ⅱ型）和功能异常的骨折，可以进行非手术治疗。由于咬肌附着于颧骨上产生咬合张力，因此，应尽量减少额外的张力，以防止假性关节形成导致错位愈合。为了达到目的，应指导患者在至少 6 周内控制自己的行为（食用软性食物、避免剧烈活动、完全避免擤鼻涕）。同时，应定期进行复查，以便尽早发现是否存在错位愈合，必要时行二期手术干预。

（2）**手术治疗**：一旦出现骨折移位或损伤，需要在外伤后 1 周内进行手术治疗，因为这时已经出现的骨质愈合可能导致手术对位愈合的难度增加。根据骨折的类型，手术方式分为经皮切开或者开放手术。

根据 Becker 和 Austermann 分类的Ⅲ型骨折可进行**经皮切开复位**（表 8-4）。方案：在眼眶外侧缘下方约 4cm 处切开皮肤，经眼眶外侧缘进入眶内，将定位钩插入颧骨下方，对骨折断端在触诊下重新定位。颧骨在没有骨质合成的情况下可以完全复位，因为骨折断端通常由于边缘锯齿状而契合在一起。对于单纯颧弓骨折也可以通过此方案进行手术（如Ⅰ型骨折）。具体方案：使用定位钩通过颧弓下方的小切口进入骨折端下方，然后在施加轻微张力的情况下重新定位。另一方法，通过口腔内前庭做小切口来进行颧弓骨折的复位。颧弓骨折往往表现为 M 形移位（图 8-5）。通过这个切口，器械可以直达骨折断端附近，向上提拉促使骨折复位。在 Gillies 入路中，在颧弓抬高后，于颞部发际线处切开皮肤进行同样的手术操作（图 8-6）。

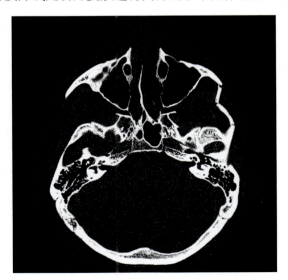

图 8-5 CT 显示单纯的 M 形颧骨骨折

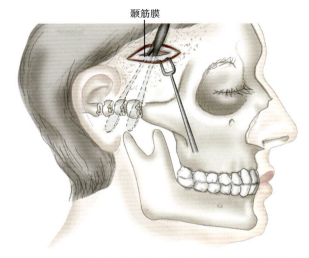

图 8-6 Gillies 颧骨骨折复位术。沿着发际线切开并分离颞筋膜至颧弓骨折处（来源于 Welkoborsky HJ. Traumatology. In: Strutz J, Mann W. eds. Practice of Otolaryngology, Head and Neck Surgery. Stuttgart: Thieme; 2009.）

在所有经皮切开的手术中，主刀医生需要确保骨折解剖复位并保持稳定。当出现骨折不稳定时，需要通过小的截骨术进行固定。术后患者必须遵守与非手术治疗相同的注意事项。

如果术中不能进行 X 线检查，可利用超声进行检查。

在其余骨折中，需进行开放性骨折复位。具体方案：眼眶下壁通过结膜或下睑皮肤切口暴露，眼眶外侧壁通过外侧皮肤纹路走行的眉弓切口暴露，颧弓骨折必要时通过其表面的皮肤切口进行暴露。为了不损伤面神经的颧支和颞支，建议在手术中进行面神经的监测。此后，可以在直视下进行骨折复位，然后用微型钛板进行骨折固定。这种手术方案可以在术中进行眼眶下壁及内侧壁检查，如果需要可直接进行手术治疗（图 8-7）。颧弓骨折的开放复位仅仅适用于一期手术未能完全对位愈合的情况。

在所有手术过程中，均可以通过枕颏的放射性 X 线检查（图 4-2）和颧弓侧向透视检查（图 8-8）观察术后复位情况。

5. 并发症　颧弓颧骨骨折的并发症包括感染、牙关紧闭和气肿，以及眼部、神经性和术后并发症等（表 8-6）。

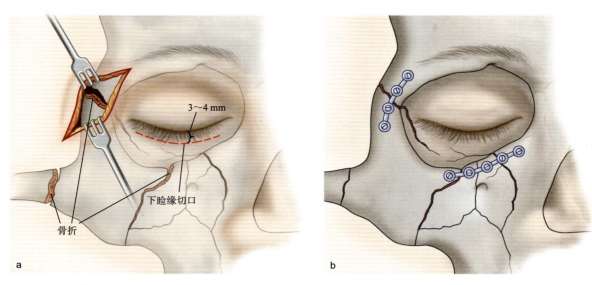

图 8-7 面中部颞侧骨折的开放手术治疗。a. 眉弓外侧及下睑缘切口；b. 连接板固定（来源于 Welkoborsky HJ. Traumatology. In：Strutz J，Mann W. eds. Practice of Otolaryngology，Head and Neck Surgery. Stuttgart：Thieme；2009.）

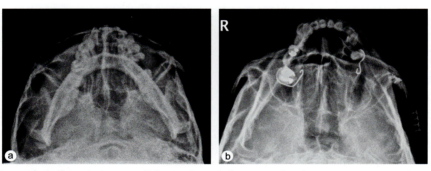

图 8-8 颧弓骨复位的 X 线片。a. 左侧颧弓骨折、错位，无骨质愈合；b. 通过连接板固定的左侧颧弓

表 8-6 颧弓颧骨骨折的并发症

眼部相关并发症	神经性并发症	术后并发症	其他
突眼症	眶下神经支配区的感觉障碍	眼眶内出血	感染
眼球凹陷	神经痛	眼球损伤	牙关紧闭
眼球突出		眼睑外翻	软组织肿胀
视力丧失		瘢痕形成（罕见）	
运动障碍			
眼眶气肿			

第六节 单纯性眼眶下壁骨折

一、爆裂性骨折

1. 发病机制 在单纯性眼眶下壁骨折中，外力往往不足以引起面中部支撑骨的损伤。眼睑处的外力被传导至深层的眼眶下壁，从而导致单纯的眼眶下壁骨折。由于眼眶下壁的骨折通常延续至上颌窦，并且骨折碎片往往进入上颌窦内，因此此类骨折被称为爆裂性骨折。骨折发生的机制有两种学说：

（1）**水力学理论**认为，直接作用于眼球的外力只能在闭合的眼眶内进行传导（图 8-9）。眼眶组织如同液压系统的一种形式。由于能量无法释放，从而导致其破坏最薄弱的骨骼——眼眶下壁。这是一种典型的发病机制学说，比如当网球直接击中眼睛。

（2）如果力量直接作用于眼眶下缘，而未引起骨折（例如打击或摔倒），则能量从骨头直接传递至眼眶下壁，下壁无法承受力度从而导致单纯性骨折。这种机制被称为**骨传递（屈曲）理论**（图 8-9b）。

文献报道显示，在面中部骨折中单纯性眼眶下壁骨折的发生率为 11%～13%，尤其在颧骨骨折中约有 24% 的患者存在眼眶受累。

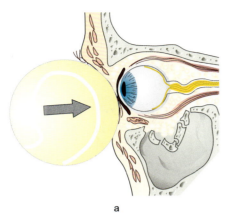
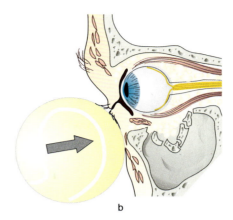

图 8-9　爆裂性骨折形成机制。a. 水力学理论；b. 屈曲理论（来源于 Welkoborsky HJ. Traumatology. In：Strutz J, Mann W. eds. Practice of Otolaryngology, Head and Neck Surgery. Stuttgart：Thieme；2009.）

2. 影像学检查　疑为单纯性眼眶下壁骨折或眶底塌陷时，枕颌的放射性 X 线检查表现为骨壁下陷。CT 检查主要是进一步排查骨折情况。同样可以用于术前确定骨折范围，从而制定治疗方案。尽管 CT 检查包括冠状位、轴位和矢状位，但骨折的范围往往不能在二维层面上完全明确（图 8-10）。但可以通过三维重建来进行确定。在范围较大的眼眶下壁骨折中，手术前使用 CT 导航可将健康眼眶下壁反映到骨折处，以便将钛网修剪至合适的形状（图 8-11）。

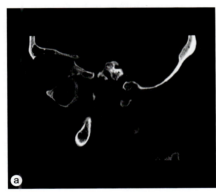
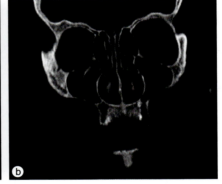

图 8-10　单纯右侧眶下壁骨折的 CT 检查。a. 矢状位；b. 冠状位

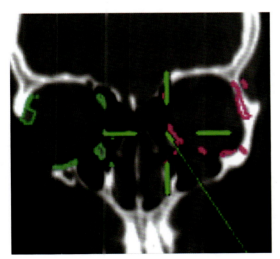

图 8-11　使用 CT 导航，可将健康眼眶下壁（右）反映到左侧骨折处

3. 并发症　眼眶下壁骨折常伴有鼻旁窦的并发症，如鼻窦炎。病原体可从鼻旁窦逆行进入眶内，导致眶蜂窝织炎和脓肿。此外，空气可从上颌窦挤入眶内，从而引起眼部肿胀。

若骨折未进行解剖复位，常影响美观，也可导致眼球凹陷、复视、眼球运动障碍和假性上睑下垂，这些可能症状会永久存在。

由于眼眶下壁骨折常累及眶下神经，最常见的并发症之一是眶下神经支配区的感觉障碍，即使在骨折修复术后也会一直存在，但患者常常很快适应。在大多数情况下，感觉障碍常在 3 个月内恢复。术前存在感觉障碍的患者约占 10%～82%，在术后 3～6 个月后，仅有 8%～25% 的患者仍存在感觉障碍。

4. 治疗 非手术治疗的原则：没有眼部症状（复视、眼球凹陷），风险——获益比率不平衡，或者排除了其他障碍（表8-7）。非手术治疗特别适用于老年患者，特别是同时伴有心血管疾病以及痴呆等疾病从而增加术中风险者。在任何情况下，必须防止眼外肌（尤其是下直肌）嵌顿。

表 8-7　单纯眼眶下壁骨折的治疗方案

手术治疗	非手术治疗
复视	其他原因引起的感觉障碍
眼球凹陷	全身条件差的患者
严重缺损	

其他所有的病例均应接受**手术治疗**。尤其是伴有下直肌嵌顿的骨折，建议24小时内治疗，否则容易出现眼外肌纤维化。对于所有可以延迟手术的患者，建议手术时机推迟至肿胀减轻后，以便保证术中视野清晰。但是外伤后7～10天必须进行外科手术干预。

如果需要手术治疗，建议通过结膜或下睑缘切口探查眼眶下壁（见第18章）。在下睑缘切口中，眼轮匝肌需钝性分离，完全暴露相邻的眶下缘。随后，将眼球及眶周组织推移至一侧。然后将脱垂部分（眶周组织、脂肪或眼外肌）从骨折缺损区分离出来，并将骨折块重新固定。根据骨折的大小和类型，将骨块镶嵌于缺损区。将骨折片与眼眶下壁缺损区复位后，可维持眼眶容积。但在许多病例中，骨折缺损区无法通过骨折碎片进行修复。对于骨折缺损区较小的患者，可以通过自体的阔筋膜进行修补，<1cm的骨折缺损中也可通过胶原膜进行修复。然而，这两种材料均不足以支撑骨折缺损较大的眼眶容积。在这种情况下，需要用PDS（聚对二氧环己酮）的修复材料填补于骨折缺损区（图8-12）。如果眼眶下壁完全缺损，其缺损边缘不能支撑修复材料，那么需要使用预成型钛网进行骨折缺损重建（图8-13）。同时，在CT导航引导下可将对侧眶底镜像反映至骨折区，有助于准确地定位缺损位置（图8-11）。这种修复材料很少出现问题，并且可以放置于准确的位置。

建议在瞳孔横线外侧或内侧进行结膜切口，以防止术后睑外翻。此外，眼睑及眼轮匝肌需充分分离。

注意：无论预成型钛网还是PDS材料都不应该延伸至眶下缘的边缘，否则会引起刺激和疼痛症状。

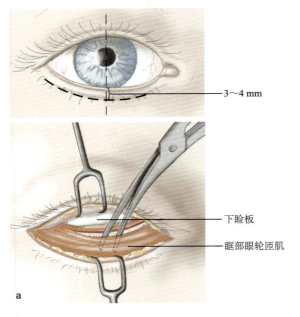

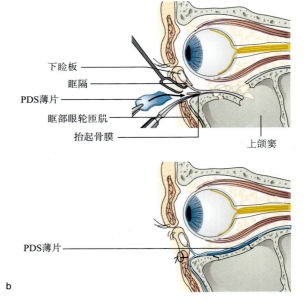

图 8-12　眼眶下壁骨折的手术治疗。a.下睑睫毛下切开并分离眼轮匝肌；b.放置PDS材料（来源于Welkoborsky HJ. Traumatology. In：Strutz J，Mann W. eds. Practice of Otolaryngology，Head and Neck Surgery. Stuttgart：Thieme；2009.）

第8章 眼眶外伤和外伤性视神经病变

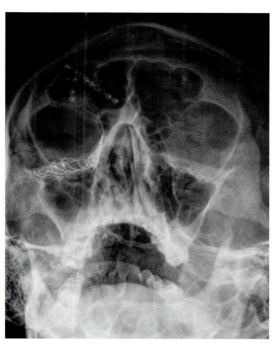

图 8-13 右侧眼眶下壁用钛网复位，另外右侧额窦通过骨合成复位

二、爆裂骨折

1. 发病机制 爆裂骨折时眼眶下壁骨折断端进入眼眶内。推测原因可能是外力直接作用于上颌窦前壁造成的。上颌窦前壁受到外力后不会立即断裂，但是较薄的眼眶下壁会受到外力的作用发生骨折，从而导致骨折断端进入眼眶内。在大多数情况下，眼眶下缘未见骨折。这种骨折比较少见，1985年由 Antonyshyn 等在41例病例报道中进行了详细描述。

2. 症状 临床图像显示出与眼眶容积减少相匹配的特征，如由于眼球被挤压而引起的眼球突出和运动障碍，两者都会导致复视。当骨折碎片进入眼眶内时有可能导致眼球破裂、眶上裂综合征（Ⅲ动眼神经、Ⅳ滑车神经、Ⅵ展神经、脑神经和三叉神经眼支），以及损伤视神经引起视力丧失。

3. 影像学检查 CT 检查是确定骨折范围和评估眼球、视神经和眶上裂损伤情况的首选方法。及时进行眼部评估可以尽早发现视觉障碍或脑神经（Ⅲ、Ⅳ或Ⅵ）损伤。

4. 治疗 首选手术治疗，可以避免进一步的损伤。及时手术可以使视力受损和眶上裂综合征立即得到缓解。手术方式类似于爆裂性骨折的修复。

第七节 眼眶上壁骨折

1. 发病机制 其与眼眶外侧壁骨折一样，很少出现单纯的眼眶上壁骨折。只有施加较大的外力才能导致眼眶上壁骨折，通常伴面中部其他部位和颅底骨折。

2. 临床症状 眼眶上壁骨折临床上可表现为严重的眼球凹陷合并复视，如果不及时手术修复眼眶上壁缺损，容易出现严重的后遗症。眼眶上缘骨折可表现为轮廓改变，表现为骨折处扁平。眶上神经（起源于眼神经 V1 的额神经终末支）的损伤可导致前额部的感觉障碍。上睑提肌损伤后最常见的表现为上睑下垂。约10%的患者伴有脑膜损伤及脑脊液漏，从而导致上睑明显肿胀。

3. 诊断 通过 CT 检查可以明确眼眶上壁骨折的范围，并对颅底进行评估（图 8-14）。同时通过检查可以明确是否合并其他颅骨和面中部骨折（约85%）、颅内出血（约65%）和相关眼部损伤（约45%）。

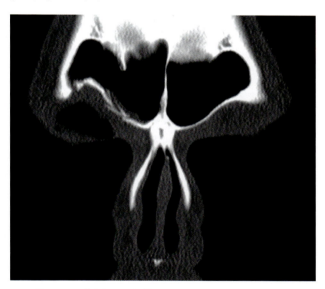

图 8-14 右侧眼眶上缘/眼眶上壁骨折的 CT 表现

4. 治疗 脑膜损伤和脑脊液漏均为手术治疗的指征。骨折碎片引起的眼球损伤或明显的眼球突出也是手术指征。非手术治疗仅适用于轻微骨折移位的患者。根据受伤程度的不同，可能需要多学科联合治疗。

通过经硬膜外的额部切口入路可以直接探及眼眶上壁，并提供清晰的手术视野，必要时可将硬脑膜切开以便更清晰地暴露手术视野。手术中必须将骨折碎片完全清除，同时使用微型连接板进行固定，然后进一步修补脑脊液漏。对于小的硬脑膜缺损可用颞侧筋膜覆盖，大的缺损需要通过帽状腱膜骨膜瓣进行修补。

5. 并发症 数年之后瘢痕形成可导致额窦口阻塞，从而导致鼻窦炎反复发作和黏液囊肿的形成。额窦开口引流可以预防此类并发症的发生。外伤或手术均可能导致患者嗅觉功能损伤，从而引起患者的极度不适。

第八节 复合性骨折

面中部、眼眶壁和颅底的复合性骨折

1. 发病机制 面中部的颅面复合骨折多由前额或侧面的巨大外力所造成，骨性支撑系统复杂的骨折线及其对能量的吸收导致了复合性骨折的发生。其中三种骨折类型相对常见：上颌骨基底撕脱，上颌骨椎体撕脱骨折伴或不伴鼻骨骨折，起始于颅骨累及面中部的骨折伴或不伴鼻骨受累。这种骨折类型是根据 Le Fort（图 8-15，图 8-16）和 Wassmund 进行分类的，其中 Le Fort Ⅱ型和 Wassmund Ⅱ型相对应，而 Le Fort Ⅲ型和 Wassmund Ⅳ型相一致（表 8-8）。骨折可单侧或双侧发生，也可同时发生。

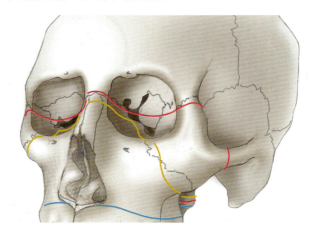

图 8-15 复合型骨折 Le Fort 分类示意图（来源于 Welkoborsky HJ. Traumatology. In：Strutz J, Mann W. eds. Practice of Otolaryngology, Head and Neck Surgery. Stuttgart：Thieme；2009.）

额骨基底骨折是由于额部受到严重外伤所引起的。在所有病例中，约有 62% 的病例伴有面中部骨折，根据 Escher 分类，可以分为Ⅰ～Ⅳ型（表 8-9，图 8-17）。鼻溢液是颅前窝/颅底损伤的主要症状。脑脊液漏容易发生在上颌窦后壁、筛板、筛窦和蝶窦顶壁骨折中（图 8-18）。

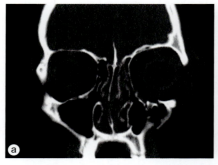 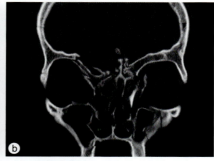

图 8-16 a. 合并（左侧）Le Fort Ⅱ型骨折的面中部骨折 CT 影像；b. 合并（右侧）Le Fort Ⅲ型骨折和（左侧）Le Fort Ⅱ型骨折的面中部骨折 CT 影像

表 8-8 LeFort 和 Wassmund 对面中部及侧面骨折的分型

分类	描述	累及的骨质										
		内侧壁	上颌窦	翼突	眶下缘	犁骨	鼻中隔	泪骨	眶下壁	额突（上颌骨）	眶外侧壁	颧弓	鼻根
Le Fort Ⅰ	上颌窦骨折	×	×	×		×							
Wassmund Ⅰ	上颌骨不包括骨性鼻根的椎体撕脱骨折	×	×	×	×	×	×						
Le Fort Ⅱ / Wassmund Ⅱ	合并骨性鼻根的上颌骨撕脱性骨折	×	×	×	×	×	×						×
Wassmund Ⅲ	来源于脑神经的面颅高位骨折，不包括骨性鼻根骨折	×	×	×	×	×	×	×	×	×	×	×	
Le Fort Ⅲ / Wassmund Ⅳ	来源于脑神经的面颅高位骨折，包括骨性鼻根骨折	×	×	×	×	×	×	×	×	×	×	×	×

表 8-9　Escher 颅底骨折的分类

Escher 分类	Ⅰ 型	Ⅱ 型	Ⅲ 型	Ⅳ 型
描述	高位颅底骨折	局限性额骨内侧基底骨折	额骨底骨折伴面骨撕脱伤	额骨外侧骨折
骨折部位	额骨粉碎性骨折	筛板	颅前窝鼻根、额突及筛骨的骨折	额窦后壁
	额窦前壁和后壁骨折	鸡冠		眼眶上壁
	前颅骨	筛骨和蝶窦的顶部		颅骨外侧壁

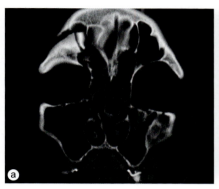 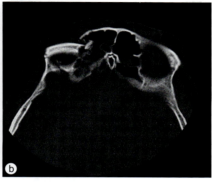

图 8-17　右侧额底外侧骨折（Escher Ⅳ）合并左侧眼眶下壁骨折的 CT 影像。a. 冠状位；b. 轴位

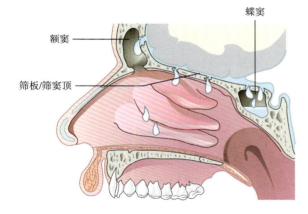

图 8-18　脑脊液鼻漏最常发生的部位（来源于 Welkoborsky HJ. Traumatology. In：Strutz J, Mann W. eds. Practice of Otolaryngology, Head and Neck Surgery. Stuttgart：Thieme；2009.）

2. 诊断　CT 检查可以明确骨折形态（尤其是三维重建检查）。除了鼻窦及眼眶外，颅脑损伤也可通过 CT 检查来进行评估。外伤经常伴发持续性脑出血，需要进行排查。此外，神经鞘内积气提示颅底骨折。脑脊液鼻漏也是一个重要的体征，其可能在外伤后数年发生（第 3 章第二节）。

3. 面中部中央区和边缘区骨折的治疗　非手术治疗适用于非移位的骨折，但这种骨折在面中部中央区骨折中很罕见。但是颅底骨折只有在出现严重骨折或移位并伴有脑脊液漏时才需要手术治疗。

这类骨折往往需要多学科联合手术治疗。中央区和边缘区骨折的手术切口可沿骨折线表面皮肤切开。手术切口主要包括头部或横向眉弓切口、内眦部切口或经口腔前庭切口。下穹窿或下睑缘区切口易暴露眼眶下壁。在牙齿错位的情况下，下颌骨必须首先复位于正确的咬合位置，然后再行固定，如使用颌间固定。小型或微型骨合成系统可应用于从尾骨至颅骨并从内至外的骨折固定（Markowitz 原则）。根据牙齿损伤的情况，可能需要使用夹板固定。

对于颅底骨折，手术入路取决于缺损的大小和位置。鼻内镜手术技术可用于较小且易接近的骨折缺损的修复。对于较大的缺损，尤其是额窦后壁的缺损，可通过硬膜外经面/额筛窦或经额部切口进入（Unterberger 弓形切面）。广泛骨折伴颅脑损伤、脓肿或颅底血管病变以及鼻外科手术无法达到的缺损区域，必须与神经外科联合进行手术治疗。手术方案的选择需要遵循个性化原则，采用不同的治疗方案。

4. 并发症　面中部骨折典型的并发症包括：永久性功能障碍、脑神经损伤、面部畸形和流涕。与额骨、鼻骨骨折相关的并发症包括：颅内和眶内感染、出血、嗅觉障碍、黏液囊肿、头痛和癫痫发作（表 8-10）。

表 8-10　颅面部和额骨基底骨折的并发症

颅面部骨折	额骨基底骨折
鼻溢液	脑膜炎
脑膜炎	脑脓肿
局部骨髓炎	上颌骨及蝶腭动脉分支出血
Ⅰ～Ⅶ对脑神经受损	眼眶相关并发症 • 视力丧失 • 眼眶炎性感染 • 眶尖综合征
持续性功能障碍	嗅觉障碍和味觉丧失
	感觉功能障碍
	Ⅱ、Ⅳ和Ⅵ对脑神经麻痹
	颅内血肿
	反复性脑脊液漏
瘢痕引起的外观改变	黏液囊肿
	慢性头痛
	惊厥
	瘢痕引起的外观改变
	额骨骨髓炎

第九节　视神经损伤

外伤性视神经病变

1. 发病机制　外伤性视神经病变（traumatic optic neuropathy，TON）是外伤直接或间接损伤眼眶和视神经所导致的。其发生机制多种多样，主要包括：

（1）**剪切力损伤**：尤其是在额部和外侧损伤中，视神经在视神经管内的出口处受到明显的剪切力，从而导致单个轴突的横断面损伤。

（2）**压力增加**：外力引起的球后或视神经管内出血（视神经鞘出血）产生的压力直接压迫视神经导致视力下降甚至失明。外伤引起的视神经水肿也可导致压力升高而影响视力。

（3）**骨折碎片嵌顿**：贯穿视神经管的骨折可能导致视神经管内骨折碎片的嵌顿，直接撕裂轴突从而导致视力丧失。

（4）**视神经离断**：外伤可以导致视神经瞬间离断（神经损伤）。这种情况通常发生于视神经在巩膜壁段的移行处。

由于视神经的紧密性和解剖结构的特性（硬脑膜附着于骨膜上），外伤对视神经，尤其在视神经管区域的部分易造成损害。在眼眶内，视神经被其周围的脂肪组织所保护，在颅内视神经被脑脊液所保护。脑脊液和脂肪组织起到了压力释放垫的作用。

2. 临床检查　眼部检查是临床上主要的检查项目。对于有意识的患者，检查主要包括主观的视力和视野。同时也必须进行瞳孔（传入障碍）、眼底和眼球运动相关的检查。

仪器检查：包括视神经管的薄层扫描在内的颅骨和眼眶高分辨率 CT 的应用，有助于明确碎骨片的嵌顿（图 8-19）或视神经鞘血肿。

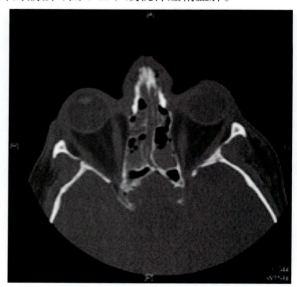

图 8-19　轴位 CT 显示的左侧视神经管骨折

此外，所有患者术前都应行视觉诱发电位（VEP）检查。检查瞳孔对光反应有助于评估昏迷患者的视神经功能。在一些患者中，可在神经鞘切开术中检测到视神经电位的恢复，表明视神经的功能得到了一定的改善。

3. 治疗　目前尚无外伤性视神经病变的循证医学治疗方案。但是以下治疗方案已被证实有一定疗效：视神经减压术对骨折碎片嵌顿或视神经鞘血肿导致的视力丧失具有一定的效果。但即使有自发缓解的可能性，也需要及时手术治疗以减缓视神经受压。另外给予大剂量激素冲击治疗数天，也可改善预后。

CT 导航引导下的鼻内镜手术是视神经减压最有效的方案。使用显微镜或鼻内镜对中鼻甲的结构进行分辨和处理，同时去除筛骨纸板。然后开放蝶窦，暴露蝶窦外侧壁及视神经管。沿筛骨纸板切开至蝶窦，切开视神经上方的蝶窦侧壁。分离暴露视神经周围 180° 后，对神经管进行切除，必要时同时行视神经鞘切开以便更大程度地缓解视神经受压的情况（图 8-20）。

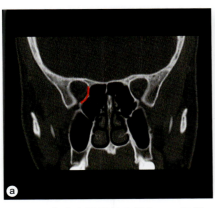 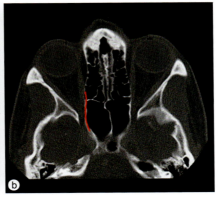

图 8-20　正常眼眶和鼻旁窦的冠状和轴向 CT 扫描。红色标记显示的是在视神经减压术中取出的骨性区域

4. 预后　约有 50% 的患者在进行积极治疗后，视力得到一定的改善。已经证实，及时的手术治疗和术中视神经鞘切开术有利于改善预后。视力完全丧失和贯穿视神经管的骨折往往预后不佳（表 8-11）。

表 8-11　外伤性视神经病变患者预后因素分析

预后良好	预后不良
24 小时内手术，或创伤后 8 小时内	创伤时长超过 24 小时
术前存在一定视功能	术前视力完全丧失
视神经鞘血肿和鞘膜撕裂的患者	视神经管骨折

第十节　儿童眼眶外伤

1. 发病机制　由于鼻窦系统发育尚未完全，儿童与成人的眼眶壁完全不同。只有外侧壁大致相同。额窦（顶壁）、上颌窦（底壁）和筛窦（内壁）的气化尚未开始，直到成年后才开始缓慢进行。由于生长发育的原因，大部分面颅尚未开始骨化或提供生长基板，因此当外力作用时，更多能量被吸收，仅较大的力量才可以引起骨折。由于脑颅与面颅的比例和面颅弹性大的特点，脑颅骨折比面颅骨折更为常见。眼眶骨折在儿童中也比较少见（表 8-12）。

表 8-12　儿童面中部相关结构骨折的发生率

	患者比例（n=12 739）					
		5.7%	6.7%	14.3%	20.3%	53.0%
发生骨折的部位	总发生率	0～1 岁	2～4 岁	5～9 岁	10～14 岁	15～18 岁
下颌骨	33%	23%	21%	28%	30%	38%
鼻骨	30%	35%	20%	25%	27%	34%
上颌骨	29%	32%	22%	24%	26%	32%
眼眶	20%	24%	22%	18%	22%	19%

儿童的面中部和眼眶骨折分类与成人相同。

2. 诊断　由于患儿往往不配合检查，所以必要的检查应优先于非必要的检查，并且有创检查应在无痛检查之后进行。必须详细询问病史及检查视力情况，因为单侧视力丧失的患儿往往不会轻易自诉。

为了明确骨折的情况并指导手术，如果怀疑存在眼眶骨折，应首选眼眶 CT 检查。在检查过程中，必要时需对眼睛、视神经以及大脑进行遮挡，以免受辐射影响。另外，CT 扫描的指征需要严格控制。低剂量螺旋 CT 或锥束 CT（CBC）可能更为合适。由于患者尤其是幼儿常不配合检查，常规的 X 线成像是一种较差的诊断方法，其检查结果的可信度较低。可以在短暂的麻醉后进行 CT 检查，以提供准确的诊断依据。研究发现在颧弓骨折和眶下缘骨折中，CT 检查与超声检查结果无明显的差别。因此，超声检查是诊断儿童骨折的首选方法。

3. 治疗　儿童的非移位骨折较为常见，需要非手术治疗。为保证效果，必须遵守医嘱，如在 2～3 周禁止运动，避免擤鼻涕，以及进食半流质饮食。为了达到最好的结果，儿童眼眶骨折需要立即治疗。治疗时必须尽可能轻柔，以保证生长发育。然而，在严重创伤累及脑颅的情况下，高达 40% 的患者会出现生长障碍。

第 9 章
眼眶病理学

第一节 引言	127
一、概述	127
二、分类观察	127
第二节 炎症	128
一、急性炎症	128
二、慢性炎症	129
第三节 累及眼眶的系统性疾病	129
第四节 肿瘤（按组织结构排列）	129
一、视神经肿瘤	129
二、结膜和泪阜肿瘤	132
三、眼睑肿瘤	137
四、泪腺肿瘤	144
五、泪道系统肿瘤	146
六、眼眶软组织肿瘤	146
七、眼内肿瘤	151

第 9 章 眼眶病理学

L. Wilkens

第一节 引 言

一、概述

眼眶由三种胚层组织以复杂的形式构成。因此，几乎所有类型的炎症和肿瘤都可以发生在这一狭窄而局限的区域内。

本章节并不阐述详细的形态学知识，而是为临床实践工作人员提供一个眼眶疾病的概况，并说明病理学家如何对这些疾病进行命名和分类。因此，本章节没有从全面的基础知识中进行详细的组织学描述，仅对必要的内容进行概述。这些信息能使感兴趣的读者获得更深入的知识，并能够更好地理解形态学。

要了解病理学家的方法，我们必须熟悉所用的程序。病理学源于解剖室，但在过去几十年中其活动领域已经扩展到包括术前准备和活组织检查在内的微观检查，占据了如今95%的病理工作。组织学在最初是有关患者既往病史和肉眼所能观察到的组织的学科，即宏观方面。在该检查中，采用特定的方法获取组织样本。小的组织活检可用来代表整体性改变。两种样本脱水后进行石蜡包埋，制成 1~2μm 厚的极薄切片并放在显微载玻片上，用各种方法染色。

细胞学检查用以补充组织学检查。这种技术通过针吸术获得涂片材料或细胞，以类似的方式封入玻片并进行染色。细胞学检查强调的是个体细胞的评估，而组织学检查则考虑功能性的细胞集落。将这两种补充性方法获得的样本置于显微镜下观察，通常可在这个阶段得出结论。

如果使用以上的染色技术不足以得出结论性的评价，可以利用免疫组化技术。这种染色法不发生化学反应，而是利用了抗原抗体免疫反应。与抗原相结合的抗体具有报告分子，通过二次反应在组织内产生独有的染色。目前可通过基因检测方法进一步鉴别组织特征，例如突变和基因表达分析。通过这些诊断方法得出的结果，可以逐步进行诊断。

术前准备和活检的病理形态学检查同样可以用这些补充的方法实现。

二、分类观察

眼眶可受多种疾病累及，伴有明显的炎症反应改变（表 9-1）。

表 9-1 眼眶疾病的分布（Rootman，1988）	
疾病	比例
Graves 病	50%
肿瘤	20%
先天性疾病	15%
炎性疾病	10%
血管性疾病	3%
退行性疾病和沉积病	2%

尽管炎性改变的术语总是被反复修改，但自从 20 世纪 90 年代中期肿瘤病理学快速发展，术语逐渐标准化。在 WHO 公布的肿瘤分类中，目前已知的实体肿瘤被给予标准的命名，并以特定的编码标明（ICD-O 编码是目前有效的版本）。两者都提供了恶性上皮性肿瘤的 TNM 分期，其结果对每种肿瘤来说都是综合性的、最精确的分期方法。由此，英国已在临床实践中停止应用传统的评估方法，开始采用列表式并列评估法，为评估的完整性和准确性带来了极为显著的优势。这也给国际上的研究结果提供了可比性，并使跨国评估的结果更易于理解。

1. 在列表式并列评估法的分类中，对所评估肿瘤的生物学特性进行进一步评估，并进行肿瘤的**分级**。分级的原则如下。

G1：分化良好；肿瘤的组织学来源在染色中极易识别。但是在某种程度上良恶性较难鉴别。

G2：中度分化；肿瘤的组织学来源在所有染色中成功识别。分化出现中断或"跳跃"，可明确归类为恶性肿瘤。

G3：分化较差；肿瘤的组织学来源仅在全部染色中有限的范围内可见或完全不可见。鉴别需要通过免疫组化方法。

G4：未分化的恶性肿瘤；免疫组化很难识别组织学来源。

2.在恶性肿瘤的分级中，有些实体肿瘤有另外的分类标准，对评价肿瘤的生物学行为至关重要。FNCLCC（全国癌症防治中心协会）标准应用于**肉瘤**的分级。分别如下：

（1）肿瘤分化（1～3分）。
（2）有丝分裂数（1～3分）。
（3）肿瘤坏死（1～3分）。

据此得出组织学分级：
- 1级：总分2，3。
- 2级：总分4，5。
- 3级：总分6，7，9。

3.对于**恶性黑色素瘤**，需要用一系列组织学参数来补充TNM分类，而这些参数在肉瘤分类中尚不需要。因此，综合性评估包括以下要点：
- 实际的组织学诊断
- 肿瘤的厚度（根据Breslow）
- 侵袭程度（根据Clark）
- 溃疡
- 有丝分裂率（每平方毫米）
- 细胞类型（在不同肿瘤细胞群）
- 退化
- 肿瘤淋巴细胞浸润（TIL）
- 浆细胞出现的证据
- 肿瘤血管化的证据
- 血管侵袭
- 显微镜下小的卫星灶
- 相关的事先存在的痣
- 切除范围的边缘

其他TNM分类参数（区域淋巴结，远处转移）。

依据病理解剖学发现分类：①临床发现；②肉眼发现；③组织学发现。上述参数补充评估，如果需要，用注解说明（应易于阅读和理解），可列表总结所有重要的参数。

第二节 炎 症

炎症是组织对生物性、化学性和物理性病原体的反应。引起炎症的病原体的共性可以通过炎症反应的本质加以推断（例如分枝杆菌感染过程中肉芽肿的形成）。总体来说，炎症反应的表现是非特异性的。

一般而言，急性期结束后，或是愈合，或是转变为慢性炎症。与此相关的是炎性细胞从粒细胞到淋巴细胞的变化。瘢痕慢性炎症的最终阶段是瘢痕形成。

原发性慢性炎症也可能存在。

一、急性炎症

非化脓性（nonsuppurative，non-purulent）炎症。最常见的是副鼻窦炎症的扩散。

化脓性（suppurative，purulent）炎症。主要为发生在眼眶软组织的化脓性炎症，多数由感染引起。最常见的病原体是葡萄球菌，通常是由伤口感染引起的蜂窝织炎。在免疫抑制的情况下也可发生真菌感染。较高的死亡率和严重的局部并发症如广泛的血栓形成非常危险，很难预防或治疗。其组织学特征是交替、密集而拥挤的粒细胞浸润组织。这些粒细胞能够分散在发生蜂窝织炎的组织中，或者密集地互相拥挤，并融合到坏死组织和化脓性炎症中（图9-1）。

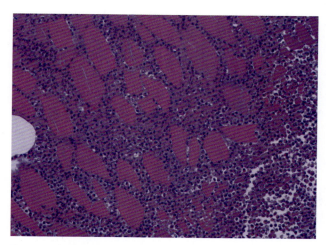

图9-1　肉芽肿性炎症。密集的粒细胞浸润分布在结缔组织和肌肉中。由于炎症的影响，一些肌细胞呈坏死和碎片状改变（HE染色，放大倍数20×10）

二、慢性炎症

非肉芽肿性炎症：无确切原因的非特异性改变常以此种形式发生。

肉芽肿性炎症：典型的例子是睑板腺局部炎症形成的睑板腺囊肿（图9-2）。肉芽肿性炎症通常由病原体引起，主要包括分枝杆菌、螺旋体、韩瑟勒巴通菌（bartonella henselae）、真菌、寄生虫（旋毛形线虫病，血吸虫病）等。自身免疫性疾病同样具有肉芽肿性炎症的成分。

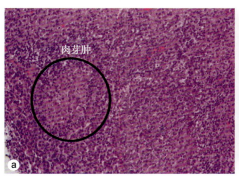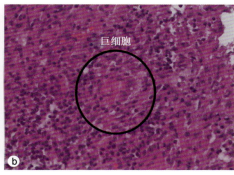

图9-2 睑板腺囊肿。密集的炎症细胞渗透到成簇排列的上皮细胞旁边，分组排列成肉芽肿的形状。a.肉芽肿（HE染色，放大倍数20×10）；b.病变中可见巨细胞（HE染色，放大倍数40×10）

胆固醇肉芽肿是系统性或局部代谢性疾病或皮肤脂质沉积（黄色瘤：见眼睑黄色瘤）以及软组织血肿的结果。

系统性疾病如结节病、克罗恩病以及巨细胞性肌炎同样可导致肉芽肿。

局部自身免疫性炎症：Sjögren综合征是累及泪腺和唾液腺的病变，与淋巴瘤的发展具有紧密的联系。

特发性眼眶炎症（炎性假瘤）：特发性眼眶炎症是一种长期的炎症病变，在传统染色中很难与"真正的"淋巴瘤相鉴别。炎症位于眼眶软组织内，组织学上有不同程度的淋巴细胞浸润，同时伴随相似的各种纤维化。新的分子病理学检查（克隆分析）有助于炎症反应改变的分类。

由于根治性切除不影响生存率，因此推荐进行综合治疗，可信的诊断对此至关重要。

第三节 累及眼眶的系统性疾病

Basedow病是梅泽堡（Merseburg）三联征中典型的病变。然而，眼球突出的发生也可不伴心动过速和甲状腺肿。抗体引起的交叉反应可导致眼眶软组织发生炎症改变，伴有相应的眼球突出。随着治疗方案的持续进展以及对不利的影响因素的控制（如吸烟），这类疾病的典型改变已很罕见。

其他可累及眼眶的系统性疾病，包括重症肌无力、营养不良性肌强直、线粒体肌病和皮肌炎等。

第四节 肿瘤（按组织结构排列）

一、视神经肿瘤

（一）概述

有5%~8%的眼眶肿瘤生长在视神经上。从组织学上看，肿瘤可来源于真正的神经组织、鞘膜组织和血管（表9-2）。由于神经组织实质上是大脑的延伸，因此肿瘤是神经胶质分化的产物。此外，脑膜瘤来源于脑膜细胞，血管瘤来源于血管。因为脑膜组织中含有黑色素细胞，黑色素瘤的发生很容易理解。此外，间充质细胞和组织细胞一样，可以导致独立的肿瘤。

表9-2 视神经肿瘤		
良性	生物学行为不明确	恶性
脑膜瘤	血管外皮细胞瘤/SFT	转移瘤
毛细胞型星形细胞瘤		恶性星形细胞瘤
黑色素细胞瘤		恶性黑色素瘤
星形细胞错构瘤		
血管瘤		
青少年黄色肉芽肿		

与此相反，上皮来源的原发性肿瘤很少见，发生在视神经的仅为转移瘤。淋巴瘤的来源是有争议的，但在这里也假设为转移瘤。

因此，原发性视神经肿瘤的种类相当明确。由于肿瘤生长的不利位置，不论良性或恶性，它们都存在问题。因此，发生于体内其他部位的肿瘤可被单纯切除，但是发生于视神经时则常常非手术治疗或者观察。

（二）良性肿瘤

1. 脑膜瘤 脑膜瘤是蛛网膜细胞发生的肿瘤，位于神经鞘蛛网膜绒毛中。脑膜瘤是最常见的视神经肿瘤，可以发生在视神经的任何部位，但最常见的位置是眶尖部（占80%）。其生物学行为大部分为良性（WHO分级Ⅰ级），有各种形态学变异（图9-3）。非典型和未分化型（WHO等级Ⅱ级或Ⅲ级）较颅内脑膜瘤而言更少见。在儿童，脑膜瘤的生长更为活跃。肿瘤几乎均为单眼发病，且女性多于男性。文献报道的年龄分布各不相同。与 von Recklinghausen 病相关的报道非常罕见。

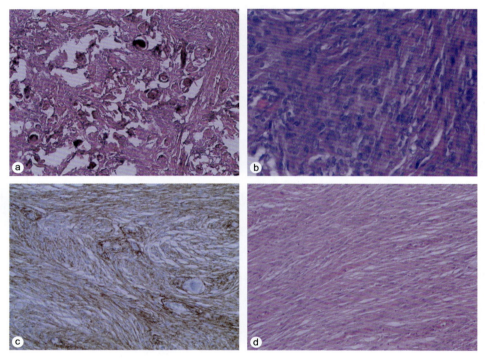

图 9-3 脑膜瘤。a. 砂砾样脑膜瘤：肿瘤细胞呈束状排列（HE 染色，放大倍数 10×10）；b. 砂砾样脑膜瘤有时可见成群的砂砾小体，呈一种特殊的钙化灶（HE 染色，放大倍数 40×10）；c. 纤维增生性脑膜瘤的特征也是肿瘤细胞呈束状，类似于纤维瘤（HE 染色，放大倍数 20×10）；d. 免疫组织化学显示 EMA（上皮细胞抗原）阳性，这有助于明确诊断（放大倍数 20×10）

由于肿瘤位于非常不利的位置，如果对视力影响较小，通常考虑观察。为了保护神经可行分次放射治疗。如果视力丧失，需要手术切除肿瘤。肿瘤可能复发，但少见。

2. 毛细胞型星形细胞瘤 毛细胞型星形细胞瘤是来源于纤维星形胶质细胞的良性肿瘤。肿瘤细胞为头发样细长的梭形细胞，并由此命名。在眼眶肿瘤中，1%～4%是毛细胞型星形细胞瘤；其中48%发生在眼眶内，28%在颅内，24%眶颅内均有。90%的肿瘤在20岁内起病，但先天性肿瘤较少见。女孩发病率更高一些（60/40）。已知本病与 von Recklinghausen 病相关，30%的患者患有该病。这些患者的肿瘤也可以呈多中心生长。

大多数毛细胞型星形细胞瘤生长极为缓慢，有时可停止生长或退化。生长迅速和恶变者是例外，可以进行放疗与手术切除。位于视交叉或颅内的肿瘤可能导致严重后果，难以治愈。

3. 黑色素细胞瘤 黑色素细胞瘤（Melanocytoma）是一种良性肿瘤，典型者位于视神经，葡萄膜和结膜罕见。黑色素沉积的患者更容易患病。肿瘤内充满了密集的黑色素细胞，具有明显的黑色素沉着。

据报道，患者大多数情况下只有轻微的症状，大部分是偶然发现的。检眼镜下可见视神经盘上有一灰黑色的病变。双眼发病者罕见。

对于鉴别诊断而言，黑色素细胞瘤与脉络膜黑色素瘤和坏死性视盘旁脉络膜黑色素瘤的鉴别非常重要。大多数情况下不需要治疗，恶变极为罕见。

4. 星形细胞错构瘤 星形细胞错构瘤是一种良性的、生长缓慢的视盘肿瘤，周围视网膜少见。肿瘤由纺锤体细胞和短胖的星形细胞组成。已知结节性硬化病和神经纤维瘤病（Ⅱ型）与之相关。

5. 血管瘤　发生在视盘上的毛细血管瘤和海绵状血管瘤沿视神经生长。毛细血管瘤由小而密集的血管组成，血管由扁平的、不具异型性的内皮细胞排列而成（图9-4）。毛细血管瘤可以内生或外生模式生长并进入玻璃体腔和视神经头部，也可以无蒂生长。目前已知血管瘤与von Recklinghausen病相关。以间质中的脂肪细胞为特征并且与von Hippel-Lindau病相关的毛细血管瘤被命名为视网膜血管瘤病。

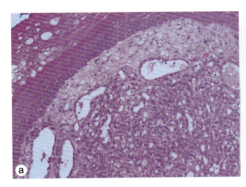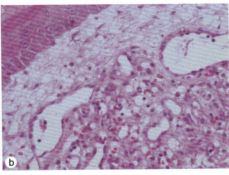

图9-4　毛细血管瘤。由正常内皮细胞连接形成的束状小血管。毛细血管呈不同大小的小叶状分层排列。a.HE染色，放大倍数20×10；b.HE染色，放大倍数40×10

6. 青少年黄色肉芽肿　青少年黄色肉芽肿是一种良性自限性肿瘤，呈明显的蓝色、褐色，部分也可呈红色或黄色结节，可呈微结节状或呈20mm的结节。组织学上由多种组织细胞和杜顿（Touton）细胞（巨细胞）、中性粒细胞、嗜酸性粒细胞以及淋巴细胞混合浸润。青少年黄色肉芽肿已知与神经纤维瘤病（多数为Ⅰ型）有关。它常常发生在1岁以内，且5%～17%的患者是先天性的。

（三）生物学行为不确定的肿瘤

血管外皮细胞瘤［目前命名为孤立性纤维瘤（solitary fibrous tumor，SFT）］目前认为起源于视神经的脑膜细胞。组织学上可见束状纺锤形细胞以及穿行的不规则形状的血管（图9-5）。肿瘤易复发，因此临床行为不完全是良性。当视力受到影响或CT扫描显示视神经梭形改变时，应予以重视。

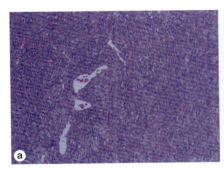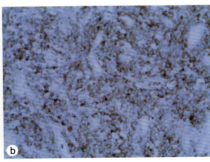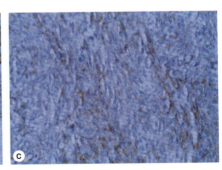

图9-5　血管外皮细胞瘤。a.SFT（孤立性纤维瘤）以成束的纵行卵圆形细胞排列成席纹状为特点（HE染色，放大倍数20×10）；b.免疫组化支持诊断，显示BCL2的表达（放大倍数40×10）；c.免疫组织化学亦显示CD99的表达（放大倍数40×10）

长期以来，该肿瘤因被命名为血管外皮细胞瘤和孤立性纤维瘤而引起混乱。后者的命名最初用于胸膜间叶肿瘤。21世纪以来，人们发现SFT不仅发生在胸膜，而且发生在其他许多部位，包括头部和眼眶以及鼻窦内。该肿瘤命名的发展值得关注。

（四）恶性肿瘤

1. 恶性星形细胞瘤　这是一种仅少数发生在视神经的恶性肿瘤。组织学上，可见非典型性或多形性的神经胶质细胞分化的肿瘤细胞。细胞有丝分裂常见，可反复出现坏死。患者多为成人，年龄在20～80岁，高峰年龄为52岁。患者多因视力丧失而引起注意；位于视交叉的肿瘤常引起双侧视神经受累。随着肿瘤生长出现局部破坏或硬脑膜浸润。该病预后差，是一种致死性疾病，患者大多在确诊后1年内死亡。

2. 原发性恶性黑色素瘤 视神经和视盘上原发性恶性黑色素瘤十分罕见。原发性黑色素瘤来源于脑膜的黑色素细胞。与痣类似，神经上明显的色素沉着与黑色素瘤的形成有关。在组织学上，这种情况与其他原发部位的黑色素瘤相似（图9-6）。迄今为止，视神经上的大多数黑色素瘤是由视乳头旁脉络膜黑色素瘤蔓延或转移而来。该病预后差。

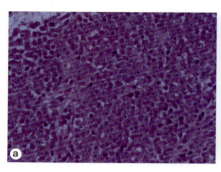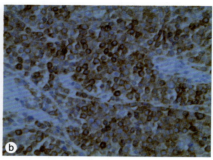

图9-6 恶性黑色素瘤。a.恶性黑色素瘤和弥漫性大B细胞淋巴瘤之间很难鉴别，二者都有具有明显核仁的巨大肿瘤细胞，并可发生草坪样浸润；b.Melan A染色阳性有助于诊断恶性黑色素瘤（Melan A染色，放大倍数40×10）

3. 转移或继发侵犯 如上所述，累及视神经的黑色素瘤可能是通过视乳头旁的脉络膜黑色素瘤侵犯而来。视网膜母细胞瘤也可以转移至视神经。

急性和慢性白血病患者常见视神经（头部）受累。这可发生在多种白血病亚型中。原发性视神经白血病/淋巴瘤极为罕见而且存在争议。

转移性肿瘤主要来源于肺癌、乳腺癌和胃癌。总体而言，这些转移性肿瘤或继发侵犯的患者预后很差。白血病或淋巴瘤除外，其预后与基础疾病有关。

二、结膜和泪阜肿瘤

（一）概述

结膜和泪阜以及眼睑的肿瘤是最常见的肿瘤，基本可分为良性肿瘤、癌前病变和恶性肿瘤。根据AFIP和Doheny眼科研究所的系列病例报道，最常见的肿瘤来源是上皮细胞、黑色素细胞、淋巴管增生以及迷芽瘤。成人最常见的是鳞状细胞癌及其癌前病变，而儿童最常见的是乳头状瘤和迷芽瘤（表9-3）。

表9-3 结膜和泪阜肿瘤

良性	生物学行为不明确/癌前病变	恶性
上皮源性		
乳头状瘤	日光性角化病	鳞状细胞癌
角化棘皮瘤	结膜上皮内瘤样病变	基底细胞癌
遗传性良性上皮内角化不良		皮脂腺癌
上皮囊肿		
非特异性角化病变		

续表

良性	生物学行为不明确/癌前病变	恶性
假性上皮内瘤样增生		
翼状胬肉		
黑色素细胞源性		
色素痣	高风险非典型性原发性获得性结膜黑变病（PAM）	恶性黑色素瘤
交界痣		
混合痣		
皮内痣		
黑色素细胞增多症		
眼部		
眼睑部		
蓝色痣		
良性幼年黑色素瘤（Sptiz痣）		
原发性获得性结膜黑变病（PAM）		
典型性		
低风险非典型性		
间充质细胞源性		
血管性病变	纤维组织细胞瘤	纤维组织细胞瘤
毛细血管扩张症		横纹肌肉瘤
血管畸形		卡波西肉瘤
淋巴管扩张		
黏液瘤		
其他肿瘤		
皮样囊肿		淋巴瘤
异位泪腺		浆细胞瘤
混合性迷芽瘤		转移癌

在黑色素细胞病变中，痣占45%，但即便如此，36%仍须归类为黑色素瘤（来自于Doheny眼科研究所的系列病例报道）。黑变病（典型或非典型）同样占有相当大比例。

（二）上皮性肿瘤

1. 良性肿瘤

（1）**乳头状瘤**：乳头状瘤可发生在各个年龄段，儿童最常见。本病与人乳头瘤病毒感染密切相关，尤其是血清6型，11型和16型。在组织学上，深染的棘皮状、鳞状分化的上皮细胞分布在结缔组织之间。

乳头状瘤可单发或多发，双眼均可受累。在儿童，病变起源于泪阜周围区域以及内眦/穹窿半月形褶皱周围。相反，成人角膜缘多为乳头状瘤原发部位。治疗采用手术切除，广泛和频繁的复发可通过局部应用干扰素治疗。

（2）**角化棘皮瘤**：角化棘皮瘤是一种生长非常迅速的鳞状细胞上皮性病变，与高分化鳞状上皮细胞癌非常类似。肿瘤通常以典型的侵袭性方式生长，同时形成所谓的肩部。角化棘皮瘤与鳞状上皮细胞癌的鉴别诊断非常困难，即使是通过活检也很难鉴别，这使得临床诊断更为重要。最常见的发病部位是暴露于日光的结膜部分。病变在几周内生长，然后保持静止或退化。该病需手术切除。

（3）**遗传性良性上皮内角化不良**：遗传性良性上皮内角化不良是结膜上皮细胞的角化不良和棘皮增厚，存在于一种非常罕见的常染色体显性遗传病（也称为Witkop-von Sallman综合征）中。病变累及结膜的鳞状上皮，多发于儿童时期，双眼表现为灰色改变。鼻侧和颞侧的睑间结膜上皮常发生增厚和炎性改变。这种疾病长期存在，需手术治疗。此病经常复发，但目前为止未见恶变的报道。这种非常罕见的疾病很难通过家族史诊断。

（4）**上皮囊肿**：上皮囊肿是半透明的、部分为蓝色的病变。少数是先天性的，但大部分是后天性的（例如作为炎症和创伤的转归）。最常见的发病部位是结膜穹窿和鼻侧结膜。该病变由单纯的鳞状上皮排列呈囊肿样，部分有杯状细胞浸润，也存在具有双层上皮细胞的变异型。上皮囊肿可以通过手术单纯切除病变。

（5）**非特异性角化病**：非特异性角化病是结膜上皮成熟过程中发生紊乱导致的本质为良性的病变。这一病变包括一系列的改变。组织学上可见原因不明的显著鳞状上皮化生及过度角化。现已明确这一疾病与维生素A缺乏症有关。

非特异性角化病在组织学上与角结膜干燥综合征、干燥性角结膜炎和放疗后发生的结膜病变具有相似性。

（6）**假性上皮瘤样增生**：假性上皮瘤样增生是上皮细胞对炎症刺激产生的反应性改变。组织学上，化生性鳞状上皮细胞显著增生，出现有丝分裂和角化不良细胞。这使得其与鳞状上皮细胞的鉴别较为困难（因此命名为"假上皮瘤"）。如果形成肉芽肿，应特别考虑真菌感染的可能。去除诱因后，增生一般会缩小。

（7）**假性腺瘤样增生**：这是一种良性的腺样增殖，与黏液表皮样癌类似。

（8）**白斑病**：白斑病（"白斑"）是一个临床术语，将许多良性和恶性病变归为一类。白斑病是由鳞状（化生）上皮增厚，和（或）基质纤维化所引起。因此正常的血管较少，病变颜色由红变白。

通常白斑病是由光损伤引起，尤其是紫外线辐射损伤。这可导致鳞状上皮化生、角蛋白增加及胶原纤维变性，伴有胶原碎片沉积增加。下列三种疾病是最常见的。

1）光化性弹性组织变性（没有实质的肿物形成）：基质中可见嗜碱性、可染色、丛生变性的改变（图9-7）。本病是一种单纯的退行性改变，不会向远处播散。

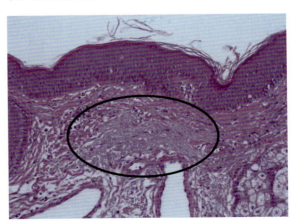

图9-7 光化性弹性组织变性，成片变性的嗜碱性物质代替变性的弹性纤维。这种变性是由长期大范围光照造成的（HE染色，放大倍数20×10）

2）翼状胬肉：上述光化性弹性组织变性和角化交替出现，导致累及睑裂区角膜的改变（图9-8）。

3）光化性角化病：见下面的"癌前病变"。

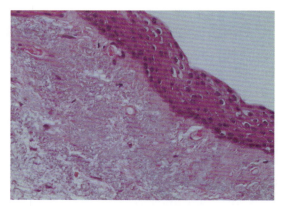

图 9-8 翼状胬肉：基质中成片变性的嗜碱性物质位于化生的鳞状上皮下，类似于皮肤光化性弹性组织变性

2. 癌前病变

（1）**光化性角化病**：上皮损伤几乎均表现为光化性弹性纤维变性，角化紊乱。不同程度的异常增生可直接发展为原位癌或Bowen病，并可能转变为鳞状上皮细胞癌。

（2）**结膜上皮内瘤样病变（conjunctival intra-epithelial neoplasias，IN）**：结膜上皮内瘤样病变与宫颈上皮内瘤样病变的概念相似，结膜上皮细胞不同阶段的进展都可以用这个术语来描述。组织学上，具有化生的鳞状上皮结构破坏，依据上皮底层、底层和中层和（或）整个上皮层破坏程度可分为轻、中、重度异型增生。文献中没有明确区分重度不典型增生、原位癌和Bowen病，它们在某种程度上可作为同义词使用。

与宫颈黏膜上皮内瘤样病变一样，已知人乳头瘤病毒是结膜上皮内瘤样病变的诱因，物理或化学因素也有同样重要的影响，如强烈的光照（户外工作）、油脂残留、烟雾和长期使用化疗药物如环孢霉素（如在移植患者中）。结膜色素沉着也是已知的相关因素。因为这种改变是癌前病变，具有很高的恶性风险，因此，严重的不典型增生需要手术切除。术后复发常见，被认为是"化学场效应"。

（三）恶性肿瘤

1. 鳞状上皮癌 鳞状上皮细胞癌（squamous epithelial carcinoma，SEC）是由结膜上皮内瘤样病变发展而来，也可为原发性。本病原有的上皮结构中可出现分化的鳞状上皮细胞（图9-9）。细胞的异型性可有显著的不同，从而确定组织学分级（分化较好、中度分化、分化较差，或G1、G2、G3）。高分化的SEC很难与典型的鳞状上皮增生相鉴别。恶性肿瘤的判断标准是肿瘤是否突破基底膜。

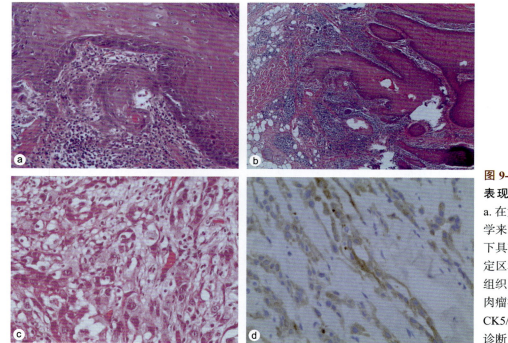

图 9-9 鳞状细胞癌（SCC）可表现为多种不同的分化程度。
a. 在大多数情况下，病变的组织学来源可以识别，但在某些情况下具有难度；b. 图中仅有部分特定区域明显的肿瘤细胞侵犯下层组织；c. 有时在染色中，SCC和肉瘤很难鉴别；d. 免疫组化显示CK5/6阳性表达，这有助于明确诊断

结膜上皮内瘤样病变的危险因素同样适用于SEC。光损伤是SEC发生的最常见原因。因此，光照充足的国家发病率也相应较高（乌干达3.5/10万，美国0.03/10万）。遗传性的色素沉着是重要的发病因素（白种人发病率更高）。HIV阳性患者发病率更高（主要在非洲：两个危险因素——光照和免疫缺陷）。其他危险因素包括着色性干皮病、白化病以及暴露于化学和物理性损伤。HPV被认为是上述致病因素的催化剂（双侧病变）。

手术切除肿物的安全范围是肿瘤周边3～5mm，术中应该检查切缘。肿瘤复发率取决于手术操作，约为6%。在不完全切除的情况下，应局部应用化疗药物。如果SEC没有成功根除，其破坏性生长和转移将导致灾难性的进展。

SEC的变异包括梭形细胞癌、黏液表皮样癌和腺鳞癌。

2. 基底细胞癌 该疾病的详细描述详见本章第四节。

3. 皮脂腺癌 累及结膜的皮脂腺癌或睑板腺癌较为罕见。皮脂腺癌起初表现为慢性炎症，使得早期诊断存在困难。在组织学上，癌细胞的细胞质呈泡沫状，癌细胞形成小的细胞团或实质性的团块，可累及整个结膜。肿瘤生长大多较缓慢，治疗可行冷冻或手术切除。

（四）黑色素细胞病变/肿瘤

1. 良性病变/肿瘤 黑色素细胞病变是黑色素细胞非典型分化和（或）出现部位异常和（或）数目异常的一类病变的总称。区分良性和恶性病变至关重要，并确定是否为癌前病变。

痣是黑色素细胞病变中最常见的病变，是结膜中第二常见的肿瘤。发病率为0.0012/10万。好发部位为睑裂间的球结膜和角膜缘。

典型病变出现在儿童时期，并逐渐增大，也可发生多处病变。由于本病的恶变非常罕见，所以通常采用非手术治疗即可。相反，发生在成年人的痣需要更密切的关注，特别是在出现形状改变、血管增多以及颜色改变的时候，需要手术切除。

在组织学上，痣可分为交界痣、复合痣和皮内痣。交界痣发生于结膜上皮内，混合痣发生于上皮和上皮下基质，而皮内痣相应地只发生于基质中。但后者一般无色素沉着，因此命名为黑色素细胞病变令人困惑。与无黑色素的黑色素瘤一样，它仍意味着黑色素细胞的病变，但已失去了形成黑色素的特性。

上皮下病变包括眼黑色素细胞增多症和眼部皮肤黑色素细胞增多症，后者与前者不同点在于累及三叉神经分支支配区域（OTA痣）周围的皮肤。黑色素瘤总体发病率确实有所增加，但不包括结膜黑色素瘤。

蓝色痣（图9-10）和Spitz痣是痣的进一步变异。这些痣同样位于皮肤中，并且具有与本章第四节第三部分所描述的相同的组织学标准。

一些种族可发生不同的双侧色素沉着。同样，色素改变也可能是全身或局部代谢作用的结果。原发性和继发性黑变病可出现在单侧。这些病变与后期发展为黑色素瘤具有显著的联系。

原发性获得性黑变病（PAM）是另一种变异型。PAM绝大多数是单眼结膜色素沉着性疾病，并不罕见（超过成人的30%）。病变发生于中年患者，为具有生长趋势的褐色斑点。组织学上，黑色素细胞存在于表皮中。随着病情的发展，黑色素细胞增生并形成细胞簇。需要鉴别典型性PAM和非典型性PAM，后者可进一步分为低风险性PAM和可发展为黑色素瘤的高风险PAM。文献报道的PAM发展为黑色素瘤的比例各不相同（高风险PAM超过10%）。

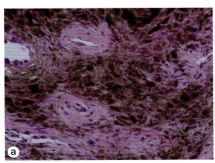
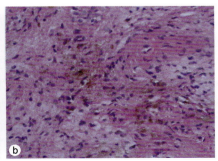
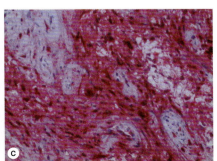

图9-10 结膜蓝色痣。 纺锤形细胞巢位于真皮的胶原纤维之间。a. 细胞含有大量色素沉着；b. 漂白后的标本能更好地鉴定细胞形态；c. Melan A免疫组化染色方法能确认细胞的黑色素来源（放大倍数10×20）

当色素斑点增大，或当直径大于 2~3mm 时，建议手术切除。同时给予局部化疗药物。

2. 恶性病变 / 肿瘤

恶性黑色素瘤：在所有的眼肿瘤中，2% 是结膜黑色素瘤，是除 SEC 外的第二常见恶性肿瘤。必须区分原发性黑色素瘤、由痣转变而来的黑色素瘤和原发性结膜黑变病转变而来的黑色素瘤。组织学上，同样的恶性细胞已在第 9 章第四节进行过描述。黑色素瘤很少发生在儿童和黑色人种。发病的高峰年龄在 50 岁左右，最常见的发病部位是睑裂区和球结膜。

恶性黑色素瘤的治疗方法是手术切除。术中结合冷冻疗法，以达到肿瘤完全切除、切缘无肿瘤细胞残余的目的。术后可进行放疗和（或）化疗。局部复发率为 25%~55%。眶内容物剜除术是主要的姑息性治疗方法，但即使这样也不能防止肿瘤转移。转移性恶性黑色素瘤的前哨淋巴结为耳前淋巴结和腮腺内淋巴结，其次为下颌下和颈淋巴结。

用于皮肤黑色素瘤分类的 Clark 或 Breslow 方法不能用于结膜黑色素瘤。肿瘤的绝对厚度对预后具有决定性影响，厚度若大于 0.8mm 则预后非常差。厚度介于 1~4mm 的肿瘤，死亡率增加 2 倍；如果黑色素瘤的厚度大于 4mm，死亡率增加 4 倍。5 年生存率为 77%~86%，10 年生存率为 64%~73%。在进行或回顾病理检查时，应注意所有的因素。

（五）间叶组织肿瘤

1. 良性肿瘤

（1）**血管病变**：良性病变包括毛细血管扩张、血管畸形和淋巴管扩张，后两种疾病也发生在 Sturge-Weber 综合征和共济失调毛细血管扩张综合征中。同时也要考虑到化脓性肉芽肿 / 毛细血管瘤、海绵状血管瘤及淋巴管瘤。它们的组织学结构与发生于身体其他部位的血管病变结构相同。

（2）**黏液瘤**：黏液瘤是罕见的良性肿瘤，可孤立存在或与 Carney 综合征同时存在。组织学上，组织中含有相对较少的、具有柔软的细胞质伪足的星形细胞，细胞之间有大量黏液样物质。黏液瘤是一种无痛的、边界清楚的球结膜肿瘤，具有典型的均匀胶冻状组分。

黏液瘤需要与黏液样神经纤维瘤、神经鞘黏液瘤、梭形细胞脂肪瘤和淋巴管瘤相鉴别。儿童黏液瘤必须与横纹肌肉瘤相鉴别。单纯手术切除是首选的治疗方案。目前没有复发的报告。

2. 恶性肿瘤

（1）**纤维组织细胞瘤**：良性和恶性病变均有可能。组织学来源于结膜基质，与发生于体内其他部位肿瘤有相同的组织结构。常见的发病部位是角膜缘和眼表结膜。

治疗方法是手术切除。是否复发转移决定于手术切除的完整性，也取决于肿瘤的组织学分级。

（2）**横纹肌肉瘤**：儿童期的横纹肌肉瘤发生在结膜区，主要为葡萄状。在组织学上，有梭形和圆形横纹肌母细胞，这些横纹肌母细胞仅在少数病例中显示横纹结构。大而深染的细胞核被嗜酸性细胞质包绕。此外，还存在较小的梭形肿瘤细胞，肿瘤基质伴有囊性改变。典型的病理改变是上皮下肿瘤细胞的分层带状浸润，即新生层。通常肿瘤在最初生长时没有任何明显的炎症反应，这可能导致诊断延误。**儿童期生长迅速的肿瘤须怀疑为恶性肿瘤，必须明确诊断。**

在过去的几十年中，初始的化疗和条件允许下的放疗已经明显增加了治愈的机会，并使许多儿童能够存活。

（3）**卡波西（Kaposi）肉瘤**：卡波西肉瘤是一种恶性肿瘤，发生于约 20% 的 AIDS 患者。在 4%~14% 的艾滋病患者中，卡波西肉瘤是第一个临床征兆。建议采取分级系统以便更好地评估诊断、术后管理和进一步的临床进程。Ⅰ、Ⅱ、Ⅲ 型提示疾病具有临床进展性。

沿病灶周围（1~2mm）的安全边缘切除肿瘤，然后进行冷冻疗法。放疗、化疗药物和干扰素局部注射作为辅助或替代治疗。

（4）**淋巴瘤**：原发性淋巴瘤包括一系列实体，从单纯性（滤泡性）淋巴增生性到侵袭性、破坏性病变。最常见的亚型是起源于黏膜相关淋巴瘤组织（MALT）的结外边缘带淋巴瘤（EMZL）。区分 MALT 淋巴瘤与滤泡性淋巴瘤、淋巴浆细胞性淋巴瘤以及慢性 B 细胞型淋巴性白血病（B-CLL）非常重要。其他淋巴瘤也可能发生，但非常罕见。组织学亚型的确定对治疗和预后至关重要。例如，EMZL 通常表现为惰性生长（约 70% 没有全身扩散），而其他淋巴瘤如弥漫大 B 细胞淋巴瘤，具有明显侵袭性并危及生命（平均生存时间 3~5 年）。

（5）**浆细胞瘤**：结膜浆细胞瘤主要发生在多发性骨髓瘤的患者中。在结膜中很少发现原发性孤立性浆细胞瘤。浆细胞瘤呈局限性的红色病变，组织学上由致密的浆细胞浸润而成。各种级别的分化均可发生。肿瘤最常发生在穹窿、球结膜或睑结膜。外观常常表现为炎症反应。孤立性浆细胞瘤生长缓慢。

（6）**转移癌**：结膜转移癌很少见，主要来源于乳腺癌、肺癌以及皮肤黑色素瘤。有趣的是，转移性结膜黑色素瘤的原发灶通常位于下肢或躯干。结膜转移癌预后较差，因此治疗是姑息性的。

（六）先天性肿瘤样病变

1. 皮样囊肿　皮样囊肿是内衬有层状鳞状上皮的囊肿，有时在囊壁上含有皮肤附属器和脂肪组织（图9-11），同样可见内壁有结膜上皮。好发部位是颞下方角膜缘。切除是常用的治疗方法。

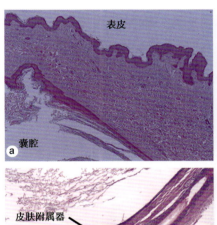
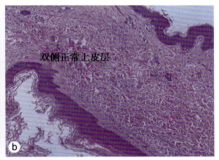
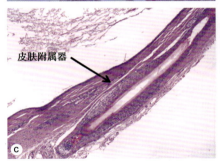
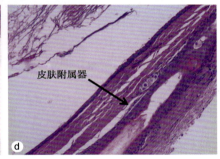

图 9-11　表皮样囊肿 / 皮样囊肿。a. 病灶的一侧覆盖皮肤表皮（HE 染色，放大倍数 5×10）；b. 囊壁内侧覆盖有相同的无异型性的鳞状上皮，囊肿壁轻度纤维化（HE 染色，放大倍数 10×10）；c. 第二个囊肿内壁显示皮肤附属器（HE 染色，放大倍数 10×10）；d. 放大后的（c）的细节图（H & E 染色，放大倍数 20×10）

2. 异位泪腺　本病变的名称不言而喻。在这种情况下泪腺导管结构是正常的，可以孤立发生，也可以与迷芽瘤同时发生。

3. 混合性迷芽瘤　迷芽瘤起源于正常组织，在该组织发生了非常规部位的增生（例如肾脏的肾上腺皮质）。结膜混合迷芽瘤可包含泪管、软骨、骨骼、脑组织和其他组织。骨性迷芽瘤是位于角膜缘后约 5mm、上直肌和外直肌中间颞上方的骨性病变。

三、眼睑肿瘤

（一）概述

由于眼睑的性质，发生在眼睑的肿瘤也可发生在其他部位的皮肤。尤其是基底细胞癌和鳞状上皮癌，它们通常是光损伤的结果。肿瘤也可来源于皮肤附属器。一些特定腺体的良性和恶性病变（例如皮脂腺腺瘤和皮脂腺癌）中可显示出相似的分化。同时也要考虑黑色素细胞肿瘤，其分类类似于皮肤的其余部分的黑色素细胞肿瘤（表 9-4）。

表 9-4　眼睑肿瘤

良性	生物学性质不明 / 癌前病变	恶性
上皮性肿瘤		
脂溢性角化病	光化性角化病	Bowen 病 / 原位癌
乳头状瘤		着色性干皮病引起的 SCC
反向滤泡性角化病		鳞状细胞癌（SCC）
良性苔藓样角化病		基底细胞癌（BCC）
假性癌性增生		
角化棘皮瘤		
皮脂腺肿瘤		
皮脂腺增生		皮脂腺癌
皮脂腺瘤		
皮脂瘤 / 皮脂腺上皮瘤		
外分泌腺和大汗腺肿瘤		

续表

良性	生物学性质不明/癌前病变	恶性
软骨样汗管瘤		黏液性皮脂腺癌
小汗腺末端汗腺瘤		皮肤腺样囊性癌
莫尔（Moll）腺腺瘤		汗腺癌
		莫尔腺腺癌
皮肤柱状结构肿瘤		
毛发上皮瘤		
毛囊瘤		
毛根鞘瘤		
毛基质瘤		
黑色素细胞肿瘤		
单纯性雀斑		恶性雀斑样痣
日光斑		恶性雀斑样痣黑色素瘤
雀斑		浅表性黑色素瘤
色素细胞痣		结节性黑色素瘤
皮内痣		痣样黑色素瘤
交界痣		
复合痣		
发育不良痣		
先天性黑色素细胞巨形痣		
吻合痣		
蓝色痣		
Spitz 痣		
血管病变		
毛细血管瘤		皮肤血管肉瘤
火焰痣		
海绵状血管瘤		
淋巴管瘤		
血管球瘤		
黄色瘤样病变		
黄色瘤		
纤维组织细胞瘤		
结节性黄色瘤		
青少年黄色肉芽肿		
坏死性黄色肉芽肿		
间叶性肿瘤		
结节性筋膜炎	青少年性纤维瘤病	Merkel 细胞癌
颗粒细胞瘤		
血管内乳头状内皮增生		
其他肿瘤		
		恶性淋巴瘤

（二）上皮性肿瘤（外层皮肤）

1. 良性病变

（1）**脂溢性角化病（老年疣、脂溢性疣、基底细胞乳头状瘤）**：组织学上，这些皮肤的良性病变来源于扩张的鳞状上皮细胞，以及部分基底细胞分化（图9-12），可产生角化珠。这些病变可能存在多种变异型（过度增生、棘皮样改变和腺样改变）。明显的色素沉着使得其与基底细胞癌很难鉴别。其炎性刺激的形式使得组织学分类变得困难。能否恶变尚未明确，治疗选择是手术切除。

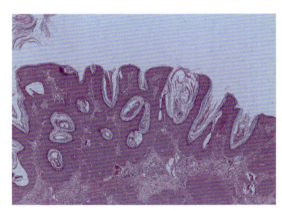

图 9-12 脂溢性角化病。这种病变的特征是鳞状上皮扩大，没有任何不典型和包裹的角蛋白颗粒（HE 染色，放大倍数 ×500）

（2）**乳头状瘤**：乳头状瘤是眼睑最常见的良性肿瘤。组织学上可见折叠的乳头状上皮填充在的结缔组织间隔之间，因此被描述为结膜乳头状瘤。上皮发育成熟或有时发生角化。乳头状瘤可单发或多发。治疗选择手术切除，术后可能再次复发（或形成继发性乳头状瘤）。

（3）**反向滤泡性角化病**：这种良性肿瘤看起来像小的结节状病变，通常有明显的色素沉着，使其难以与黑色素细胞病变区分。组织学上可见棘皮化小叶伴部分基底细胞样、鳞状上皮细胞增生。

（4）**良性苔藓样角化病**：这是一种良性肿瘤，大多数表现为单发的坚硬结节。在组织学上，其外观与扁平苔藓相似，在不规则棘皮上皮下有带状淋巴细胞浸润。然而并非颗粒层增厚，而是存在角化不全。

（5）**假性癌性增生**：多种不同的病原都可导致鳞状上皮过度增生。角化异常和核不规则性的出现使得其与鳞状上皮癌的鉴别非常困难。详细的病史和（或）临床外观特征具有重要的参考意义。

（6）**角化棘皮瘤**：这种良性肿瘤以快速生长为特征，通常很难与鳞状上皮癌相鉴别。在组织学上，肿瘤是由鳞状上皮构成圆形的病变，边缘覆盖有"唇"或"肩膀"样改变，角蛋白位于中心。基底膜完整。

其生长之迅速令人担忧，常常需要手术切除。角化棘皮瘤与SEC之间难以作出可靠的鉴别。一些学者认为角化棘皮瘤是侵袭性生长的SEC的变异型。

2. 癌前病变与恶性肿瘤

（1）**光化性角化病**：光化性角化病主要见于肤色较浅的老年患者。导致这种疾病的决定性因素是长期暴露在日光下。然而，长期持续的炎症改变使光化性角化病在外观上类似于苔藓红疹和硬化性苔藓。在组织学上，有许多变异型（肥大、萎缩、棘状、色素沉着性光化性角化病）。一般来说，不规则角化病常伴随有某些部位的角化不全。下层鳞状上皮的分层结构被不同程度破坏，可发生于所有层（Bowen病样转变）。典型性和非典型性角化不良均可发生，常伴随着慢性炎症浸润和日光性弹性组织变性。肥厚性变异体可能导致皮角（cornu cutaneum）形成。

治疗主要是手术切除。由于光损伤影响皮肤（面部）的范围较广，病情进展频繁发生。

（2）**Bowen病**：Bowen病可由光化性角化病发展而来，也被认为是鳞状细胞原位癌。同样极有可能是其他疾病的发展，或是没有识别的前期病变。在组织学上，鳞状上皮的分层增加，可见大量的异型核、角化不良和有丝分裂象，直接侵入上皮上层。当病变突破基底细胞膜后，Bowen病转变为SEC。手术应扩大切除到健康组织内，但由于与光化性角化病类似的原因（病变广泛），很难做到上述处理。

（3）**着色性干皮病伴鳞状上皮癌**：在这种疾病中，修复基因的缺陷使细胞无法修复断裂的双链DNA。日光暴露会导致这种基因断裂，因此在暴露的鳞状上皮中可见明显的基因损害积累，导致其组织学和生物学行为与先前所述的多发性鳞状细胞癌类似。

（4）**鳞状上皮癌**：如前所述，这种恶性肿瘤通常由鳞状上皮发展而来，不再描述其危险因素。手术切除的切缘应达正常组织。

（5）**基底细胞癌**：基底细胞癌是老年恶性肿瘤，由光损伤尤其是紫外线损伤引起。该肿瘤较常见（德国每年新增15万例，美国每年约160万例），超过90%的患者见于日光暴露充分的地域（10%的病例除外）。肿瘤生长缓慢，浸润少，很少发生转移（＜0.5%）。组织学上，肿瘤细胞可能来源于外根鞘层。这些细胞与鳞状上皮的基底细胞相似，但核质比例不对称，有丝分裂象增加。细胞球外层的细胞核表现为栅栏状排列，这是基底细胞癌的特征（图9-13）。病变生长包括多种变异型：结节状、浅表性、硬皮病样和釉质状。

可能与基底细胞癌存在联系的遗传性疾病或综合征：① Gorlin-Goltz综合征；② Bazex-Dupré-ChristoI综合征；③ Dugois-Colomb-Berthon综合征；④ Rambo综合征；⑤着色性干皮病；⑥眼皮肤白化病。

治疗方法主要是局部病灶完全切除。术中检查切缘或在一天内迅速重新评估病变对此病非常有帮助。特别的，呈小结节状的基底细胞癌硬皮样变异型可使从健康组织中去除该病变变得异常困难。

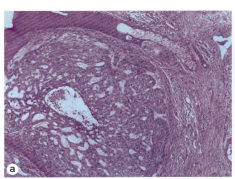
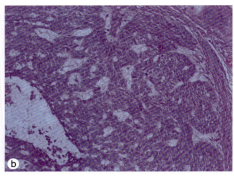

图9-13 基底细胞癌（BCC）。a. 基底细胞分化的癌细胞巢主要位于上皮下组织层，是该病的特征性改变，也可形成假性囊肿（HE染色，放大倍数10×20）；b. 栅栏状的肿瘤细胞核排列于病灶周围（HE染色，放大倍数20×20）

(三)皮脂腺肿瘤

皮脂腺见于眼睑和泪阜处,一些见于睑板腺,一些见于 Zeis 腺,还有一些见于下丘脑结构。良性和恶性肿瘤均可在皮脂腺中发生发展。

1. 良性

(1)**皮脂腺增生症**:这是由皮脂腺的结节样增生引起的。免疫抑制导致疾病发展。组织学上,皮脂腺排列在漏斗周围,其周边有未成熟细胞。这些结构向中心成熟,并且通过漏斗中央溢出。

(2)**皮脂腺腺瘤**:皮脂腺腺瘤在老年患者中多为良性、孤立性结节。组织学上,可见非典型皮脂细胞在小叶中排列并被网状嵴包围。表面覆盖的上皮常常缺失,因此肿瘤被痂皮覆盖。同样地,它也可能被角质皮肤的"角质栓子(horny plug)"覆盖。囊性生长可能是 Muir-Torre 综合征的征兆。小病灶难以与皮脂腺增生相区分。首选的治疗是手术切除。

(3)**Muir-Torre 综合征中的皮脂腺腺瘤**:Muir-Torre 综合征是遗传性非息肉病性结直肠癌(HNPCC)综合征的表观变异型。在这种病变中,内脏可发生多种恶性肿瘤,特别是结肠癌。与此相关的是角化棘皮瘤和皮脂腺腺瘤。当皮脂腺腺瘤发生在相对年轻的患者、多发或发生在非常规部位时,应特别考虑该病。因此皮脂腺腺瘤具有重要的指示作用。

(4)**皮脂瘤(皮脂腺上皮瘤)**:这种良性病变多发于老年患者,女性多于男性。通常表现为不伴有溃疡的小结节。组织学上不同大小的皮脂腺细胞成群分布,伴基底细胞样分化,其中包括导管,可以合并成囊性结构。这种病变中没有发现皮脂腺增生和腺瘤中的有序结构。由于肿瘤的特殊生长形式,这些肿瘤被单独列出,并且被多次重命名。皮脂瘤与皮脂腺分化的基底细胞癌易混淆。

2. 恶性肿瘤 **皮脂腺癌**:这种发生于老年患者的罕见眼睑区域恶性肿瘤来源于睑板腺、Zeis 腺和与下丘脑相连的皮脂腺。皮脂腺癌在临床上常表现为持续性炎症,因此诊断上往往存在延误。它的生物学行为具有侵袭性,约 1/3 的肿瘤在切除后出现复发和(或)转移。组织学上,肿瘤细胞的分化程度不同,表现出或多或少分化良好的皮脂腺形态,其中可见一些分泌管。这些表现为皮脂腺细胞的细胞有丝分裂象增加,有助于与良性细胞相区分。在一些肿瘤中,皮脂腺分化仅见于非常少的细胞,使得诊断非常困难。通常在邻近的表皮上有湿疹样癌的生长。由于上述原因,切除范围应包括健康组织。

(四)小汗腺和顶泌汗腺肿瘤

1. 良性肿瘤

(1)**汗管瘤**:汗管瘤是一种良性的、非常常见的汗腺肿瘤,多为多发性,呈黄色。最常见于年轻女性或青春期儿童。组织学上,成簇的小导管埋藏在富含纤维的基质中,表面被覆双层上皮。导管边缘可见肌上皮细胞缺失。首选治疗方案是手术切除。

(2)**软骨样汗管瘤**:软骨样汗管瘤是一种生长在面部和后颈部的良性肿瘤。该病变在汗腺内的起源备受争议。正如其名称所示,该病变在肿瘤组织学上有许多特征。在黏液基质中可找到排列成管状结构的双层上皮细胞和肌上皮细胞。

肿瘤生长时对邻近结构的压迫会造成损伤。切除是治疗的首选。由于肿瘤可在周边组织形成许多小的卫星灶,因此完全切除十分困难,病变也会频繁复发。

(3)**外分泌顶泌汗腺瘤(透明细胞汗腺瘤,透明细胞肌上皮瘤)**:这种良性肿瘤表现为发生于真皮层的单发性结节样病变。组织学上为由透明胞质的细胞组成的小叶,但部分表现为囊性生长。一些肿瘤细胞为嗜伊红的圆形细胞,其细胞核呈椭圆形,有明显的核仁。其他肿瘤细胞的胞质透明,有明确的边界,细胞核小而偏心。两种类型细胞可以互相转变。小叶间有小血管,由嗜酸性的角质层包裹。治疗首选手术切除。

(4)**Moll 腺腺瘤**:这是一种非常罕见的良性肿瘤。为了明确诊断,需要在眼睑肿瘤边缘进行定位,组织学切片必须准确。尤其是以肿瘤细胞的细胞质中有分泌活性的嗜酸性颗粒为判断标准。切除是治疗的首选。

2. 恶性肿瘤

(1)**黏液性汗腺癌**:这种罕见的皮肤附属器恶性肿瘤多见于男性(约 60 岁)。肿瘤凸起,质地为均一实性,部分呈囊性改变。组织学上,肿瘤细胞的固态和小梁状组分在黏液物质中"游动",

并由纤维血管隔膜分离。固态组分中含有假性腺体，组成了肿瘤中的囊性成分，其有丝分裂活性较低。

在恶性肿瘤中，该肿瘤具有较好的预后。约30%复发，约10%发生转移。因此，切除是治疗的首选。

（2）**原发性皮肤腺样囊性癌**：这是最罕见的外分泌腺分化的肿瘤。组织学上，该肿瘤类似于唾液腺和泪腺的腺样腺癌。切除是首选的治疗方法，但是已经证实肿瘤细胞可沿神经鞘生长，这使得确切切除更加困难。

（3）**汗腺癌**：这种恶性肿瘤表现为边界不清的质硬结节。在组织学上，肿瘤细胞在间质中呈戒指样弥漫性生长。一些肿瘤细胞呈单行排列，与乳腺小叶癌相似，因此需要与乳腺癌转移瘤相鉴别。病变应行手术切除。

（4）**Moll 腺腺癌**：这是一种罕见的实体肿瘤。参见上文中的"Moll 腺腺瘤"：肿瘤细胞的基本分化也是嗜酸性的，排列成具有分泌功能的腺体样结构。

（五）眼睑毛囊结构肿瘤

1. 毛上皮瘤 毛上皮瘤是一种单发或多发的良性肿瘤。当肿瘤为多发时，可能是遗传性疾病，多在青春期出现并逐渐增大。肿瘤发生在整个面部，包括眼睑。头皮、颈背部及上躯干较少累及。结节坚硬、隆起，通常为肤色。在组织学上，囊肿的结构中可以看到许多基底样细胞巢，囊腔内充满角蛋白，有时很难与基底细胞癌区分。详细的病史采集及临床检查可明确是否为遗传性的。由于其病变为孤立性，手术切除可治愈。

2. 毛囊瘤 毛囊瘤是一种良性肿瘤，表现为轻度隆起，中心呈细孔状。在组织学上，毛孔内衬有成熟的鳞状上皮，并且直接与皮肤外表面的上皮相连。邻近毛孔的是带状排列的基底样细胞，实质上相当于一个萎缩的毛囊。病变缓慢生长至直径约 5mm。切除可治愈。

3. 毛乳头瘤 毛乳头瘤是毛囊的良性肿瘤，来源于外毛鞘。组织学上可见糖原丰富的鳞状上皮细胞，这种结构同样可见于棘皮病。凸出的基底膜包围这些细胞并形成小叶。明确区分毛乳头瘤与基底细胞癌有一定难度。毛乳头瘤也易与 SEC、皮脂腺癌、脂溢性角化病相混淆。

毛乳头瘤多为单发，体积小。与基底细胞癌相比，毛乳头瘤很少发生于眼睑边缘，手术切除可以治愈。

4. Malherbe 钙化上皮瘤 这是一种几乎均为单发的分化良好的良性肿瘤，存在于真皮和皮下组织中。组织学上，在"鬼影细胞"旁有一群小的"蓝色"细胞，其数量随着病变发生的时间延长而增多。钙化反复发生，常导致过敏反应。蓝色细胞可表现出多形性和明显的有丝分裂活性。有报道称该病易与 Merkel 细胞癌混淆。肿瘤最常见于儿童和青少年（20 岁以前占 60%）。手术切除可治愈。

（六）黑色素细胞肿瘤

1. 良性

（1）**单纯性雀斑**：单纯性雀斑是直径 1～2mm 的褐色扁平状良性病变。在临床上病变与交界痣不易区分。组织形态学上，基底细胞层和乳头层均有增多的不伴异型性的黑色素细胞，网状嵴部分延长。

（2）**日光性雀斑（老年性雀斑）**：这是一种深褐色的多发良性病变，某种意义上其定义并不明确。它主要出现在老年患者中。在组织学上类似于单纯性雀斑：黑色素细胞及黑色素形成增多；上皮的网状嵴延长，部分结构不规则。

（3）**雀斑（freckles）**：这是一种普遍、常见的良性改变。组织学上，基底层黑色素细胞增多并伴有色素沉着，但网状嵴并无延长。与单纯性雀斑相反，雀斑暴露于阳光后会变得更暗。

（4）**痣细胞痣（黑色素细胞痣）**：痣细胞痣（nevocytic nevi，NCN）由巢状或成群的黑色素细胞组成。根据这些细胞位置的不同，可分为以下几种亚型。皮肤 NCN：黑色素细胞仅位于真皮中。这种 NCN 最常见，恶变倾向最低。交界性 NCN：黑色素细胞位于基底层（图 9-14）。混合性 NCN 是一种同时具有这两种成分的病变。原则上，黑色素细胞没有明显的非典型性，有"成熟"的表现，相当于生长较小的细胞，并且病变是对称的。

不幸的是，NCN 的形态学表现常常不能清晰辨认，这使得 NCN 很难与黑色素瘤区分开来。新的分子生物学技术［原位荧光杂交（FISH）、比较基因组学杂交］现已用于区别这两种病变。NCN 可发展为黑色素瘤，需要引起重视，需要对患者进行持续的随访。

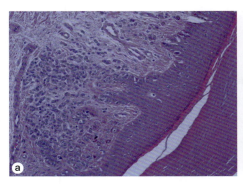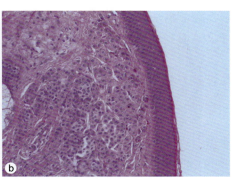

图9-14 痣细胞痣。a. 在这种复合痣中，黑色素细胞发生在表皮和真皮中。成熟细胞出现在较深的区域，深度越深细胞越小（HE染色，放大倍数20×10）；b. 在真皮痣中，黑色素细胞局限于真皮，表皮不受影响。在这些良性病变中，细胞明显成熟和高分化（HE染色，放大倍数20×10）

（5）**增生不良痣**：增生不良痣是具有形态学异常的病变，不能归类为黑色素瘤，且生物学行为似乎为良性。由于这种病变分类存在争议，因此在生物学意义上的归属具有不确定性。

（6）**先天性黑色素细胞巨细胞痣**：这是一种累及眼睑和大片周围皮肤的NCN，是先天性疾病。这种病变在头颈部通常与癫痫和精神发育迟滞等临床症状有关，与软脑膜黑变病、软脑膜或脑原发性黑色素瘤亦相关。

NCN的一个特殊变异型是"吻合痣"，病变同时累及上下眼睑。这是胚胎发育过程中上、下眼睑融合时形成的痣。

（7）**蓝色痣**：蓝色痣又称良性黑色素瘤，该病变主要为先天性或发生在儿童期。临床上，结节呈半球形，典型者为深蓝色或黑色。蓝色痣散发或成群出现。组织学上，在真皮中可见双极或树突状黑色素细胞群。它们单独或成群位于真皮的胶原纤维之间，连接区保持独立。在富含细胞的蓝色痣中有成群的大而圆的黑色素细胞，仅有轻度色素沉着或无色素沉着，表现出较宽的细胞质缝隙。此外，还有其他组织学变异型（如复合型和上皮型），这里不再进一步讨论。

（8）**Spitz痣（良性幼年黑色素瘤）**：这种肿瘤发生在儿童期，其表现与黑色素瘤十分类似。然而，其生物学行为是良性的。Sophie Spitz描述80%的肿瘤发生于20岁以前，也可以是先天性的。Spitz痣表现为浅棕色到红色的病变，好发于面部皮肤。组织学上为圆形、卵圆形细胞，胞质边缘宽阔，细胞核大、核仁常见，并混有巨细胞细胞组分，细胞形成巢状，多数出现在联合区中。与黑色素瘤相反，细胞越深表示越成熟（细胞变小）。可以发生有丝分裂。

鉴别Spitz痣和黑色素瘤可能是皮肤病理学最困难的任务之一，需要经验丰富的皮肤病理学家进行鉴别。

2. 恶性肿瘤

（1）**恶性雀斑样痣**：病变扁平，不能触及，边界不规则，颜色不均匀。病变直径可达7cm，病程可超过10年，直到恶变进入侵袭期。组织学上，表皮的基底层可见非典型多形黑色素细胞。

（2）**恶性雀斑黑色素瘤**：恶性雀斑的晚期发展，侵袭期已开始，黑色素瘤细胞穿过基底膜。

（3）**浅表播散性黑色素瘤**：浅表播散性黑色素瘤（superficially spreading melanoma，SSM）多在年轻患者中发现，但不是常在50岁左右发病的恶性雀斑。病变直径一般较小，在暴露于阳光的部位少见。在恶性雀斑中，非典型细胞沿着基底层排列。但在SSM中，这些细胞最终在表皮中以单细胞或细胞群出现。细胞表现出一定的均匀性，常呈上皮样改变。在向垂直生长期或侵袭期转变时，细胞发生形态学变异。

（4）**结节性黑色素瘤**：主要由小的蓝黑色结节或无色素性肿瘤组成，发现时可明确触及肿物。发病年龄多为40~50岁，男性是女性的两倍多。组织学上，有大量的退行性上皮样黑色素细胞，通常在侵袭期得到诊断。在这之前是否有稳定期值得商榷。其生长比上述肿瘤更具侵袭性。

（5）**痣相关黑色素瘤**：所有的黑色素瘤都可能来源于一个先前存在的痣。对于SSM，这种情况有50%，但相对于其他的变异型，它是相当罕见的。这在多发性痣患者中具有相当重要的意义。密切的随访及观察至关重要。

（七）血管肿瘤

1. 良性肿瘤

（1）**毛细血管瘤**：这是一种与身体其他部

位的毛细血管瘤结构相同的良性肿瘤，比较常见（1/200 个儿童）。肿瘤生长在真皮以及皮下组织和肌肉组织间，有明显的有丝分裂活性。眼睑缘也经常受到累及。多在出生后两周内发病，并可在出生后 6 个月内明显增大。此后逐渐消退，30% 的血管瘤在 3 岁前可完全消退。有 70%～90% 的血管瘤在 7 岁前完全消退。完全消退后，覆盖的皮肤呈现出从红到灰的颜色改变（皱纸样改变）。这一点有助于与雀斑痣相鉴别。

由于本病可以自愈，建议随访观察。只是在影响功能或外观时处理。毛细血管瘤不会恶变。

（2）**火焰痣**：这种痣在出生时就存在。与毛细血管瘤相反，受压迫时不会褪色，颜色也较深。在组织学上，血管类似于海绵状。特别重要的一点是火焰痣可被视为 Sturge-Weber 综合征的提示性病变。

（3）**海绵状血管瘤**：这种类型的血管瘤主要发生于 20～40 岁，偶尔发生于 10 岁前。组织学上可以看到明显扩张的血管，内衬扁平上皮，可继发钙化和静脉炎，并伴有纤维化和淋巴细胞浸润。与毛细血管瘤不同，海绵状血管瘤呈蓝色，可发生于深部，无明显变色，增长缓慢，但不能自愈，常需要手术干预。在 Kasabach-Merritt 综合征中，儿童发病可能与血小板增多症相关。血管瘤的增大通常在其他症状出现之前。海绵状血管瘤也与"蓝色橡皮疱痣综合征"和 Maffucci 综合征有关。本病不会恶变。

（4）**淋巴管瘤**：淋巴管瘤是一种生长缓慢的病变，通常发生在结膜和面部，形状各异，没有明显的自愈倾向。组织学上由各种大小的淋巴管构成，内衬扁平内皮细胞。基质中有散在的淋巴细胞。淋巴管瘤分为真皮状、海绵状和囊状。后者被称为颈部水囊瘤。在眶内，海绵状淋巴管瘤是最常见的病变类型。淋巴管瘤不与真正的淋巴系统相连。有一些恶变的病例报道。

（5）**血管球瘤**：这种良性血管瘤单发或多发，以其紫色外观为显著特征。组织学上，血管球瘤与海绵状血管瘤相似。血管周围有数层厚的"血管球细胞"，通常可以用平滑肌特异性肌动蛋白染色。治疗选择手术切除；没有发现恶变的倾向。

2. 恶性——皮肤血管肉瘤 这是发生于眼睑血管的非常罕见的恶性肿瘤。多发生在老年患者的头面部皮肤，尤其是先前被毛发覆盖的头部皮肤。病变可单发或多发。可能伴随着炎症、溃疡和自发性出血，皮肤出现苍白样改变。组织学上可见不规则血管，内衬非典型的内皮细胞。随着去分化程度的增加，表现为密集的多形性细胞，这些细胞仅形成衰退的血管。本病可源于良性血管瘤，但很罕见。

建议手术切除，范围包括周围正常组织，但手术难度大，血管肉瘤死亡率较高（40% 以上）。

（八）黄色性肿瘤

良性

（1）**黄色瘤**：黄色瘤是由泡沫细胞（有空泡细胞质的巨噬细胞）形成的良性病变，存在于真皮中。沿皮肤附属器和血管方向分布。最终，脂质沉积在巨噬细胞的细胞质中，这解释了本病呈黄色的原因（图 9-15）。主要发生在中老年患者的双侧眼睑上，呈扁平轻微隆起，是代谢紊乱的表现。

如果有其他相关临床症状，应考虑 Erdheim-Chester 病。该病可能导致眼睑发生上述的变化。出于美容的原因可考虑切除。

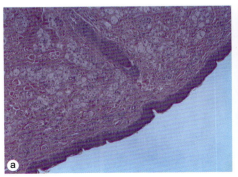
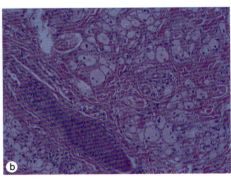

图 9-15 黄色瘤。a. 巨噬细胞团，宽而亮的细胞质，HE 染色，放大倍数 10×10；b. 细胞质呈泡沫样图案的细胞、巨噬细胞的特征（HE 染色，放大倍数 10×10）

（2）**纤维组织细胞瘤（皮肤纤维瘤，硬化性血管瘤）**：这种良性病变见于皮下和真皮层，组织学上可见大量交织的成纤维细胞呈束状排列，因此没有明显的边界。在其内部分布的是大量的组织细胞。Touton 巨细胞最常见。肿瘤通常位于眼眶软组织及眼睑皮肤中。

（3）**结节性黄色瘤**：这是一种良性反应性病变，通常与高脂血症Ⅱ型和Ⅲ型有关。组织学上有泡沫细胞、巨噬细胞以及丰富的 Touton 巨细胞。整个视野呈布满细胞外胆固醇和中度纤维化的炎症性改变。臀部、肘部、膝盖和手指是最常见的部位。位于眼睑的病变颜色通常比黄色瘤深。

（4）**幼年黄色肉芽肿**：幼年黄色肉芽肿是儿童在 1～2 岁时出现的良性反应性病变，可见隆起、红褐色的单个或多个结节，也可广泛存在。组织学上，早期有组织细胞浸润、淋巴细胞及嗜酸性粒细胞混合浸润，后期出现 Touton 巨细胞。病变的长期表现为纤维化加重。发生于虹膜的幼年黄色肉芽肿比较严重，其他部位的病变预后好。

（5）**坏死性黄色肉芽肿**：这种良性改变与 80% 的副蛋白血症（paraproteinemia）有关。组织学上，在真皮和皮下组织中发现细胞丰富的肉芽肿组织，由泡沫细胞、多核巨细胞和淋巴细胞组成。几乎所有病例中均存在坏死和结晶的痕迹。

由于该病患者数量少，目前尚无可靠的治疗方法。

（九）间叶肿瘤

1. 良性

（1）**结节性筋膜炎**：该病为良性肿瘤，但可在眼睑上迅速生长，大多持续 4～8 周，并导致患者极大的焦虑。在组织学上，它由具有不同细胞结构的成纤维细胞聚集而成，其中一些成簇出现，而另一些则随机出现。

在临床水平甚至组织学水平上很容易与恶性肿瘤相混淆，必须避免。区分结节性筋膜炎和纤维肉瘤非常困难，记住这一点通常可以避免风险。局部切除是首选的治疗方法。扩大切除可预防其复发。

（2）**颗粒细胞瘤（颗粒细胞肌母细胞瘤）**：这种良性肿瘤几乎可发生在身体的各个部位，但主要发生在口腔、食管和皮肤的鳞状上皮覆盖的黏膜上。组织学上表现为一群富含胞质的细胞，免疫组化提示 S100 阳性。由于鳞状上皮包膜常明显增生，因此，常常被误诊为鳞状上皮癌，而忽略了潜在的病变。切除是首选的治疗方法。

（3）**血管内乳头状内皮增生**：这是血管内皮细胞通过不同宽度的结缔组织隔膜而形成的良性增殖。这种改变可以在血管瘤和类似病变的背景下发生，或者由于创伤（如血管内注射和相关血栓形成）导致。它是由于内皮细胞的过度反应性变化所致，重要的是它与肿瘤的变化不同。

2. 生物学行为不明确　青少年性纤维瘤病：青少年性纤维瘤病是儿童和青少年的一组纤维瘤，其生物学行为不明确，易复发。组织学上可见源于周围薄壁组织的边界不清的成纤维细胞。

3. 恶性

（1）**Merkel 细胞瘤（Merkel cell tumor）**：Merkel 细胞的恶性肿瘤由 Friedrich Merkel 描述。组织学上，这些肿瘤包含丰富的、相当小的、均匀形状的细胞，具有较高的有丝分裂活性。肿瘤细胞具有神经内分泌功能。免疫组织化学标记物为 CD56 和突触素。具有特征性的是细胞角蛋白 20 的表达。由于紧密的形态学联系，Merkel 细胞癌被认为是皮肤的小细胞癌。事实上，重要的是不要忽略小细胞癌的转移瘤，特别是源自肺的转移瘤。肿瘤表现出积极的生长方式，即使在广泛的局部切除后仍表现为频繁的复发和转移。

（2）**淋巴瘤**：眼睑中可能有各种淋巴瘤，本节不作详述，这里只特别提及蕈样肉芽肿。这是一种皮肤 T 细胞淋巴瘤，有三个不同阶段：红斑样、斑块样和肿瘤样，因此可有一系列鉴别诊断。

四、泪腺肿瘤

（一）概述

泪腺肿瘤主要分为上皮性肿瘤和非上皮性肿瘤两类。后者占 2/3，其中包括炎性改变或假瘤。总体而言，5%～18% 的眶内肿瘤都局限于泪腺（表 9-5）。

由于与唾液腺的结构相似，世界卫生组织组织对泪腺肿瘤进行了类似的分类。根据检查结果，21%～39% 的肿瘤为上皮性肿瘤，其中 29%～55% 依次按恶性肿瘤分级。

表 9-5　泪腺肿瘤	
良性	恶性
上皮肿瘤	
乳头状瘤	鳞状细胞癌
	腺样囊性癌
	黏液表皮样癌
嗜酸细胞瘤	腺癌（NOS/其他特殊病变）
其他肿瘤	
	恶性淋巴瘤
	恶性黑色素瘤

上皮性肿瘤在儿童中罕见，最先报道发病年龄在 10～20 岁，特别是多形性腺瘤和腺样囊性癌。这两种肿瘤也在成年人多发。

（二）上皮性肿瘤

该类肿瘤的组织学描述与已列出的一致。它们的生物学行为也相似，仅在解剖学特征方面稍不同。

一些未在上文中列出的上皮来源的肿瘤将在此处列出。

1. 良性

（1）**多形性腺瘤**：是典型的唾液腺肿瘤，在泪腺中表现出相似的结构和类似的良性生物学行为。组织学上，这些腺体来源于淡褐色上皮（图 9-16）。肿瘤与腺体部分相邻，有肿瘤生长的固态区域。这些也伴随着间充质成分，经常是软骨样分化。另外一个特征是在邻近组织中嵌入生长的小卫星结节。这使得在正常组织中完全切除肿瘤较难，也是肿物复发的原因（或者更准确地说是肿物残留），难以控制肿瘤的复发。

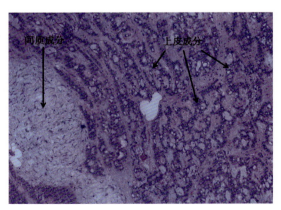

图 9-16　多形性腺瘤。这种肿瘤的名称提示了它的多形性，包括上皮成分和间质部分以及肿瘤细胞嵌入的"基质"成分（HE 染色，放大倍数 10×10）

（2）**嗜酸细胞瘤**：嗜酸细胞瘤是一种良性肿瘤，组织学上由鳞状细胞和嗜酸性粒细胞形成。肿瘤细胞与腺管内的上皮细胞有很大的相似性。这种肿瘤主要见于唾液腺。在泪腺中，该肿瘤（及恶性嗜酸细胞癌）很少见。首选手术切除。

（3）**沃辛（Warthin）瘤**：这种良性肿瘤同样发现于唾液腺中，很少在泪腺中发生。组织学上也有嗜酸性细胞，间质中伴有淋巴细胞成分。建议手术切除。

（4）**肌上皮瘤**：这是泪腺中罕见的良性肿瘤。多形性腺瘤和肌上皮瘤是否为同一来源是有争议的，因为这些肿瘤仅在肿瘤细胞的组成上不同，但形式上相同。首选手术切除。

2. 恶性

（1）**腺样囊性癌**：腺样囊性癌是一种恶性上皮性肿瘤，由大小不一的假性腺体组成。腺样体、小梁和基底部发生变异。坏死、出血、有丝分裂活性及基本生长形式决定了其分类和预后。由于肿瘤可以沿着神经鞘和血管生长，因此完全切除肿瘤难度很大，这导致后期肿瘤复发，难以治愈。

治疗是一个有争议的问题。预后总体较差，儿童预后较成人好。

（2）**多形性腺瘤癌变**：多形性腺瘤可癌变。在组织学上，这种转变一般突然发生。预后较差，如何治疗有待商榷。

（3）**黏液表皮样癌**：这是一种特殊形式的鳞状上皮癌。除了鳞状上皮性实体瘤细胞外，还有形成腺样结构的组织（图 9-17）。这种分化在所有泪腺肿瘤中约占 1%～2%。

手术需广泛的切除，必要时同时切除局部淋巴结。后期可辅以放疗。

其他泪腺恶性肿瘤中发病率最低的依次是原发性导管癌、腺泡细胞癌和皮脂腺癌。

（三）其他肿瘤和肿瘤样病变

眼眶的软组织不含任何淋巴管或相关的淋巴组织。正因如此，高达 90% 的眼眶淋巴瘤发生在泪腺中并不奇怪，结膜和眼睑次之。相对而言，淋巴瘤的比例很高：50% 的眼眶恶性肿瘤是淋巴瘤。这些主要是 B 细胞非霍奇金淋巴瘤。其中最多的是边缘区淋巴瘤（黏膜相关性淋巴瘤，MALT）。中位发病年龄为 65 岁，女性比男性更易发病。根据不同类型的恶性淋巴瘤指南进行治疗。

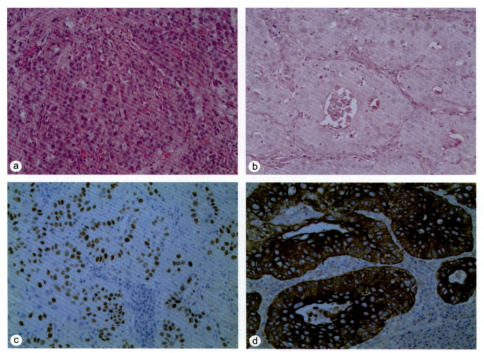

图 9-17 黏液表皮样癌。a. 低度恶性肿瘤细胞显示部分实性和腺瘤样的生长模式（HE 染色）；b. PAS 染色显示一些未分化成腺细胞的细胞黏液样结构；c. 免疫组化：鳞状细胞抗原（P63）表达阳性；d. 腺瘤细胞抗原（CK7）表达阳性。放大倍数 20×10

瘤样病变：瘤样病变可能发生在慢性炎症过程中。大量的炎症细胞聚集或形成结节瘢痕。囊肿和假性囊肿也出现在这些过程中。

五、泪道系统肿瘤

（一）概述

泪道系统内衬有各种上皮细胞。泪小管有非角化的鳞状上皮，而泪囊和鼻泪管则有高度棱状、部分带有纤毛的上皮。相应地，上述区域新出现的肿瘤的分化程度是不同的，这也有助于区分良性和恶性的变异型。此外，还有罕见的来自间充质的肿瘤。黑色素瘤也应考虑在其中（表 9-6）。

表 9-6 泪道肿瘤

	良性	恶性
上皮肿瘤		
	乳头状瘤	鳞状细胞癌
	嗜酸细胞瘤	腺样囊性癌
		黏液性表皮样癌
		腺癌（NOS/未另行规定）
其他肿瘤		
		恶性淋巴瘤
		恶性黑色素瘤

总体而言，泪道系统肿瘤的发病率最低。好发部位是泪囊。其他部位的肿瘤明显少见，在研究中没有单独列出。

可根据各种标准进行分类，主要根据其生物学行为（良性与恶性）或生长模式（乳头状瘤、乳头状瘤转变为癌）。这些分类方法与临床分类方法没有相关性。

（二）分类

1. 上皮性肿瘤

（1）良性：**乳头状瘤与嗜酸细胞瘤** 这两种肿瘤在组织学上相似，并且与先前描述的肿瘤有相似的临床特点。但是，在这个部位发生的乳头状瘤存在移行细胞的变异。在常规染色中，典型的表现与尿路上皮相似。临床特点和治疗类似于其他乳头状瘤。

（2）恶性：①鳞状上皮癌；②腺样囊性癌；③黏液表皮样癌；④腺癌（NOS）。

这些实体肿瘤表现出相同的组织学特点，类似于前面所描述的这些肿瘤的临床特点。

此外组织细胞癌变异型可伴细胞移行分化。

2. 非上皮性（淋巴细胞，黑色素细胞）

（1）淋巴瘤：淋巴瘤详见第 9 章第四节。

（2）黑色素瘤：详见第 9 章第四节。

六、眼眶软组织肿瘤

概况见表 9-7。

表 9-7　眼眶软组织肿瘤		
良性	生物学行为不明确	恶性
纤维瘤样病变		
纤维瘤病	纤维组织细胞瘤	纤维肉瘤
结节性筋膜炎		
纤维瘤		
脂肪源性肿瘤		
脂肪瘤		脂肪肉瘤
肌源性肿瘤		
平滑肌瘤		平滑肌肉瘤
血管平滑肌瘤		横纹肌肉瘤
血管瘤/间质瘤		
毛细血管瘤	孤立性纤维瘤（SFT）	血管肉瘤
海绵状血管瘤		
淋巴管瘤		
上皮血管性肿瘤		
动静脉畸形（AVM）		
乳突状血管内皮瘤		
神经鞘肿瘤		
	MPNST（恶性神经外胚层肿瘤）	
神经纤维瘤		
施万细胞瘤		
颗粒状细胞瘤		
骨肿瘤		
骨纤维发育异常		骨肉瘤
骨化纤维瘤		间质软骨肉瘤
组织细胞增多症		
		朗格汉斯组织细胞增多症
		嗜酸性肉芽肿
其他肿瘤		
上皮囊性迷芽瘤		白血病
畸胎瘤		恶性淋巴瘤
副神经节瘤		内胚层窦肿瘤（卵黄囊肿瘤）
		尤因肉瘤
		恶性黑色素瘤
		肺泡软组织肉瘤
		眶外肿瘤浸润性生长
		转移瘤

（一）纤维组织肿瘤

1. 良性肿瘤

（1）**纤维瘤病**：纤维瘤病由成纤维细胞的随机增殖发育而来，它与周围的软组织不一致。定义不明确可能导致相当大的问题，尽管细胞分化较好，但仍可能复发。

目前已知多种亚型，这里仅描述先天性肌纤维瘤病。总体而言，这些病变主要发生在儿童和年轻人身上。局部切除是治疗的首选方法。

（2）**结节性筋膜炎（nodular fasciitis）**：如上文所述，该病是成纤维细胞的良性增殖，主要影响年轻人和儿童。肿瘤生长迅速，导致患者焦虑。本病需与恶性肿瘤区别，尤其是与纤维肉瘤相鉴别，这一点很重要但是也很困难。本病可能自愈，但首选手术切除。

（3）**纤维瘤**：纤维瘤是良性结缔组织细胞的增殖，无异型性。尚不确定本病是否为反应性病变。

2. 生物学行为不确定的肿瘤/恶性肿瘤

（1）**纤维组织细胞瘤**：纤维组织细胞瘤是良性的、具有局部侵袭性，或为恶性的变异型。患者平均年龄为43岁（2～85岁）。组织学上良性肿瘤以成纤维细胞排列成层状结构。与此相关的是泡沫细胞、巨噬细胞和组织巨细胞。周围基质由胶原纤维组成，部分组织透明化。具有局部侵袭性的变异型在其外周区表现为浸润性生长，并呈现出富含细胞的结构。然而，在良性病变中未发现恶性纤维组织细胞瘤中常有的明确坏死。肿瘤细胞有明显的多形性，有丝分裂细胞增多，也有非典型的核分裂象。恶性肿瘤进一步分为肿块型、多形性或黏液性。其形态与生物学行为相关。手术目的是完全切除，不完全切除易复发。局部侵袭性或恶性肿瘤因可能危及生命，需完全切除。肿瘤复发后容易出现远处转移。

组织学检查可进行鉴别诊断，恶性纤维组织细胞瘤必须与其他间叶性肿瘤相鉴别。

（2）**纤维肉瘤**：纤维肉瘤是一种非常罕见的恶性肿瘤，可发生在儿童、青少年和成人。组织学类似于其他部位的纤维肉瘤，重要的是要和横纹肌肉瘤相鉴别。

（二）脂肪瘤

1. 良性：脂肪瘤
脂肪瘤是一种良性肿瘤，形态与其他部位脂肪瘤相同。首选手术切除。

2. 恶性：脂肪肉瘤 脂肪肉瘤是一种有多种组织结构变异型的恶性肿瘤。包括分化良好型、黏液型、圆形细胞型、多形性型和去分化型 5 种。

分化良好的小脂肪肉瘤局部切除后预后良好。其余的亚型预后较差，复发时应彻底切除。

（三）肌源性肿瘤

1. 良性

（1）平滑肌瘤：平滑肌瘤是平滑肌的良性肿瘤，与其他部位平滑肌瘤有相同的组织学特性，由相互交织的平滑肌细胞束构成。非典型性"干扰"偶尔会出现。细胞核被拉长并被包绕是其典型特征，周围的组织被推挤到一侧。首选手术切除。如果肿瘤残留则可能复发。

（2）血管平滑肌瘤：这是平滑肌瘤的一个变异型，血管位于肿瘤周围的肌细胞之间。肿瘤可类似血管瘤生长，表现为清晰可见的软组织肿块。Valsalva 试验可引起疼痛并导致明显突起。不完全切除则可导致复发。

2. 恶性

（1）平滑肌肉瘤：平滑肌肉瘤是平滑肌细胞来源的恶性肿瘤。主要是老年患者发病，或者作为视网膜母细胞瘤放疗后的并发症。组织学上可见平滑肌细胞具有不同程度的非典型性增生。建议手术完全切除（必要时用眶内容物剜除术）并进行后续的化疗和放疗。目前的文献应致力于提出更加适合的治疗方法。

（2）横纹肌肉瘤：正如前面已经详细描述的结膜横纹肌肉瘤，这是一种来源于未分化间质的恶性肿瘤，部分有横纹肌细胞分化的迹象。肿瘤在组织学上细分为胚胎型、腺泡型和多形性型。不能辨认的未分化亚型也被认定为胚胎型肉瘤。横纹肌肉瘤被归为"小圆形蓝细胞"肿瘤组。

眼眶横纹肌肉瘤占所有横纹肌肉瘤的 10% 左右。患者年龄在 1 个月到 68 岁。男孩多于女孩。胚胎型横纹肌肉瘤大部分发生在 10 岁前，腺泡型多见于成人。肿物快速增大并导致眼睑严重肿胀和（或）眼球突出。常见的发病部位是眶上象限和眼眶的上半部，但腺泡型更多见于眼眶的下半部。葡萄状（botyroid）变异型主要见于结膜。除原发于眼眶组织外，本病常伴继发病变。从组织学上讲，上面列出的变异型具有多种多样的肿瘤细胞生长形式，在此不作详述。然而应该注意的是，胚胎型和其他亚型，即杆状变异，是最常见的。此后提到的腺泡型的变异型，在 FKHR 基因与 PAX3 或 PAX7 基因重排的意义上是典型的细胞遗传学畸变，多形性横纹肌肉瘤是最少见的。

对任何可疑的横纹肌肉瘤都需要立即进行组织形态学检查，并在必要时借助病理学参考标准进行准确分型。按照目前规定的治疗原则进行治疗，可能提高儿童的生存率。

（四）血管肿瘤

1. 良性

（1）毛细血管瘤：如第 9 章第四节所述，这是一种小血管的良性、普通增生的肿瘤。它占儿童所有血管病变的 86%。约有 1/3 的病例发生于围生期。女孩相较男孩更容易患此类疾病。在出生后的几个月里可以看到毛细血管瘤的明显生长。从 2 岁开始，约有 70% 的病例可以见到血管瘤的退化。约 30% 的患儿会进一步表现出皮肤和（或）内脏的血管瘤。

切除血管瘤被认为是解决继发性问题的治疗方法。因为血管瘤会逐渐长大，因此很可能对周围组织产生压迫。除此以外，也推荐对其临床进展情况进行监测。诊断必须明确，须彻底排除恶性肿瘤的可能。也可以考虑药物治疗。血管瘤后期由于退化可导致瘢痕形成。

（2）海绵状血管瘤：这是一种良性的、边界清楚的血管性肿瘤，组织学上是由大直径的血管组成。2/3 的患者是女性，中位年龄 42 岁。临床症状主要为渐进性、无痛性眼球突出，以及由于海绵状血管瘤压迫视神经而导致视力下降。静脉血管瘤可能是其组织学上的一种变异型，二者临床表现是相同的。患者即使没有临床症状也应该监测。一旦有临床症状，应该考虑手术仔细切除血管瘤，尚未见肿瘤复发报道。但静脉血管瘤很难被彻底切除，这也是它并发症多的原因。

（3）淋巴管瘤：如发生在身体的其他部位的淋巴管瘤，这种良性肿瘤由形状不规则的淋巴管构成。由于淋巴管通常不出现在眼眶软组织，从其位置紊乱的意义来说，也是一种迷芽瘤。这种肿瘤可以分为表浅型，深部型和混合型三种亚型。表浅的淋巴管瘤可以发生在结膜和眼睑。深部的淋巴管瘤由于它的位置可能导致眼球突出和视力的损害。混合型淋巴管瘤生长缓慢，很难通过手术根除，可能造成毁容，甚至视力丧失。这些并发症同样也可能在其他两种类型的淋巴管瘤的治疗中发生。

（4）上皮样血管瘤：在这种罕见的良性肿瘤中，血管内衬有嗜酸性细胞质的上皮细胞，其中有小的空泡。重要的是区分上皮样血管内皮瘤、上皮样血管肉瘤和杆菌性血管瘤（bacillary angiomatosis）病。治疗上一般选择完全切除。

（5）动静脉畸形（AVMs）：这种良性的血管畸形根据其血流动力学特点进行分类（无血流，静脉血流，动脉血流）。AVMs可以表现为不同的症状，应特别提及的有Klippel-Trenannay-Weber综合征、"蓝色橡皮疱疹"综合征、Sturge-Weber综合征和Wyburn-Mason综合征。眼眶静脉曲张通常被认为是先天性AVMs。新鲜的血栓形成和出血可表现为类似于急性肿瘤事件。组织学上有各种厚壁组织、部分为含肌肉的血管。原有的血栓也可以表现出外观上类似于乳头状内皮增生的现象。治疗上以非手术治疗为主。

（6）血管内乳头状内皮增生：从某种意义上讲，这是一种良性和（或）血管损伤和血栓形成导致的反应性病变。在血栓再通的情况下，可以形成多种形状的乳头，也可以表现为不规则的内皮。血管内乳头状内皮增生与血管肉瘤的区别很重要。

2. 生物学行为不确定

孤立纤维瘤：孤立纤维瘤是间充质来源的肿瘤，最初见于胸膜中，然后累及远处一系列的部位。在眼眶中，它的生物行为为良性。组织学上存在呈席纹状生长的成纤维细胞。细胞表面CD99，CD34和S100呈阳性。但是，恶变确有可能发生，表现为有丝分裂活跃和显著的细胞多形性。

治疗方法是切除。已经有肿瘤复发的报道，但迄今为止仅有少数病例（约20例）做出了可靠的描述。与此同时，应注意早期的血管外皮细胞瘤现已被确定为孤立性纤维瘤。这可能导致术语的混淆。

3. 恶性：血管肉瘤 这是血管瘤的恶性变异型。组织学上有不同程度的分化形式，从分化良好到具有高度多形性，只能通过免疫组织化学进行鉴别。这一过程也伴随着很多问题，肿瘤切除往往不成功。即使联合辅助治疗，这种肿瘤的预后也不会有显著的改善。

（五）神经鞘瘤

1. 良性

（1）神经纤维瘤：这是一种良性肿瘤，组织学上由神经鞘细胞、施万细胞、神经内膜以及神经周围成纤维细胞组成。作为孤立的神经纤维瘤，该肿瘤表现为具有明确边界的单个病变，并且一般发生于30~50岁。丛状变异型被认为是von Recklinghausen病1型的病理特征。最初的症状出现10岁前。这种形式的神经纤维瘤可以扩散到眼眶的其他组织。具有浸润性和不明确生长模式的神经纤维瘤被定义为弥漫性神经纤维瘤，并且与von Recklinghausen病没有密切关联。前面已经描述了丛状变异型的恶性转化。治疗上可以尝试切除。孤立性神经纤维瘤切除后疗效是不错的。但是这种方法不适用于其他形式的肿瘤，特别是与von Recklinghausen病有关的肿瘤。

（2）施万细胞瘤（神经鞘瘤）：这是一种来源于神经鞘细胞的良性肿瘤，呈散发性，但它们可以在von Recklinghausen病2型的背景下迅速生长。在组织学上，通常存在Antoni A区域（细胞固态生长）以及Antoni B区域（黏液基质中细胞散在分布）。组织学上的典型结构是栅栏形状排列的细胞核，有细胞质分支（Verocay体）呈极性排列。陈旧性病变可表现出退行性变化。通过免疫组化学标记可使其与形态非常相似的平滑肌瘤区别开来。仅有极少数病例发生了恶变。切除是治疗的首选。如果切除不完整，可能会复发。

（3）颗粒细胞瘤：如第9章第四节中对眼睑间充质肿瘤的描述，这是一种良性肿瘤。局部切除是首选治疗，但有可能复发。

2. 恶性周围神经鞘瘤（MPNST） 该肿瘤也可被称为神经纤维肉瘤、神经周围纤维肉瘤、恶性施万细胞瘤和神经源性肉瘤。这些同义词表明了该肿瘤的组织学来源。将本病称之为神经鞘瘤表明其来源涵盖了神经鞘组织的不同细胞，包括施万细胞、神经周细胞或神经内成纤维细胞。在组织学上通常表现为双相性，肿瘤典型结构包括有丝分裂活性明显升高的多形性梭形细胞以及上皮样细胞。细胞密度各异。

根治性切除是治疗的首选。不完全切除可导致短期内复发。即使完全切除，预后也很差，50%的患者在诊断后的5年内死亡。

（六）骨肿瘤

1. 良性

（1）**骨纤维异常增生**：这种良性肿瘤好发于蝶骨、上颌骨和额骨。肿瘤几乎毫无例外地在儿童和青少年中作为孤立的病变发生。在形态上，肿瘤边界不明确，并表现出溶解性和囊性阶段。组织学上，富含纤维的基质中存在骨小梁，看不到成骨细胞的边界。在结构上，骨小梁形态类似"中国文字（Chinese script）"。通常在 GNAS 基因中存在活性突变，所以通过常规染色的方法并不能明确诊断。

（2）**骨化纤维瘤**：与骨纤维异常增生相反，这种肿瘤不仅仅发生在儿童和青少年中。肿瘤进展更迅速，并有复发的报道。肿瘤主要生长在前额窦和蝶窦区域的骨骼中。在放射成像中，病变具有较亮的中心并且具有硬化边缘区段。组织学上有显著血管化的纤维基质，其中还可发现针状层状骨。它们被成骨细胞的边界缝隙所包围。在某种程度上，存在一种砂粒体样（psammomatous）的良性生长。这些肿瘤很容易与脑膜瘤或可骨质化纤维瘤（cementifying fibromas）相混淆。

2. 恶性

（1）**骨肉瘤**：大多数情况下，骨肉瘤源于鼻窦，然后突破骨壁进入眼眶。在儿童中，它作为单独的病变发生，并且没有与前述的骨纤维异常增生相关的旧病灶或者因为辐射所致的病灶，甚至在先前患有视网膜母细胞瘤的患者中没有任何此类病变。治疗和预后相应地存在问题，可能需要进行大范围切除并辅以放疗和化疗。

（2）**间充质软骨肉瘤**：这是在骨骼中或骨骼外生长的恶性肿瘤，是间充质的变异型。在组织学上，一些病变提示其为血管外皮细胞瘤来源以及具有软骨分化的成分。先前分化的成分即使在相当长的时间后也可导致转移。

（七）白血病和淋巴瘤背景下的肿瘤

眼眶的其他部位软组织可以在白血病或淋巴瘤的背景下被累及。最常见的是在童年时期，可以发生急性淋巴性白血病的浸润，或在成年期受到慢性淋巴性白血病的浸润。起源于眼眶软组织的病变则极为罕见。由于治疗以系统性为主，正确的诊断对于避免不恰当的局部治疗很重要。

在这里还应该注意到粒细胞肉瘤是粒细胞分化的未成熟细胞的浸润，或来源于白血病。由于细胞中存在氯，这些肿瘤在切面上经常呈绿色，这也是称之为"绿色瘤"的原因。

组织细胞增生症：朗格汉斯组织细胞增生症

这代表了一组由非典型组织细胞，即所谓的朗格汉斯细胞浸润的疾病，其中表现为急性症状的 Abt-Letterer-Siwe 病进展最为迅速，而表现为慢性病程的嗜酸性肉芽肿（图9-18）进展相当缓慢。眼眶骨骼主要受后者的累及，大多为额骨颞上部分。儿童和青少年是最容易发病的群体。通过电子显微镜寻找 Birbeck 颗粒可以达到明确诊断的目的。通过对 S100、CD1a 和 langerin（CD207）免疫组化染色，也可明确诊断。

（八）其他眼眶肿瘤

1. 良性

（1）**上皮性囊性绒毛膜瘤**：这些是由囊性结构发育异常所引发的一组疾病。由于发育异常的组织分散，可以皮脂腺、表皮囊肿以及结膜囊肿的形式出现。最常见的病变是皮样囊肿，占儿童时期手术切除的眼眶肿瘤的 30%～50%。这些囊肿主要在口腔内或眼眶的前部发现。它们被覆角化的鳞状上皮。由此形成的角蛋白在破溃后可诱发严重的炎症。可以在囊壁中找到皮肤附属器。立方体细胞和（或）带有纤毛的上皮比较罕见，类似于结膜或呼吸道上皮。

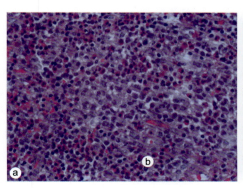
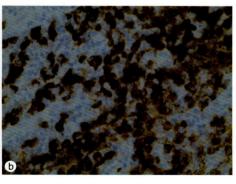

图9-18 嗜酸性肉芽肿。a. 致密的部分为肿瘤细胞群和嗜酸性粒细胞的混合物；b. 朗格汉斯细胞特异蛋白染色证实肿瘤的起源和嗜酸性肉芽肿的诊断

（2）**畸胎瘤**：畸胎瘤在眼眶软组织中很少见（约占儿童眼眶肿瘤的1%），生物学行为表现为良性。起源于散落的生殖细胞，为先天性病变。在组织学上，它是界限明确但无包膜的病变，由不同胚层的组织组成。恶变病例非常罕见，首选局部切除。

（3）**副神经节瘤**：副神经节瘤也称为非嗜铬性副神经节瘤、血管球瘤。肿瘤起源于睫状神经节细胞，并表现出良性生物学行为。在组织学上，形状相似的肿瘤细胞聚集在一起，有小血管环绕其周围。需要区别生殖神经细胞与神经分泌细胞。完全局部切除是治疗的首选。如果切除不完整，则可能会复发。

2. 恶性肿瘤

（1）**内胚窦瘤（endodermal sinus tumor）（卵黄囊瘤）**：这是一种恶性肿瘤，起源于中线区域散落的生殖细胞。在组织学上，立方形胚胎细胞排列在血管周围，形成所谓的Schiller-Duval体。细胞表现出明显的异型性和有丝分裂活性。

（2）**尤因肉瘤**：这种发生于儿童期和青春期的恶性肿瘤是由于典型的染色体t（11；22）易位和变异导致的。眼眶作为主要发生部位非常罕见，因此应首先怀疑是由其他部位肿瘤转移而来。重要的是将其与其他"小蓝细胞"肿瘤区别开来，特别是淋巴瘤、横纹肌肉瘤和视网膜母细胞瘤。组织学上，肿瘤细胞表现出没有核仁的细颗粒染色质。在PAS染色中，细胞质大部分是透亮的并且可被染色。CD99和波形蛋白通常呈阳性。

治疗应从患者总体情况考虑，并以现有的文献指南为依据，该指南正在不断发展。明确诊断非常重要。

（3）**原发性黑色素瘤**：此肿瘤的组织学描述参见上述已列举的内容，临床症状指导该病的治疗方向。这种部位的原发性黑色素瘤与黑变病和痣有关。由葡萄膜黑色素瘤引起的转移和局部扩散同样是已知的可能原因。眼眶软组织中原发性黑色素瘤占这个部位所有肿瘤的不到1%。

（4）**肺泡软组织肉瘤**：这是一种没有已知细胞来源的恶性肿瘤。与发生在其他位置的肿瘤相比，眼眶中的肺泡软组织肉瘤进展过程是缓慢的，且复发非常罕见。t（17；22）基因易位是该肿瘤的典型特征。组织学上存在假肺泡或器官样生长模式。

（5）**眼眶中的转移瘤**：眼眶中的大多数继发性肿瘤来源于皮肤、结膜以及鼻窦的相邻结构的鳞状上皮癌。基底细胞癌也有类似的情况。脑膜瘤从颅内进入眼眶。同样，还有来源于鼻道和鼻窦的乳头状瘤和淋巴上皮癌。这种转移方式在鼻腔神经胶质瘤（esthesioneuroblastoma）中也可以见到，甚至是更罕见的肿瘤如成釉细胞瘤，以上类型的继发性肿瘤是眼球突出的最常见原因之一。

（6）**转移癌**：转移癌占所有眼眶疾病的3%和所有眼眶肿瘤的10%。根据已进行的临床研究或解剖研究，眼眶转移癌的发生率在0.7%～12%之间。在这方面最常提到的恶性肿瘤除了皮肤黑色素瘤之外，还包括乳腺癌、肺癌和前列腺癌。令人惊讶的是，这些转移癌中20%往往是首发于眼眶，治疗方法取决于原发疾病。

七、眼内肿瘤

（一）概述

这里将提及眼球，特别是葡萄膜和视网膜的肿瘤。这些肿瘤的种类很少，但较常见。这些肿瘤病变部分来源于重要的神经结构。因此，这里只讲述葡萄膜和视网膜的常见肿瘤（表9-8）。

表9-8 眼球肿瘤

良性	生物学行为不确定/癌前病变	恶性
葡萄膜肿瘤		
黑色素细胞瘤		
痣细胞痣		恶性黑色素瘤
• 虹膜		• 虹膜
• 睫状体		• 睫状体
• 脉络膜		• 脉络膜
黑色素细胞瘤		
其他肿瘤		
血管瘤	孤立性纤维瘤（SFT）	平滑肌肉瘤
平滑肌瘤	纤维组织细胞瘤	白血病
神经纤维瘤		恶性淋巴瘤
施万细胞瘤		转移癌
骨瘤		
黄色瘤		
视网膜肿瘤		
		视网膜母细胞瘤

（二）葡萄膜肿瘤

最重要的是黑色素细胞肿瘤，而黑色素细胞肿瘤又可以细分为良性和恶性病变。肿瘤种植可促进其进一步的分化。以下的描述基于虹膜、睫状体以及脉络膜解剖和分化差异。

1. 良性肿瘤

（1）**虹膜痣**：虹膜中的良性黑色素细胞痣常常呈斑块样生长、基质内生长或混合生长，并且还可在基质中扩散生长。病变主要发生在30岁前。约10%~30%的葡萄膜痣发生在虹膜中，与脉络膜黑色素瘤和皮肤黑素色瘤的关系如前所述。该肿瘤与葡萄膜恶性黑色素瘤的区别并非总是如此简单。组织学检查可以用于重新分类。组织学上存在不同类型的黑色素细胞。这可能难以与低度恶性梭形细胞黑色素瘤相区别。

以非手术治疗为主，需要经常复查。明显增大的肿瘤中只有约5%可能恶变。

（2）**睫状体**：黑色素细胞痣通常发生在睫状体的基底部或伴随恶性黑色素瘤发生。5%的葡萄膜痣发生在该区域，并且通常在临床上难以被发现。巨大的痣与恶性黑色素瘤很难区别，是主要的诊断挑战。初始的治疗也以非手术为主。

（3）**脉络膜**：超过90%的痣发生在脉络膜中。总体而言，脉络膜痣的发病率在成年人群中为3%。其中绝大多数像其他痣一样不会出现任何相关症状，因此只能在常规检查中发现。组织学上有四种不同的细胞类型，可以产生各种组合。同样，区分巨大的痣与恶性黑色素瘤是一个困难的问题。

（4）**黑色素细胞瘤**：这是一个由其大小定义的痣的变异型。虹膜中存在组织学上的黑色素细胞，大多数小于其他痣中的黑色素细胞；相反，在睫状体和脉络膜中，与上述痣无差异。

同样，区分黑色素细胞瘤和恶性黑素瘤是一个问题，因为肿物大小不能用作区分二者的标准。黑色素细胞瘤的治疗是非手术治疗或观察。

2. 恶性肿瘤

（1）**虹膜黑色素瘤**：5%~15%的葡萄膜黑色素瘤在虹膜中生长。在生物学上，这些黑色素瘤被评为低度恶性肿瘤，可能转移（5%）。从儿童时期开始，通常会有很长的病史或已知的色素沉着症。值得注意的是，虹膜黑色素瘤主要发生在虹膜的下半部分。虹膜黑色素瘤的病程比睫状体和脉络膜中的变异型更好。组织学上已知存在多种细胞类型。从预后的角度来看，具有大而显著的细胞核和呈弥漫生长模式的肿瘤细胞，其预后较其他变异型要差。治疗需要根据个人情况进行调整，通常不需要切除。

（2）**睫状体黑色素瘤**：约10%的葡萄膜黑色素瘤位于该区域。睫状体黑色素瘤通常因晶状体脱位引起的视力退化被发现。同样，继发性青光眼也可以是黑色素瘤的表现。组织学上与脉络膜黑色素瘤相同。预后较好，10年存活率为90%。局部切除可以充分治疗。

（3）**脉络膜黑色素瘤**：发生于脉络膜的黑色素瘤是成人最常见的眼内恶性肿瘤。只有1%的脉络膜黑色素瘤出现在肤色较深的患者中，绝大多数是在浅肤色患者身上发现的。在浅肤色人群中观察到每百万居民中约6人发病。此外，先天性黑变病、太田痣患者通常易患这种疾病，已知有家族性发病形式，但很罕见。视力恶化或视力受损会使患者前来就诊，但也已通过常规眼科检查发现了相当大比例的黑色素瘤。组织学上可以发现各种细胞群，这些曾由Callender在1931年描述过，但是后来又被重新分类，特别是区分了不同的梭形细胞变异型和上皮样肿瘤细胞。据报道称，后者与预后较差有关。

该处肿瘤的转移率明显高于所描述的其他黑色素瘤，10年生存率约为50%。根据转移这一点来调整治疗方案是有争议的。除了手术切除，可选择放射疗法和（或）化疗进行替代治疗。

（三）非黑色素细胞肿瘤

葡萄膜的非黑色素细胞肿瘤包括以下内容：

1. 良性 ①血管瘤；②肌瘤；③神经纤维瘤；④施万细胞瘤；⑤骨瘤；⑥黄色瘤。

2. 生物学行为不明确 ①孤立性纤维瘤；②纤维组织细胞瘤。

3. 恶性 ①平滑肌肉瘤；②淋巴瘤；③血液系统肿瘤；④转移癌。

这些肿瘤极为罕见，在组织学上与上述已列出部位的肿瘤非常相似。

（四）视网膜肿瘤

恶性

（1）**视网膜母细胞瘤**：这是一种儿童期的恶性肿瘤，既可以是散发性的也可以是遗传性的。

视网膜母细胞瘤是迄今为止视网膜中最重要的肿瘤。遗传学上，视网膜母细胞瘤可归因于视网膜母细胞瘤基因中（del13q14）的两个等位基因的功能性缺失。Knudsen 在 20 世纪 70 年代初发明了一个模型，为进一步理解并认识该恶性肿瘤做出了重要贡献。

遗传性视网膜母细胞瘤发生在约 30%～40% 的病例中。一些儿童患者表现出躯体性和精神性问题。该病可以为单侧、双侧和（或）多发。肿瘤一般发生在 3 岁前，但它一直到成年期都可以发生，尤其是散发性。

组织学已经描述了肿瘤不同的生长形式：外生型、内生型、混合型和弥漫型。肿瘤细胞具有大的嗜碱性细胞核，只有很窄的细胞质边缘。也可观察到大量血管形成和严重的坏死。Flexner-Wintersteiner 玫瑰花结构是典型的病理学特征。

肿瘤细胞沿着视神经生长并且通过循环系统转移至肺、颅骨和中枢神经系统等优选位置发生种植转移。也可通过淋巴系统扩散到结膜和眼睑。

治疗可基于许多标准或分期而定。根据 Rees 和 Ellsworth 的研究，患者在预后方面细分为非常好、好、不确定、不好和非常不好几个方面，因此有广泛的治疗选择。

随着包括放疗和化疗在内的治疗方案的引入，患儿的预后有了很大改善。超过 90% 的儿童存活时间超过 5 年。由治疗引起的继发性肿瘤带来了一个重要问题。在这种情况下，必须考虑肉瘤、黑色素瘤和癌。随着治疗方案的不断改善，人们可预期这些晚期并发症会减少。

（2）**其他肿瘤**：在视网膜中可见许多其他肿瘤实体，其中包括：①视网膜细胞瘤；②胶质瘤；③胶质错构瘤；④视网膜神经胶质过多症；⑤视网膜血管瘤；⑥海绵状血管瘤；⑦原发性眼内淋巴瘤；⑧神经上皮瘤；⑨髓上皮瘤；⑩转移癌。

第 10 章

眼眶畸形

第一节 先天性眼眶畸形	155
第二节 后天性眼眶畸形	159
一、创伤性眼眶畸形	159
二、肿瘤引起的眼眶畸形	160

第 10 章 眼眶畸形

Paul Schumann，Harald Essig，and Martin Rücker

第一节 先天性眼眶畸形

眼和眼眶及周围组织的畸形可以是先天的，也可以是后天的。先天性畸形可以是孤立性的或合并其他畸形，它是广泛性全身畸形综合征的一部分。它们可能导致严重的视力障碍，也可能只影响外观，甚至不引起任何症状，在常规检查中未被发现或偶然被发现。先天性眼眶畸形的病因有遗传基因缺陷、染色体畸变、胎儿在子宫内暴露于外部的病原（如药物、感染性微生物）或围生期并发症（例如羊水过少）。许多畸形是由于个体遗传缺陷导致的一系列异常，依次定义为序列征（sequence）或综合征。

1. 眼距过宽 眼距过宽（hypertelorism）包括眼眶间距、内眦间距和外眦间距增大，伴有瞳孔间距增大。同时也可能存在筛骨缺如导致前脑膨出。已报道的眼距过宽的病例有550多例。患者表现为平鼻梁、内眦赘皮、外斜视、眉间距宽、睑裂狭窄和孤立的眦角异常，常出现误诊。

眼距过宽有三种发病机制，每种似乎都可以解释眼眶畸形的发病原因。第一种机制认为蝶骨小翼过早骨化，导致眼眶固定在胎儿时的状态。第二种机制是鼻囊（nasal capsule）发育障碍，原始脑泡突出进入此空间，导致眼位发育受阻，如在前脑膨出中所见。第三种机制是颅骨发育障碍，颅缝早闭综合征（如Apert综合征、Crouzon综合征）或面中部畸形（如额鼻畸形或颅面畸形）。

和眼距过窄一样，超过95%的眼距过宽可以通过超声测量眶间距进行产前诊断。手术矫正的目的是消除骨骼畸形和软组织病变。Tessier的颅内和颅外联合治疗的理念至今仍是眼距过宽手术治疗的基础。靠近中央的骨切除可以缩小眶间距离。切除部分额骨，在眶深部行圆形截骨术，切除向鼻侧扩张的筛窦及部分其他骨质直至筛板，眼位也会随之矫正。

2. 眼距过窄 眼距过窄（hypotelorism）是指两侧眼眶内侧壁之间的距离减小，同时也伴有内眦和外眦之间距离的减小。最常发生于前脑无裂症、大脑畸形，这是由于在第3～6周胚胎的大脑中线区域缺陷导致前脑不完全分裂所致。眼距过窄也常合并其他颅面畸形，如独眼畸形、前脑无裂畸形等。

胎儿期可以通过超声进行诊断。手术治疗基于Tessier和Guiot的"功能性眼眶"技术，并在其基础上进行了多种改进。处理眼距过宽的首要原则是横向位移原则，眼距过窄处理原则与之相反，在眶内侧壁鼻侧行截骨手术，需要在眶顶外侧区域进行切除，也可以考虑去除部分颧骨。眶骨向颞侧移动，将筛骨纸板、鼻和眼眶区域之间用骨成形术进行连接。

3. 独眼畸形和并眼畸胎 这些非常罕见的面部畸形主要与前脑无裂畸形有关，譬如两个相邻的眼球位于同一眼眶（并眼畸胎），或只有单眼（独眼畸形）。其特征是颅骨的脊索前段发育不良以及口鼻喉区发育不全，严重的异常发育导致视泡部分或完全融合。这些畸形通常与前脑无裂畸形有关，预后大多很差。

4. 无眼球、小眼球 无眼球和小眼球是最常见的先天性眼部畸形之一，是导致双眼失明的重要原因。眼眶发育缓慢不仅可见于小眼球，也见于无眼球，可单独发生或与综合征相关。小眼球是指一个小型眼球，无眼球表示完全没有眼的结构。

原发性无眼球（无眼结构）的特点是散发并且不与综合征相关，约75%的患者双眼受累。继发性无眼球由整个神经管发育缺陷引起，当视神经泡在脱离间脑后出现畸形或发育不良时，称为退行性无眼，眼眶中可见神经外胚层成分。

小眼球可单侧或双侧发生，可能是原发性眼发育障碍的表现，也可能发生在颅面发育不良和更广泛的综合征中，如13和18-三体综合征。小眼球也与某些眼部畸形有关，如永存原始玻璃体增生症、核性白内障或眼缺损。现已确认多种基因突变与无眼球或小眼球相关。

产前诊断的价值低于第5百分位曲线（5th percentile curve），因此对诊断无眼球或小眼球几乎毫无价值。需特别注意与对侧的比较，以便更好地鉴别眼球局部的异常。假体植入对小眼球的治疗效果令人满意。使用自膨胀的水凝胶膨胀材料扩张结膜囊，可以更早更好地适应假体和改善面部对称性。对于先天性无眼球，首先需要使用高度亲水性凝胶扩张器拉伸结膜囊，而后推荐使用自膨胀眼眶扩张器或真皮脂肪移植。年龄较大的儿童（>5岁），结膜囊收缩，面部严重不对称，无法使用假体，以及以前做过多次手术的患者，需要考虑广泛的眶骨切除术和皮瓣技术。

5. 面裂 与唇腭裂相比，发生于面部其他位置的面裂非常罕见。有多种不同的分类可以用来描述这些罕见的面部裂隙，如 Harkins，van der Meulen 或 Tessier 等分类方法。

可以根据胚胎面部隆起的融合线来预测裂隙的形成。例如，双侧下颌隆起的不完全融合会导致中位下颌裂形成。

上颌骨隆起与侧鼻隆起融合失败，导致从下眼睑边缘到鼻腔开口下缘的斜面裂，其中鼻泪管仍为开放的沟，可以发生在一侧或两侧，并伴有唇腭裂。

当上、下颌骨隆起的融合受到破坏时，就会产生横向的面部裂隙，进而导致唇裂的形成。唇裂可以延伸到耳部，有多种表现类型。

面中部裂可理解为是由鼻和眼在鼻中央隆起融合缺陷引起的。此处内侧面部皱纹（如两侧球状突起之间）未能消失。

罕见的面部裂常影响眼眶发育，也常与大脑畸形有关。

6. 颅缝早闭 颅缝早闭由一个或几个颅缝过早闭合引起，通常表现为畸形头型。原发性颅缝早闭起源于不完整的骨化过程。继发性颅缝早闭发病机制多种多样，包括代谢、炎症、内分泌失调和大脑发育不良。

原发性颅缝早闭可进一步分为非综合征型（85%）和综合征型（15%），非综合征型颅缝早闭通常表现为单根颅缝早闭，而综合征型颅缝早闭常以多处融合线及面部、大脑等畸形为特征。Apert 综合征常伴有广泛的并指，Crouzon 综合征伴有广泛的面中部发育不全、眼球突出和眼距过宽等表现。成纤维细胞生长因子受体基因突变被发现与各种颅面部畸形有关。

（1）**三角头畸形**：三角头畸形是由额骨缝过早骨化引起的。颅缝早闭导致前额中心区域凸出，在许多病例中可见到明显的骨脊。由于额外侧区域的扁平化，额骨在水平切片上呈三角形。额头显得平、窄、高，而头后部明显增宽。可发生眶距过窄，大多数情况下面中部发育不受影响。

（2）**斜头畸形**：斜头畸形是由单侧的冠状缝或人字缝融合所引起，往往被误认为与生产有关或体位有关的损害。受累侧前额扁平，颅骨在矢状位距离缩短。同侧蝶翼增厚，前颅底缩短。颅顶内表面可见指压迹（大脑回压迹），提示局部脑萎缩的存在。眶上部变得扁平。由于骨缝方向的生长受到影响，面轴偏向健侧，眼轴也偏向健侧，同时伴有对侧咬合平面的下降。

（3）**尖头畸形**：在尖头畸形中，由于双侧冠状缝融合，表现为前额高而扁平，颅骨前后径短而水平径长。颅前窝明显变短，蝶骨翼明显增厚，颅内压增高导致颅顶继发性指压迹增多。由于眶上部区域眶腔变短，会出现眼球突出。鼻额角不明显是其特点。

（4）**短头畸形**：颅骨呈三叶草叶状极端改变的短头畸形，其特征是早期冠状缝骨融合，伴有颅底缝融合，可能累及面颅缝。当整个蝶骨体的生长受到限制时，畸形不仅局限于脑颅，而且对面颅产生影响进而影响到口颌系统。临床上最主要的特点是颅骨和颅底的矢状径缩短，前额和太阳穴区域隆起，导致整个颅骨呈短、宽、圆状改变。眼距过宽、眼窝明显扁平可引起眼球突出。面中部明显发育不全，由于上颌旋转受限，存在圆形开合畸形（circular open bite）。

（5）**舟状头**：矢状缝的过早骨化导致颅骨横向变窄，颅骨矢状位代偿性生长使其显得又长又窄，前额较高。

罕见的继发性颅缝早闭通常见于内分泌和代谢紊乱，如肾性骨营养不良、甲状腺功能亢进和低磷酸盐血症。在这些疾病中，骨的生理代谢被打乱。

明确诊断须涉及小儿神经科、眼科和耳鼻喉科等多学科。在影像诊断方面，经颅超声与颅缝影像不可缺少。常规放射影像若发现导血管孔扩张可提示颅内压增高的可能。但3D重建CT是确保术前充分规划和诊断复杂颅缝早闭的必选方法，它可以精确分析颅骨畸形和颅内变化，例如脑室系统和大脑其他结构的变化。此外，MRI可以观察颅缝早闭合并的相关脑异常。

颅缝早闭需要数次手术治疗才能矫正。如果眼眶受累，采用改良式的额眶前徙术以矫正眼眶的上半部分畸形。这种手术多数在出生后半年至一年进行，首先通过骨整形对额眶区域进行复位，然后再行接骨术。根据移除骨段的位置进行个性化调整。在行颅面联合手术时，采用冠状切口手术入路。在开颅手术之后、保留眶上神经的同时，前面从颞窝分离颞肌，然后进行标准化的额眶前徙操作，鼻额缝截骨在眶腔中进行，通过眼眶穹窿到颧额缝。从此处开始，在冠状缝处进行弓状截骨，同时在顶骨区域形成保留形状（舌槽技术）。当沿冠状缝到达对侧时，以同样操作继续进行截骨。通过水平切口将额眶骨截面分为额部和眶部。首先切除额骨瓣，然后是眶部骨瓣。根据畸形程度对骨进行游离，然后将其安放在新的位置并用可吸收性骨合成材料进行固定。通过这种方式为大脑提供空间，改变了由于自身调节的限制而不能正常生长的情况，从而改善功能，同时也改善了外观。为了眼眶形状与面中部形状之间的协调，在许多情况下，可以额外采用Le Fort Ⅱ或Le Fort Ⅲ牵引，给位于颧额缝下方的面中部发育不全塑造出最终形状。

（6）Apert综合征：Apert综合征，又称尖头并指综合征，是最常见的颅缝早闭，由冠状缝和矢状缝早闭引起，主要表现为短头畸形，有时还表现为多重对称并指。其最典型的形态是三叶草叶状颅骨，其特征为除额中缝和鳞状缝外，所有的颅骨缝都发生过早闭合。面部形态方面，常有明显的面中部发育不全及伴有反先天愚型眼睑轴位异常的眼距过宽、斜视。虽然大多数病例为偶发，但其常具有完整外显率和较高变异的常染色体显性遗传特点。在调控颅骨和四肢形态发生的复杂过程中，起着核心作用的成纤维细胞生长因子受体（FGFR2）有明确的突变。尽管70%的患者智力正常，但有确切与本病相关的脑异常，如胼胝体发育不全或脑膨出。

（7）Crouzon综合征：Crouzon综合征，也称为颅面骨发育不全（dysostosis craniofacialis），是次常见的颅缝早闭（图10-1，图10-2）。该病为伴有FGFR2基因突变的常染色体显性遗传病。颅缝早闭主要影响冠状缝，导致短头畸形或严重的头尖畸形。同样会累及人字缝和矢状缝。面部异常表现为上颌骨缩颌畸形、斜视、突眼、眼距过宽、眼睑轴颞侧倾斜等。进展性脑积水和静脉引流异常属于Crouzon综合征伴发的颅内异常。

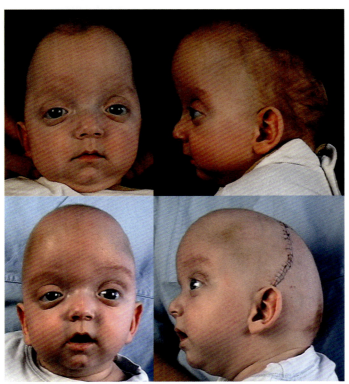

图10-1　Crouzon综合征患儿行额眶前徙手术，术前（上图）和术后（下图）

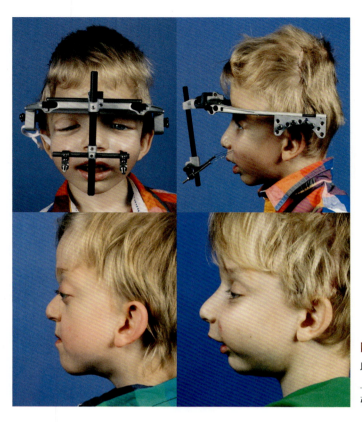

图 10-2　Crouzon 综合征患儿。婴儿期行额眶前徙手术，此后进行 Le Fort Ⅲ牵引术，以协调发育不全的面中部。上图：术后佩戴 RED（刚性外牵引）牵引器。下图：牵引前后情况对比

7. 第一和第二鳃弓综合征　第一和第二鳃弓以及第一咽部的发育障碍可导致复杂的面中部畸形。畸形可单侧发生，也可双侧发生，而且有多种表现形式。

（1）**Goldenhar 综合征**：也称为眼-耳-脊柱（oculo-auriculo-vertebral）发育异常或复杂的半侧颜面短小，是由于第一鳃弓发育障碍所致，通常为单侧（图 10-3），原因是相应组织的动脉缺血。这种综合征多为偶发，1%～2% 有常染色体显性遗传因素。

临床上，上下颌骨和颧骨发育不全，下颌侧偏及小耳畸形均明显。92% 的患者存在眼表皮样囊肿，其他眼部表现有组织缺损、小眼球和无眼球。此外，颈腰椎发育不全、心脏缺陷及肾脏损害也可发生。颅内异常，如脑积水、前脑无裂畸形和胼胝体发育不全均已被证实。

大多数病例可临床确诊。儿童下颌骨发育不全有导致上呼吸道狭窄的风险，极端情况下需行气管切开术。此时应考虑使用骨移植材料（如肋骨）或骨牵张进行早期重建。在最初的 6 个月内，必须通过听觉激发电位（AEP）对听力进行评估，以便为进一步治疗（如及时行语言障碍矫正）奠

定基础。外耳畸形既可进行自体重建，也可以进行假体移植。相关的畸形，如心脏缺陷或肾脏异常需要进一步治疗。

（2）**Treacher-Collins 综合征**：由第一鳃弓的双侧对称发育障碍引起，为常染色体显性遗传，具有高外显率和变异性。突变可以定位于 POLR1C、POLR 1D 或 TCOF1 基因，TCOE1 基因突变占大多数，约为 90%。

面部畸形特征是双侧对称性颧骨眶下缘（80%）、下颌（78%）发育不全，伴软组织等部严重发育不全。其他症状有反先天愚样眼睑轴（89%）、下睑缺损（69%）、下睑外 1/3 处无睫毛、腭裂、外耳畸形（28%）（如小耳或无耳畸形），外耳管闭锁和中耳听骨链异常也较常见。智力通常正常。

诊断基于临床和分子遗传学基础。由于畸形的复杂性，必须多学科合作治疗。在个别病例中，可在出生后立即进行气管切开术。广泛骨发育不良需借助骨牵引或同种异体骨移植来进行结构重建。耳畸形必须从功能上（中耳）和美学上（外耳）进行重建。必须尽早诊断潜在的听力障碍，以采取适当的治疗措施。

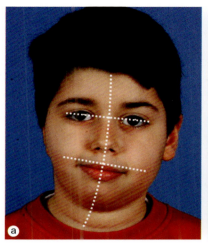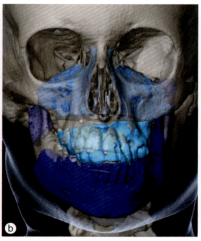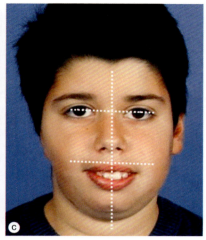

图 10-3　Goldenhar 综合征患者。a. 手术前；b. 模拟对上颌和下颌的整体牵引；c. 手术后。虚线：脸部轴线重合，使脸部外形更加协调

第二节　后天性眼眶畸形

后天性眼眶畸形主要由外伤或占位性肿瘤引起。肿瘤主要为各种良恶性肿瘤和实体瘤。极少数属于内分泌眼眶病，其原因被认为是遗传的自身免疫性疾病引起眼眶内肌肉和脂肪组织体积增加，导致眼眶畸形。下面将对后天性眼眶畸形进行叙述。

一、创伤性眼眶畸形

创伤引起的眼眶畸形是由于直接或间接外力对骨面支撑结构的作用所致，或由于外力直接造成眶组织的移位。与眶顶和厚实的眶外侧壁相比，眶内壁和眶下壁（眶底）的薄骨结构更容易骨折。

在临床上，由于创伤后眼眶内容积改变，可以引起眼球的变化。眼球位置和眼外肌肉组织力量的改变可以导致患者复视。在某些情况下，由于骨碎片被植入眼部肌肉形成所谓的活板门效应，也会导致眼球运动受损，尤其是在儿童。嵌顿的眼肌（活板门骨折）需要急诊手术干预。

对于孤立的眶壁骨折，眶内体积的增加通常表现为眼球向后移位（眼球内陷）。当涉及眶底时，则表现为眼球向下移位。当面部支撑结构受到影响（合并颧骨/眶壁骨折），导致眶内容积缩小，临床上可观察到眼球突出。

上述眼眶畸形的临床症状不仅发生在外伤后，也可发生在手术处置不足后或无手术处置时。随着原发性创伤事件后的时间延迟，软组织的变化和生理调节使得手术重建（二期重建）变得更加困难。由于已存在数周或数月的骨性眶壁错位或畸形，重建眶周软组织更加困难。除了全面了解病史和临床检查，详细记录眼科体征（眼球运动、眼球突出度、视力、瞳孔反应、瞳距等），三维成像是眶骨畸形的基本诊断技术。

利用现代数字操作模拟技术，可以检测到面颅骨理想镜像对称的偏差。与此同时，对所产生的图像进行三维分析，可以对重建的程度及其必要性进行评估（图 10-4）。

手术矫正不仅要注意功能改善，还要注意美观要求。原则上首先恢复正常的解剖结构。当解剖复位后，眼眶周围和眼眶内软组织会随之恢复，这样眼球的位置通常就不会改变。因此建议对相关面部支撑结构的骨碎片及时重新定位。然而，对那些眶壁较薄，一期重建不能重新定位以使其稳定的眶壁（眶内壁和眶下壁），一旦出现临床症状，也应立即进行重建或检查。重建后出现的临床症状多数是可以预测的。

治疗外伤性眼眶畸形的理想时间点取决于多种因素。有严重伴随症状时需紧急干预，如眼肌嵌顿和占位性球后出血，可引起视神经区域压力升高，导致视力下降甚至致盲。对于眼眶骨折合并中央及外侧中面部骨折，应立即进行手术干预，复位移位的碎片以防止错位骨愈合。纸样板骨折应该考虑矫正，但通常很难重新使其形状以保持稳定，可以二期植入重建材料。

几十年来，关于眶壁骨折重建材料的问题一直存在激烈的争论。一些人主张理想的材料是可

吸收材料，如对二氧环己酮；一些人倡导稳定的材料，如钛。通过三维成像（体积断层扫描，计算机断层扫描）技术可以直视下完成重建。

选择合适的重建材料和合适的手术入路对眼眶重建后的远期效果有很大的影响。术前，以计算机辅助手术重建和依个体化选择不同的重建所需材料（图10-5）。术中，导航和术中图像（3D C-arc，DVT，CT）的应用便于检查眼眶状况。

无眼球的眼眶重建较复杂（见下一部分的"眼球摘除后综合征"），需创造空间容纳假体。

二、肿瘤引起的眼眶畸形

多种实体瘤可导致眼眶畸形。1/3 的眼眶肿瘤为恶性，最常见的症状是眼球突出、面部损害、视力下降、复视、疼痛和结膜水肿。

原则上，原发性肿瘤必须与继发性眼眶肿瘤区分。根据与四条直肌所形成的肌锥的位置关系，分为肌锥内与肌锥外肿瘤。根据临床症状、肿瘤与肌锥位置关系、神经放射形态学以及最重要的最初10年的症状，常可缩小鉴别诊断范围。

然而，除了原发性眶内肿瘤外，邻近组织的肿瘤也可以扩散到眶内。良性肿瘤，如鼻窦肿瘤、血管瘤、淋巴管瘤，以及原发性颅内肿瘤，如脑膜瘤和1级胶质瘤。同样恶性肿瘤如眶周皮肤黑色素瘤、脑及颅面部骨肿瘤、头部软组织肿瘤等可能扩散到眼眶。

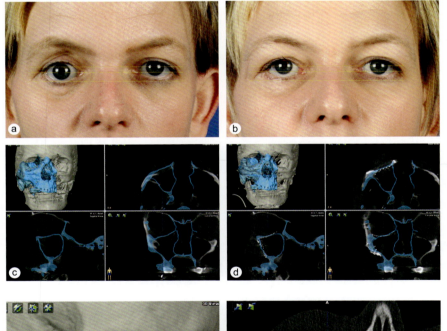

图 10-4 由于右外侧面中部骨折治疗不当，二期颧骨矫正截骨并同时重建眼眶。术前临床表现为右眼球下移、上睑板沟加深、颧骨突移位和眼睑回缩（a）。与其相应的术前图像（c），受影响侧以虚拟镜像表现（蓝色）。经口和经结膜入路行矫正截骨术后4周图像（b），眼球位置轻微抬高，下眼睑位置改善；d. 将术前计划与手术后实际结果相结合，以控制质量

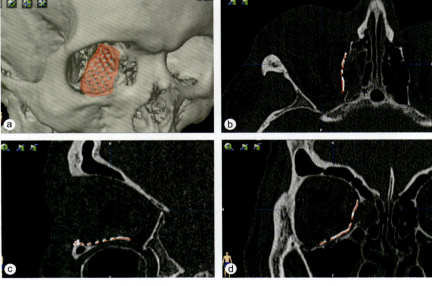

图 10-5 彩用激光烧结工艺个性化制备钛网重建右侧复杂眼眶多壁骨折。术前应用计算机辅助对术后情况进行预测的三维重建图像（a）、轴向位CT（b）、矢状位CT（c）和冠状位CT（d）

治疗方式由病变的性质而定。治疗方式包括手术切除、放射治疗、介入治疗和药物治疗。恶性肿瘤的治疗偶尔使用不同的方式组合。眼眶的重建常常是一个重大的挑战，因为眼眶的重建不仅要解决骨骼畸形或缺损的问题，而且同时必须重建在功能和美学上具有重要意义的软组织部分。

术前应制订严谨的计划，眼球剜除术或眶内容物剜除术术后需专业护理。多采用骨重建与局部皮瓣整形的方法或微血管吻合的远端皮瓣组合方案。

1. 眼眶肿瘤样畸形 肌肉骨骼系统的紊乱会导致眼眶畸形，特别是纤维发育不良。这种畸形主要发生在儿童和青少年时期，与大量新骨形成有关，可导致眼眶畸形。痛性骨肿胀和由此造成的眶骨孔狭窄常导致视神经受压，有失明的危险（图10-6）。

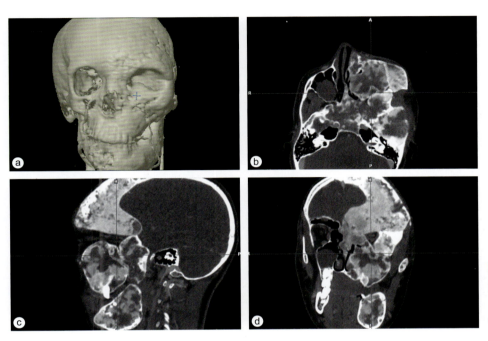

图10-6 广泛性骨纤维发育不良的三维重建（a），轴向位CT（b）、矢状位CT（c）和冠状位CT（d）

纤维发育不良被认为是一种自限性疾病，主要发生在儿童和青春期，在成年后趋于稳定。因此，治疗基本取决于患者的年龄。只有当严重影响外观、出现无法通过药物控制的疼痛或压迫性症状时，才需要以减压为目的的重塑截骨治疗。20世纪80年代流行的纤维异常增生根治性切除术现在备受争议。一些学者报道了一种具有良好功能和美学效果的明确治疗单骨受累骨纤维发育不良的方法。截至本书发稿前（2016年）尚无最新的指导方针。

2. 眼球摘除综合征 眼球摘除后，常出现眼球摘除后综合征，临床上表现为义眼内陷和上睑板沟加深（图10-7）。在轻度病例中，通过调整义眼，可在一定时间内改善这些临床症状。随着眼睑结构的松弛，眼睑不能再为义眼的运动提供所需的支撑，从而出现义眼脱位，继发上睑下垂。

对眼眶内义眼体积不足和眼睑结构功能下降的治疗不仅对外科医师来说是一个很大的挑战，对义眼本身也是如此。虽然可以通过使用脂肪组织或插入异源性材料来弥补体积的不足，但通常需要收紧眼睑结构。因此，主要采用可以收紧眼睑韧带的技术（例如一侧带蒂的Tenzel皮瓣或la Tripier皮瓣），从而给义眼提供足够的支撑。

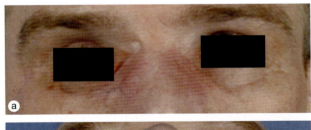

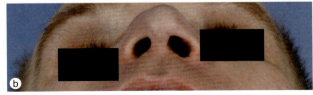

图10-7 眼球摘除后综合征的临床表现。上睑板沟加深，义眼下移

第 11 章
眼眶和眼肿瘤

第一节 眼内恶性肿瘤	163
一、具有潜在眼眶受累的眼肿瘤	163
二、眼内转移瘤	167
第二节 泪腺和泪道肿瘤	172
一、泪腺肿瘤	172
二、泪道肿瘤	173
第三节 鼻旁窦肿瘤伴眶内蔓延	173
一、症状	174
二、假性肿瘤	174
三、副鼻旁窦良性肿瘤伴眼眶受累	176
四、累及眼眶的鼻旁窦恶性肿瘤	176
五、眼眶浸润	178
六、恶性肿瘤的治疗	178
七、预后	179

第 11 章 眼眶和眼肿瘤

第一节 眼内恶性肿瘤

B.Wiechens

根据来源不同，眼眶肿瘤可分为原发性、继发性和转移性。原发性眼眶肿瘤直接来源于眶内不同类型的组织，而继发性眼眶肿瘤表现为来自邻近解剖结构的播散转移，如眼、鼻旁窦、颅底和眼睑。转移也可以来自眼眶之外其他部位、眼球本身的原发性肿瘤，这些肿瘤中绝大多数是癌，肉瘤很少向眶内转移。总体来说，50% 以上的眼眶肿瘤是非原发性眼眶肿瘤。

一、具有潜在眼眶受累的眼肿瘤

（一）视网膜母细胞瘤

1. 流行病学 视网膜母细胞瘤是儿童时期最常见的眼内肿瘤，每年在活产儿中的发生率约为 1/（18 000～20 000）。因此，在德国每年有 60 例新发病例，在美国有 200～300 例，全世界每年有 5000～8000 例。

在所有西方国家中发病率非常相似，在性别或种族方面没有差异。由于肿瘤由原始视网膜细胞组成，且细胞在生命的最初几年便停止分化，视网膜母细胞瘤多在 5～8 岁前发生。也有后期发病的病例，但非常罕见。在过去的 100 年里，视网膜母细胞瘤的死亡率已从 95% 下降到 5% 以下。然而，必须强调的是即使是现在，肿瘤若不予治疗依然是致命的，因为很少发生自发性消退。

2. 症状 "白瞳症"是视网膜母细胞瘤有别于其他肿瘤的一种特殊的病理性体征（图 11-1）。进行裂隙灯检查时，正常人的健康眼底会出现红 - 橙色反光，病理性眼内改变（如白色的视网膜母细胞瘤组织）的眼底则表现为黄 - 白色反光。由于与之相关的视力损害，患儿可发生继发性斜视。如果症状出现的时间不明确，则应该让患儿父母用旧照片进行对比，以便发现此前是否存在斜视或白瞳症。在疾病后期，可发生继发性青光眼。由于并非所有视网膜母细胞瘤患者都存在"白瞳症"，因此应对每个新诊断的幼儿斜视病例进行双侧散瞳眼底检查。眶内蔓延伴眼球突出和单侧瞳孔对光反应消失是一种潜在的并发症，并且提示预后不良，尤其是在发展中国家中。应立即进行眼部检查以鉴别视网膜母细胞瘤与其他损害视力的疾病，如先天性白内障、早产儿视网膜病变（ROP）、特发性原始玻璃体增生症（PHPV）或 Coats 病。

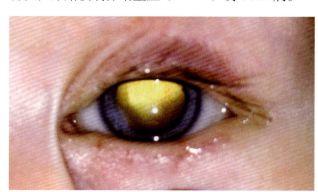

图 11-1 白瞳症（左眼）

根据发病早期的症状和体征，如果存在斜视，必须进行眼科检查、斜视检查和双眼眼底检查。视网膜母细胞瘤多在出生后的 2 年内得以确诊（由于双眼均出现症状，双侧视网膜母细胞瘤通常比单侧视网膜母细胞瘤早 10～12 个月被发现）。如果怀疑视网膜母细胞瘤的存在，应到眼科专科医院在全身麻醉后进行超声检查。

视网膜母细胞瘤可以为单侧或双侧发生，单病灶或多病灶发病。视网膜母细胞瘤的生长方式可以是外生性（即在视网膜下）、内生性（即在玻璃体腔内并继发前房受累）或混合性生长。在疾病的早期阶段、肿瘤还非常小时，即可发生玻璃体种植。当肿瘤在玻璃体或房水中呈弥漫性浸润（"假性积脓"）时，可能会被误诊为眼内炎症。

在这种情况下应当进行超声波检查。眼内钙化症为视网膜母细胞瘤的诊断提供了线索。对于可疑病例，应避免眼内活检，以防止肿瘤细胞的种植，造成预后不良。可疑或确诊的视网膜母细胞瘤病例必须将患者送到国家相关中心进行视网膜母细胞瘤的治疗（例如德国埃森大学医院的眼科）。

3. 遗传学 视网膜母细胞瘤的发生是由未分化的视网膜前体细胞中视网膜母细胞瘤基因的两个等位基因（RB1，染色体13q）失活导致的。约45%的视网膜母细胞瘤患者呈遗传性发病（遗传性视网膜母细胞瘤）；约55%的视网膜母细胞瘤患者为非遗传性，多为单侧。

A.G. Knudson于1971年最早开始了视网膜母细胞瘤遗传学方面的研究。他是第一个阐述双突变理论的人，该理论后来得到遗传学研究的证实。根据该理论，双亲一方生殖细胞中的*RB1*基因（肿瘤抑制基因，染色体13q）发生了新的突变（生殖细胞突变）。因此，所有体细胞都携带这种等位基因失活形式的基因突变。如果在胚胎发育过程中，未成熟视网膜前体细胞中的第二个等位基因丢失，便会造成视网膜母细胞瘤的发生。这是遗传性视网膜母细胞瘤双侧发病的原因。典型的表现为肿瘤呈多发性生长。

在非遗传性视网膜母细胞瘤病例中，肿瘤的发生需要两个突变都发生在体细胞中（体细胞突变）。两个突变都必须存在于同一细胞中。这是一种非常罕见的情况，通常只有一只眼睛受累，肿瘤主要呈单发性生长。

在遗传性视网膜母细胞瘤中，家系成员通常双眼受累。这些成员有约50%的概率将突变的*RB1*基因传递给其下一代。然而，由于存在不完全外显性，发展成视网膜母细胞瘤的风险降低。在一些视网膜母细胞瘤家系中，由于表达量减少，仅表现为单侧、单发视网膜母细胞瘤。

确诊为视网膜母细胞瘤后，该家庭必须进行基因检测和咨询以明确*RB1*基因突变的携带者。视网膜母细胞瘤的患者在确诊和治疗后的几年里可能还会继续发生新的肿瘤病灶，因此，他们需要经常进行检查。

自20世纪60年代Reese-Ellsworth分类法提出后，视网膜母细胞瘤的分类在其后的数十年里得到了进一步细化。由于Reese-Ellsworth分类法缺乏经典的分期体系，现在正在建立与当前治疗指南相对应的新的分类方法（例如ABC分类法）。

4. 三侧性视网膜母细胞瘤 5%~10%的遗传性视网膜母细胞瘤患儿可同时发生松果体细胞瘤。这种罕见情况多数预后不良。MRI检查发现的松果体囊肿必须与恶性肿瘤加以鉴别。

5. 视网膜细胞瘤 视网膜细胞瘤是一种可自发消退的视网膜母细胞瘤。然而，这种情况在视网膜母细胞瘤患儿家庭成员中发生率仅约2%。临床上，这种肿瘤在消退中表现出与视网膜母细胞瘤相似的特征。视网膜细胞瘤的患者应该定期进行临床和眼科检查，并为其提供遗传咨询。

6. 累及眼眶的视网膜母细胞瘤 对视网膜母细胞瘤的诊断越早，患者的预期寿命和视力方面的预后就越好。与所有恶性肿瘤一样，视网膜母细胞瘤也存在肿瘤侵袭和扩散的风险，这取决于肿瘤发生的部位。视网膜母细胞瘤可以扩散侵犯眼部任何部位，尤其是脉络膜、眼部血管和视神经。应注意的是，经睫状后血管或其他血管系统的眼外肿瘤扩散方式相当罕见，最常见的是眼外肿瘤沿视神经生长。肿瘤突破筛板通常预示预后不良。如果在眼球摘除后发现有视神经受累的证据，则需要进一步的影像和细胞病理学诊断检查，包括对脑脊液的评估。除了肿瘤局部转移侵犯眼眶外，根据疾病的持续时间还存在远处转移的风险。如今，疾病的预后和其他亲属受影响的风险都可以通过对新鲜肿瘤标本和血清学样本进行病理学和分子遗传学检查来确定。

7. 单侧性视网膜母细胞瘤的治疗 由于临床表现轻微，单侧视网膜母细胞瘤的诊断经常延误，因此在初次检查时，可能就已经处于疾病的晚期。治疗方案的选择主要根据肿瘤的位置以及如何评估预后而定。如果视网膜母细胞瘤处于晚期阶段并伴有失明，或原发性肿瘤的位置不佳，以至于通过其他形式的治疗无法保留有效视力，则选择患眼摘除。

对于孤立性、位置较好的肿瘤，或者如果可以保留可用视力，则可以尝试进行保留眼球的治疗。对于体积非常小的肿瘤，治疗方法包括使用钌-106/铑-106、碘-125或铱-192敷贴进行近距离放射治疗，反复光凝和冷凝。应当与患儿父母详细讨论治疗方案。

应通过眼科和全身检查对患儿进行终身监测。

8. 双侧视网膜母细胞瘤的治疗 双侧（遗传性）视网膜母细胞瘤的治疗一般包括手术治疗和药物治疗。由于后期继发性肿瘤（如成骨肉瘤）的发生风险较高，早期的经皮放射治疗方法已被弃用。

全身化疗为主联合局部光凝、经瞳孔激光热疗、冷凝治疗的复发率较高。因此，必须根据双眼病变情况确定个体化的治疗方案，并与患儿父母进行商讨。

如果患眼的肿瘤细胞已种植到玻璃体内且该眼已丧失视力，那么尝试保留眼球的治疗通常无效，眼球摘除不可避免。但即使是受累程度较严重的患眼，如果化疗后肿瘤有望消退，而且存在视力改善的可能，可以将眼球摘除的时间推迟到对肿瘤最终的消退情况进行评估之后。如果可以保留眼球和有效视力，则后续可予以近距离放射治疗（如钌-106/铑-106）或通过辅助光凝和经瞳孔激光热疗治疗。

对于受累程度较轻的患眼（即具有较好视力的眼睛），可以对全身化疗的疗效进行监测，并根据需要进行局部治疗（近距离放射治疗、光凝等）。但是，在任何情况下，都必须进行密切的随访，因为该病易复发。

最近，德国埃森大学的眼科和儿科在已有环磷酰胺、长春新碱、依托泊苷和卡铂化疗方案基础上建立了改良方案，该方案对75%患眼有效。尽管A类和B类肿瘤中有效率分别为75%（56只患眼）和85%，但是在D类和E类肿瘤中，失败率明显增高（83%）。最近，来自纽约州Memorial Sloan Kettering癌症中心的Abramson及其同事公布了使用美法仑、托泊替康和卡铂进行动脉化疗治疗的2年研究结果（超选择性动脉内化疗，67例患儿76只患眼）。采用这种治疗方法可以显著降低眼球摘除率，并且可以使83%的患眼得到挽救。

9. 累及眼眶的视网膜母细胞瘤的治疗 在发达国家，累及眼眶的视网膜母细胞瘤非常少见。巩膜扩散便被认为是一种眼外表现，因为此时肿瘤会有进一步向脑膜、大脑和脑脊液中扩散的风险。远处转移的风险会显著升高，且多预后不良。对于眼眶视网膜母细胞瘤尚无明确的治疗方案，需要进行个体化综合治疗。根据美国国家癌症研究所的指南，在对多种化疗药物的疗效进行评估前，应推迟手术治疗。进一步的治疗方法包括手术（眼球摘除术、眶内容物剜除术）、额外的化学疗法和外放射治疗（40～45Gy）。

10. 随访和预后 治疗完成后，应进行常规的眼科和儿科肿瘤学检查（约每4周一次，必要时采取全身麻醉）。如果早期发现肿瘤复发，可以通过各种局部疗法来治疗肿瘤。根据患儿检查发现和年龄的不同，可以延长随访的周期。定期检查应该持续到5岁，且始终包括常规的双眼眼底检查。此外，对于遗传性神经母细胞瘤的患儿，应定期进行MRI检查，以排除三侧性视网膜母细胞瘤。

如上所述，近几十年来，由于跨学科综合治疗和严密监测的进步，视网膜母细胞瘤的治疗得到了极大的改善。今天，通过早期诊断、适当的跨学科治疗和定期随访，超过95%的患儿被成功治愈。

（二）脉络膜黑色素瘤

1. 流行病学 脉络膜黑色素瘤是成人最常见的眼内原发性恶性肿瘤。在黑种人中非常罕见，但在白种人中发病率为每年6/1 000 000（美国）、8/1 000 000（斯堪的纳维亚）。脉络膜黑色素瘤的总体发病率无性别差异，但40岁以下的女性和高龄男性的发病率更高。儿童或年轻人很少发生脉络膜黑色素瘤。小于20岁的人群发病率为1.1%。50岁开始，脉络膜黑色素瘤发病率增高，在60～80岁达到高峰。因此，脉络膜黑色素瘤是典型的在中老年人中最常见的单侧性肿瘤。

脉络膜黑色素瘤的病因尚不清楚。值得注意的是，皮肤黑色素瘤的危险因素（如暴露于紫外线辐射）并未显示出与脉络膜黑色素瘤发生存在明显相关性。这两种肿瘤截然不同。脉络膜黑色素痣转化为脉络膜黑色素瘤的风险取决于病灶的隆起程度（>2mm）、有无视网膜下积液的存在、临床症状、色素量以及肿瘤边缘距视盘的距离是否在3mm内。以往曾有高家族聚集性发生的单个病例报道。职业暴露和化学暴露可能会增加发病风险，可疑致病的相关电磁辐射暴露也可能会使发病风险增加。

2. 症状 症状轻重和病程长短在很大程度上取决于肿瘤的位置和并发症。位于睫状体和周边视网膜的黑色素瘤可长期没有症状；如果因肿瘤生长或浆液性视网膜脱离导致黄斑受累，则患者早期即可出现视力障碍。因此，周边部的黑色素瘤多在常规眼部检查或在晚期视轴被遮挡或因压迫导致白内障时被发现。通常患者仅表现为非特异性视力下降，黑色素瘤引发的疼痛症状并不明显，除非在晚期发生眼内炎症、眼外生长或新生血管性青光眼。所有脉络膜黑色素瘤患者中有6%~10%存在恶性肿瘤病史。因此，应该询问患者过去是否患有其他肿瘤。

双目检眼镜检查是诊断脉络膜黑色素瘤的标准方法，90%以上的脉络膜黑色素瘤可通过该方法确诊（图11-2）。典型特征是肿瘤表面有色素沉着、橙色素，偶尔可见的肿瘤自身血管系统以及浆液性视网膜脱离伴超过3~4mm高的隆起。在周围性黑色素瘤中，可看到巩膜静脉扩张和迂曲度增加，尤其见于发生在睫状体中的黑色素瘤。如果怀疑有睫状体黑色素瘤，那么前房角镜检查可以帮助评估肿瘤是否已经累及前房角。在眼科检查，尤其是超声检查中，发现蕈样或纽扣样肿物具有确诊意义。然而不幸的是，有一些黑色素瘤并没有这种典型表现。

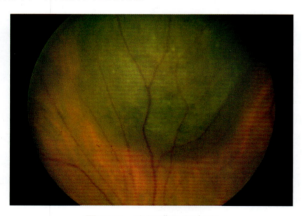

图11-2 脉络膜黑色素瘤

3. 遗传学 脉络膜黑色素瘤通常在遗传学上具有同源性，伴特定的细胞遗传学突变。有研究表明，原发性肿瘤中的这些突变会影响它们的转移潜能。3号染色体单体已经在一些肿瘤中得到证实。这种特殊的染色体异常与远处转移风险高、存活率较低有关。现在，我们有可能通过分子遗传学研究和染色体分析来对这种风险进行预测。是否公布分析结果必须征得患者的同意。

4. 诊断 在大多数情况下，临床上可疑的脉络膜黑色素瘤可以通过A型和B型超声检查确诊。

在A型超声检查中，脉络膜黑色素瘤表现为典型的中低频内部回声伴回声衰减以及血管搏动。通常A型超声检查可以更精确地进行厚度测量，而B型超声检查则有利于评估肿瘤的大小。

诸如荧光素、ICG（吲哚菁绿）血管造影或光学相干断层扫描等进一步检查仅在少数情况下需要。目前，磁共振成像在诊断中的作用尚未明确。在某些情况下，如临床和超声检查仅存在明显的陈旧性视网膜下出血或假性黑色素瘤不能与黑色素瘤鉴别时，磁共振成像会有帮助。

偶尔需要进行肿瘤经视网膜活检，尤其是无色素的黑色素瘤，与眼内转移癌或脉络膜视网膜炎性病变相似。活组织检查本身导致肿瘤细胞播散种植的风险似乎非常低，但眼科医师应该避免从肿瘤基底部进行经巩膜的活组织检查。

5. 累及眼眶的脉络膜黑色素瘤 黑色素瘤可经血管和视神经传播导致眼眶受累。10%~15%的脉络膜黑色素瘤患者会发生巩膜扩散，远处转移风险明显增加。尽管在确诊时仅有2%的患者存在远处转移，但是40%~50%的患者最终死于远处转移。最常见的转移部位是肝脏（约90%）、肺（约24%）和骨骼（约16%）。如果发生肝转移，平均生存时间约为6个月，1年生存率为15%~20%，2年生存率为10%。如果确诊时已存在肿瘤眼外生长和眼眶受累，则预后较差（死亡率为73%~81%）。

6. 治疗 早期认为一期眼球摘除可提高患者的生存率，但很多研究并不支持这一点。这些研究发现，一期眼球摘除术后接受放射治疗、单纯一期眼球摘除及单纯进行近距离放射治疗的患者，他们之间的生存率并没有统计学差异。脉络膜黑色素瘤患者的预后不良与多种因素有关，如高龄、男性、肿瘤基底直径大、位于睫状体、肿瘤形态呈弥漫性、黑色素细胞增多、肿瘤眼外扩散、肿瘤晚期、上皮样细胞类型、高有丝分裂活性、微血管密度高、3号染色体单体以及ICF-1受体和HLA-1、HLA-2高表达等。根据肿瘤的大小、位置以及视力预后情况，如果可以进行保留眼球的治疗，应与患者沟通。但是，必须让患者知道，这种方式的治疗时间长且需要终身随访检查。

依据肿瘤的位置及临床表现，小的黑色素瘤和可疑黑色素瘤可以采取定期随访观察的方法。

一旦疾病开始进展，必须立即治疗。

小的黑色素瘤可以采用光凝疗法、光动力疗法、经瞳孔温热疗法和近距离放射治疗，对厚度达6mm的肿瘤可额外选择钌-106/铑-106、碘-125或钯-103（也可使用钴-60、锶-90和铯-131）进行近距离放射治疗，质子和氦离子经皮放射治疗，以及Leksell伽马刀治疗。

对于厚度超过6mm的黑色素瘤，必须使用碘-125放疗。由于肿瘤厚度厚、辐射剂量大，治疗较大肿瘤时要对发生视神经萎缩、白内障、继发性青光眼、放射性视网膜病变等放射性并发症的发生率进行估算。建议巩膜放射剂量不应超过1500Gy。进一步的治疗可以选择在深度动脉低压下经巩膜局部切除肿瘤以及肿瘤切除联合辅助放疗。如果治疗过程中怀疑存在眼外生长，要根据眼外生长的情况（扁平、结节、可疑涡静脉受累），选择放射治疗联合改良带球筋膜眼球摘除术或眶内容物剜除术治疗。如果在眼球摘除过程中发现存在脉络膜黑色素瘤的巩膜外扩散，同样需要进行改良带球筋膜眼球摘除术及后续的放射治疗。如果在对摘除的眼球进行组织学检查之前未发现眼外受累，同样要遵循类似的治疗方式。

术前必须与患者沟通后续放射治疗的可能性。

7. 随访和预后 当今的手术方法和肿瘤放疗方法能够更好地治疗局部肿瘤。尽管如此，脉络膜黑色素瘤患者的生存率却在过去的30年里基本没有改变。如果发生了远处转移或者如果远处转移在初诊时已经存在，那么化疗是唯一的治疗选择。尽管已进行治疗，转移性黑色素瘤患者的预期寿命却仅为6～9个月。但值得注意的是，无症状转移患者的生存时间较有症状的患者略长。因此，应与患者沟通衡量化疗的有限益处是否大于严重的副作用和降低的生活质量。

在那些局部肿瘤得到控制的患者中，建议通过肿瘤学检查（包括肝脏超声检查）进行终身随访。

二、眼内转移瘤

（一）流行病学

如同其他西方工业国家，在美国恶性肿瘤是继心脏病（614 348人死亡）之后第二常见的死亡原因（591 699人死亡）。2016年美国约有1 685 210例新发癌症患者，595 690例癌症患者死亡。最常见的癌症类型是乳腺癌（每年新发病例总数为249 260例）、支气管肺癌（新发病例总数为224 390例），其次是前列腺癌（180 890例新发病例）和结肠直肠癌（134 490例新发病例）。据估算，2016年因肺癌或支气管肺癌死亡的人数为158 080例、结直肠癌49 190例、乳腺癌40 890例。

眼球及其附属器既可受到远处原发性肿瘤转移的影响，又可受邻近解剖结构（如鼻旁窦、眼睑、眼表或眼眶）原发性肿瘤的侵袭。最常见的是肿瘤细胞通过血行转移的方式导致眼部转移。在极少数情况下，眼部也可因副肿瘤综合征或化疗的毒副作用间接受累。

Horner（1864）和Perl（1872）首先分别对脉络膜转移进行了描述。Gottfredsen在对8712例癌症患者进行分析后报道，仅6例（0.07%）患者发生脉络膜转移。因此，在20世纪上半叶，眼内转移率被认为是相对较低的。然而，在20世纪下半叶，通过对尸检标本进行系统性检查发现，眼内转移的数量明显增多。Bloch和Gartner在对230例转移癌患者的尸检标本进行组织学检查后发现，10%的病例存在脉络膜转移。在此之前的4年，Albert及其同事通过对213例无症状的转移癌患者进行眼科检查发现，2.0%的支气管癌患者和7.7%的乳腺癌患者存在脉络膜转移。他们认为，脉络膜转移的风险明显高于迄今为止文献中公认的风险（报道）。Nelson团队和Eliassi-Rad等在后来的研究中也证实了这一点（在他们的研究中脉络膜转移率分别为9.3%和12.6%）。

大多数情况下，眼内转移性病灶来自癌症（82%），原发肿瘤很少为肉瘤。

1. 乳腺癌 40%～49%的脉络膜转移癌是乳腺癌引起的。正如研究者们所预测的，女性最常发生乳腺癌脉络膜转移，而男性发生乳腺癌脉络膜转移的情况则极为罕见。

乳腺癌脉络膜转移的风险要低于其他器官，如骨骼、脑、肾和其他内脏器官。据报道，脉络膜转移的发生率为0.07%～37%。如果无症状患者多个器官存在转移灶，脉络膜转移的发生率从5%上升至11%。

2. 肺癌 肺癌是第二常见的易发生眼内转移的原发性肿瘤。肺癌脉络膜转移的发生率为

14%～30%。绝大多数患者为男性（67.3%），其中78.3%为吸烟者。Singh等的一项研究显示，腺癌是脉络膜转移的最常见类型，其次是鳞状细胞癌和小细胞支气管癌。

3. 其他原发性肿瘤 其他具有眼部转移风险的原发性肿瘤包括胃肠道（约4%）、肾（约2%～4%）、皮肤（0～2%）和前列腺（1.3%～3.6%）等处的恶性肿瘤，以及皮肤黑色素瘤（0%～4.5%）及其他肿瘤（5%～20.9%）。

在无症状的癌症患者（例如乳腺癌、肺癌或其他原发性肿瘤）中，有时可以在原发性肿瘤确诊之前发现眼内转移。查找肿瘤来源可最终明确诊断。然而，Shields等在对420名脉络膜转移癌患者的研究中发现，17%的患者（520只患眼中的73只）并没有发现原发肿瘤的存在。

（二）临床表现

葡萄膜是最常见的眼内转移部位。有4%～11%的患者为虹膜或睫状体受累，但绝大多数转移灶出现在脉络膜后部（88%～90%）。

1. 前部葡萄膜（虹膜和睫状体） 很多原发性肿瘤都会发生虹膜和睫状体转移。无论原发性恶性肿瘤的组织学类型如何，脉络膜转移灶几乎均表现为橙黄色至褐色外观，有些具有清楚的边界，但通常与周围虹膜基质界线不清（图11-3～图11-5）。睫状体转移和前房角转移可继发眼部血管闭塞。如果结膜、巩膜血管的充血不能用外眼疾病解释，那么应该常规排查是否存在眼内恶性肿瘤。在疾病初期，通常只能通过房角镜或超声生物显微镜检查发现。睫状体转移甚至虹膜转移偶尔可表现为前房积血、假性前房积脓（图11-6，图11-7）、虹膜红变、虹膜前后粘连、伴有高眼压和葡萄膜炎的前房角位置改变等症状。

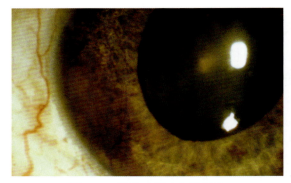

图 11-4　肾上腺样癌虹膜转移

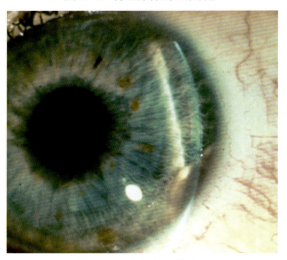

图 11-5　乳腺癌虹膜转移

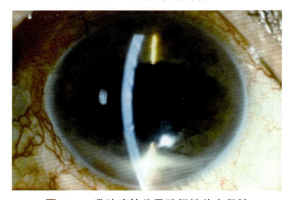

图 11-6　乳腺癌转移导致假性前房积脓

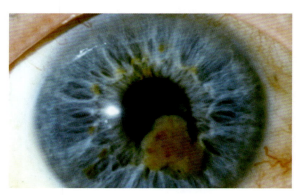

图 11-3　肺癌虹膜转移

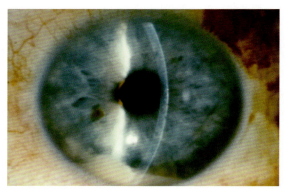

图 11-7　非霍奇金淋巴瘤转移导致假性前房积脓

根据患者的病史和年龄，在诊断转移癌时应与原发性虹膜和睫状体的肿瘤进行鉴别，如无色素性黑色素瘤，虹膜囊肿或视网膜母细胞瘤，肉芽肿性葡萄膜炎等炎性疾病，异物损伤后导致的肉芽肿等。

2. 后部葡萄膜（脉络膜） 如前所述，在绝大多数情况下，转移灶位于后方的脉络膜。脉络膜转移率高于以往的报道（5%～9%），大多数患者表现为无痛性视力丢失和视野缺损。

不论原发性肿瘤的类型如何，大多数脉络膜转移癌表现为平坦或略隆起、灰白色至黄白色的斑点状改变。可以单发、多发，也可以融合，可以单侧或也双侧发生；通常很少出现色素改变；很少发生视网膜或玻璃体积血（图 11-8～图 11-10）。Shields 等的研究发现，在发生脉络膜转移的癌症患者中，73% 的患眼伴有渗出性视网膜脱离。如果发生在周边部，即使脉络膜转移灶导致的视网膜脱离范围广泛，患者也可以没有任何临床表现；如果发生在视网膜中心区域，即使仅有极少量的视网膜下和视网膜内积液，也可导致早期视力损害。随着脉络膜转移癌的消退，病灶模糊的边缘和表面的色素上皮会发生改变，视网膜下积液仍然存在。

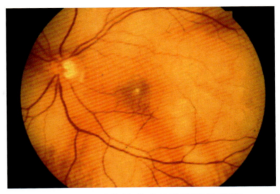

图 11-10　融合性乳腺癌脉络膜转移癌

与之进行鉴别诊断的其他疾病应包括炎性病变（如肉芽肿性葡萄膜炎、脉络膜视网膜病变、Vogt-Koyanagi-Harada 综合征、卡氏肺孢子虫感染）、骨瘤、脉络膜血管瘤、无色素性黑色素瘤和痣。

3. 视盘和视神经 视盘和视神经因转移受累的情况相当罕见，约占 4.5%。除原发性视盘受累或转移性病变从脉络膜扩散到视盘并进入视神经外，也可能发生原发于视神经的转移灶向眼内蔓延，从而累及视盘。Shields 等发现，74% 的患眼中邻近视盘的脉络膜存在病变。

患者的临床表现通常为非特异性。因此，许多患者主诉渐进性或急剧的视力下降、视野缺损以及色觉障碍。常存在相对性传入瞳孔阻滞。眼底表现为视盘水肿，伴火焰状出血和静脉扩张、迂曲（图 11-11，图 11-12）。在疾病晚期，可能发生视盘萎缩。

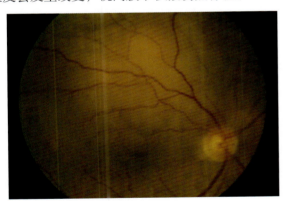

图 11-8　单发性肺癌脉络膜转移癌

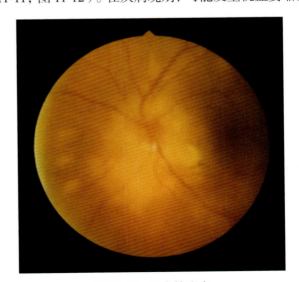

图 11-11　视盘转移癌

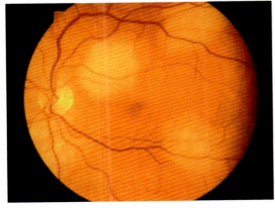

图 11-9　多发性乳腺癌脉络膜转移癌

鉴别诊断包括视神经炎、急性前部缺血性视神经病变、视乳头水肿、视盘玻璃膜疣和毛细血管瘤。

内炎症性疾病相鉴别，如眼内炎、后部葡萄膜炎或虹膜睫状体炎。有时为了确诊，可能需要行诊断性玻璃体切割术联合玻璃体细胞抽吸进行细胞病理学诊断。

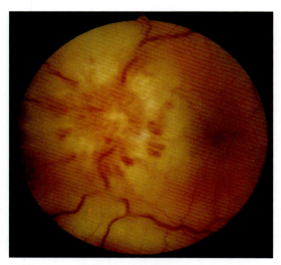

图 11-12　转移癌导致的视盘水肿和视盘出血

4. 视网膜　视网膜转移癌非常罕见，可以为脉络膜转移灶局部浸润或肿瘤细胞直接通过血行转移接种到视网膜中所致。通常表现为周边部多个白色病变，偶尔伴有视网膜出血、邻近玻璃体视网膜改变，如周边视网膜增殖膜形成、玻璃体积血以及牵拉性和渗出性视网膜脱离（图 11-13，图 1-14）。

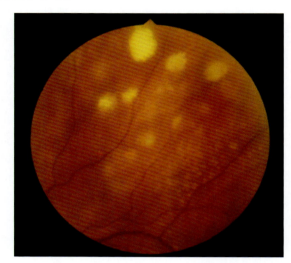

图 11-14　非霍奇金淋巴瘤（脉络膜视网膜浸润）

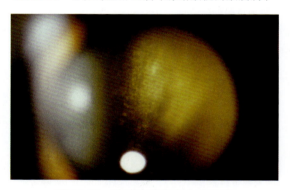

图 11-15　玻璃体非霍奇金淋巴瘤

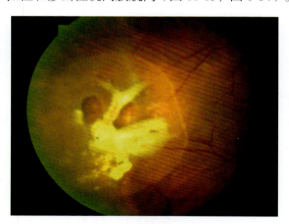

图 11-13　乳腺癌视网膜转移

在鉴别诊断时，必须与视网膜炎、增殖性玻璃体视网膜病变伴视网膜牵拉和视网膜血管闭塞相鉴别。

5. 玻璃体　玻璃体内肿瘤细胞浸润可继发于睫状体或视网膜转移灶。如前所述，玻璃体原发性造血细胞性肿瘤种植可伴发皮肤黑色素瘤或非霍奇金淋巴瘤（图 11-15）。有时，眼内转移癌发生后可导致继发性玻璃体积血。

鉴别诊断可能具有挑战性，尤其是在没有明显累及其他眼部结构的情况下。应考虑与玻璃体

6. 结膜、巩膜、眼睑转移　少数情况下会发生结膜的转移（<1%），多表现为橙黄色的隆起样病变。巩膜的原发性转移极其罕见，但是巩膜转移可继发于眼内或眶内肿瘤的侵犯或扩散。

眼睑的转移罕见，占眼睑肿瘤的 0.3%～1%。在 Mansour 等的一项研究中，45% 的患者眼睑转移灶的发现早于原发肿瘤。临床上，病变多表现为孤立性结节状表皮肿瘤，伴有偶发溃疡。原发性肿瘤大多是乳腺癌、肺癌或皮肤黑色素瘤。

（三）诊断

由于患者的症状无特异性，如视力丧失、畏光、视物变形或玻璃体漂浮物（飞蚊症），因此获取完整病史资料（特别是既往癌症病史资料）的获取至关重要。对于发生可疑转移的患者，可以借

助 A 型和 B 型超声检查、超声生物显微镜检查、荧光素 /ICG 血管造影和光学相干断层扫描（OCT）等进一步检查，完善眼科专科检查。

1. 超声检查　如果存在屈光介质混浊和视网膜脉络膜病变的情况，超声检查是一种重要的检查手段，特别是在患眼内占位被眼内出血、渗出或渗出性视网膜脱离掩盖时。超声检查是一种快速、简便的方法，具有患者所受压力最小、适合随访检查和成本低的优点。由于眼内转移病灶小，即便检查者非常有经验，用超声检查来描述可疑病变的内部特征也非常具有挑战性。通常表现为内部不规则的强回声。这种超声反射与其他眼内肿瘤（如脉络膜黑色素瘤）明显不同。在 A 型超声检查中，后者通常早期表现为显著的强回声，然后是内部均匀的低到中等回声和典型的回声衰减。病变内部的血管搏动可表现为细微的回声振荡。在 B 型超声中，偶尔可以发现典型的脉络膜黑色素瘤呈纽扣或蕈样改变。

超声生物显微镜检查对于虹膜和睫状体部位疾病进展的检测十分有用。主要缺点是穿透深度不够（如区分囊性结构与实性结构），因此对深部结构的检查价值有限。

2. 荧光素和 ICG 血管造影　在眼内转移性病变、炎症性病变和其他脉络膜视网膜病变（如脉络膜新生血管）的鉴别方面，荧光血管造影作用很大。与原发性眼部肿瘤相反，眼内转移灶血管造影早期通常表现为低荧光。根据血管造影过程中眼底的检查结果（表现为色素上皮性改变），阻塞现象与针孔状或不均一渗漏的发生有关。在造影晚期，病变区域常表现为弥漫性高荧光。吲哚菁绿（ICG）血管造影可以检测出非特异性的微小隐匿性病变。

由于血管造影的结果大多无特异性，荧光血管造影通常对眼内转移的患者仅具有记录价值。不过，它在特殊情况下可以提供重要的鉴别诊断信息。

3. 进一步诊断检查　进一步诊断检查措施包括计算机断层扫描、MRI 和正电子发射断层扫描（PET）。为进一步诊断，可进行细针穿刺活检或组织活检。

（四）治疗

治疗的方法和范围很大程度上取决于眼内转移灶的大小、数量和位置。在制定眼内转移灶的治疗方案时，必须考虑基本的肿瘤治疗（化疗和放疗方法）、患者的年龄和预后。因此，治疗决策受到许多个体因素的影响。

化疗有一定的效果。通常转移癌（如乳腺癌或前列腺癌）在化疗过程中会逐渐消退。即使不进行化疗，脉络膜转移癌也可以保持稳定并且长时间不引起症状。

如果转移癌对治疗无反应或继续进展，并且患者产生眼部症状或视力障碍，则应该选择进一步治疗。

经皮放射治疗（外照射放疗，EBRT）是一种有前景的治疗方式，该方法有效、经济，且患者承受的压力较小。由于局部经皮放射治疗不治疗原发肿瘤，因此应制订精确的跨学科治疗方案，以便采取不同的治疗方式。通常，经皮放射治疗利用直线加速器从侧面进行照射，目标体积剂量为 30～40Gy、每次照射剂量为 2～3Gy。根据原发肿瘤的不同，局部肿瘤治疗有效率可达 33%～89%。有关放射治疗的综述，请参阅第 14 章。

在大多数研究中，渗出性视网膜脱离对放疗法的反应非常好，可达到视力稳定或改善的效果。白内障、放射性视网膜病变和干眼症都是其显著的副作用。在许多情况下，当脉络膜转移灶消退后，脉络膜和视网膜色素上皮细胞萎缩，并伴有色素上皮细胞的积聚。

近距离放射治疗是单发性转移癌患者的一种治疗选择，特别是当病灶位于脉络膜周边部时。94% 的病例可以实现病灶的消退。在眼后节，主要使用钌 -106 和碘 -125 进行敷贴；对于眼前节肿瘤，一般使用钴 -60。

其他可选择治疗包括经瞳孔温热疗法，或者在特殊情况下局部切除孤立性转移灶联合近距离放射治疗。

在转移晚期伴有严重视力丧失或继发性青光眼引起疼痛的情况下，如果病情改善无望，应与患者交流考虑眼球摘除。应根据一般预后来把握眼球摘除的适应证。如果预期寿命只有几个月并且转移灶进展缓慢，可以通过其他方式治疗以避免对患者造成心理创伤，如球后注射酒精。

（五）预后

转移癌是最常见的眼内恶性肿瘤。眼内转移患者的预后取决于原发肿瘤的性质和转移灶病变的程度，中位生存时间为转移后 2~32 个月。据报道，乳腺癌转移癌确诊后的生存时间最长，为 18~32 个月；而胃肠癌和肺癌眼部转移癌在确诊后的生存时间明显减少，平均约为 5 个月。

由于转移癌尤其是脉络膜转移癌多在悄无声息中发生，且比以往发生的更为频繁，所有恶性肿瘤患者都应该常规进行眼科检查。可以通过裂隙灯和简单的双目检眼镜检查确定有无眼内转移。如果眼科检查已经发现眼内转移，则可以进行进一步的检查和多学科联合诊治。

第二节 泪腺和泪道肿瘤

H.-J.Welkoborsky

泪腺肿瘤罕见，仅有 0.1% 的肿瘤发生于泪腺或泪道中，其发病率为 0.07/100 000。假性肿瘤、良性和恶性上皮性肿瘤以及恶性淋巴瘤之间的鉴别非常重要。

一、泪腺肿瘤

（一）假性肿瘤

假性肿瘤中最常见的是**皮样囊肿**。假性肿瘤的真正含义是这些肿瘤并不是泪腺自身的肿瘤。皮样囊肿是先天性病变，通常位于眼眶边缘区域，特别是在外上象限。它们通常出现在胚胎裂缝闭合的地方，为上皮细胞从表皮迁移导致的囊性病变；此外，创伤也可能造成假性肿瘤。其内可能含有毛发、复层鳞状上皮或痂样成分。肿瘤发生于儿童早期，由于其典型的临床表现以及超声检查的结果，诊断无困难。皮样囊肿表现为外表面光滑、坚韧有弹性的占位性病变，通常活动性好。超声检查（见第 4 章第六节）表现为一个局部囊性占位、伴后部回声增强。根据囊肿内容物的成分，可能存在一些病灶内回声，这些回声由囊肿液中的痂样成分或细胞碎片产生。眼球移位仅发生在病变范围非常广泛的病例中。治疗方法为手术完整切除，预后良好。

干燥综合征是一种自身免疫性疾病，受累者大多为 40 岁以上的女性。临床表现为泪液和唾液分泌减少、口腔和眼部干燥。多伴双侧大唾液腺和泪腺肿胀，因此类似肿瘤。组织学特点为唾液腺和泪腺的淋巴细胞和浆细胞浸润，进而造成组织破坏。该病通常具有典型的临床症状和特征性的超声表现，诊断没有困难。治疗上应用皮质类固醇激素治疗。在某些情况下，干燥综合征与淋巴细胞增生性疾病有关。

（二）良性肿瘤

泪腺和唾液腺中发生的良性肿瘤基本上相同。最常见的良性肿瘤是**多形性腺瘤**，在泪腺肿瘤中超过 50%。临床上表现为患眼上睑外上方出现不光滑、易移动的占位性病变。眼球因肿瘤增大向鼻下方移位（图 11-16）。与大唾液腺的多形性腺瘤一样，泪腺肿瘤的病因目前尚不清楚。分子遗传学研究表明，不同染色体的数量和结构均可发生畸变，主要发生在 9 号染色体的短臂上（9p23-p22.3）。其中，PLAG1 肿瘤蛋白在该区域编码。超声表现为多个环形的无回声区域，伴后部增强。磁共振可用于进一步明确诊断，可对肿瘤扩散的情况进行评估，特别是眼眶后部。治疗方法为完整切除肿瘤。由于肿瘤被纤细囊膜所包绕，常表现出轻微的突出，因此在手术过程中需要特别注意，肿瘤囊膜破裂可导致肿瘤细胞的种植，从而引起复发。

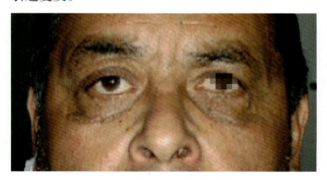

图 11-16 右侧泪腺多形性腺瘤

其他良性肿瘤，包括 **Warthin 肿瘤**、肌上皮瘤、嗜酸细胞腺瘤和**基底细胞腺瘤**。然而，这些都非常罕见。其临床症状和治疗方法与多形性腺瘤相同。

（三）恶性肿瘤

泪腺最常见的恶性上皮性肿瘤是**腺样囊性癌**，其次是**腺癌**、**多形性腺癌**、**黏液表皮样癌**和**肌上皮癌**。腺样囊性癌来源于腺体组织，目前尚不清楚病因，但已发现有基因组的失衡和原癌基因的突变，如 *PLAG1* 以及 *MYB* 基因的激活。这些研究结果对于临床症状的重要性目前尚不清楚。多形性腺瘤和腺样囊性癌偶尔在组织学上难以区分，此时只能使用免疫组织化学方法进行区分。两种肿瘤在增殖标志物 Ki-67 和 p53、PLAG1、Survivin、MYB 癌蛋白表达方面存在显著差异。临床表现为上睑外侧因泪腺恶性肿瘤缓慢进展导致的占位性改变。在某些情况下，病变有时会突破皮肤导致瘘管形成。眼外肌或眼球的浸润导致眼球运动功能的损害，进而导致复视或眼球移位。腺样囊性癌的特征是易向神经鞘浸润，这就是通常不可能完全切除肿瘤的原因；本病可以通过临床检查确诊。此外，腺样囊性癌常引起疼痛。采用超声引导下细针穿刺活检进行细胞学检查很有价值的。磁共振成像可以很好地识别深层眼眶结构或眼球浸润情况。局部淋巴结转移很少见；10%的患者腮腺或下颌下淋巴结受累。因此，在分期时，应进行唾液腺超声检查以及颈部软组织检查。对于腺样囊性癌，胸部 CT 检查也是必要的，因为肺转移的发生很迅速。

恶性泪腺肿瘤的治疗为完整切除肿瘤。根据肿瘤的形态和大小，可以经眉毛、眼眶边缘行前眶入路，也可以做外侧开眶入路。如果眼球或眶内肌肉已经受累，应该考虑眶内容物剜除术。通常需要行术后放射治疗。最近，对于腺样囊性癌单纯放射治疗和中子放射治疗的研究取得了重大进展。后者的肿瘤 5 年控制率为 80%。最近发表的一些研究表明，全身或动脉内辅助应用抑制细胞生长的药物，在肿瘤长期控制方面取得了令人振奋的结果。

其他肿瘤远处转移至泪腺的情况非常罕见。若发生泪腺转移，大多数也是来源于其他腺体器官的原发性肿瘤。在处理远处转移癌的过程中，手术指征（特别是破坏性手术干预）的选择需要持非常保守和严谨的态度。

（四）恶性淋巴瘤

泪腺最常见的恶性淋巴瘤类型是**弥漫性大细胞性 B 细胞淋巴瘤**和 **MALT 淋巴瘤**，大多在 70～80 岁发病。必须通过组织学和免疫组织学确诊。泪腺的大多数恶性淋巴瘤是低度恶性肿瘤。然而，MYC 原癌基因表达和核因子 κB1（NF-κB1）信号通路的变化提示其具有高度侵袭性。在确定病变分期时，必须明确是否还存在其他部位的淋巴瘤，如发生于眼睑或结膜（"鲑鱼肉样"MALT 淋巴瘤）或局部淋巴结的淋巴瘤。弥漫性大细胞性 B 细胞淋巴瘤大多单侧出现，MALT 淋巴瘤主要呈弥漫性扩散。仅局部受累的淋巴瘤选择放射治疗，全身受累的淋巴瘤选择化学治疗。对于 MALT 淋巴瘤，应选择化疗联合利妥昔单抗治疗。泪腺恶性淋巴瘤的 5 年生存率约为 70%。

二、泪道肿瘤

泪道肿瘤非常罕见。在 502 例鼻腔泪囊吻合术病例中，Tanweer 等发现 5 种肿瘤可导致泪道狭窄。

在良性肿瘤中，**多形性腺瘤**是最常见的。**移行细胞性乳头状瘤**是在泪囊和鼻泪管中罕见的肿瘤，起源于移行上皮细胞，这种细胞同样也存在于输尿管中。

泪囊和泪管的恶性肿瘤主要是腺样囊性癌，其次是腺癌、黏液表皮样癌和淋巴上皮癌。

临床症状包括在泪囊区、内眦部上方和下方的渐进性隆起，伴有泪溢。因此，在进行鉴别诊断时，必须排除泪道良性瘢痕性狭窄伴继发性泪囊炎。治疗为完整切除肿瘤，必要时进行辅助放疗。

泪管的**恶性淋巴瘤**与泪腺的恶性淋巴瘤一样，主要是弥漫性大细胞性 B 细胞淋巴瘤或 MALT 淋巴瘤。与泪腺恶性淋巴瘤相反，泪管恶性淋巴瘤常为高度侵袭性肿瘤。诊断和治疗与泪腺恶性淋巴瘤相同，预后差，5 年生存率为 20%～40%。

第三节　鼻旁窦肿瘤伴眶内蔓延

H.-J.Welkoborsky

由于靠近眼眶，鼻旁窦内的肿瘤通常累及眼眶骨壁或其内部结构。这些肿瘤被定义为继发性眼眶肿瘤。详细地说，应在以下三大类肿瘤之间进行鉴别：假性肿瘤、良性肿瘤、恶性肿瘤。

虽然来源于眼眶的原发性肿瘤非常罕见且大多数是良性肿瘤，但从鼻旁窦扩散到眼眶的继发性肿瘤通常是恶性的。根据 WHO 分类，鼻旁窦肿瘤分为上皮性和间质性肿瘤、来源于骨骼和软骨的肿瘤、淋巴造血细胞肿瘤、神经外胚层肿瘤、生殖细胞肿瘤和继发性肿瘤（转移瘤）（表 11-1）。

表 11-1　WHO 鼻旁窦肿瘤分类

肿瘤	良性	恶性
上皮性肿瘤	乳头状瘤（内生性，嗜酸瘤细胞性，外生性）；唾液腺肿瘤（如多形性腺瘤，嗜酸细胞瘤）	鳞状细胞癌，淋巴上皮癌，鼻腔鼻旁窦未分化癌（SNUC），腺癌，唾液腺肿瘤（腺样囊性癌，黏液表皮样癌等），神经内分泌肿瘤
间充质性肿瘤	黏液瘤，子宫肌瘤，血管瘤；施万细胞瘤，脑膜瘤；神经鞘瘤	肉瘤（纤维肉瘤，平滑肌肉瘤，横纹肌肉瘤，血管肉瘤）；恶性周围神经鞘瘤
骨和软骨组织肿瘤	软骨瘤，骨瘤，软骨母细胞瘤，骨软骨瘤，成骨细胞瘤，软骨间充质性错构瘤，巨细胞瘤	软骨肉瘤，骨肉瘤，脊索瘤
淋巴造血细胞肿瘤		淋巴结外 T 细胞淋巴瘤（自然杀伤细胞淋巴瘤），弥漫性大细胞性 B 细胞淋巴瘤，髓外浆细胞瘤，髓外髓样肉瘤，组织细胞肉瘤
神经外胚层肿瘤		尤因肉瘤，原始神经外胚层肿瘤，嗅神经母细胞瘤，儿童黑色素神经外胚层肿瘤，黏膜黑色素瘤
生殖细胞肿瘤	皮样囊肿，畸胎瘤	畸胎瘤恶变，鼻旁窦畸胎瘤
继发性肿瘤		其他部位转移瘤

一、症状

累及眼眶的鼻旁窦肿瘤和假瘤的症状没有特异性，通常取决于肿瘤本身。例如筛窦或额窦的黏液囊肿，大多表现为无痛性眶内软组织占位，不伴有神经功能的破坏；而对于恶性肿瘤，通常存在疼痛性肿胀或眼球运动障碍。表 11-2 对鼻旁窦肿瘤患者常见的鼻腔和眼眶症状进行了概述。

表 11-2　鼻旁窦肿瘤患者症状概况（n=178）

症状	发生率
鼻腔堵塞	56%
鼻出血	35%
面颊肿胀	24%
头部和（或）面部疼痛	23%
大多为单侧的鼻腔分泌物增多	20%
眼球突出	16%

续表

症状	发生率
面部畸形	12%
泪溢	12%
复视/视力丧失/眼球转动障碍	9%
感觉异常	8%

从表 11-2 可以看出，鼻部症状（即鼻塞、鼻出血、鼻腔分泌物增多，通常为单侧）是最常见的症状；随后发生眼眶症状，但二者之间有明显的间隔期。

二、假性肿瘤

除囊肿和黏液囊肿外，纤维骨性病变和鼻息肉也是鼻旁窦的假性肿瘤，可引起眼眶症状。

（一）黏液囊肿和囊肿

鼻旁窦的黏液囊肿和囊肿是因封闭空腔中内衬黏膜的分泌物潴留所致。引起分泌物潴留的原因主要是手术、损伤或炎症。黏液囊肿和囊肿之间的区别在于黏液囊肿有进展的趋势，可能导致骨质破坏，并且可因内部压力扩散到邻近器官中。

在筛窦、上颌窦或额窦发生的囊肿很少引起眼眶症状，即使有症状也没有特异性，如泪溢、球周和球后弥漫性肿胀或主观性视物模糊。治疗包括鼻旁窦的清理，通过内镜或显微镜将囊肿切除或引流至主鼻腔。

鼻腔和鼻旁窦黏液囊肿的体积可以非常大。根据鼻旁窦受累情况，有可能导致眼眶内部结构的移位（图 11-17）。额窦和筛窦是主要的受累结构，诱发因素为既往手术或创伤等。因此，黏液囊肿通常位于眼眶的内上象限。主诉可能是眼球运动障碍，以及由于视神经受压导致的视力受损和眼球突出。与囊肿一样，其治疗包括功能性内镜或显微鼻旁窦手术引流或切除黏液囊肿。但是，注意要尽可能多地去除黏液囊肿或对其进行引流，否则很容易复发。在某些情况下，需要通过外路手术以确保黏液囊肿的切除。

（二）鼻旁窦纤维骨性病变

鼻旁窦的纤维骨性病变包括纤维异常增生症、骨化性纤维瘤、骨发育不良（主要发生在下颌区域，偶尔发生于鼻旁窦区）和罕见的巨细胞肉芽肿。在该类病变中，**纤维异常增生症**最为常见，发病率为 37%～56%，其次是骨化纤维瘤（约 33%）

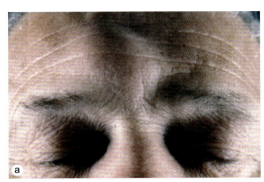
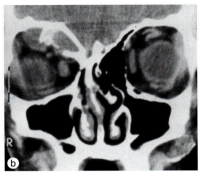

图 11-17　额窦黏液囊肿伴眶内扩张。黏液囊肿导致骨质破坏，眶内结构向眶尖移位

和骨发育不良（11%～25%）。该疾病的病因仍未知，但祖细胞分化缺陷以及负责 β 连环蛋白形成的 APC 和 CTNNB1 基因正在研究中。可在许多骨性病变和牙源性肿瘤中发现存在 β 连环蛋白异常或缺乏。纤维结构异常是良性病变，但也有恶变为平滑肌肉瘤的报道。纤维异常增生主要位于上颌骨或下颌骨区域。虽然病变广泛且几乎累及整个颅底，但额窦、筛窦、蝶窦和斜坡却很少受累。当眶壁受累，或者病变发生于斜坡或蝶骨时，便会出现因视神经受压而导致的视力受损，或卵圆孔受累、上颌神经受压导致的神经痛等眼眶症状。CT 和 MRI 可为诊断提供参考（见第 4 章）。然而，确诊最终还需要组织学依据。

骨纤维异常增生的治疗基于病变的累及范围和症状。对于较小的无症状病变，需要借助 MRI 或 CT 检查进行随访观察。累及范围广泛的病变应该通过外科手术清除。对此有很多手术方式，从局部切除到完整的颅面部切除联合颅底和眶壁重建。这些手术通常需要多学科联合进行。如果纤维异常增生同时存在视神经受压，则必须进行视神经减压。由于纤维异常增生时骨骼已发生改变，视神经通常难以识别，因此只有在计算机导航系统的辅助下才能进行减压手术。

（三）鼻息肉病

鼻息肉是鼻旁窦的慢性炎症性疾病。这种疾病的病因尚不清楚，但是黏液细胞的花生四烯酸代谢紊乱已被认为是导致鼻息肉发展的原因。鼻息肉并不是真正的鼻腔肿瘤。虽然有些鼻息肉会异常增大（图 11-18），但它们仍然只是黏膜对慢性炎症刺激的一种反应。在很大程度上，鼻息肉是一种过敏性鼻病还是鼻旁窦炎尚存争论，至今尚未明确其内在关联。支气管哮喘和主观嗅觉缺失症与鼻息肉均为非甾体抗炎药不耐受综合征（NSAIS）的特征（又称 Samter 三联征：鼻息肉、支气管哮喘、非甾体抗炎药不耐受综合征）。伴有鼻息肉的慢性多发性鼻旁窦炎的症状明显，包括以闷感、鼻塞、头痛、鼻腔或鼻后分泌物增多为特征的多种鼻呼吸障碍。眼眶症状是泪溢，蝶骨受累时可有弥漫性眶周及眶后肿胀感，偶尔伴主观性视物模糊，通常没有疼痛和眼球运动障碍。即使在最严重病例中（图 11-18），眼眶的骨壁仍然可以保留。治疗方法为鼻内功能性鼻旁窦手术切除息肉，后续局部皮质激素治疗，术后随访对于预防鼻息肉复发非常重要。复发率约为 20%。

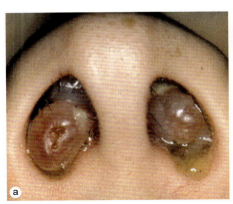
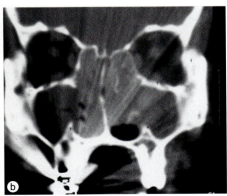

图 11-18　鼻息肉。a. 临床表现；b. CT 扫描

三、副鼻旁窦良性肿瘤伴眼眶受累

1. 内翻性乳头状瘤 内翻性乳头状瘤是鼻旁窦黏膜的瘤变，是鼻腔和鼻旁窦最常见的肿瘤，约占30%。其病因尚不清楚，目前认为是由人乳头瘤病毒感染引起。肿瘤由成熟的上皮细胞和圆柱形细胞组成，鳞状上皮化生常见。就发病部位而言，上颌窦内壁最常见，筛骨和额窦次之，蝶窦少见。肿瘤多发生于单侧，双侧内翻性乳头状瘤罕见，约为4%。

临床症状如鼻息肉一样不具有特异性。然而，单侧鼻呼吸障碍可以是其唯一的表现。肿瘤在内镜下可见，形态与鼻息肉类似。进一步的症状可能是鼻出血、单侧化脓性鼻漏和头部压力感。内翻性乳头状瘤有15%~20%的复发率。1%~7%的病例可恶变为鳞状细胞癌。确诊需组织学检查。内翻性乳头状瘤有以下症状，如单侧鼻呼吸障碍、鼻腔内可见息肉样结构、CT图像上呈单侧软组织影改变，这些症状的出现提示肿瘤的存在。然而，许多肿瘤仅在原先进行过鼻息肉切除术的患者的组织学检查中偶然发现。内翻性乳头状瘤生长可引起局部移位，偶尔有骨质侵蚀。随着肿瘤侵入眼眶，眼眶内部结构被挤压，眼球发生移位。眶周通常是完整的，在CT或MRI上可见肿瘤与眶内容物之间存在的薄层组织。内翻性乳头状瘤的治疗主要是行外科手术完全切除，大多数情况下可以经鼻内途径进行操作。如果不能通过鼻内镜入路切除肿瘤，则可采用中面部摘出术（degloving）或侧鼻切开术。通过术中冷冻切片分析肿瘤边缘以检查肿瘤是否完整取出。

2. 副神经节瘤 副神经节瘤起源于非嗜铬细胞，存在于鼻黏膜和鼻旁窦。副神经节瘤是原发性良性肿瘤，然而临床和细胞生物学检查表明，50%颅底和眼眶浸润的副神经节瘤中，临床表现为恶性，有转移的可能性。患者的症状取决于肿瘤的位置，在鼻腔区域可发生单侧鼻呼吸障碍。由于肿瘤血供丰富，经常反复发生鼻出血。CT和MRI可显示肿瘤的病变程度和骨质侵蚀情况（图11-19）。治疗采用完整的手术切除，应选择肿瘤暴露良好、止血及结扎血管方便的术式。当肿瘤位于前颅底和鼻旁窦时，可以采用双额入路或内镜入路。对位于中颅底或后颅底或甚至外侧鼻切开术区域的肿瘤都可从中面部剥除。术前24小时应进行血管造影，可对供体肿瘤血管进行选择性栓塞。

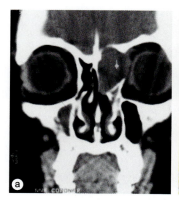 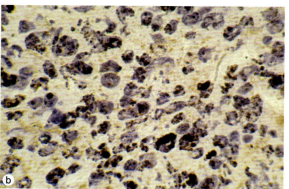

图11-19 位于前筛窦伴有眶内壁骨质侵蚀的副神经节瘤

3. 骨瘤 骨瘤是骨性基质的良性肿瘤。它生长非常缓慢，主要集中在额窦（80%）和筛骨（20%）。男性的发病率是女性的2倍。无症状性骨瘤常在X线片或CT图像中意外发现。临床表现为头痛或鼻旁窦炎。眼眶症状很罕见，只有当肿瘤长入眼眶内才会出现。在CT图像中，肿瘤表现为特征性的与骨等密度的肿块（见第4章）。对于小肿瘤，特别是发生于筛骨的骨瘤，可以经鼻内镜入路；额窦区域较大的肿瘤经额骨入路切除。

四、累及眼眶的鼻旁窦恶性肿瘤

鼻腔及鼻旁窦恶性肿瘤占所有恶性肿瘤的1%~3%，其发病率为1/100 000，且存在地域和性别差异。在荷兰癌症登记册对鼻旁窦恶性肿瘤病例的评估中，男性的发病率从1973~1995年的15/百万下降到1996~2009年的11/百万。

与此同时，女性的发病率从 1973～1995 年的 5/百万增加到 1996～2009 年的 7.5/百万，这主要是由于女性尼古丁摄入量增加。

就实体肿瘤而言，**鳞状细胞癌**以 48%～60% 居首位，其次是腺癌，为 9%～15%（表 11-3）；肉瘤常见于儿童。肿瘤的发病率也存在地域差异。在 2000 年，Reno 等给出的鳞状细胞癌发病率为 82%，而在我们的患者中，这个比例约为 60%。反之，腺癌和恶性非霍奇金淋巴瘤在本组患者中明显更为常见。除恶性黑色素瘤外的神经内分泌肿瘤发病率在 5% 以上，其他肿瘤在我们这组患者中只见过个别病例。

表 11-3　鼻部及鼻旁窦恶性肿瘤的相对发病率

肿瘤实体	发病率
鳞状细胞癌	60%
腺癌	12%
腺样囊性癌	4%
恶性淋巴瘤	8%
恶性黑色素瘤	1%
肉瘤	3%
其他（包括转移瘤）	12%

上颌窦、鼻腔和筛窦的上皮性肿瘤可采用 TNM 法进行分期，其分类可视解剖学条件不同有所调整。眼眶受累可见于 T3，T4a 和 T4b 期的肿瘤。

1. 鳞状细胞癌　鳞状细胞癌是最常见的肿瘤。在所有头颈部恶性肿瘤中，最常见的是鼻部和鼻旁窦鳞状细胞癌。鳞状细胞癌主要发生在鼻腔、上颌窦和筛房。其危险因素有烟草、接触镍或铬酸盐。男性的发病率比女性高约 2～3 倍，肿瘤多发生于 60 岁以后，且有明显的种族差异。美国的一项研究发现，非裔美国人的发病率在 2003～2009 年上升，而白种人的发病率则下降。如果肿瘤局限于鼻旁窦区域，症状出现比较晚，如鼻呼吸障碍、复发性鼻出血甚至疼痛，特别是神经结构受到肿瘤影响时。肿瘤可广泛浸润鼻腔及上腭。只有约 10% 的病例发生局部淋巴结转移。

2. 腺癌和腺样囊性癌　腺癌起源于黏膜的腺组织。其病因不明，但病变常发生在接触过硬木粉尘的患者中。男性的发病率是女性的 6～8 倍。肿瘤主要局限于鼻腔、鼻腔顶部或筛窦。其症状与鳞状细胞癌相似。

腺样囊性癌是唾液腺肿瘤的一种，起源于黏膜腺组织。肿瘤生长相对较慢，但可浸润神经鞘，使得手术完全切除十分困难。甚至在相对较小的肿瘤中，也可经常发现远处转移。肺部转移最多见。

黏液表皮样癌很少在鼻腔和鼻旁窦部位发现。然而，即使在疾病早期也会引起疼痛。其他症状与鳞状细胞癌相似。

3. 恶性黑色素瘤　恶性黑色素瘤由黑色素细胞组成，可在呼吸系统的黏膜中发现。在约 70% 的病例中，可形成无色素性肿瘤或无色素的肿瘤组分。这种肿瘤的发病率为 0.05/100 000，非常罕见。其病因未知，皮肤恶性黑色素瘤的危险因素（包括直接紫外线照射）与黏膜黑色素瘤无相关性。皮肤黑色素瘤的 Clark 分级不适用于黏膜黑色素瘤。肿瘤的好发部位为鼻腔。即使肿瘤完全切除，复发率也很高。在治疗开始时即有约 4% 的患者发生远处转移，10%～20% 的患者发生局部淋巴结转移。

4. 神经内分泌肿瘤　在神经内分泌肿瘤（恶性黑色素瘤除外）中，**嗅神经母细胞瘤**是最常见的类型。肿瘤来源于嗅觉上皮中未分化的神经外胚层组织。肿瘤好发部位是鼻腔顶部，位于嗅缘、鼻中隔上部和筛骨板，常沿嗅纤维浸润并突破颅底。广泛的嗅神经母细胞瘤可到达眶部，主要局限于眶内鼻上象限。相应的，眼球向颞下方向移位。只有当眼肌浸润，尤其是上直肌、上斜肌和直肌浸润时，才会表现为眼球运动障碍。

5. 恶性淋巴瘤　恶性淋巴瘤多为非霍奇金淋巴瘤。它们主要起源于眼眶或鼻旁窦。眼眶内的淋巴瘤多为恶性 B 细胞淋巴瘤（以弥漫性大细胞性 B 细胞淋巴瘤最为常见），鼻部则多为 T 细胞淋巴瘤。它们可浸润软组织和骨壁，引起眼球突出、球结膜水肿、复视、泪溢等，最终导致视力丧失。这些症状提示需手术取组织样本，以确认淋巴瘤的组织学分型。由于视神经受到压迫而造成视力迅速丧失，需要进行微创视神经减压术。一旦经组织学确诊，必须进行密切随访。治疗包括化疗和局部放疗（见第 14 章）。

6. 转移瘤　其他来源肿瘤的远处转移可以发生在鼻、鼻旁窦和眼眶。属于非小细胞癌和透明细胞腺癌的转移瘤，尤其是从乳腺、胰腺、结肠或支气管癌等处转移来的，经常在此处发生。其症状与鼻旁窦原发性肿瘤在很大程度上相似，颅内转移常被排除。对于原发瘤未知者，可以采用PET-CT来寻找发现原发肿瘤（见第4章）。因为它们属于血行远处转移的肿瘤，治疗应谨慎。特别是在进行非手术治疗时，应进一步考虑采取广泛的，甚至是有利的干预手段。

7. 鼻旁窦未分化癌 鼻旁窦未分化癌（Sinonasal undifferentiated carcinoma，SNUC）是具有高度侵袭性的鼻旁窦恶性肿瘤，肿瘤早期即可浸润眼眶。本病多起源于筛窦，并侵袭眶后部肌锥内组织，有时累及眶尖。因此，本病可表现为球结膜水肿、眼球突出和眼球移位等症状，也可表现为脑神经Ⅲ、Ⅳ或Ⅵ受累所致的眼球运动受限和视力损害。

五、眼眶浸润

由于鼻腔、鼻旁窦和眼眶之间的距离十分接近，这些结构与眼眶有紧密的内在联系，因此这些部位的肿瘤时常侵袭眼眶内结构。上颌窦鳞状细胞癌发生眼眶受累的概率约为29%。原发于上颌窦的肿瘤首先浸润眼眶底部，位于筛窦的肿瘤可浸润眼眶内侧及眶底内侧，位于额窦的肿瘤可浸润眶顶。

通过CT和MRI检查，肿瘤的眼眶浸润可以分为Ⅰ～Ⅳ期，Ⅰ期有骨质侵蚀，但无眼眶内容物受累，Ⅳ期为弥漫性眼眶浸润（表11-4，图11-20）。

表11-4 鼻腔和鼻旁窦恶性肿瘤发生眼眶浸润的分期

分期	描述
Ⅰ	肿瘤累及眼眶壁，伴骨质侵蚀，但不累及眶内容物
Ⅱ	肿瘤累及眼眶并致骨质侵蚀；眶周浸润，但无破坏
Ⅲ	肿瘤突破眶骨壁及眶周，导致眶内组织（如眼外肌）浸润
Ⅳ	眼眶弥漫性浸润

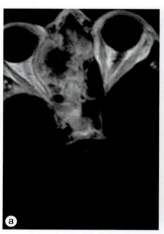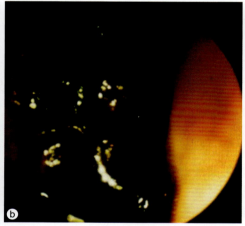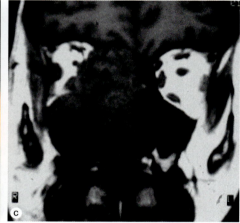

图11-20 鼻旁窦恶性肿瘤眼眶浸润分期。a.腺癌伴眶内浸润Ⅱ期，MRI图像；b.腺癌伴眼眶浸润Ⅱ期，内镜检查图像；c.眼眶浸润Ⅲ～Ⅳ期，MRI图像

六、恶性肿瘤的治疗

累及眼眶的鼻旁窦恶性肿瘤的治疗方案取决于肿瘤分期和定位。对于鳞状细胞癌、腺癌、嗅神经母细胞瘤和恶性黑色素瘤而言，手术切除肿瘤的方法取决于肿瘤的位置和病变进展的程度。对于较小的肿瘤而言，内镜或显微镜下的鼻内手术可以摘除肿瘤。范围较广的肿瘤必须通过中面部摘除术、侧鼻切开术、双额入路或经额硬膜外和硬膜内入路进行切除。广泛开放性手术入路的并发症发生率为23%，内镜入路手术则为约6%。

现代手术理念是保留眼球。但如果眶内结构或整个眼眶有弥漫性浸润，则往往无法避免采用眶内容物剜除术。这不仅可使肿瘤更易于控制，而且后续的放疗无须额外对放射线敏感的组织如晶状体提供保护。

淋巴结转移仅见于约10%的病例，合并颈部淋巴结清扫仅在超声检查怀疑有转移瘤的病例中进行。

对于鳞状细胞癌，建议术后放疗。即使是恶性黑色素瘤，术后放疗似乎也利于预后。放疗对腺癌的预后尚有争议。

七、预后

累及眼眶的鼻旁窦恶性肿瘤的预后取决于肿瘤性质、位置和病变程度。早在 1906 年，Sebileau 就描述了三个水平，肿瘤的位置越偏上，预后越差。Öhngren 定义了一个与颅底平行的平面，认为其与预后相关。如果肿瘤位于该平面的上方，那么其预后明显不如位于其下方的肿瘤（图 11-21）。这些参数很大程度上基于解剖结构。如今它们只有历史意义。特别的，肿瘤的 T 分期与预后的关系比肿瘤的解剖部位更密切。颅底、眶尖、海绵窦或眼眶弥漫性浸润是预后不良的指标。

总体上，鳞状细胞癌和腺癌的 5 年生存率约为 40%。恶性黑色素瘤预后较差的主要原因是局部复发率高，其 3 年和 5 年生存率分别为 44% 和 24%～27%。嗅神经母细胞瘤在手术切除后的 5 年生存率超过 55%。

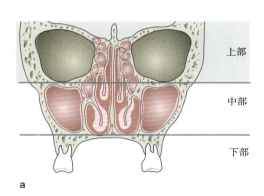 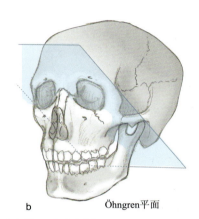

图 11-21　Sebileau 水平（a）和 Öhngren 平面（b）评估恶性鼻旁窦肿瘤的预后（来源于 Strutz J，Mann W，eds. Praxis der HNO-Heilkunde，Kopf- und Halschirurgie. 2nd ed. Stuttgart：Thieme；2010. Figs. 10.16 e，f.）

第 12 章
前额眶部颅底、视神经肿瘤及颅内视路肿瘤

第一节	引言	181
第二节	前部颅底及眼眶部脑膜瘤	181
第三节	前部颅底及眼眶部恶性肿瘤	184
第四节	视神经及颅内视路胶质瘤	185
第五节	血管畸形	186
第六节	混合性改变	186

第 12 章 前额眶部颅底、视神经肿瘤及颅内视路肿瘤

I. E. Sandalcioglu and U. Sure

第一节 引 言

眼眶部的肿瘤比较少见，但是前部颅底的肿瘤侵犯或浸润眼眶结构的情况相对较为常见。根据肿瘤的特性及原发灶定位，眼眶部肿瘤可以分为原发性和继发性两种，其二者有着不同的临床表现，并需要制订不同的治疗策略。相对炎症性及血管性的眼眶部占位病变而言，眼眶部肿瘤性病变常呈现为慢性进展性的临床症状，譬如缓慢进展的眼球突出及眼睑闭合不全。眼眶肿瘤其他的主要症状还有慢性进展性的视觉损害，在某些情况下也可以表现为急性的视觉损害。

肿瘤团块的占位可导致眼球突出、眼球运动受限，以及继发复视症状。眼眶内部或者邻近眼眶的肿瘤可导致直接的神经肌肉损伤进而影响视功能。最常见的神经损伤的原因为肿瘤直接侵犯眼眶的解剖学路径，例如眶上裂、眶下裂、视神经管等。

下文将依据重要程度及发病频率对额眶部颅底肿瘤、视神经肿瘤及颅内视路肿瘤进行详细描述。

> **备忘**
> 眼眶肿瘤可以是发生在眼眶内的肿瘤，也可以是邻近眼眶的肿瘤浸润眼眶所致。无痛性的眼球突出及视觉损害为主要症状。

第二节 前部颅底及眼眶部脑膜瘤

颅内的脑膜瘤非常常见，据统计有 25%～30% 的颅内原发性肿瘤为脑膜瘤，它们常常累及眼眶结构或长入眼眶内。

脑膜瘤常常发生在颅内的前颅底部，可根据其定位，与硬脑膜的附着关系以及组织学的分化程度对脑膜瘤进行分类。组织学上大部分脑膜瘤为良性肿瘤，通常被分类为 I 级，少数为 II 级（不典型性脑膜瘤）。恶性脑膜瘤十分少见，被分类为 III 级肿瘤（未分化脑膜瘤），预后不良。

最为常见的累及眼眶的位置为蝶骨大翼的中侧部，前部鞍床突，鞍结节及额部颅底。相对上述发病部位而言，眼眶部脑膜瘤及视神经鞘脑膜瘤十分少见。

起源于蝶骨大翼、前部鞍床突和视神经鞘的脑膜瘤常导致单侧症状，位于中线部位的肿瘤，譬如起源于鞍结节或蝶骨平台的肿瘤，因为影响了双侧视神经和视交叉，通常会导致双侧症状及视觉损害。

影像学研究及术中所见显示脑膜瘤浸润视神经管，累及视神经，或通过"斑块状"生长模式累及海绵窦（图 12-1）。

起源于蝶骨翼的肿瘤扩展至眶外侧壁被定义为蝶骨眼眶脑膜瘤。这类脑膜瘤生长缓慢，没有或仅有轻微的临床症状，但是此类肿瘤可发展为体积巨大并有复杂的神经血管结构的瘤体（图 12-2）。彻底切除此类肿瘤存在很大风险，因此首选不完全切除肿瘤以保护神经血管功能。MRI 图像是诊断脑膜瘤最重要的方法。此类脑膜瘤 MRI 图像特点为边界清晰的团块影，呈特征性的均匀增强（图 12-3，图 12-4）。蝶骨翼脑膜瘤可以浸润骨质结构或者完全生长于骨质内部。被浸润的骨质表现为体积扩张并可累及眶外侧壁。高分辨率 CT 三维重建技术被推荐用于描述骨性结构受累情况，可帮助设计外科手术骨切除范围，并用于术前计划必要的颅眶重建。

视神经管肿瘤可以围绕视神经生长，这类肿瘤可以经额下入路探及并切除。必要时可勾勒出视神经走行并进行视神经减压。

在进行视神经减压及小心地剥离并完整切除肿瘤后（图 12-1d），可以清晰地看到双侧视神经、视交叉及对侧的颈内动脉（图 12-1e）。

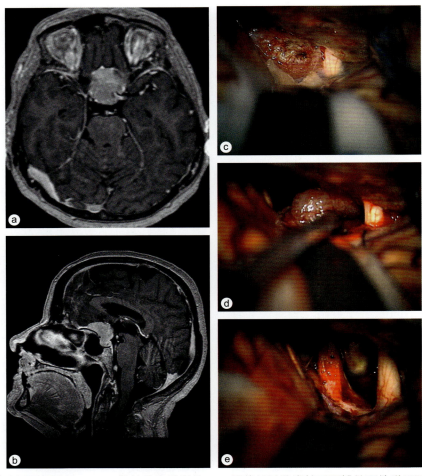

图 12-1　鞍结节脑膜瘤累及视神经。 a，b. 鞍结节脑膜瘤的 MRI 影像显示肿瘤扩展至蝶骨面并明显压迫视交叉。均匀的对比增强是此局限性肿瘤的特点，与硬脑膜基质沟通并侵入蝶鞍区。c～e. 右侧前颅骨切开及额叶下入路的手术图像。在暴露脑室并释放脑脊液后，术者看到了肿瘤表面。c. 肿瘤造成了同侧视神经管内严重的视神经压迫。通过此入路眶顶可以由硬膜外及硬膜内暴露

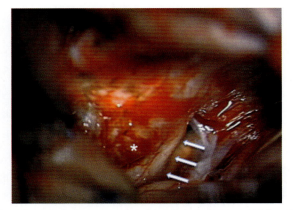

图 12-2　左前鞍突脑膜瘤浸润视神经管。 由前部鞍突生长的左侧硬膜内脑膜瘤（星号）位于视神经旁（箭头），通过左侧眶上"锁眼式"颅骨切开暴露。脑膜瘤邻近左侧视神经并位于视神经管内，虽然肿瘤大小仅有几毫米，但是由于肿瘤进入眶内并对视神经造成了明显的压迫，导致患者视力下降、视野缺损

> **备忘**
> 　　脑膜瘤大部分为良性肿瘤，并因其缓慢生长的模式常常发展为巨大的瘤体。如果瘤体生长于视神经管内，可在发病早期造成视觉损害。

第 12 章 前额眶部颅底、视神经肿瘤及颅内视路肿瘤 183

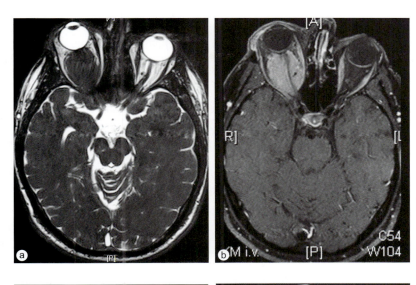

图 12-3 视神经鞘脑膜瘤。a. 视神经鞘脑膜瘤患者 MRI 水平面扫描 T2 呈低信号；b. 对比增强扫描呈现出典型的肿瘤均质性强化。眶内段受累并被压迫的视神经位于肿瘤中央

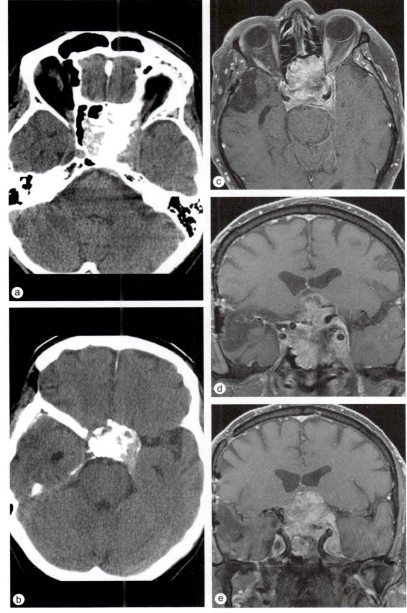

图 12-4 前部颅底侵袭性脑膜瘤。a，b. 黑矇患者的侵袭性脑膜瘤位于前部及中部颅底，如图所示可见肿瘤钙化。此患者的肿瘤钙化预示着高风险，所以推荐扩大范围的组织活检或者部分切除以行视神经减压。水平位（c）以及冠状位（d，e）MRI T1 加权像增强对比后显示肿瘤组织扩展至蝶鞍区并延伸浸润至海绵窦并包绕颈内动脉

第三节 前部颅底及眼眶部恶性肿瘤

鼻旁窦癌，转移癌，嗅母细胞瘤，肉瘤及恶性黑色素瘤是最常见的由前部颅底浸润至眼眶的恶性肿瘤。

由于前颅底与眼眶解剖位置紧密相邻，前颅底部的肿瘤既可以直接浸润至眼眶，也可以间接累及眼眶，所以外科手术切除肿瘤风险很高。对比增强的 MRI 及高分辨率 CT 矢状位冠状位的重建图像是重要的诊断方法，并可以帮助制订手术方案。手术切除肿瘤的可能性及切除范围必须在术前经过严格的评估，并需要拟定一个跨学科的综合治疗方案，与患者应就视力损害风险及肿瘤预后进行详细而完全的讨论。

肿瘤组织骨性结构的切除，例如眶顶或者眶侧壁的骨壁切除，常常不会带来功能性的损害，但是浸润至眶骨膜或者眼肌的肿瘤常常有很高的功能性损伤风险。骨性眶壁可以利用多种方法及材料进行重建。自体组织可以被用于重建，譬如取材自额骨瓣的健康颅骨内骨板，或者工业生产的材料，如钛板或者计算机辅助设计的植入物。

由于恶性肿瘤经常浸润颅骨的硬脑膜，所以需要最大程度子细地进行硬脑膜重建及头颅成形术（图 12-5，图 12-6）。

> **备忘**
>
> 额骨基底部肿瘤常常累及双侧眼眶，治疗时常常需要制订跨学科的治疗计划。外科手术的切除及重建常常是大范围的，需要谨慎小心避免并发症。

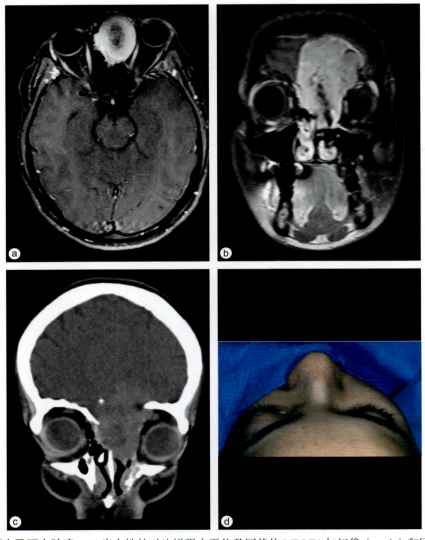

图 12-5 恶性鼻内颅内及眶内肿瘤。27 岁女性的对比增强水平位及冠状位 MRI T1 加权像（a，b）和冠状位的 CT 扫描（c）示恶性纺锤细胞瘤造成骨质破坏，左侧眼眶浸润及眶骨膜浸润。应定期行高分辨率 CT 检查用以评估骨质破坏程度及制订重建计划。左侧眼球突出及左侧旁中央鼻根部皮下占位性隆起（d）

第 12 章 前额眶部颅底、视神经肿瘤及颅内视路肿瘤 185

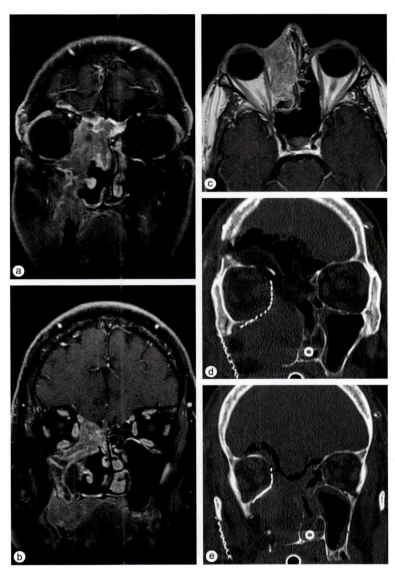

图 12-6 鼻基底癌浸润眼眶并用外源性材料重建。a～e.鼻基底癌浸润基底硬脑膜，眶内侧壁及眶骨膜。对比增强的 MRI 冠状位及水平位显示癌肿浸润眶骨膜（a～c），眼外肌没有受累（b）。肿瘤的手术切除应当在多学科团队合作下进行，此手术由神经外科医生及耳鼻喉外科医生共同进行。术后 CT 显示肿瘤的扩大切除。适应性钛板重建眶内侧壁（d、e）

第四节 视神经及颅内视路胶质瘤

视神经及视路胶质瘤非常罕见，并常发生于幼年及青少年，占幼儿颅内肿瘤发生率的 2%～7%，但是占小于 5 岁幼儿颅内肿瘤发生率的 65%。此类肿瘤常与神经纤维瘤病 I 型相关。它们在组织学上与纤维细胞型星形细胞瘤一致（WHO I 级），很少与黏液星形细胞瘤一致（WHO II 级）。高级别的肿瘤非常少见。此类肿瘤可以仅在单侧眼眶内生长，也可向眶后部进展，还可发生于双侧眼眶视神经管内。这类肿瘤大多生长缓慢并且大多无临床症状，但是视交叉的神经胶质瘤体积可以继续增大并扩展至下丘脑，或主要生长于下丘脑。这些年幼的患者通常以视力损害为首要症状。于婴幼儿的这些症状通常随年龄增长后才被发现。

受累儿童常为弱视，常在出现斜视或眼球震颤相关临床症状才被发现。颅内生长至下丘脑的肿瘤可以引起内分泌失调症状，颅内巨大肿瘤可以引起闭合性脑积水症状。治疗由多种因素决定，视功能、眼球突出度及颅内肿瘤的扩展是不同治疗模式选择的重要标准。如果神经胶质瘤局限于视神经并且已经造成了视力损害，可考虑联合硬膜内及硬膜外入路切除视神经球后段至视交叉前的病变。根据临床及眼科学及影像学的随访研究，对于视功能完好的患者更倾向于"等待并观察"的治疗策略。对于有明显突眼等局部症状但视力完好的患者，手术切除肿瘤的治疗方案需要经过严格的评估和讨论。视交叉进展性的神经胶质瘤在显微外科减瘤术后需要放疗，年幼患者需考虑化疗。

> **备忘**
>
> 视神经胶质瘤及颅内视路胶质瘤主要发生于幼儿，大多数与神经纤维瘤病Ⅰ型相关。肿瘤常常被误诊为弱视并生长为大体积肿瘤。

第五节 血管畸形

眼眶最常见的血管畸形为海绵状血管畸形（CMs）。临床上以反复病灶内和（或）病灶外出血，或进行性生长为特点。具有家族史或基因突变的患者患多发性CMs的风险明显增加。MRI是影像学诊断的工具。CMs通过在MRI T2加权像上的典型改变和信号可以被识别。可以看到典型的病灶周围的出血环，在T2加权梯度回声序列中显示的尤为清晰。敏感加权MRI序列探查CMs具有高敏感性。CMs的显微手术指征为临床上出现单次或者反复出血。无症状病灶可临床或影像学随访。

另一种累及眼眶及球后的血管性疾病为颈动脉海绵窦瘘（carotid-cavernous sinus fistula, CCF）。CCF通常发生外伤性血管改变，但是也可以没有外部损伤时单独出现。CCF是海绵窦动脉血管，特别是颈内动脉海绵窦节段与海绵窦静脉血管之间形成的病理性短路。增加的动脉分流量和静脉淤血导致了特征性症状，譬如搏动性眼球突出、球结膜水肿和睫状充血。

明显扩张的眼内静脉、颅内静脉可以在MRI上看到，传统的数字减影血管造影（DSA）对瘘管进行精确成像及定位。CCF的治疗主要为神经放射学的介入治疗，封闭瘘管或者病理性的血管节段。

第六节 混合性改变

多种疾病累及眼眶结构，譬如血管外皮细胞瘤、神经纤维瘤、淋巴瘤、皮样瘤、上皮样肿瘤、骨瘤、黏液囊肿、感染或脓肿（图12-7～图12-9）。

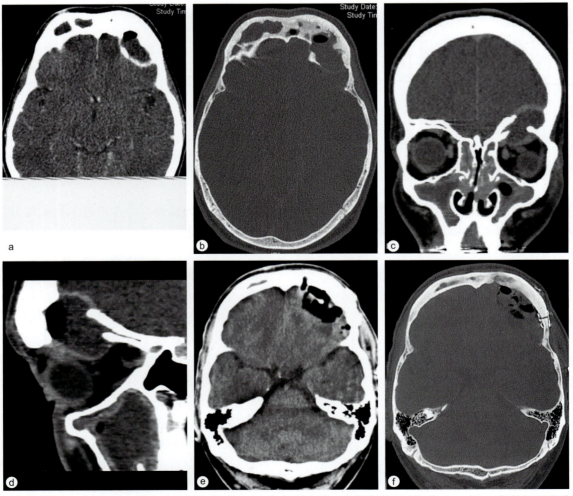

图12-7 经颅及经眶手术入路。扩大的经颅入路（a, b）和经眶入路，全额窦炎压迫眼球（c, d）。额骨切开及脓肿引流术后的CT（e, f）

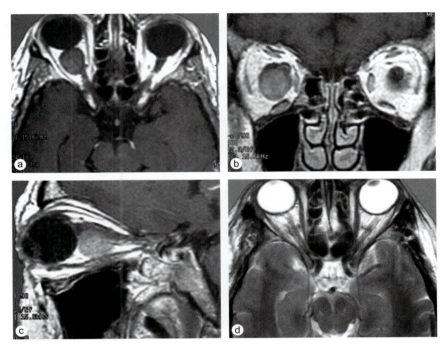

图12-8 典型的眼球突出（a）。右侧眶内神经鞘瘤压迫视神经移位（b，c）。前眶入路切除肿瘤术后MRI图像（d）

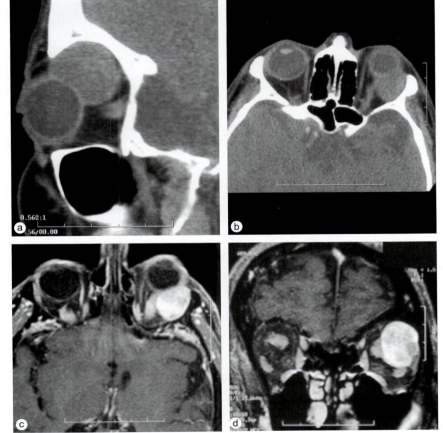

图12-9 头颅侧面影像显示左眼眶内肿块推挤球后视神经移位（a，b）。MRI水平位（c）及冠状位（d）显示肿瘤增强扫描强化。病理学检查确诊为泪腺多形性腺瘤

第 13 章
眼眶肌锥内肿瘤

第一节	引言	189
第二节	解剖	189
第三节	评估/诊断	189
第四节	肿瘤的分类	191
第五节	眼眶肿瘤	192
	一、良性病变	192
	二、原发恶性肿瘤	192
第六节	继发性眼眶肿瘤	194
	一、鼻腔神经胶质瘤（嗅神经母细胞瘤）	195
	二、鼻咽癌	195
	三、转移性肿瘤	195
第七节	眼眶的手术入路	196
第八节	总结	196

第 13 章 眼眶肌锥内肿瘤

Michael L. Hinni, Devyani Lal, and Karel De Leeuw

第一节 引 言

处理眼眶内肿瘤面临诸多挑战。眼眶内的结构非常复杂,尤其是眼眶肌锥内。若干血管在此区域内走行为终末血管,损伤后可导致视野缺损甚至致盲。

眼眶肌锥内结构可以受多种炎症及肿瘤因素影响。在许多情况下,因为考虑到会损伤神经血管,且组织活检并不可行,诊断及治疗只能依靠影像学。一些低级别的眼眶肿瘤可以通过密切随访进行监测,然而一些炎症性的疾病,譬如炎性假瘤或者甲状腺相关眼病则需要及时的药物或者手术治疗。当恶性肿瘤累及眼眶时,需要认真评估以确定治疗方案,并经过慎重考虑决定切除和剜除范围。

第二节 解 剖

眼眶是由七块骨组成的锥形骨性结构。眼眶骨性结构被眶骨膜所包绕。眶内除了眼球以外,其内容物被分隔成两个空间,肌锥外间隙和肌锥内间隙,两者由一个叫作Tenon囊的筋膜鞘所分隔。肌锥内包含眼外肌,视神经,睫状神经,若干小血管,三叉神经第一、第二分支。眼球被内外眦韧带牢牢固定于眼眶前部(详见第1章)。

进入和(或)离开骨性眼眶需要经过许多位于眶上或眶下部的裂隙(图13-1)。

虽然被腱鞘所包绕,但有神经血管通过上部或下部的眼眶裂隙为肿瘤的播散提供了潜在路径,使肿瘤可以播散至翼颌间隙、颞下窝、海绵窦或者颅内。筛板、泪骨甚至上颌骨非常菲薄,无法成为阻止恶性疾病播散的屏障。淋巴途径中,腮腺、面部、下颌下一级淋巴结以及咽后淋巴结是淋巴循环的一级阶梯,容易受累并形成转移灶。

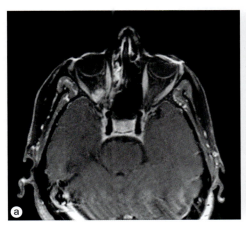
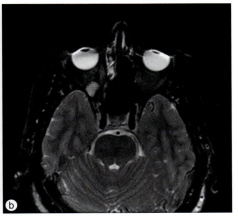

图13-1 MRI显示眼眶血管瘤呈经典的不均匀影像,钆增强扫描呈部分流空现象(a)。肿瘤在T2加权像为内在高信号(b)

第三节 评估/诊断

如其他章节所述,当临床医生遇到眶内肿物时,首先需要鉴别肿物性质属于感染灶、炎性包块还是肿瘤性新生物。结合病史,家族史,体格检查(重要体征、头颈部检查、视力、眼科学检查),实验室检查(白细胞计数、红细胞计数、血沉)及影像学检查做出正确的鉴别诊断。不同的影像学检查方法可以互补,譬如超声、计算机X线断层摄影(CT)及磁共振成像(MRI)(见第4章)。这些检查可以帮助临床医生将肿瘤与感染或炎症区别开来。如果怀疑肌锥内肿瘤,则需要做进一步的病理学诊断。在可能的条件下，针吸活检是非肿瘤播散的概率最低。针吸活检对于眶外侧部的泪腺肿瘤或者定位于眼眶前部的肿瘤尤为适用。肿瘤位于后部眼眶或者累及视神经者，更适合直接手术活检。临床医生应认真地进行鉴别诊断，面部或眼睑肿物切除活检应考虑到随后可能的外科手术。除针吸活检以外，可能的手术入路有经结膜入路、睫毛下入路、眉部入路、经口腔颊龈沟或经鼻内镜（鼻侧或后部病灶）。当活检确定是手术入路的一部分时，鼻内镜入路尤为适合。不管怎样，部分特殊位置的肿瘤进行活检，视力丧失的风险较高，影像学对于缩小诊断范围有很大帮助。

一些肿瘤譬如眼眶血管瘤具有典型的病理学形态（图 13-1），如果可以进行密切而谨慎的影像学随访，活检并不是必需的。另外，非肿瘤性的包块，例如眼眶皮样囊肿，同样具有典型的外观（图 13-2），不需要通过活检即可确诊。急性淋巴细胞白血病的患者常不会出现眼眶内淋巴瘤，所以此类患者如果病史清晰则不需要额外活检。

骨性肿瘤譬如骨性纤维瘤（图 13-3）和骨瘤在 CT 上具有典型的表现。一些浸润性的病灶靠近眶尖、视神经、视神经管，病史疑似眼眶假瘤，对系统性糖皮质激素试验有反应，可同时被诊断并治疗。IgG4 相关疾病是近来被描述的由浆细胞调节的炎症肿块，可累及眼眶、泪腺、鼻旁窦。如果其他区域的病灶可以安全的取样进行活检，眶内病灶不必重复进行活检，并且这些病灶对免疫抑制及皮质类固醇治疗有反应。

眼眶肿瘤通常通过 CT 扫描进行评估，可进行或不进行对比增强（两者均有更好）。图像应该在三个平面（冠状位、矢状位、水平位）获取并研究用以描绘肿瘤，并对病灶及其周围相关解剖结构获得三维的认知。MRI 扫描对于修正诊断来说非常关键，并可评估肿瘤对软组织的浸润情况，几乎所有复杂的眼眶病变情况都需要行 MRI 检查以帮助诊断和管理（图 13-4）（第 4 章）。癌性病变，特别是恶性程度高的，以及肉瘤和其他间叶细胞肿瘤，应进行全身的 PET/CT 检查。

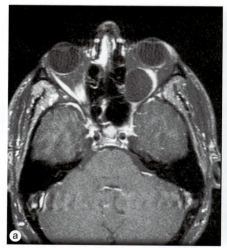
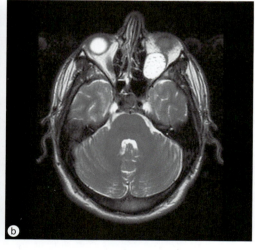

图 13-2 非肿瘤性肿块，皮样囊肿，容易被误认为肿瘤。图片为皮样囊肿的 MRI 表现。T1 加权像呈低信号，不被钆增强（a）。T2 加权像呈高信号（b）

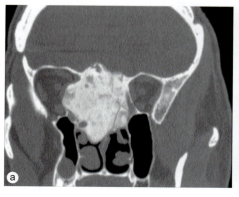
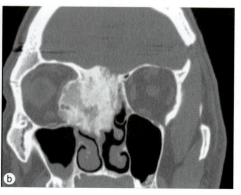

图 13-3 骨性纤维瘤 CT 表现为特征性的界线清楚的膨胀性肿块，被厚实的骨性外壳包裹；肿块内有多个腔隙且密度不均

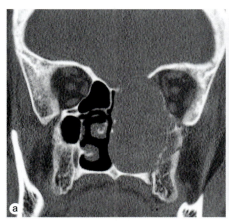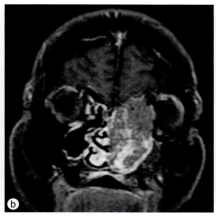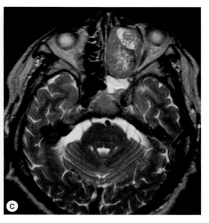

图 13-4 CT 与 MRI 检查可以互补，尤其是当肿瘤侵犯至鼻旁窦的时候。如图所示，一个鼻旁窦的腺癌侵犯至眼眶。CT 扫描显示肿瘤扩张及骨质破坏（a）。MRI T1 加权像对比增强显示肿瘤为一个可以被增强的肿块，鼻窦内残留的液体表现为低信号（b）。MRI T2 加权像显示鼻窦分泌物为高信号，但肿瘤本身不是高信号（c）。MRI T2 加权像可以区别出分泌物与肿瘤本身，分泌物在 T1 加权像呈低信号，在 T2 加权像呈高信号

总之，眼眶肌锥内肿瘤患者从一开始就应该进行多学科的全方位评估，多学科团队应包括眼眶外科专家、头颈外科耳鼻喉专家、内镜颅底外科专家、肿瘤药学专家、肿瘤放射学专家、病理学专家、神经放射学专家。

第四节　肿瘤的分类

对眼眶或眼眶相关肿瘤进行分类十分复杂。大体来说，眼眶病灶可大体分为炎性、原发性、继发性或转移性。一些学者根据解剖学定位将肿瘤（原发或继发）细分为肌锥内及肌锥外病灶。读者可参考表 13-1～表 13-3 所列出的眼眶常见炎性情况（表 13-3），原发良性肿瘤（表 13-3），原发（表 13-1）或继发恶性肿瘤（表 13-2）。这些表格并不全面，一些罕见的肿瘤虽然可以影响眼眶，但是它们可为内科医师着手治疗提供了一个参考框架。

表 13-1　原发性眼眶恶性肿瘤

原发眼眶肿瘤（恶性）	定 位
血管性肿瘤	
血管外皮细胞瘤	
血管肉瘤	整个眼眶
Kaposi 肉瘤	
神经源性肿瘤	
恶性神经鞘瘤	可累及整个眼眶及眶周
鼻腔神经胶质瘤	内侧或额部眼眶
成神经细胞瘤	可见于整个眼眶
视神经胶质瘤	后部眼眶/眶尖

续表

原发眼眶肿瘤（恶性）	定 位
视网膜母细胞瘤	鼻侧或后部眼眶
恶性黑色素瘤	眼内/视网膜
恶性脑膜瘤	可见于整个眼眶及眶周
唾液腺/泪腺肿瘤	
腺样囊性癌	外侧及上部眼眶
腺瘤	外侧及上部眼眶
癌，除外多形性腺癌	外侧及上部眼眶
黏液表皮样癌	外侧及上部眼眶
淋巴性肿瘤	
恶性淋巴瘤	可见于整个眼眶及眶周
间叶性肿瘤	
横纹肌肉瘤	可见于整个眼眶
平滑肌肉瘤	
纤维肉瘤	可见于整个眼眶及眶周
骨肉瘤	
软骨肉瘤	

表 13-2　继发性眼眶恶性肿瘤

继发性恶性肿瘤	定 位
鼻窦肿瘤	鼻侧，下方或后部眼眶
鼻咽癌	鼻侧或后部眼眶
恶性皮肤肿瘤	
基底细胞癌	
鳞状细胞癌	
恶性黑色素瘤	前部眼眶，眼睑
Merkel 细胞癌	
汗腺癌	
微囊附件癌	

续表

继发性恶性肿瘤	定位
继发性恶性眼眶肿瘤（转移）	
癌	
乳腺	
肺	
前列腺	后部眼眶/眼外肌
胃肠道	
肾	
恶性黑色素瘤	可见于整个眼眶及眶周
恶性淋巴瘤	可见于整个眼眶及眶周

表 13-3 非肿瘤性-假瘤性病灶以及良性眼眶肿瘤

病　理	定　位
急性鼻窦炎眼眶并发症（眶蜂窝织炎）	鼻侧眼眶/眼睑
鼻旁窦黏液囊肿	鼻侧或上部眼眶
眼眶假瘤	通常只局限于一个区域内，偶尔发生弥散分布
甲状腺相关眼病	眼外肌肥大
侵袭性真菌感染（如曲霉病）	鼻侧/下部眼眶
原发性眼眶肿瘤（良性）	
血管病变	
眼眶静脉曲张	上方眼眶
血管畸形	可见于整个眼眶
血管瘤	倾向于前部眼眶/皮肤/眼睑
动静脉分流	眼球后
神经性肿瘤	
纤维神经瘤	上方眼眶/上眼睑
神经鞘瘤	多起源于眶上或眶下神经
脑膜瘤	蝶骨翼或后部眼眶
唾液腺/泪腺肿瘤	
多形性或单形性腺瘤	颞上部眼眶
淋巴性肿瘤	多见于结膜下或上睑

第五节　眼眶肿瘤

一、良性病变

虽然此章节将重点讨论原发眼眶恶性肿瘤，但是有时临床医生也会遇到良性病变。泪腺肿瘤十分罕见，约占眼眶肿瘤的 2%。约一半的泪腺肿块表现为炎性病变、囊性病变或淋巴性病变，并且大多数为良性。约一半的泪腺肿块为真正的肿瘤性病变，这些真正的肿瘤性病变大致可进一步被平分为良性混合性肿瘤（多形性腺瘤）或癌两种，其中腺样囊性癌最常见，黏液表皮样癌最少见。除多形性腺瘤以外的癌性病变，相对于其他腺体来说，更常见于泪腺。泪腺的多形性腺瘤可以通过外侧开眶入路切除。但是据作者的临床经验来看，手术切除位于泪腺的多形性腺瘤比切除位于唾液腺的多形性腺瘤困难，因为前者常伴有更多的纤维化。

淋巴管畸形和真正的血管瘤（真正的肿瘤组织）更常见于小儿患者，常间断应用抗生素、皮质类固醇、β 受体阻滞剂，最近还有 beculizimab 等药物，结合手术治疗。最近一篇 2011 年的综述中提到应用普萘洛尔（心得安）治疗婴幼儿血管瘤，其中 85 例患者中的 58.8% 每天应用 2mg/kg 普萘洛尔治疗，96% 的病灶好转或完全消除，复发率仅有 20%。在另一个研究中，患眼眶海绵状血管瘤的 42 例患者，全部进行了外科手术治疗，其中 83% 获得了良好的视功能。总体而言，局部的良性眼眶病灶能够并且应该被安全的去除，但是药物临床试验证明血管性肿瘤或许是一个例外，特别是那些微小的在影像学表现为微囊的血管瘤或血管异常。

二、原发恶性肿瘤

1. **恶性血管性肿瘤**　眼眶恶性血管性肿瘤包括血管外皮细胞瘤、血管肉瘤和 Kaposi 肉瘤（属于血管性肿瘤而非间叶性肿瘤）。通常，眼眶恶性血管性肿瘤十分罕见，血管肉瘤作为眼眶原发肿瘤更为罕见。在这方面极少有机构发表过除了简单病例报道以外的论著。治疗方面包括任何时候可行的外科手术完全切除肿瘤以及辅助的化疗。由于恶性细胞的癌巢常沿血管走行，经常在明显的肿瘤边界以外，获得阴性的边缘常常是个挑战。谨慎地进行术前谈话，获得患者的同意以在必要的时候施行眼球摘除术或眶内容物剜除术是术前评估非常重要的环节。需意识到当眼眶被恶性肿瘤浸润的时候，由于眼球内陷、复视、上眼睑和下眼睑的丧失、骨质支撑物的丧失常常会导致功能性视力的额外变化。另外，辅助性放疗仍有很大的风险损伤晶状体、视神经、视网膜，进而引起难治性的疼痛或失明。这就是需要术前多科会诊并制订一致的治疗计划的原因之一。所有参与的肿瘤专家必须达成共识。

2. 视网膜母细胞瘤 视网膜母细胞瘤是一种神经内分泌肿瘤，也是最常见的儿童眼眶肿瘤，常在1岁前发病。虽然大多数病例为散发，但是约有40%的患者通过常染色体显性基因遗传，并且此类患者具有患其他原发肿瘤的倾向，譬如肉瘤。已被证实小体积肿瘤（局限在视网膜内的）通常有较好的预后，扩展至眶外或者累及视神经的体积较大的肿瘤预后较差。不幸的是，许多患者已经发生转移或者扩展至脑部时才就诊。一些作者认为视网膜母细胞瘤应尽量避免针吸活检诊断，以免肿瘤播散至眶脂肪。据报道这种不良的基因突变发生在染色体13q14基因位点，此位点存在一个保护性的正常基因。在组织学上可以被分为三型。第一型为完全未分化的肿瘤伴大量坏死及高有丝分裂率，这种亚型预后最差。第二种亚型，包含"Homer-Wright玫瑰花结"（立方形细胞围绕空腔排列），第三种亚型为"fleurettes"（肿瘤细胞的排列形式可以被记作"fleur-de-lis"），后两种分型预后均较好。因为发病年龄较早而且需要多种形式的治疗，包括决定性或辅助性的放疗，尽管对视网膜母细胞瘤能起到有效的治疗作用，但都可能会抑制颅面部发育或导致继发性恶性肿瘤，所以视网膜母细胞瘤常常具有很大的破坏性。我们希望，随着质子束治疗有效性的增加，治疗幼儿眼眶视网膜母细胞瘤的并发症可以减少。

3. 横纹肌肉瘤 横纹肌肉瘤是最常见的眼眶恶性肿瘤，多数病例均在10岁以下的儿童发病，虽然相关的发病年龄可以到20岁。横纹肌肉瘤是最常见的头颈部肉瘤。根据群体内横纹肌肉瘤研究（IRS），约有1/3的横纹肌肉瘤位于头颈部，而其中大多数经常位于眼眶。横纹肌肉瘤也可以发生于中耳、乳突区、鼻腔、鼻咽、鼻旁窦，偶尔见于颞下窝。鉴别诊断包括血管瘤，神经纤维瘤，视盘胶质瘤和各种炎性病变。生长迅速，可以在1～2天发生眼球突出，伴有或不伴有视力损害。针吸穿刺活检结合超声检查基本可以确定诊断。CT联合MRI可以帮助分期并制订治疗方案。横纹肌肉瘤有多种不同的病理分型，如胚胎型、葡萄样（属于胚胎型的一种变异）、小泡样以及多型性。眼眶部的肿瘤大多数（95%）为胚胎型或葡萄样变异型，其余部分为小泡型。胚胎型倾向于有较好的分化，但是偶尔也有低分化的情况出现，肿瘤细胞为纺锤样或梭形，有细长的细胞核和锥形的末端，有丝分裂明显。葡萄样型常见于5岁以下儿童，表现为特异的葡萄样结构，常见于空腔区域如鼻腔，表面有黏膜覆盖，预后最好。

小泡样的横纹肌肉瘤通常见于年龄稍大的儿童，如青少年和年轻人。组织学上，肿瘤细胞呈小泡模式排列，即肿瘤细胞在中央区与一纤维隔膜相连。特殊的细胞质染色以确定肌细胞生成十分必要，对于诊断也有决定性作用。多型性的病理类型最为少见，常发生于成年人的四肢。明光显微镜可以描述条纹肌肉的分化情况，肌肉特异性的肌动蛋白、肌红蛋白染色阳性可以支持诊断。值得注意的是，S100和细胞角蛋白染色偶尔在横纹肌肉瘤中呈阳性。肺泡型横纹肌瘤与染色体重排t（2；13）（q35；q14）相关，胚胎型与11号染色体杂合子丢失有关，小心地鉴别组织学亚型对于判断预后有重要意义，葡萄样亚型预后优于胚胎型，胚胎型预后优于小泡型。不同亚型的5年生存率为20%～85%。

治疗一般为放疗化疗同时进行。迅速的外科手术切除虽然不一定是错误的，但是肿瘤很可能在放化疗开始之前即复发。所以手术在此仅为放化疗后残余肿瘤的补救措施。

4. 视神经胶质瘤 视神经胶质瘤本质上是第Ⅱ对脑神经的星形细胞瘤。其细胞为存在于脑部视神经少突胶质细胞瘤筋膜内的纤维性星形胶质细胞。视神经胶质瘤仅占眼眶肿瘤的2%，经常并发于患神经纤维瘤的患者。仅有20%单纯局限于眼眶内，大多数会扩散累及至视交叉。病灶生长缓慢，常见于儿童或青少年患者，呈良性进展病程。在发生明显的视觉损害前瘤体可以生长为相当大的体积。在非常小的儿童或成年人中，视神经胶质瘤是一种侵袭性强的病变，生长快速并逐步表现出视力损害。根据CT影像所显示的视神经均质的梭形扩张可以作出诊断。慢性进展性眼球突出及进行性的视力损害为典型症状。视神经胶质瘤对放化疗不敏感，治疗方法主要为经额眶颅骨切开入路的肿瘤切除术（见第12章）。

比较罕见的病灶包括恶性的神经鞘和非视神经的神经母细胞瘤。这类肿瘤常常累及眶上裂内的感觉神经，具有很强的侵袭性，常蔓延至颅内。

这些病灶常在早期出现远部转移。对于这类侵袭性肿瘤应进行术后放疗。

5. 脑膜瘤 累及眼眶的脑膜瘤约占眼眶肿瘤的5%。通常为良性病灶，眼眶部脑膜瘤可累及视神经，也可以是颅内的脑膜瘤通过眶上裂蔓延而来（图13-5）。有时候很难分辨出脑膜瘤是否由颅内起始并向下蔓延而来。大多数脑膜瘤为良性进程，偶然被发现并很容易进行检测。但是，偶尔眼眶内的脑膜瘤也可以具有侵袭性，需要联合经眶和经颅入路才可以完全切除（见第12章）。

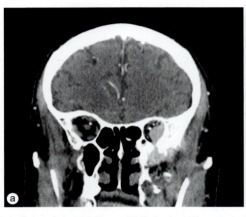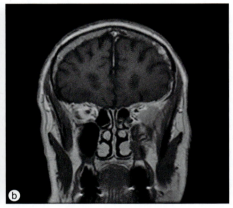

图 13-5　左蝶骨脑膜瘤（高级别）的 CT 影像（a）以及 T1 加权像钆对比增强扫描 MRI 影像（b）。肿块浸润至眼眶，显示骨、脑膜、软组织浸润

6. 淋巴瘤及白血病 原发性眼眶淋巴瘤和白血病都可以浸润眼眶内容物。不幸的是，针吸穿刺活检在此两种疾病的鉴别诊断上没有应用价值，因为检测结构往往都只能描述为淋巴样病变。非霍奇金氏淋巴瘤可以出现且以双侧眼眶受累多见。虽然眼眶淋巴瘤可以表现为相对良性病程，但是因为其本身具有侵袭性，所以普遍的处理方式参考其他部位的一级淋巴瘤处理。手术的意义本质上是确定诊断。在一些罕见的情况下，可以手术切除非手术治疗无法处理的难治性残余病灶。

白血病性浸润通常与我们所知的白血病相关，较易被观察。

7. 骨肉瘤 这种罕见且具有侵袭性的恶性肿瘤可以侵犯组成眼眶的七块骨（图13-6）。发生时经常出现快速进展性的眼球突出。通常，仔细询问病史可以发现曾受过辐射，就像视网膜母细胞瘤。男性多见。CT 经常可以显示出典型的日照现象（sunburst pattern）。在没有远部转移时，推荐完整手术切除，术后通常需要放、化疗。

8. 间叶性软骨肉瘤 间叶性软骨肉瘤是致死性的。常见于青少年和年轻人，眼眶内的间叶性软骨肉瘤更多见于女性。此肿瘤高度恶性迅速生长，可局部转移及远处转移。历史上以获得阴性切缘为目标切除肿瘤。如果切缘为阳性或紧密相邻可行术后放疗。其他累及眼眶的恶性间叶性肿瘤还有纤维肉瘤及血管肉瘤。

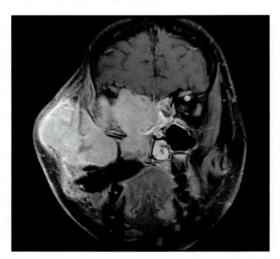

图 13-6　一例高级别复发性骨肉瘤显示多块眼眶骨弥散性浸润，并浸润至眼眶内部、面颊软组织及鼻腔

第六节　继发性眼眶肿瘤

成年人的继发性眼眶肿瘤比原发性肿瘤更常见，主要见于多种类型的皮肤癌。但是一些成年人头颈部的癌性病变也可以从鼻旁窦、鼻腔、鼻咽部直接扩散至眼眶，也可以见到一些小唾液腺肿瘤直接扩散累及鼻腔或泪囊。

一、鼻腔神经胶质瘤（嗅神经母细胞瘤）

鼻腔神经胶质瘤及嗅神经母细胞瘤是一种源于嗅觉神经上皮基底细胞的恶性肿瘤，由于病灶的起源位置，筛板经常被累及。病灶经常呈一个血管息肉状的肿块疝如位于鼻部，引起鼻塞及鼻血。由于其可直接浸润筛骨及蝶骨窦，所以颅内的扩散也十分常见。约3/4的患者会出现眼眶症状，其中通过直接浸润累及眼眶的患者约占1/2（图13-7）。

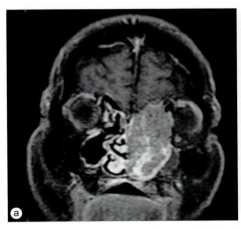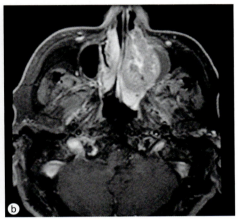

图13-7 MRI T1增强对比像显示眼眶被一个来源于鼻旁窦的高级别的神经内分泌肿瘤浸润。a. 冠状位；b. 水平位

从组织病理学的观点来看，肿瘤由小而圆的细胞组成，偶尔形成玫瑰花结或假菊形团。此肿瘤为神经内分泌肿瘤且突触小泡蛋白及嗜铬粒蛋白免疫组织化学染色为阳性。此肿瘤的细胞角蛋白及S100蛋白染色可为阳性。鉴别诊断包括其他小细胞神经内分泌肿瘤也包括转移性肿瘤。全部的鼻腔癌，包括鼻腔未分化癌、鳞状细胞癌、一些淋巴瘤、一些黑色素瘤都需要列入考虑范围。一套完整的鉴别诊断还需要考虑血管外皮细胞瘤，浆细胞瘤以及肉瘤。治疗方式通常为通过任何可能的途径完整的切除肿瘤（内镜，经面部，联合颅面部切除，甚至可能需行眶内容物剜除）。虽然没有明确的描述，约有50%以上的患者存在局部淋巴结病变，阳性的淋巴结转移通常在一年后出现。当发现阳性淋巴结时，区域性转移最好的治疗方法为颈部切开淋巴结清扫并辅助放疗。

二、鼻咽癌

鼻咽癌（NPC）已经被世界卫生组织分为两个主要类型：1型代表经典的鳞状细胞癌，显微镜下可见鳞状分化；2型包括无角化癌及未分化癌（或淋巴上皮瘤）。后两者在经典型被确立后发现，相互有大量的重叠。现在的临床医生更加简单明了的将鼻咽癌分为鳞状细胞癌及未分化癌。鳞状细胞癌与Epstein-Barr病毒（EBV）感染关系不大，但未分化癌与EBV感染的关系非常密切。EBV抗原阳性可以帮助鉴别鼻咽癌为未分化癌还是罕见的淋巴瘤。EBV早期抗原，即病毒衣壳抗原（VCA）对随访患者的复发情况非常有帮助。

鼻咽癌可以沿着前部颅底表面蔓延并直接累及眼眶，也可以通过眶上裂扩展而来。更常见的情况是肿瘤从颞侧腐蚀蝶骨翼随后进入眼眶。另外，筛骨纸板结构菲薄，不是一个有力的屏障，故肿瘤也经常蔓延至鼻侧眼眶。

经面部、经口腔内镜、联合经面部及经颅、甚至鼻腔内镜，都曾经被描述为鼻咽癌切除的手术路径。目前普遍选择手术联合放化疗。如果出现眼眶受累，两种方法的复发率都很高。

三、转移性肿瘤

眼眶肿瘤中，血源性转移癌非常罕见，仅占眼眶肿瘤的1%。最常见的眼眶转移性肿瘤源于乳腺（50%），还有一些源于肺、前列腺、胃肠道及肾脏的肿瘤（图13-8）。有趣的是，眼球内转移癌的数量多于眼眶内转移癌。儿童可见源于肾上腺的神经母细胞瘤有时会转移至眼眶。在一系列研究中，眼眶转移性神经母细胞瘤的发生率仅次于横纹肌肉瘤。可以理解的是，眼眶的神经母细胞瘤通常存在其他的转移灶，所以通常只能无奈地进行姑息治疗。

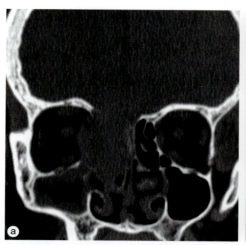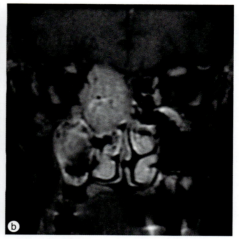

图 13-8　肾脏细胞癌转移至鼻部、筛窦，并邻近眼眶。CT 显示骨性受累范围（a）。MRI T1 对比像显示，肿瘤血供丰富，并摄取造影剂（b）

第七节　眼眶的手术入路

眼眶外科手术入路选择的主要原则同身体的其他解剖位置的入路选择。本质上，所选的入路必须可以充分暴露病灶，从而有机会在首次手术中就去除所有病灶并保护眼眶内容物的功能。有若干种手术入路可以用来接近肿瘤，包括前部、鼻侧、上部、颞侧及下部入路。另外，鼻腔内镜技术可以用来处理累及鼻下部、偏后甚至上部眼眶的肿瘤（见第 18 章）。

鼻侧入路是通过经典的鼻颞侧切口到达肌锥内。通过此途径，内眦韧带被切开，眼球及未受累的眶内容被推向一侧，筛骨窦和泪囊窝被良好的暴露，从鼻侧眼眶至眶尖都可以有很好的术野。此入路可以联合前部入路进一步暴露。额内或额外的肿瘤都可以通过此入路暴露并接近。在关闭切口的时候一定要修复内眦韧带，否则将造成内眦距过宽。通常，颞侧切口可以愈合良好（如果操作适当）没有后遗症。在此入路，梨形窝，前部鼻骨以及上部、下部的部分眼眶可以去除，这样可以明显的进一步暴露颅底及后部眼眶，待肿瘤切除后可以用生物板替代。

眼眶的上部入路、颞侧入路及经鼻入路详见第 18 章。

第八节　总　结

眼眶肿瘤带给临床医生许多挑战。眼眶肿瘤的后果不可预计，在治疗的选择上需要十分谨慎否则将会造成潜在危害。一个精确的病理学诊断以及认真的术前影像学评估是非常重要的。另外需要组建特定的专家团队，包括头颈外科专家、鼻腔内镜专家、眼眶眼整形专家、神经放射学专家、病理学专家、肿瘤放射学专家、肿瘤内科专家，以及其他可能专家。他们在团队中发挥各自的特长共同为患者解决这些具有挑战性的疾病。多学科团队认真地进行治疗前商榷并精确的执行治疗方案才有可能获得最好的结果。对于一些特定的疾病而言，长期随访是必要的。

第 14 章
眼眶疾病放射治疗

第一节	引言	198
第二节	技术	198
第三节	眼眶恶性肿瘤的放射治疗	201
	一、眼眶区域的转移	201
	二、眼眶淋巴瘤	204
	三、葡萄膜黑色素瘤	206
	四、视网膜母细胞瘤	211
第四节	眼眶良性疾病的放射治疗	212
	一、视神经脑膜瘤	212
	二、眼眶的特发性炎症	213
	三、脉络膜血管瘤	213
	四、翼状胬肉	215
	五、年龄相关性黄斑变性	216
第五节	眼眶区域内的放射副作用和毒性	217

第 14 章 眼眶疾病放射治疗

H. Christiansen and R. M. Hermann

第一节 引 言

人体所有恶性肿瘤均可累及眼眶结构，其治疗原则与其他部位基本一致，如通过手术切除基底瘤。放射治疗对于这些病变同样有效，但仅作为切除手术的替代治疗方案，在切除不完全或患者表现出意愿的情况下进行。

本文首先将简要概述各种常规使用的放射技术，以及眼眶区域特殊症状的发生和治疗。在整体治疗概念和替代治疗方案的背景下，可选择进行放射治疗。

第二节 技 术

经皮放射治疗（外照射放疗），简称经皮放疗。

线性加速器主要用于产生经皮放疗［外照射放疗（external beam radiotherapy，EBRT）］所需要的超硬光子或电子射线。X 射线管偶尔也可被用作极软光子束的来源（例如翼状胬肉的术后放射）。

（一）线性加速器的工作原理和使用

将高频微波束引导到真空管（"波导管"）中，并将电子束引导到微波束上。电子可以从中吸收能量，所能达到的能量远远高于在标准 X 射线管的阳极和阴极之间，直接加速可获得的能量。然后，利用磁铁捆绑此电子束，并将其引导到作为靶的致密材料（钨）上，在这里电子束会发生减速。所产生的韧致辐射就是治疗所使用的光子辐射。此类辐射很容易穿透人体，因此特别适合进行深层次辐射（图 14-1）。

电子辐射也可以直接引导到扩散箔上，并用以治疗。这种辐射的优点是，尽管所穿透的深度仅有几厘米，但体内的剂量能够迅速增加。因此，"快电子"是治疗距体表较近目标结构的理想方法。

> **备忘**
> 可以利用线性加速器产生高能电子和光子束。电子束适合治疗距体表较近的肿瘤，光子束具有良好的穿透深度。

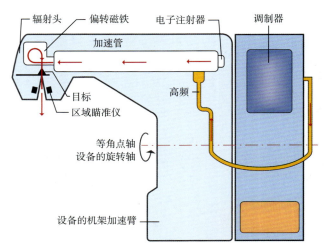

图 14-1 图示为线性加速器的结构。高频微波被引导到高度真空管（又称"波导管"）中，然后注入电子束，电子因此被加速到高能量。然后使用转向磁铁捆绑电子束，使其辐射到致密材料（例如钨）上。由此产生的用于治疗的韧致辐射被称为"光子辐射"

当使用治疗性照射时，应预先设计好剂量分布，确保能够充分覆盖目标结构，同时又能够对周围的正常组织（即"危及器官"）进行充分保护。

辐射规划最简单的形式就是所谓的**二维规划（2D planning）**。剂量的估算需要建立在区域的几何形状，应辐射结构的深度以及预先对解剖模型进行样本测量后规定的剂量的基础上进行。此处不考虑解剖学特征（例如骨骼对剂量分布的影响）。

3D 适形规划（3D conformal planning） 需要对计算机断层扫描进行设计。通过这种方式，可以针对患者个性化确定所使用的电子密度、靶结构以及危及器官。规划系统中包含许多已存储的样本测量值，计算机可以根据设计规范计算出非常精确的剂量预估值。在采用这种做法时，最精确的系统可以根据个别辐射量子路径来模拟辐射（即蒙特卡罗模拟）。

在经典的3D规划中，放射治疗物理学家不仅需要指定放射规划系统中射束的方向和辐射区域的几何形状，还需要检查目标结构中的剂量分布，以便在需要时对于区域配置进行调整。与之相反的是，对于**调强适形放射疗法（intensity-modulated radiotherapy，IMRT）**来说，所需的剂量是由计算机根据目标体积和危及器官的最大耐受暴露程度（即限制条件）来进行规划的（图14-2）。在迭代算法的帮助下，计算机可以独立优化区域配置。这种方法从一个机架角度照射不同形状的场，以此调节场强以到达规划目标，故而得名。然而规划日趋复杂，使用简单的软件算法已经无法检验它们的合理性。为了进行测量，在模型上按照规划进行照射，然后对测量值和计算好的剂量进行比较，这是在对患者实施规划前对规划进行检验的最佳方式。

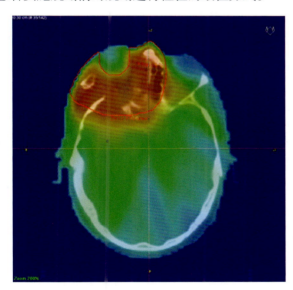

图14-2 对伴有中面骨的严重破坏的右上颌肿瘤进行可调强度照射。高剂量（棕色/红色）在眼眶区域（绿色/蓝色）发生迅速衰减，最大限度地减少了辐射对眼结构的副作用

成像引导放射治疗（imagery-guided radiotherapy，IGRT）需要在线性加速器（或扫描床）处进行成像。现代设备利用高兆伏级光子辐射进行成像，但这些能量会导致图像严重失真，因为这种辐射的对比度非常差（例如，骨骼仅吸收少量辐射）。这就是为什么许多加速器同时配备了普通的X射线管。将X射线管直接安装在放射治疗仓中，使其与加速器旋转轴成指定角度（即"等角点"），然后将相应的图像转换器安装在扫描床的另一侧。这样可以使患者的解剖结构在进行治疗前清晰可见，如有需要，可以通过调整扫描床的位置来进行校正。

在理想情况下，肿瘤的当前位置由不透射线标记物（例如，小的金螺旋）来标记，并在放射治疗过程中对其进行密切监测，可以通过扫描床的自动移动来调整患者肿瘤的相对位置，这一过程被认定为**成像引导放射治疗**。

另一个例子是肺癌的呼吸控制放射治疗。该疗法通过监测患者的呼吸周期，仅在相对中心位置进行照射。

（二）质子和重离子辐射（粒子辐射）

光子和电子被归类为"疏电离（sparsely ionizing）"辐射。相比之下，质子和"重"离子（例如，氦离子或碳离子）在大部分轨迹中所失去的能量较小，几乎可以将大部分能量传递到最后的部分，即所谓的"布拉格峰"（图14-3）。布拉格峰的位置取决于加速能量，因此可以非常精确地确定其位置。在布拉格峰之外，组织中只会残留非常小的辐射。

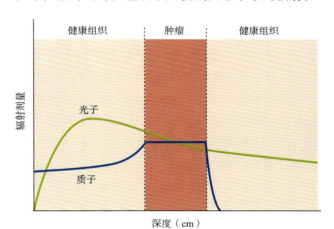

图14-3 光子和质子进行能量传输（线性能量传递）的对比。横轴上给出了距离水性模型表面的深度（cm），纵轴表示剂量。假定在指定的深度上，肿瘤组织的两侧为正常组织撞击水面的光子仅能够在略有深度的层中达到其全能量剂量（所谓的前向散射），然后均匀地穿透远处的其他组织。质子则会表现出不同的特征：在通往肿瘤的过程中，它们仅在有限的程度上电离周围环境，几乎所有的能量都会传递到肿瘤中，但辐射几乎无法穿透到肿瘤的背面。使用不同能量的质子覆盖肿瘤的直径，所产生的布拉格峰会发生重叠

作为这一物理特征的结果，所需的全部放射治疗剂量可以从一个或两个辐射方向蓄积在肿瘤区域中。因此，在许多情况下，经典的光子 3D 适形放射治疗并不需要"交叉照射技术"，因为对于光子来说，邻近组织在辐射下的暴露程度更高。

重离子辐射可在组织中的某一特定位置上发生高能量释放（线性能量转移，LET），因此在生物学上比光子辐射更为有效。相对生物学效应（RBE）用以比较吸收剂量相同的情况下不同类型的辐射所触发的生物学效应。将疏电离光子辐射设定为 1，与此相比，质子束的相对生物学效应（RBE）为 1.1，氦离子为 1.3。吸收剂量相同的情况下，随着相对生物学效应的增加，辐射产生的生物学效应不仅对肿瘤细胞有作用，对正常组织同样会造成影响，因此重离子辐射剂量必须进行相应的调整。为此，**戈瑞相对剂量（cobalt gray equivalent，CGE）** 是一个很有用的概念，可用于与传统光子辐射的治疗结果的比较。

通过水解作用，可以从水中产生质子，使用回旋加速器可以将其加速到光速的 2/3。在达到适当的速度时，通过由电磁铁形成的束线在射束的循环路径上对其进一步调整，并将射束引导到治疗室中的台架。单独制备的补偿器可用于覆盖肿瘤。该设备也可以配备笔形射束进行扫描。在使用笔形射束时，肿瘤区域可被质子束"扫描"，因此治疗环节是由许多"单次发射"组成的。虽然这种辐射的应用会延长治疗时间，但这确实意味着不必单独制造准直器，使用后也不必进行处理（放射性废物）。

此技术的缺点是技术性要求很高，因此产生这种类型的辐射需要一定的经济成本。也正因为如此，质子辐射目前仅在少数地方使用。

另一个缺点是粒子在到达布拉格峰的途中，所传递的能量很低。由于必须覆盖肿瘤的全部深度，射入这一区域的粒子需要具有能量差异，并且在通往肿瘤实体的途中，能量释放已经发生重叠。当照射眼底肿瘤时，眼球的前部会严重暴露于射线之下。这就是为什么约 35% 的葡萄膜黑色素瘤患者在进行质子放射治疗后会发生新生血管性青光眼。

总而言之，到目前为止，仅有少数临床实例证实采用粒子放射疗法能够更好地控制肿瘤和（或）减少副作用，包括腺样囊性癌以及颅底软骨肉瘤（德国放射学会协会的评估，网址为 http://www.degro.org/dav/html/download/pdf/Protonen_Stellungnahme_010808.pdf）。该协会进行放射病理学研究的目的是检验临床研究中更多的适应证并评估治疗结果。

> **备忘**
>
> 质子和重离子辐射的物理特征是在某一点上释放大部分能量（即布拉格峰）。这意味着可以非常精确地施加辐射剂量。在确定剂量时必须考虑与光子辐射相比所增加的生物学效应。
>
> 缺点之一是生产成本高，因此这种治疗方法仅在少数几个中心可用。
>
> 到目前为止，与光子辐射相比，仅有少数实例表现出了质子辐射的临床优势。

（三）近距离放射治疗：接触放射治疗

如果放射源与受辐射目标结构之间的距离＞10cm，那么这一过程可以被称为"远距离放射治疗"；小于这一距离则被称为"近距离放射治疗"。在眼眶区域进行接触放射治疗的优点是可以直接在眼球后极施加高剂量射线，而不必穿透眼球的前部或眼眶的其他区域。可以利用各种同位素的自然衰减机制进行辐射。临床上可分为 β 衰变（电子发射）和 γ 衰变（光子发射 / 能量量子）。α 发射器在这种情况下不起作用。还应该考虑的是，自然衰变通常包含不同类型的衰变，也会产生不同的能量（即自然衰变谱）。表 14-1 中总结了各种同位素在临床应用中的重要特征。

表 14-1 用于眼部近距离放射治疗的放射性核素

同位素	临床相关辐射	能量（平均值或光谱范围）(MeV)	HLP	水中 HVLD (mm)
碘 -125 (^{125}I)	γ	0.022～0.031 0.035	60 天	20
钯 -103 (^{103}Pd)	γ	0.021	17 天	15
钴 -60 (^{60}Co)	γ	1.17～1.33	5.26 年	108
铱 -192 (^{192}Ir)	γ	0.38	74 天	63
钌 -106 (^{106}Ru)	β	2.07～3.54	1 年	24
锶 -90/ 钇 -90 (^{90}Sr/^{90}Y)	β	90Sr 0.546 90Y 2.28	28 年 /64 小时	1.5

HLP. 半衰期；HVLD（half-value layer density）. 半值层密度

通常，在眼眶区域可以进行两种不同形式的接触放射治疗：巩膜外和眼内近距离放射治疗。在使用锶涂药器进行玻璃体切割术后，用于黄斑的选择性放疗（黄斑近距离放射治疗）是一种眼内近距离放射疗法，至今仍是实验性疗法。与之相比，使用直径约为1cm的锶涂药器进行眼部翼状胬肉治疗的疗法已经相当成熟。这种方法须手动将涂药器直接放置在要辐射的区域上，或是缓慢地进行环形移动。如果使用高度活跃的辐射源，此过程只需要几分钟。

在经典的巩膜外近距离放射治疗的手术中，须将帽状涂药器牢固地固定在准备进行照射的巩膜或角膜结构上。疗效的维持时间取决于所施加的剂量和同位素的辐射范围。

由于钴-60可发射高能量的γ射线，故眼结构会暴露在高剂量的辐射下；同样，手术人员和护理人员也暴露在高剂量辐射下。因此，随着时代的进步，这种同位素已不再使用。同样的还有铱-192（在其他情况下经常用于高剂量接触放射治疗），由于其高剂量和相对高的能量，因此并不用于眼眶肿瘤的治疗。

碘-125和钯-103的特征是所散发的γ辐射能量非常低。因此，眼周结构可以用金盾作为涂药器的后壁来进行稳妥的保护。

使用钌-106的β辐射效果更好（图14-4）。所有的辐射都可以被后部的0.7mm银质屏蔽膜吸收，凹面上的0.1mm薄银箔只能屏蔽低能电子（0.039 MeV），但可使3.54 MeV的高能电子几乎没有阻碍地通过。剂量梯度甚至比使用碘-125或钯-103更陡，在距离涂药器7mm的位置上，剂量减少为初始剂量的1/10。因此周围的眼部结构

可以得到良好的保护。但其缺点是为了使距离涂药器最远处的肿瘤区域能够保持足够剂量的辐射，如果发射器距肿瘤顶点>6mm，那么巩膜仍会不可避免地受到大剂量辐射。因此，这种同位素的使用应限于高度<5mm（+1mm巩膜厚度）的肿瘤（图14-4，图14-5）。

> **备忘**
>
> 在近距离放射治疗中，天然放射源直接放置在待治疗的病变部位上，或是覆盖在巩膜上。例如，使用碘-125和钌-106进行巩膜上近距离放射治疗。由于钌的β辐射无法达到碘γ辐射的距离，因此钌仅可用于治疗顶端距离发射器最远为6mm的肿瘤。如果肿瘤顶端距离长达10mm，可以用碘涂药器治疗，但是眼部周围的结构会更多地暴露于辐射之下。

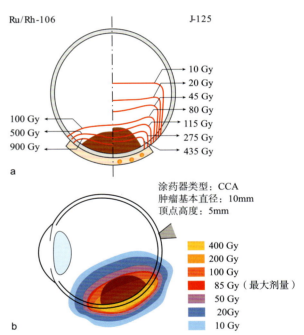

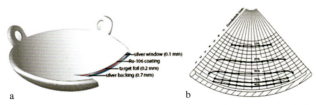

图14-4 Bebig 公司钌-106涂药器的结构以及CCA涂药器的深度分布。a.涂药器的后部使用厚度为0.7mm的银进行屏蔽，内置的0.1mm厚的银箔可让治疗中所使用的β辐射通过。b.发射器固定在巩膜外；在0.5mm的距离处测得剂量为90%，1mm处为75%，2mm处大于50%，在4mm处仍可以测得剂量为25%。已得到柏林Eckert & Ziegler BEBIG 许可

图14-5 在眼球模型上使用钌-106涂药器和碘-125涂药器的深度-剂量曲线对比。很明显钌-106的剂量梯度更为陡峭。其优点在于未受影响的眼球结构暴露在辐射下的程度较低。然而，当接受辐射肿瘤细胞与涂药器之间的距离>6mm时，巩膜必然会受到高剂量的辐射。已得到柏林Eckert & Ziegler BEBIG 许可

第三节　眼眶恶性肿瘤的放射治疗

一、眼眶区域的转移

原则上，人体的任何恶性肿瘤都可以转移至

眼眶的所有结构。转移的过程中出现的症状取决于转移的特定位置。当眼肌被侵及时，通常会产生眼球突出、疼痛和复视等症状。偶尔也可在出现收缩和瘢痕样渗透的情况下观察到眼球内陷（特别是肝硬化腺癌）。

由于血液流动的特点或是肿瘤细胞表面抗原与血管内皮细胞之间可能存在的相互作用，大多数继发性转移灶位于葡萄膜区域中。据估计，肿瘤晚期的患者中，高达10%可发生葡萄膜转移（文献综述），但其中约有90%没有症状，因此只有进行眼科检查才能够检测到。

在发生葡萄膜转移的最常见原发性肿瘤中，女性约有80%是乳腺癌，男性则为支气管癌。发生这种转移并被诊断的患者平均生存时间约为9个月。但其预后可根据原发肿瘤、既往治疗以及疾病对全身治疗的反应产生非常大的差异。

（一）脉络膜转移

约90%的葡萄膜转移会对脉络膜产生影响，在虹膜中很少发生转移，在睫状体中则更为罕见。在脉络膜区域，大多数转移灶位于黄斑和赤道之间。

约50%的脉络膜转移与疾病晚期发生的脑转移同步或相关。高达30%的患者可发生多发脉络膜转移。几乎50%的患者可累及双侧（特别是乳腺癌），其中约有50%的患者没有任何症状。

所出现的症状取决于转移灶的位置。受累患者可出现视力恶化或视物模糊，但很少出现飞蚊症、幻视或暗点等症状。如果未经治疗，则可能会完全失明，或导致需摘除眼球的疼痛性难治性青光眼的危险。

1. 治疗方法 治疗取决于转移的位置、大小和原发肿瘤的治疗方案。

一些对全身性药物治疗敏感的不会对视力造成急性损伤的小转移灶，可以在系统性治疗的情况下进行监控观察，因为它们缓解的可能性很高。脉络膜位于血-玻璃体屏障之外，所以全身性药物可以自由通过。血管内皮生长因子抗体贝伐单抗的全身给药可以达到非常高的缓解率。令人惊讶的是，玻璃体内注射也是有效的，也许是由于局部药物浓度非常高，可以反过来充分克服血-玻璃体屏障的作用。

2. 经皮放射治疗 局部疗法的快速诱导为这些通过长入黄斑、形成视网膜下积液、玻璃体内出血而威胁视力的脉络膜转移癌的治疗提供了新方法。这种治疗的目的是局部控制。

在这种情况下，使用光子的外照射放射疗法（EBRT）可以起到非常重要的作用。这种方法随处可见，有效且便宜。自20世纪70年代以来，所公布的外照射放射疗法（EBRT）总剂量和单次剂量在5×5Gy和25×2Gy之间浮动（概述）。由于辐射技术和剂量的不同，以及视力改善终点尚无标准化定义，对研究结果进行直接比较是非常困难的。据报道，有70%~90%患者的肿瘤得到了局部控制，有超过70%的患者视力得到了稳定或改善。

在唯一的前瞻性Ⅱ期研究中，对65只患眼（50例患者）进行了总剂量40Gy、单次剂量2Gy放疗的有效性和毒性进行了检查。中位生存时间为7个月。在超声检查中，17%的肿瘤在放射性治疗的作用下没有显示出变化，有39%完全缓解，其他则为部分缓解。关于临床终点，85%的患者从治疗中获益：有36%的患者视力明显改善，有50%患者病情稳定。最初没有症状的患者均没有表现出视力下降。在病程的进展中，有14%的患眼再次出现转移。半数患者在治疗期间出现暂时性皮肤红斑或结膜炎。出现严重放射性副作用的不超过5%。

由于眼部结构的敏感性，目前不再推荐低分割放疗方案（例如，5×5Gy）。相反，在临床条件许可的情况下，应根据上述发现进行5×（2~40）Gy的系列治疗。

在临床实践中，10×3Gy的剂量也被证实是有效的，特别是在患者被确诊并发脑转移并打算通过加宽辐射场使用全脑放射疗法治疗脉络转移的情况下。根据放射生物学公式，可以假设其对正常组织和肿瘤细胞都具有相似的作用。在剂量为10×3Gy时，假设对于延迟响应的正常组织来说，α/β的商数为3，与分次为20×2Gy的$93.3Gy_3$相比，生物学效应为$100Gy_3$。对于肿瘤细胞来说，α/β的商数明显更高（约为9），在20×2Gy情况下，生物学效应为$84.3Gy_9$，在10×3Gy情况下，生物学效应为$93.3Gy_9$。在10次和20次分次治疗的比较中不考虑治疗方案中加速的问题，故额外增加了生物学效应。

3. 技术 外照射放疗（EBRT）在患者处于仰卧位时进行，头部固定在面罩定位系统中。

包括视神经眶内段在内的受累眼部结构在CT规划中被映射为CTV（临床目标体积）。PTV（计划目标体积）所定义的安全范围仅需要涵盖面罩的不安全定位（取决于所使用的系统），必要的情况下可包含眼球的运动。

在解剖学许可的情况下，应保护晶状体，此时侧向相对场（lateral-opposing fields）是一种好的选择。将中心辐射面放置在晶状体后方，以避免射束路径在此方向上出现发散（图14-6）。

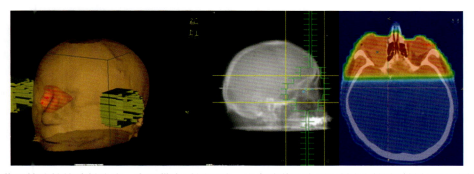

图14-6 眼眶大范围转移灶的放射治疗，右图带有对侧区域。这意味着两个眼眶被相同的辐射剂量所覆盖。由于在本例中转移灶是双侧的，故保护晶状体没有临床意义，所以此处未进行尝试。左图图示了两个区域的角度和配置；在中心位置，场孔径以黄色显示，从加速器的视线到数字生成的射线照片的多叶式准直器的配置以绿色显示。在右侧，剂量分布以水平层显示，其中的红褐色与处方剂量相对应

如果转移灶位于虹膜区域，则无法通过常规手段保护晶状体。此时，多场角（"楔形"）的照射是不可避免的。

如果病灶是单侧的，那么不仅可以照射包括对侧眼底在内的侧面相对区域（由于多达50%的病例中发现了对侧同步转移），还可以仅在受累侧进行照射（图14-7）。在进行单侧照射时，仅有50%~70%的剂量会照射到眼部对侧区域。在上述前瞻性研究中，该疗程后对侧脉络膜转移灶无复发。作者假定这一剂量可以有效地预防对侧转移的发生。但是，必须考虑到病例数量较少（$n=35$，单侧发生）。此外，到目前为止，无论是选择性还是治疗性方案，都没有关于剂量-效应关系的进一步临床数据。

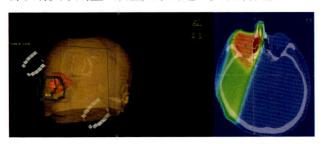

图14-7 眼眶大范围转移灶的照射，右侧，单侧照射。使用此技术的目的是全面保护对侧眼眶

在图示的左侧，显示了入射角和三个场的配置。在右侧，示例以水平层显示了剂量分布，其中红褐色对应处方剂量。与图14-6相比，右脑暂时性地暴露在更多的辐射下，但对侧眼眶现在已经脱离了辐射区域。

> **备忘**
>
> 外照射放疗（EBRT）适用于以10×3Gy或20×2Gy剂量治疗的脉络膜转移癌。通过这种方案，有85%的患者的视力可以得到改善或至少达到稳定。如果病灶是单侧的，那么同侧和对侧眼眶都可以进行治疗。对于与脉络膜同时发生的脑转移，可使用全脑辐射。

4. 其他放射治疗技术 质子或重离子为经皮光子照射提供了替代方案。这种技术可以使用非常高的单次剂量，相对于外照射放疗（EBRT）节约了时间。此外，眼球可以通过"轻点"技术充分固定，因此不需要介入性操作（如同近距离治疗）。由于迄今为止并没有任何前瞻性随机研究将其与外照射放疗进行对比，因此这种放射技术的效应和毒性与外照射放疗相比无法进行评估。然而，这种光束的产生非常耗时，也就是说成本过高，因此仅在少数中心可以使用。由于葡萄膜转移癌经治疗多数可以得到较好的缓解，故使用这种方式并不合适。

另外，也有对于较小的患者使用近距离放射疗法用于治疗单一明确的脉络膜转移癌的报道。巩膜治疗技术在"巩膜近距离放射治疗中的技术程序"章节中有所描述。然而，在巩膜转移中的确需要适合的涂药器进行手术附着（并随后移除）。相对于外照射放疗，其理论优势是治疗持续时间较短，并且覆盖转移灶的范围更为精确。曾有报道的有效剂量最大值在肿瘤顶点约为68Gy，在肿

瘤转移灶基底约为236Gy。

对于一组患有晚期恶性疾病的患者而言，这种比外照射放疗更为昂贵的疗法的临床优势尚未得到证实。然而，在进行外照射放疗后肿瘤再次复发或再次扩散的情况下，通过近距离放射治疗进行再次照射是无可争议的。

（二）眼睑转移瘤

系统性极晚期肿瘤很少转移到眼睑，其发病率小于眼睑恶变的<1%。这些病变在局部以浸润方式扩散生长，由于需要眼眶重建，手术切除可能会非常复杂。作为一种治疗选择，可以进行缓解性外照射放疗。在7例眼睑转移患者中，有4例患者接受了外照射放疗局部控制。

在眼睑区域还可能发生皮肤的基底细胞癌或鳞状上皮癌。此时，外照射放疗展现出了与手术治疗同等的价值，具有出色的局部控制率。

在治疗上，可以使用千伏光子照射或电子照射。为了使电子照射获得最大效果，可将一层与水等密度的材料放置在受累区域（例如，直径为1cm的硅树脂垫）。辐射在层中积聚（向前散射，图14-2），使处方剂量能够100%覆盖皮肤水平的肿瘤区域。为了保护眼结构（巩膜、晶状体、视网膜），每次开始放疗之前，在进行局部麻醉后，将一层致密物质（金、铅）放置在眼睑后方的巩膜上。因此，尽管采用了更高剂量的辐射，仍可以有效地保护危及器官（除泪腺外）。

从技术上来说，千伏光子照射（如果仍然可用）更容易使用。其特征在于区域边缘处半阴影要比电子辐射更小。在定义区域时必须要考虑这一点，以避免肿瘤内部的剂量不足。使用千伏光子照射的另一个优点是它可以更容易地被阻挡：带有0.1mm涂层的2mm铅眼罩可以完全阻挡250kV的辐射（图14-8）。电子辐射所用的眼罩必须预先进行测量，并根据材料密度和眼罩直径对所使用的能量进行适当调整。例如，由于厚度要求，对于9MeV的电子能量使用铅罩是不切实际的。已经证明钨质或金质的眼罩更为适合。眼罩上还应另外镀有2mm的丙烯酸，以减少向后散射，从而使眼睑内侧更好地暴露于辐射之下。

二、眼眶淋巴瘤

原发性眼内淋巴瘤（PIOL）非常少见。它们属于结外非霍奇金淋巴瘤，主要来源于B细胞系。在这个部位出现T细胞淋巴瘤在欧洲是很罕见的。

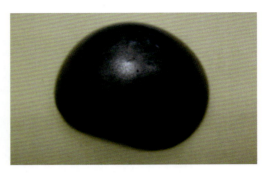

图14-8 眼罩示例

> **备忘**
>
> 对于眼睑部位的转移癌和肿瘤，使用千伏光子照射或电子辐射的外照射放疗作为手术的替代方案非常适合于实现局部控制。在每次进行辐射之前将眼罩置于巩膜上，以保护未受到影响的眼结构。

视网膜、玻璃体和视神经均可受累。80%的病例在确诊后2年内会累及中枢神经系统（CNS），即眼颅淋巴瘤；约20%的原发性中枢神经系统淋巴瘤在疾病过程中会发生眼部浸润。在这方面，原发性眼内淋巴瘤是原发性中枢神经系统淋巴瘤（PCSNL）中的一种。它们主要是扩散型大B细胞淋巴瘤，因此属于高度恶性淋巴瘤。

葡萄膜原发性淋巴瘤必须与这些淋巴瘤加以区别。它们大部分都是低度恶性B细胞淋巴瘤（结外边缘区淋巴瘤）。

长入眶内的眼外淋巴瘤会对主要包括葡萄膜及眼眶附属器在内的部分组织产生继发性影响。

尽管放射治疗有较高缓解率，但由于淋巴瘤细胞的辐射敏感性，它仅适用于进行长期肿瘤控制的低度恶性淋巴瘤。这就是在治疗上必须将高度恶性淋巴瘤与低度恶性（惰性）淋巴瘤相鉴别的原因。

> **备忘**
>
> 对于眼眶淋巴瘤的治疗，必须将它们区分为可通过放射疗法治疗的低度恶性淋巴瘤和可通过化疗治愈的高度恶性淋巴瘤。
>
> 低度恶性淋巴瘤主要会影响葡萄膜和眼眶附属器；高度恶性淋巴瘤则会影响视网膜、玻璃体液和视神经。在眼眶的高度恶性淋巴瘤中，有80%会在疾病的进一步发展中影响到中枢神经系统。

（一）高度恶性淋巴瘤的治疗

到目前为止，由于这种疾病的罕见性，因此没有标准的治疗规范。原则上，只要疾病局限于眼部，就应进行局部治疗，如果主要影响中枢神经系统，则应进行全身治疗。

根据CHOP方案（环磷酰胺、长春新碱、阿霉素、泼尼松龙），综合化学疗法一般用于高度恶性淋巴瘤，但对于眼球和受累的中枢神经系统基本无效，因为它几乎不能分别通过血-眼屏障或血-脑屏障。

如果仅累及眼部，应用玻璃体内注射甲氨蝶呤（MTX）或利妥昔单抗，或者用30～35Gy剂量对眼眶进行照射。这里假定在不保护晶体的情况下，通过使用侧向相对场来完全覆盖两个眼眶，复发率会低于单侧眼眶的楔形区域照射或眼眶结构的技术性遗漏（如晶状体），即使这种假设的前瞻性尚未得到随机对照试验的确认。到目前为止，没有任何一种治疗方式被证实具有优越性，因此可以根据患者的意愿进行治疗，并根据之前所采用的治疗方法进行调整。

当双眼同时受到影响时，双侧局部治疗可与全身治疗相结合。

> **备忘**
> 局限于眼球的高度恶性淋巴瘤适用局部治疗。对于这种情况可采用外照射放疗、玻璃体内甲氨蝶呤（MTX）或利妥昔单抗（rituximab）注射。

在同时累及中枢神经系统的情况下，治疗的目标是治疗原发性中枢神经系统淋巴瘤（PCSNL），在必要时应与局部治疗相结合，以弥补化学疗法的有限渗透和抗体渗入眼内。

在患有原发性中枢神经系统淋巴瘤的情况下，应进行全脑放射治疗（WBRT）。在使用40Gy剂量进行全脑放射治疗，并在病灶区域附加20Gy剂量之后，患者的5年生存率达到了10%～30%；经45Gy剂量全脑放射治疗与高剂量甲氨蝶呤组合治疗后，5年生活率达到约60%。但是，组合治疗会增加慢性神经毒性的风险。一方面，精神运动协调能力和神经认知能力会有所降低，特别是执行功能（留意、学习和复述新信息）；另一方面，约有30%的患者发生了治疗相关的白质脑病和脑萎缩，这可能会导致痴呆、共济失调和尿失禁，并且有1/3的患者可能会死亡。

由于这个原因，在II期研究中，至少在使用甲氨蝶呤后完全缓解的患者中，全脑放射治疗的剂量可以相继降低至30.6Gy和23.4Gy。采用这种方法，神经毒性确实得到了明显的降低，但在年轻患者中肿瘤治疗的效果似乎也受到了限制。在已经公布良好的长期结果中，在使用综合化学疗法（甲氨蝶呤、丙苄肼，长春新碱）完全缓解后，若使用利妥昔单抗和阿糖胞苷作为巩固治疗，全脑放射治疗的剂量可减少至23.4Gy。患者的3年生存率为87%，相比之下，只有40%的患者对此诱导治疗没有表现出完全缓解，他们接受了45Gy的照射。

只有一项前瞻性随机对照III期研究（G-PCNSL-SG）对全脑放射治疗的价值进行了检验。这项研究显示，在高剂量MTX或是高剂量MTX和异环磷酰胺治疗后，进行单次剂量为1.5Gy、总剂量高达45Gy的全脑放射治疗可明显提高某些亚组的无进展生存期，但不能明显改善患者的总体生存率。但是，由于此研究的可信度仅为60%，无法对结果进行确定性的评估，因此不足以证实单独化疗组的非劣性。

然而，在当前德国的治疗研究中，当化疗可以完全缓解时，不会再进行大脑照射。治疗的重点是综合化学疗法，使用高剂量甲氨蝶呤作为固定成分，并辅以阿糖胞苷、三胺硫磷和烷化剂。采用这种方案，在65岁以下的患者中8年生存率可达50%。此外，目前在方案中还会给予利妥昔单抗。尽管它在穿透中枢神经系统方面较差，但低浓度时在中枢神经系统中显然相对有效。

使用大剂量化疗合并自体干细胞移植的价值尚未明确，目前正在进行各种随机对照研究。

带有选择性增强的全脑放疗对于受累区域首次或再次系统治疗失败后的治疗的价值是无可争议的。在这种情况下，由于神经系统晚期毒性的风险明显增加，因此全脑放疗的总剂量应不超过36Gy，单次剂量不超过1.5Gy。对于无法接受化疗的患者，所采用的更高总剂量应与上述结果一致。当眼球受到影响时，根据侧向相对场计算的放疗体积应将眼眶包括在内。

> **备忘**
>
> 高度恶性的眼脑淋巴瘤的治疗原则应与中枢神经系统淋巴瘤相同。综合化学疗法起到主要作用。在目前的治疗研究中，巩固性中枢神经系统照射仍然仅用于化疗后淋巴瘤不完全缓解的患者。在这方面，辐射剂量的规划必须避免出现放射性白质脑病，这对于30%的患者来说是致命的。
>
> 对于由于合并症而不能接受化疗或是综合化疗后复发的患者，全脑放疗的价值是无可争议的。

（二）低度恶性肿瘤的治疗

放射治疗在这些肿瘤实体中的作用是明确的。

传统上，所有部位的惰性淋巴瘤都采用24～40Gy或以上的剂量进行局部放射治疗。这种局部控制对于眼眶MALT淋巴瘤具有非常高的治愈率。对1998～2010年接受治疗的1111例低度恶性眼眶淋巴瘤患者的SEER分析显示，在接受进一步治疗的患者中，没有一例接受放射治疗的患者因淋巴瘤而死亡，同时在未接受放疗的患者中，有11.5%的患者死亡。

一项前瞻性随机对照研究证实了24Gy和36Gy剂量在不同位置淋巴瘤中的等效性。各种记录均证实了在剂量降低至2×2Gy后可达到良好和持久的缓解率。这一概念在另一项前瞻性随机对照研究中进行了比较，在不同部位采用了12×2Gy的剂量。然而，报告显示完全缓解率（2×2Gy时为44%；12×2Gy时为60%）明显降低，并且局部无发展生存率较低。

与其他局部惰性淋巴瘤的治疗经验相反，在已经发表的一系列回顾性文献中，在眼眶区域进行低剂量放射治疗后效果显著。这可归因于眼眶区域中肿瘤负荷普遍较低，并且与其他部位的肿瘤相比，可以通过可见的或具有早期临床表现的症状进行早期诊断。Fasola等对27例患有淋巴瘤的20位患者进行了报道，这些淋巴瘤出现在眶周区域，使用2×2Gy的剂量进行照射。中位随访时间在2年以上，有85%接受治疗的淋巴瘤得到了完全缓解，部分缓解率为11%。只有一例患者在放射治疗区域外出现了眶内复发。据报道，有80%的患者没有出现急性副作用；有20%的患者出现了轻微的自限性毒性改变，如眶周水肿、眼睛干涩或结膜炎。没有发生慢性毒性。虽然这些仅仅是2年随访监测患者组的回顾性数据，但在某些方面，这些结果对于眼眶惰性淋巴瘤的放射治疗是标准性的，因为给出了非常温和的可选择的治疗方案：

1. 高剂量辐射与急性和慢性毒性的高风险有关；因此，剂量在19～48Gy，超过50%的患者出现了急性并发症。即使之前在2×2Gy剂量照射后又出现了局部发展，也可以重新进行照射并且几乎没有并发症。

2. 此外，目标体积的定义也存在争议：在受累的眼眶区域进行选择性放射治疗之后，有高达30%的患者报告在辐射体积之外出现复发，因此需要考虑初次对整个眼眶进行照射。采用2×2Gy的分次照射能够进行部分眼眶照射，因为如果出现复发，即使区域与之前照射过的结构发生重叠，进行再次照射没有问题。另外，眼眶完全照射也可以采用2×2Gy剂量分次进行，使毒性最小化。

3. 然而，对眼眶局部进行低剂量照射需要密切随访。在进行随访的同时，也要对对侧眼眶进行检查，因为这一区域偶尔也会出现复发。

> **备忘**
>
> 眼眶低度恶性MALT淋巴瘤可通过外照射放射疗法（EBRT）采用低剂量辐射（2×2Gy或12×2Gy）治愈。目前尚未确定是否必须对眼眶全部的受累部分进行处理。由于辐射剂量极低，因此只能对受累部位进行治疗。

将患者置于单独制备的热塑性面具中。根据临床表现和影像学改变确定肿瘤大致体积（gross tumor volume，GTV）。CTV可包括GTV及受累的眼部结构（泪腺或结膜），或是整个眼眶（见上文的讨论）。原则上，位于表面的肿瘤应使用电子照射辅以垫填材料（硅胶垫）进行处理，以保证达到最佳的剂量累积效果。深部的肿瘤（例如，泪腺）在进行3D规划之后使用光子照射进行处理（图14-9）。

在适当和可能的情况下，应使用保护罩保护晶状体（参见本章第三节）。

三、葡萄膜黑色素瘤

自20世纪80年代以来，葡萄膜黑色素瘤的治疗发生了根本性的变化。虽然眼球摘除术曾经是治疗的主要手段，但从那时起，只要技术上可行且患者愿意，治疗的重点转变为保护眼球的疗法。

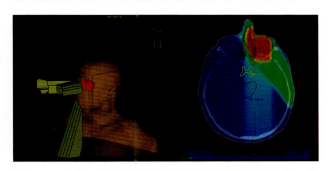

图 14-9　左图：低度恶性眼眶淋巴瘤照射的剂量分布。使用三个不同角度的射束，其中一个通过颅骨进入头部，对目标体积进行良好覆盖，而周围未受影响的结构中剂量急剧衰减。在水平面（右图），预期剂量标为红褐色，低辐射剂量标记为绿色/蓝色

放射治疗可以在肿瘤学上控制葡萄膜黑色素瘤，同时保护视力和眼球。然而，所需的辐射剂量高于视网膜、视神经、晶状体、眼睑和泪腺的耐受剂量。因此，需要相应调整技术或辐射规划。必要的剂量分布可以通过巩膜外近距离放射治疗、质子/重离子照射或通过放射外科技术来实现。在国际上，近距离放射治疗是最常用的。

（一）放射治疗的价值：COMS 研究

通过 COMS 组对放射治疗的价值进行研究，以获得长期性、前瞻性的随机研究指导。该数据非常重要，因为葡萄膜黑色素瘤是一种罕见的疾病，预计在美国每年有 1400 例新病例。1986 年，在国家眼科研究所的倡议下开始了三项多中心前瞻性研究，招募了约 2500 例患有单侧脉络膜黑色素瘤的患者。

黑色素瘤可以分为三类。

小型黑色素瘤：肿瘤高度为 1.5～2.4mm，直径为 5～16mm。

中型黑色素瘤：肿瘤高度为 2.5～10mm，直径≤ 16mm（自 1990 年 11 月起）。

大型黑色素瘤：肿瘤高度＞ 10mm，直径＞ 16mm。

1. 小型黑色素瘤　根据上述标准，患有小肿瘤的患者可被纳入前瞻性监测研究中。由于这些患者存在与良性痣混淆而发生误诊的风险，因此对肿瘤生长过程进行密切监测最终可以获得肿瘤性质的相关信息。最初监测了 188 个肿瘤，在 1 年、2 年或 5 年后进展率分别为 10%、20% 或 30% 的进展。虽然大多数患者并未接受治疗，但 5 年内仅有 1% 的患者死于黑色素瘤。

结论

对于肿瘤高度小于 2.4mm 并且直径小于 16mm 的小型葡萄膜黑色素瘤来说，通常只能通过长期生长过程与良性痣进行区分。在 5 年内，只有 30% 表现出了进展。

2. 中型黑色素瘤　根据上述标准，患有中型黑色素瘤的患者（不在视乳头周围或睫状体中，cM0）被随机分为使用碘 -125 涂药器进行巩膜近距离放射治疗或是采用一期眼球摘除术。在 12 年期间，总共有 1317 例患者接受了治疗。两种治疗方法的 5 年生存率没有明显差异，眼球摘除术为 81%，近距离治疗为 82%，均未出现肿瘤特异性生存率。10 年和 12 年生存率的长期数据也没有表现出明显差异。在此研究中，几乎有一半的患者在 12 年后仍然在无疾病状况下存活。消极的预后因素是肿瘤直径＞ 11mm 且年龄＞ 60 岁。

器官保留疗法显示有良好的肿瘤学效果。在近距离放射治疗后的前 5 年内，只有约 12.5% 的患者接受了眼球摘除术：10% 由于肿瘤进展（主要是在初次治疗后的前 3 年内），其他原因（疼痛、失明）占 2.5%。有 2% 的患者虽然被记录出现了复发，但没有进行眼球摘除手术。这里将复发定义为在超声检测中肿瘤高度增加 15%，或是在连续两次检查中，影像显示增加 250μm。年龄＞ 50 岁、肿瘤高度＞ 5mm 及肿瘤生长至中央凹处都与复发频率相关。

二期眼球摘除后患者的死亡率可能会增加（风险比为 1.5）。然而，在调整其他风险因素后，这一结果在 $P = 0.08$ 时不具有统计意义了，并且不会影响整个小组的存活率（见上文）。出于这个原因，近距离放射治疗可以被看作是此类患者的安全替代方案。

关于放射性副作用，在随访调查中监测了 532 例在接受近距离治疗前未患有白内障的患者。在首次治疗后，出现白内障的中位时间为 2.5 年，需要进行首次手术（没有为手术指标预先设定标准）的中位时间为 3.5 年。5 年后，有 83% 的患眼患有白内障，只有 12% 进行了手术治疗。在晶状体受到照射剂量＞ 24Gy 后，有 18% 的患者进行了手

术；剂量＜12Gy，只有4%的患者进行了手术。白内障手术后，大多数患者视力得到改善或稳定。尽管进行了肿瘤治疗，但白内障手术仍然有效。

在1年后，在进行近距离放射治疗的患者中，仅有17%出现了功能性视力大幅下降，2年后为33%，3年后＞40%。风险与糖尿病、肿瘤高度（＜5mm、＞5～7.5mm、＞7.6mm）、肿瘤和黄斑之间的距离以及肿瘤相关性视网膜脱离（特别是当涉及黄斑时）有关。肿瘤高度与所需的辐射剂量直接相关；同样，肿瘤与关键结构之间的距离也决定了施加的剂量。然而，令人惊讶的是，所有的患者都有视力丢失，即使是治疗前视力良好的患者：治疗后每年下降约2行，在具有风险因素的患者中更为广泛。

一项随访研究调查了这些研究结果对生活质量的影响，此研究在6个月中对209例患者进行了治疗，在治疗后每年进行检查。无论是近距离治疗还是眼球摘除手术后，患者在需要视觉引导的活动中遇到的困难都有明显的增加。治疗组之间的视觉功能（夜间驾驶、周边视觉）出现了差异，至少在前2年中，即使程度有限，但近距离放射治疗组更为有利。然而，在3～5年后，差异趋于平稳。与此同时，焦虑症患者在接受近距离放疗后，出现了比手术眼球摘除患者更多的焦虑症状。

总体而言，已证明对于患有中型黑色素瘤的患者来说，眼球摘除术和碘-125近距离放射治疗对于生存和肿瘤控制同样有效。虽然在治疗后的前两年内，保留眼球的疗法确实有利于某些功能，但这些功能差异和生活质量在长期内会趋于相同。在这方面，可以根据患者的个人偏好来选择治疗方法。

备忘

对于肿瘤高度＜10mm且直径≤16mm的中型黑色素瘤来说，保留眼球的巩膜近距离放射治疗和眼球摘除手术可以得到相同的结果。

令人惊讶的是，保留眼球治疗对于生活质量方面仅表现出的最小和唯一的暂时性优势。即使病变处于有利的位置上，在后续护理过程中也会表现出明显的视力丧失。

对于巩膜外生长、主要侵袭睫状体、环状黑色素瘤和视乳头周围的近距离放射治疗并没有明确的结果。

在对治疗方案进行全面咨询后，每位患者必须根据自己的偏好做出决定；焦虑症患者似乎从眼球摘除手术中获益更多。

还有一个重要的考虑因素是对侧眼的视力和患者的个人意愿。

一期眼球摘除术适用于占据眼内容量40%以上的大肿瘤，盲痛眼以及新生血管性青光眼。

3. 大型黑色素瘤 第三项研究试图改善局部进展的葡萄膜黑色素瘤的治疗效果。在此，将使用5×4Gy辐射剂量对受累眼眶进行低分次外照射放疗（EBRT）的新辅助疗法效果与单纯眼球摘除进行了比较。其理论基础是担心通过眼球摘除术引起肿瘤细胞的扩散，从而导致预后的恶化。术前新辅助照射会使肿瘤细胞失活，肿瘤血管内形成血栓。将肿瘤高度＞2mm、直径＞16mm，或肿瘤高度超过10mm的共计1003例患者进行随机分组。在进行新辅助照射后，术后和晚期并发症的发生率没有增加；对于两种治疗方法来说，5年和10年生存率并没有明显差异（EBRT+眼球摘除术的5年生存率为62%，眼球摘除术为57%）。肿瘤特异性的生存率并没有得到改善，但预先照射确实明显降低了组织学所证实的局部复发率，从5降低到0。由于影响极小，新辅助疗法在计划的葡萄膜黑色素瘤摘除术之前不再有作用。

备忘

大型葡萄膜黑色素瘤眼球摘除术之前的新辅助疗法外照射放疗（EBRT）在转移的发生率上没有显示出优势。

（二）巩膜近距离放射治疗的技术程序

为了对治疗进行规划，必须使用超声检查精确测量肿瘤最大基底直径和肿瘤高度。此外，必须制作眼底图，显示出肿瘤边界相对于视神经、视乳头、黄斑、锯齿缘和晶状体的位置。必须知道肿瘤边缘与黄斑以及视乳头之间的确切距离。

1. 碘-125 使用碘-125放射源的优点在于可以单独规划剂量分布，甚至对于高达10mm的肿瘤都可以完全进行覆盖。然而，使用此类系统需要具备适当的处理和规划经验，还需要昂贵的剂量测量站，以便能够对计算的剂量分布进行验证。几何信息会被转移到进行此任务的计算机计划系统中，可以对剂量分布进行计算。

最常使用碘-125的疗法发表在上文所提及

的 COMS 研究中。剂量规定用于巩膜距内 5mm 处，顶端高度 < 5mm。对于高度 > 5mm 的肿瘤，剂量被规定用于肿瘤顶点。85Gy 的剂量应按照 0.42 ~ 1.05Gy / h 的速率给予。因此，85Gy 等剂量可覆盖给药点和整个肿瘤。所使用的规划系统必须满足 TG-43 推荐的要求，因为所使用的剂量已经考虑到各种影响，例如金盾或各向异性的反向散射，否则实际应用的剂量应比规划的少 30%。

由于较低的剂量率可能与肿瘤控制较差有关，建议最低使用 0.6Gy/h，因此，住院时间为 3 ~ 7 天。所选择的涂药器尺寸应能够包含肿瘤基底所有着色区域，照射范围为超出边缘 2 ~ 3mm。标准碘 -125 涂药器的圆直径分别为 12mm、14mm、16mm、18mm 和 20mm。使用硅橡胶胶囊将放射源单独插入涂药器中并固定在其中（图 14-10）。有裂口的特殊形状涂药器可以在到达肿瘤时减少视神经接触的剂量，或实现剂量的优化分布。

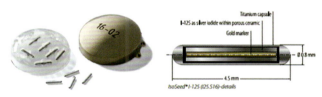

图 14-10 带有碘 -125 放射源的涂药器的基本结构，以及此类放射源的构造示意图。按照事先的规划，将放射源插入硅橡胶胶囊中，然后再将其插入涂药器中。已得到柏林 Eckert & Ziegler BEBIG 许可

首先要对预规划的剂量进行计算。如果在此步骤中能够确定不对称放射源分布或使用具有不同活性的放射源，那么在制备涂药器时可以进行精确的放射源分布，并且在手术期间，能够将涂药器进行精确定向和放置。在计算得出规划好的放射源后，根据实际测量制定确切的规划，然后装载涂药器。在内部覆盖有凹形垫片（例如接触镜），然后使用气体对涂药器进行理想化灭菌。

> **备忘**
> 在用碘 -125 放射源进行的巩膜内近距离放射治疗中，通过将放射源相应地分布在涂药器壳内，可以对剂量分布进行单独调节，来满足肿瘤范围和几何形状的要求。为此需要相应的规划系统和测量站。可以充分覆盖顶点高度高达 10mm 的肿瘤。

2. 钌 -106 由于其剂量梯度明显更为陡峭，Lommatzsch 将钌 -106 引入了葡萄膜黑色素瘤的治疗。与上述疗法相比，钌 106 涂药器可由制造商（Bebig、Berlin、Germany）提供不同的即用尺寸。三种标准施用剂量尺寸为直径 13.5mm、15.8mm 和 18mm（CCA、CCD、CCB）（图 14-11）。还可以提供能够保护视神经的其他带凹槽的形状。剂量分布的几何形状基本上是预先设定的。虽然需要使用规划系统制订单独规划，但这并非强制性的，因为关键结构的辐射暴露可以根据深度 - 剂量分布和眼球的几何形状来估计。

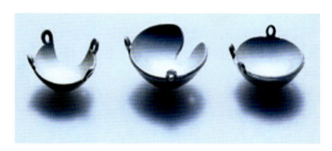

图 14-11 各种形式的钌 -106 涂药器。已得到柏林 Eckert & Ziegler BEBIG 许可

在肿瘤的顶端，施用 100 ~ 150Gy 的剂量，而巩膜处的剂量为 700 ~ 1500Gy。这些剂量仅适用于高度最高为 5mm 的肿瘤（计算中已包括额外增加的 1mm 巩膜厚度），因此这种治疗形式仅适用于中小型黑色素瘤。

> **备忘**
> 在用钌 -106 进行的巩膜外近距离放射治疗中，使用具有已知剂量分布的预制涂药器。由于剂量的急剧衰减，仅可以用这种方法治疗高度最高为 5mm（+ 1mm 巩膜）的肿瘤。在肿瘤的顶端，施加剂量在 100 ~ 150Gy。

3. 管理和辐射保护 当患者处于全身麻醉时，眼科医生将涂药器置于适当位置。通过透照，将巩膜 / 角膜上前部肿瘤的边界用染料进行标记；对于位于后部的肿瘤，可以使用点光源或超声波标记。必要时必须要移除覆盖的眼部肌肉。使用模拟涂药器可以在使用辐射涂药器之前准确地定位接缝。

在手术室中，可以使用铅片阻挡碘 -125 涂药器的软光子辐射，这不会有任何问题。然而，当涂药器装载了放射源时，则必须手动处理。

从辐射保护方面来看，钌 -106 的高能 β 辐射

问题更大。虽然这种辐射在水中的范围很短，但在空气中它可以穿透 15m。当粒子与致密材料（例如金属）碰撞时，铅片可能不足以阻挡韧致辐射。因此，涂药器应尽可能长时间地存放在能够吸收电子的硅树脂层之后。在手术期间，外科医生的手约会暴露于 2～6mSv 的辐射下。

在辐射源使用期间，由于辐射保护，德国患者需要住院治疗，而国际上一些其他患者则在门诊治疗。

通常可以在局部麻醉下进行涂药器的移除。记录移除的确切时间，检查实际给予的剂量，如果必要的话应重新进行计算（如果出现时长超过计划等情况，例如由于手术室不足）。在此过程中，必须保证所有碘放射源都被移除，不得因疏忽而遗留在患者体内或手术室中。

（三）近距离放疗与经瞳孔温热疗法的组合

由于第 14 章中所描述的使用钌-106 进行近距离放射治疗的限制条件，在顶端高度 > 5mm 的黑色素瘤的顶端区域可能会发生剂量不足。这些在近距离放射治疗后仍然遗留的肿瘤区域或残余物，可以通过用波长 810nm 的红外激光（经瞳孔温热疗法，TTT）选择性地加热到 45～65℃来进行破坏。

两种治疗方式的组合并没有问题，这一点通过 425 例肿瘤中位顶端高度为 4.2mm 的患者已经得到了证实。有 23% 的患者接受了顶端剂量 < 100Gy 的钌-106 照射，有 26% 的患者接受了剂量 > 200Gy 的照射，在接受照射 2 个月后，有近 90% 的患者接受了经瞳孔温热疗法的治疗，必要时在 6 个月后再次接受治疗。除了优秀的局部控制率外，没有报告有特定的瞳孔温热疗法并发症。

对两组患者进行回顾性比较，其中有 70 例患者仅使用钌-106 进行治疗，有 63 例患者使用钌-106 加瞳孔温热疗法进行联合治疗，结果表明联合治疗后局部控制和眼球保留率较高，并且没有提高并发症的发生率。

（四）使用质子和氦离子进行辐射

由于深度剂量分布的物理特征，质子放射治疗对于葡萄膜黑色素瘤是有效的。这种疗法已经积累了约 30 年的经验。

其缺点是成本过高，高成本不仅体现在回旋加速器的结构上，还体现在患者的准备工作上。在术中，肿瘤边界必须用缝在巩膜上的钽夹进行标记。使用正常方法固定患者对于照射来说就已足够。使用 50～70CGE（cobalt Gray equivalent 钴灰色当量）的剂量进行 4～5 次分次照射。

在一项随机研究中，测试了将 70 CGE 递减至 50 CGE（应用 7 天以上）分 5 次给予。肿瘤高度 < 5mm，肿瘤位置分布在视乳头或黄斑附近的患者（$n = 188$）被随机分组。肿瘤学上的有效性并没有受到剂量减少的影响，但视力也没有得到改善（治疗后 5 年至少有 55% 的患者视力低于 20/200）。在施用了 50 CGE 剂量后，仅有视野有明显改善。由此可以证明在这种情况下 50 CGE 的剂量是合理的。

迄今为止所发表的系列疗法给出了非常好的局部肿瘤控制方法。尽管患者数量很多，但每个独立机构的经验不同，其纳入标准及报告结果的方式也不相同。到目前为止，只有一项随机对照研究对比了氦离子照射和传统近距离放射治疗。在这项实验中，有 86 例患者接受了氦离子治疗（70 CGE），98 例接受了碘-125 近距离治疗。肿瘤大小为顶端高度 < 10mm，最大直径 < 15mm。接受近距离放疗后，随后出现的局部复发明显更多。然而，在接受氦离子照射后，出现了更多的新生血管性青光眼。两组的总体生存率没有差异。

质子辐射的缺点也必须予以考虑：尽管剂量分布良好，但光束确实会对眼前节造成损伤。这一区域通常在近距离放射治疗中会得到保护，但在质子辐射中它会暴露于辐射之下——虽然辐射剂量很小，但仍具有生物学活性。因此，可以观察到角膜炎、睫毛脱落、白内障和干燥综合征。一个特别的问题是，在个别系列中有高达 35% 的患者会出现新生血管性青光眼。在肿瘤没有位于视乳头或黄斑附近的患者中，有近 30% 在放疗后 2 年内会出现明显的视力丢失，在 10 年后约有 65% 的患者失明。

在这方面，质子辐射迄今仍未得到充分的证据证实。另外，它的适应证仍然完全不明确。因此，一项综述得出结论："目前，没有证据能够表明应该选择哪种治疗方法才是明智的决定。"理论上，质子辐射对于靠近黄斑或视乳头的肿瘤，或是处于睫状体和虹膜区域中的肿瘤是有益的。然而，只有在肿瘤无法进行近距离放射治疗时才能接受此疗法。

> **备忘**
> 原则上，可以使用剂量为 50 CGE 的质子放射疗法，具有良好的局部控制率。问题是在该疗法中，新生血管性青光眼的发生率很高（约为 30%），并且即使对于局部肿瘤有利，也存在明显的视力丢失。由于缺乏随机研究，目前无法确定此类放射疗法的重要性。

（五）低分次立体定向光子放射疗法

6 MV 能量的光子可以作为位于后部的黑色素瘤的治疗方法。然而，强制性要求是固定眼球或实时跟踪眼球位置，以避免发生致命性错误的方向照射。

在迄今为止最大的系列研究中，对于肿瘤高度＞7mm 或位置靠近视乳头或黄斑的 212 例患者而言，不适合使用钌-106 进行近距离放射治疗。适形放射疗法（MRT）中描绘的肿瘤体积具有 2mm 的扩展安全幅度；此体积应覆盖 80% 的等剂量。因此，有 10～12 例患者应用了微测定辐射方向；24 例患者在 7 天内接受了 5×14Gy 剂量的照射，158 例接受了 5×12Gy，30 例接受了 5×10Gy。

5 年总体生存率为 85%；5 年后局部肿瘤控制率为 96%（复发定义：大小增加 2×25%），10 年后为 93%。5 年后，有 18% 接受过放射治疗的眼球被摘除，主要是由于新生血管性青光眼，很少是由于复发。视力明显恶化：治疗前 83% 的患者视力＞0.1，在 1.5 年后仍有 43% 的患者视力＞0.1，3 年后为 20%，5 年后只有 9%。但是，必须考虑这一治疗的选择标准是关键结构附近的不利肿瘤位置。在最初的 5 年内，33% 的患者未发生视网膜病变，39% 的患者没有视神经病变，75% 的患者没有青光眼。肿瘤控制并不依赖于总体剂量，但在单次剂量为 10Gy 和 12Gy 时，视力恶化程度明显要慢于剂量为 14Gy 时。

在这方面，其结果与质子照射系列疗法相似。然而，后者可以覆盖虹膜和睫状体上的肿瘤定位，这对于立体定向光子照射来说大多是不可能的。

将立体定向光子照射、质子照射和钌 106 近距离治疗的治疗结果进行比较时，必须区分明显不同的回归动力学：在使用钌照射后，黑色素瘤的大小迅速减小，通常仅留下瘢痕。与此相反，在使用立体定向和质子照射后，肿瘤的减少明显较慢，并且通常是波形的。

> **备忘**
> 可以使用较高的单次剂量进行立体定向光子照射。由于迄今尚未进行任何随机研究，因此尚未确定该疗法的重要性。

（六）用于巩膜外肿瘤扩散的辅助外照射放疗（EBRT）

当黑色素瘤越过眼球侵入邻近的软组织时，在眼球摘除手术后，推荐使用剂量为 60Gy 的眼眶辅助外照射放疗（EBRT）作为防止复发的预防措施，特别是在 R1 切除术之后。这个建议首先是基于所有基本注意事项，并考虑到了较陈旧的系列疗法，而不是基于随机数据。在眼球摘除手术后，有 17 例患者接受了进一步的眼眶照射，剂量中位数高达 50Gy（35～60Gy），分为 22 次。在接受 60Gy 的常规分次照射后，仅有一例患者出现眼眶复发。尽管发生全身转移的风险很高，但在眼眶实现局部控制确实有利于预后：在一个历史性小组中，由于出现了局部复发，没有进行辅助放疗的巩膜外生长患者的 5 年生存率从 34% 降低到 11%。

在眼眶剜出术后，辅助放疗仅在进行了 Rl／R2 摘除术后才有意义（图 14-12）。

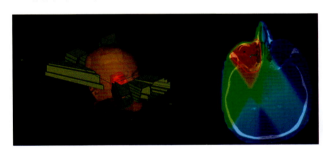

图 14-12 右眼球摘除术后 T4 黑色素瘤的辅助放射。通过为辐射选择三个不同的机架角度，对整个受累眼眶实现了均匀覆盖，其中骨骼边界也包括在目标体积内。可以充分保护周围的结构

四、视网膜母细胞瘤

据估计，美国每年约有 750 例儿童患有视网膜母细胞瘤。肿瘤的发生原因是众所周知的，是由于遗传或是肿瘤抑制基因 *RB1* 的后天丧失。有 40% 为双侧、多发性肿瘤生长（遗传型）。当病情发展时，儿童都还很年幼，年龄中位数约为 12 个月。

肿瘤在视网膜中发展并有长入视神经的趋势。在脑脊液（CSF）中的传播可以通过视神经交叉进

行。血源性转移也有可能发生（尽管罕见）。

治疗方案应根据疾病的程度制定。在第13章中讨论了眼球摘除术、激光治疗、冷冻治疗和经瞳孔温热疗法（TTT）的适应证。

通过化疗，肿瘤首先会进入缓解期（"化学减容"），使其更易于进行局部治疗。目前的方案采用长春新碱、依托泊苷、卡铂和环磷酰胺。选择性玻璃体内、眼周或超选择性美法仑眼动脉内给药可以明显地降低毒性和致突变性。

电离辐射提供了重要的治疗方案，但这需要高度专业化的专业知识。由于在特别易感的患者中，放射性诱发肿瘤（特别是骨肉瘤）的风险极高，因此暴露在辐射下的体积应尽可能地保持最小。此外，眶部的已知最大耐受剂量以及面部骨骼的生长带来了一个问题，即单侧过早终止生长时，在面部中间会出现严重的不对称。因此，必须注意确保在面部中间的两侧保持剂量分布对称。由于这些特殊要求，这些患者的放射治疗只能在具有特殊专业知识的中心进行。

对于不涉及玻璃体的局部、单病灶或寡灶肿瘤，并且肿瘤顶端高度在2～4mm，理想的方法是使用钌-106进行巩膜内近距离放疗。但是，这种疗法不适用于靠近视乳头或黄斑的肿瘤，因为在治疗区域会对视网膜造成不可避免的破坏。

外照射放疗（EBRT）提供了保留器官的可能性，并且有机会治愈双侧多灶、伴有玻璃体液浸润的局部生长或是眼球后极的肿瘤。Schipper首次描述了今天所使用的技术。儿童将在麻醉下进行治疗，用真空镜片固定晶状体。辐射通过高度准直的相对颞侧场进行。为了避免光束发散，前缘区边界是中心光束。附加准直器尽可能地靠近眼睛放置，以便使"半阴影"最小化，在区域边界内进行剂量累积。避免眼睛前部区域出现剂量不足对于复发起到决定性的作用。

给予总剂量为50Gy的常规分次剂量。在这种治疗下，出现放射性副作用和并发症（如白内障和视网膜病变）是相对罕见的。主要的副作用是对中面部发育的破坏，患有遗传性视网膜母细胞瘤的儿童进行放射治疗的另一个主要风险是诱发二次肿瘤，在25年内约为23%的发生率（而非遗传性视网膜母细胞瘤为6%）。

其他放射治疗技术（例如立体定向治疗）确实可以在小范围内应用精确的高剂量，但这样做会使大体积暴露于低剂量之下，因此具有较高的诱变风险。对于单侧肿瘤使用IMRT（强度调节放射治疗）技术是很有争议的主题，因为骨性眼眶中的辐射剂量应该易于计算。然而，缺乏与上述传统疗法相比较的临床优势的前瞻性证据。

质子照射具备理论优势，但在德国至今仅用于个例。在来自马萨诸塞州波士顿的回顾性系列研究中，接受质子照射的55例患者与接受光子照射的31例患者相比，质子照射区域发生的继发性肿瘤明显减少（0：14%），但两者的中位随访监测期（7：13年）不同，光子组中的患者较为年轻，并且暴露在照射下的体积明显要大于上述的"Schipper技术"。

> **备忘**
>
> 可以使用电离辐射破坏视网膜母细胞瘤。问题在于患者的年龄小，且他们对放射性肿瘤有特殊的易感性。因此，暴露于辐射的体积应尽可能低。对于生长受限的单侧小肿瘤来说，使用钌-106进行近距离放射治疗是理想的选择。对于双侧和多灶性肿瘤，或累及玻璃体的局限性晚期肿瘤，或在眼球后极的肿瘤，可以使用外照放射疗法（EBRT）进行治疗，同时保留眼球和视力。在高度准直的侧向相对技术（"Schipper技术"）的帮助下，可以保证面中部骨骼两侧暴露在相等的辐射下，在前侧和后侧具有同样陡峭的剂量梯度。
>
> 这些肿瘤的治疗可以由专科中心进行。

第四节 眼眶良性疾病的放射治疗

一、视神经脑膜瘤

在所有脑膜瘤中，约有1%～2%会发生于视神经鞘中。脑膜瘤的局部生长伴随着对神经纤维或神经的营养血管的持续性压迫，从而导致逐渐失明的发生。脑膜瘤的移位可引起突眼、疼痛或运动障碍。此外，在脑内的不断生长还会触发其他神经系统的紊乱。

由于位置的原因，手术治疗可能会产生失明的高风险。这也说明了非手术治疗的重要性，尤其是放射治疗的重要性。由于视神经对较高的单次剂量反应相对较敏感（见本章第五节），建议使用（28～31）×1.8Gy的常规分次外照放射治疗（EBRT）。

正如各种治疗方法所证明的结果，有超过90%的患者可以保留视力。肿瘤的消退（如果发生）会非常缓慢，但在治疗后，视力可以得到明显改善。

在这里使用高度适形立体定向治疗技术是有意义的，可以将其他眼部结构的暴露程度最小化，从而改善长期功能性结果。肿瘤范围可以通过MRI进行描绘，并且可以为了规划目的而扩大，安全范围为5mm，这一范围可以被预定剂量的95%覆盖（图14-13）。

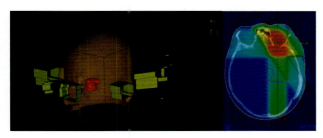

图14-13 广泛左侧视神经鞘膜脑膜瘤的照射剂量分布。通过选择不同的射束角度，可以对目标体积进行均匀覆盖，并且可以充分保护周围结构，例如对侧眼睛。在横截面（右）中，高剂量辐射区域被标识为红褐色，低剂量辐射被标识为绿色/蓝色

> **备忘**
> 对于视神经脑膜瘤，常规分次外照放射治疗（EBRT）可以使其生长受到抑制。通过这种方式，有90%的患者可以保留视力。

二、眼眶的特发性炎症

历史上的术语"眼眶假瘤（pseudotumor orbitae）"涵盖了各种各样的疾病；由于缺乏严谨性，并且同时标准组织病理学分类已经得到了发展，因此这一术语不应继续使用。相反，所有没有明显局部或全身原因的眼眶结构急性或慢性炎症都被归类为眼眶的"特发性炎症"。最常见的表现是泪腺肿胀，其次是眼部肌肉组织和眼眶脂肪组织的肿胀。关于是否必须通过良性淋巴浆细胞浸润和硬化的组织病理学来证明并排除其他病因来证实诊断是一个有争议的问题。

口服皮质类固醇激素由于具有免疫抑制和抗炎作用而成为治疗的基石，反应率在30%~80%。

如果患者对这种治疗方法没有充分反应，或是在剂量减少或逐渐减少后复发，或禁用皮质类固醇激素，外照放射治疗（EBRT）可以进行有效的治疗。

在20例患者（26个受照射眼眶）的系列治疗中，在施用27Gy（25.2~30.6Gy）后症状缓解率达到85%；在45%的患者中，可能完全逐渐摆脱可的松应用。在另一个系列中，施用20Gy（14~30Gy）剂量后，有16例患者也得到了相似的治疗结果，症状缓解超过80%，有超过50%的患者不再需要可的松。有趣的是，在两种治疗方案中，双侧病灶患者对于放射治疗的反应明显要好于单侧病灶患者，显然是这些患者中有对辐射更为敏感的个体。

目前还没有发现最佳的有效辐射剂量。由于这种疾病是由炎症引起的，低免疫调节辐射剂量也必须证明其有效性。在一项有22例患者的回顾性研究中，20Gy与40Gy两种剂量的治疗结果没有差异。在一份老年患者的系列报告中，肿物可对最低16Gy的剂量产生反应。但到目前为止，仍然没有任何治疗研究来检测更低的剂量或作为替代的每周（10/20）×1Gy的分次疗法的效果，如内分泌眼眶病。

将在影像学中所描绘的肿瘤体积（GTV）作为目标体积进行治疗，为周围结构的亚临床侵袭、移动性和再现准确性留出充足的安全幅度。只要眼眶没有受到弥散浸润，就没有必要对整个眼眶进行照射。对位于表面的处理过程，可以进行包括晶状体屏蔽在内的电子处理；对于位于眼眶深部病变的处理，可以进行3D适形的适形放射疗法（IMRT）所规划的光子照射。

> **备忘**
> 对于眼眶特发性炎症，如果皮质类固醇激素治疗不成功或不可使用，大多数患者都可以使用约20Gy剂量的外照放射治疗（EBRT）得到缓解。

三、脉络膜血管瘤

脉络膜血管瘤是起源于脉络膜的缓慢生长的血管性肿瘤。根据弥漫性生长类型而有所差异，通常出现在童年，其中50%的患者具有脑面血管瘤病（Sturge-Weber综合征），并且是单独、局部生长的，在30~50岁时会表现出症状。由于上面视网膜可以被下方血管的生长而破坏，血管瘤的位置和大小决定了症状（光感受器的损耗、囊性变、神经胶质增生）。视力下降主要是由渗出

性视网膜脱离、囊性黄斑水肿、视网膜下纤维瘤，或罕见的新生血管性青光眼而引起的。

治疗的目的是通过视网膜下积液和黄斑水肿的再吸收来维持或改善视力。治疗策略应根据症状和肿瘤的定位及大小进行。无症状血管瘤仅需要定期监测，不需要进行治疗。

对长期视力的保留效果，最有利的是肿瘤位于中心凹外，其次是中心凹周围，最差的是中心凹。

带有渗出性视网膜脱离症状的血管瘤大部分可以使用激光光凝治疗。通过这种疗法，视网膜下积液可被吸收，但过后复发频繁。重复治疗可能导致视野缺失。因此，在最多两次激光治疗失败后，应选择其他治疗方案。

经瞳孔温热疗法可以刺激视网膜下积液的再吸收，但会导致光受体的继发病变，因此不能用于中心凹下肿瘤。

光动力学治疗（PDT）相对于上述疗法的优点在于其对血管内皮细胞的选择性作用，因此它也适用于中心凹下肿瘤。在31例局限性血管瘤患者的前瞻性研究中，Boixadera等报道了设置为50 J/cm^{2}的689 nm激光配合维替泊芬6mg/m^{2}的光动力学治疗的良好效果。有80%的患者只需要一次治疗，在3个月的间隔后有14%进行了再次治疗。接受治疗后，视力明显增加，并且黄斑水肿和视网膜脱离的范围减小。治疗期间血管瘤的直径减半。

放射疗法：当对上述疗法及中心凹下位置或视网膜下积液吸收反应不满意时，可以使用放射疗法作为代替。通过这种治疗，至少可以停止血管增生，促进血管血栓形成，部分缓解肿瘤。视网膜下积液再吸收，视网膜脱离的风险降低，并且视力通常会得到再次改善。如下所述的不同形式的放射疗法是可行的。

1. 巩膜近距离放射治疗 已经使用了各种同位素，结果良好。人数最多的患者组使用钴-60涂药器（顶点剂量在40～60Gy）。但也使用了其他同位素（钌-106、碘-125、钯-103）（尽管患者数量明显较少）。所有的肿瘤均有所恢复，视网膜下积液再吸收，并且大多数患者都保持或改善了视力。目前，在顶点处施加剂量为20Gy被认为是足够的。

肿瘤近距离放射治疗的常见缺点是需要两种手术干预——应用和去除同位素。进一步的限制在于，迄今为止人们一直认为这种形式的治疗只能用于局限性血管瘤。随着肿瘤的扩散性生长，肿瘤经常会分散开来，无法完全被涂药器覆盖。然而，目前这一限制正由于5例患者的病例研究而受到质疑。在这一系列中，碘-125涂药器仅放置在最大肿瘤直径上，并且在顶点施加35Gy剂量，并没有要求对肿瘤进行完整覆盖。然而，所有患者的肿瘤均有所减小，只有一例患者的视力出现恶化。没有发现与治疗相关的并发症。

2. 质子照射 Zografos等报道了53例患者（54只眼）的治疗结果，其中48例肿瘤为限制性生长。限制性血管瘤的高度平均为3.3mm，最大直径平均为9.5mm。为了对肿瘤进行定位，将钽夹缝在巩膜上。连续几天施用4×4.1Gy（16.4Gy）至4×6.8Gy（27.2Gy）之间的剂量。尽管肿瘤会减少至瘢痕水平，但施用27.2Gy（$n=4$）后，患者的视神经病变会继续发展，并且视敏度持续下降。而使用低剂量辐射的患者则没有发生这些变化。因此得出结论，在这种情况下，总剂量在16.4Gy和18.2Gy之间的质子辐射是安全有效的。

另一个系列中的17例患者证实了使用质子时低总剂量的安全性。这里应用了4×5 CGE，但没有导致值得报告的并发症。

只有一项研究测试了用常规光子照射（$n=19$，在16～30Gy之间）或质子照射（$n=25$，大多数为20 CGE）对病例进行治疗。根据肿瘤高度和随访进行了不均匀的分组。接受质子照射后似乎出现了更多的视网膜病变，其中50%患者具有自限性。一例患者在质子照射后出现了严重的神经炎。质子治疗在视功能改善方面几乎没有任何优势。

基于目前的认识水平，对于质子治疗从方法学的角度考虑没有可给出的一般建议，因为迄今为止并没有证明它比其他放射疗法更为有益。由于应用的剂量更为精确，治疗患有Sturge-Weber综合征儿童似乎是合理的。

3. 外照射放疗（EBRT） 对于伴有广泛视网膜脱离的**弥漫性血管瘤**而言，外照射放疗是一种有效的治疗选择。在15例患者中，施用10×2Gy后，在5年随访期中，约45%视力得到了改善。无效的患者有患上临床上不可控的继发性青光眼的可能。高度适形技术可以用于真空贴附的接触镜，这种接触镜在其他地方用于治疗视网膜母细胞瘤患者（见本章第三节）。

对于**局限性血管瘤**来说，使用 10×2Gy 的常规分次照射同样有效。在接受这种治疗的 36 例患者中，5 年后视网膜的再附着率超过了 60%，视力提高的有 40%，达到稳定的有 40%，有 20% 出现了恶化。在另外一个系列中，报道了使用 20～24Gy 后 8 例患者出现了类似的结果，实际上在这一组中，所有患者的视力都得到了提高。

从技术上讲，背向倾斜的侧面治疗场（dorsally angled lateral treatment field）可以与光子一起使用。由于形成了一定角度，对侧的晶状体未暴露于射线下。通过将中心射束平面直接放置在晶状体后面，可以避免射束发散到同侧晶状体中。对于在规划和治疗期间可以直视前方而不会发生移动的配合的患者，在放疗期间不需要固定眼睛。作为辅助，点光源可以放置在辐射屏蔽层上方的相应位置。

高单次剂量的**立体定向放疗**也曾用于较小的病例系列中。还可使用诸如其他工具"伽马刀"。在 7 例患者中，单次照射的肿瘤被 10Gy 等剂量（或至少是肿瘤的最突出部分）所覆盖。该疗法非常有希望达到肿瘤缩小和视力改善的效果，但缺乏前瞻性研究来证实这种治疗方案与其他治疗方案相比的重要性。然而，这种方法的辐射剂量的规划和施用是相对耗时的，因为它涉及定向治疗环境中眼部肌肉组织的暂时性麻痹和固定。

患有 **Sturge-Weber 综合征**和扩散性血管瘤的儿童的治疗通常伴有几乎完全脱离的视网膜，这是有问题的。这些儿童选择在专门的中心进行质子治疗，因为这样可使暴露于辐射下的周围组织（特别是仍然生长的眶骨结构）能够尽量保持在尽可能低的辐射下。目前，建议使用 10×2 CGE 的分次照射而不是传统的 4×3.75 CGE。或者如上所述，尽管出现了扩散生长，但也可以考虑采用巩膜外近距离放疗。

> **备忘**
>
> 对于局限性血管瘤，如果对于光动力治疗的反应不满意或其位置较危险，那么放射治疗可用于肿瘤消退和视网膜下积液的再吸收。对于局部肿瘤，在巩膜外采用近距离放射治疗（在顶点 20Gy），或是以 10×2Gy 的剂量进行外照射治疗都产生了良好的效果。扩散性血管瘤可以采用外照射治疗，或者儿童也可以在中心接受质子辐射治疗。

四、翼状胬肉

只有当翼状胬肉向瞳孔方向生长威胁到视力，或是美观受损时，才表明需要治疗。治疗方法主要是手术切除，可以使用各种术式，但高达 70% 的患者会在术后复发。

术后接触照射会明显降低复发的可能性。直径为 1cm（±0.2cm）的锶 -90 涂药器由于其发射的低能量的 β 辐射，治疗范围仅有 1mm，从而可以保护眼眶结构，这一方法已被证明是有效的。

在一项具有前瞻性的随机对照双盲研究中，证实了术后 24 小时内施用 1×25Gy 剂量照射的有效性。在中位随访时间为 18 个月的监测中，使用安慰剂放射治疗的 42 只病眼中 67% 在初次切除后出现了复发，接受放射治疗的 44 只病眼仅有 7% 复发。未观察到严重的副作用。

在对几千例患者的回顾中，各种分次方案都是有效的[1×（22～30）Gy、2×10Gy、3×（8～10）Gy、4×（7～9）Gy、6×（5～10）Gy、4×12Gy、8×3Gy)]一部分为每周进行，一部分为每日进行。复发率在 2%～20% 之间。在进行 20Gy 单次照射后，仅有约 5% 的患者出现了严重的巩膜损伤。因此这里推荐使用低分次照射法。

在治疗成功方面，在日本 1320 例病变的大型系列研究中出现了不良预后因素，包括在术后 48 小时施用 30Gy，或是间隔超过 48 小时施用 35Gy。患者为男性，年龄 < 40 岁，复发的再次治疗以及在术后 2 小时内进行照射。有 15% 的患者出现急性暂时性副作用（结膜炎、疼痛、视力障碍、畏光、泪液产生）。

可以使用非常软（20kV）的 X 射线作为锶放射源的替代品。对于治疗复发的手术来说，在围术期内进行放疗（术前 1×7Gy；术后每 2 天 2×5Gy）似乎比 4×5Gy 的术后放疗更为有效。

即使是翼状胬肉的初次照射（没有手术切除）也可以成功，尽管其重要性尚未得到前瞻性证实。

> **备忘**
>
> 使用锶 -90 涂药器进行近距离放射治疗可降低翼状胬肉切除术后复发的风险至 20% 以下。治疗剂量应分为几个独立的部分给予，以防对巩膜造成损伤。

五、年龄相关性黄斑变性

患有年龄相关性黄斑变性（AMD）的情况下，色素上皮萎缩或色素上皮下脉络膜新生血管形成（所谓的渗出性或"湿性"AMD）可能会对视力造成威胁。血清脂质和蛋白质可以通过新生血管的形成而漏出，从而导致视网膜肿胀或出血。最终，瘢痕形成过程会破坏视网膜的结构，损害视力。

这些异常的新生血管是由对辐射特别敏感的快速增殖的内皮细胞形成的。因此，它们可以作为放射治疗的目标（综述）。

在 19 例接受 5×2Gy 或 5×3Gy 剂量患者中，Chakravarthy 等报道了在眼球的后 1/3 处进行外照射放疗的初步前瞻性治疗。在 1 年后，接受治疗的患者中有 63% 视力得到了维持和提高，有 77% 出现了脉络膜新生血管膜消退。这项结果导致了许多对外照射放疗的价值进行检测的随机Ⅲ期研究的出现。一项 Cochrane 的综述对超过 1200 例可评估患者的 14 项研究结果进行了总结分析。其中有 13 项研究使用了外照射放疗（2×8Gy、1×7.5Gy、4×6Gy、4×4.5Gy、4×4Gy、5×4Gy、4×2Gy、6×2Gy、7×2Gy、10×2Gy），一项研究使用了巩膜外近距离放射治疗（12.6Gy）。在 9 项研究中，对照组未接受治疗，在 3 项研究中对照组接受了安慰剂照射，仅有一项研究中对照组接受了极低剂量的照射。在放疗 1 年或 2 年后，视力丢失略有下降［风险比 0.75（0.55～1.03）、0.9（0.74～1.10）］；非常明显的视力丢失只会在两年内出现（≥6 行）并且明显减少［风险比 0.41（0.18～0.94）］。施予的总剂量对于结果没有影响（≤14Gy vs＞14Gy）。总体而言，研究显示，使用安慰剂照射对照组的效果明显要低于单独监测的实验组。由此得出结论，对于湿性年龄相关性黄斑变性来说，迄今为止没有令人信服的证据证明外照射放疗可以作为一种有效的治疗方法。

同样到目前为止，没有令人信服的证据能够证明巩膜外近距离放射治疗的有效性。

> **备忘**
> 在眼球的后 1/3 处进行外照射治疗或近距离放射治疗，对湿性年龄相关性黄斑变性的临床过程没有明显影响。

向玻璃体内注射针对血管内皮生长因子（VEGF）的抗体（例如兰尼单抗）的疗法代表了年龄相关性黄斑变性治疗中的决定性进展。通过与各种应用形式的电离辐射相结合有可能降低眼内注射的所需频率。体外和体内研究显示两种治疗形式之间出现了肿瘤生物协同效应。

这些数据有望用于进一步开发传统的外照射治疗。在独立系统（IRay）中，所产生的微焦、高能聚焦辐射束能量仅为 100kV，用于立体定向单次照射。三个辐射束通过下睫状体扁平部被送入眼睛，并在黄斑区约 0.5cm 的范围中彼此交叉。施用 24Gy 的剂量持续 5min；视神经暴露于 1.3Gy 的辐射下，晶状体处辐射仅为 0.17Gy。这些剂量被认为无害。由于辐射相对柔弱，颅骨可以对大脑进行有效屏蔽。在照射期间，使用具有低吸力的接触镜片连续监测眼睛位置；如果偏离计划位置，则自动停止照射程序。

Jackson 等检测了在至少 3 次注射兰尼单抗后，230 例患者根据需要将这种单次照射（16Gy 和 24Gy 与安慰剂照射进行对比）与兰尼单抗联合治疗的有效性。主要目的是确定 52 周内需要进行兰尼单抗注射的次数，还评估了视力的变化和新血管形成的大小。

在使用 16Gy 或 24Gy 照射后，兰尼单抗的注射中位次数（2 次）明显要低于安慰剂照射后的注射中位次数（3.5 次）。所有其他的临床终点在程度上没有显著差异，整体上视力保留完好。没有放疗副作用。因此，通过放射治疗，可以在治疗后第一年明显降低兰尼单抗的需要量。然而，在撰写本文时，尚无法评估立体定向放射治疗在此类长期联合治疗中的价值。

> **备忘**
> 使用 16Gy 或 24Gy 高度准直 100 kV 辐射（IRAY）对黄斑进行单次放疗的效果良好，可以参考湿性年龄相关性黄斑变性（AMD）中玻璃体内注射血管内皮生长因子（VEGF）抗体频率的降低。这一系统是否可以确立为临床常规还有待观察。

此组合疗法的另一种应用形式是外科手术与**眼内（黄斑前）近距离放射治疗（外照射治疗）**的结合。在这种形式中，将后加载系统与锶源一起使用。在后部玻璃体切割术的情况下，将 19 号涂药器直接手动放置在视网膜上的黄斑区域上；然后锶-90 放射源从其屏蔽停放位置移动到特殊设置的顶点。然后在约 3min 内施用 24Gy 的剂量。视神经和晶状体也得到了有效的保护。由于剂量急剧下降（在 100μm 时为 10%），在辐照过程中精确定位病变来源是必要的，否则会存在严重的剂量不足或过量风险。在治疗期间用手握住涂药器可以使剂量达到最优分布。此外，视网膜被照射的剂量要多于实际目标脉络膜。

Dugel 等随机抽取了 494 名之前未接受过治疗的患者，将其按 2∶1 分为两个小组，第一个小组注射 2 次兰尼单抗，随后仅在需要的情况下进行外照射放疗，另一组仅使用兰尼单抗治疗（每月注射 1 次，共 3 次；然后每 3 个月在固定的时间进行注射）。外照射放疗小组中仅有 77% 的患者在 2 年后保留了视力；相比之下，仅进行注射小组中这个数字达到了 90%。因此，外照射放疗未能摆脱"不良"标准的称号。相反，与仅进行注射组所得到改善相比，外照射放疗治疗后视力发生了恶化。此外，在接受外照射放疗治疗后，有 54% 的患者出现了并发症，这些患者的并发症主要与玻璃体切割术相关（例如与放射性剂量暴露无关的白内障形成）。尽管应用放射治疗可能具有精确性，但在这种临床情况下，外照射放疗的效果并不充分，并且会受到不可避免的手术创伤。

另一项前瞻性随机研究目前正在研究外照射放疗在降低之前接受过治疗的患者的 PRN 方案中注射频率方面的价值（Merlot 研究）。结果尚未公布。

备忘

在目前的知识水平下，不推荐将眼内（黄斑前）近距离放射治疗用于湿性年龄相关性黄斑变性。

与外照射放疗相比，上述经皮立体定向单一放疗（IRay）与血管内皮生长因子（VEGF）抗体结合使用的疗法的概念化优势在于可以避免任何手术创伤，并且通过机器人引导的眼睛定位跟踪，可以确定剂量辐射的准确位置，使得剂量分布变得可重复及可控。

由于布拉格峰的精确剂量输送，质子的使用似乎是有意义的。虽然在最初的治疗系列中，使用

14CGE 作为单次放疗剂量被证明比 8CGE 更有效，但是在 30 个月内，有近 50% 的治疗与不可接受的视网膜病变风险有关。在随后的研究中，通过分次给药（2×12 CGE）可以将视网膜病变率降低至近 10%。

总而言之，由于其可用范围很小，质子治疗的重要性很低。目前正在招募一项随机研究（PBAMD2）准备阐明质子治疗与血管内皮生长因子抗体治疗相结合的临床价值。

第五节　眼眶区域内的放射副作用和毒性

眼眶放射治疗中的放射性副作用范围可以从短暂刺激直到失明。这取决于穿透被照射结构的总剂量和单次剂量。一般而言，常规分次放射治疗（每日剂量在 1.5～2Gy 之间）必须与低分次放射治疗，单剂量较高，可达到放射外科的极端（单次照射）区分开来。

放射治疗期间和治疗后的前 3 个月内出现的急性副作用与慢性毒性之间存在差异，慢性毒性表现为治疗结束后数月和数年的长期进展。当然，在非常高的剂量下，正常组织的急性反应也会出现慢性化。

在下文中，根据器官列出副作用。放射性副作用的细分是基于当前的通用术语标准（common Terminology Criteria，CTC）进行分类的：当前所给出的建议可在 http：//ctep.cancer.gov/protocol Development/electronic_applications/ctc.htm 获得。

综上所述，在过去的几十年中，随着现代高精度放射方法在临床常规中的广泛应用（例如，3D 适形放射治疗、IMRT、IGRT），从统计学的角度来看，严重副作用的发生率已经有所降低了。然而，对敏感区域必须施加高剂量的辐射。

除了单纯从物理学角度而言应用于高危器官的剂量外，生物学方面也发挥了作用，比如个体放射敏感性，因此尽管高精度放疗技术不断创新，个体风险仍然是严重副作用发生发展的重要因素。

1. 眼睑　眼睑的皮肤反应基本上与人体其他部位的皮肤相似。放射疗法引起的变化取决于表皮基底细胞和供应毛细血管内皮细胞的反应。

在**常规分次放射治疗**中，从放疗的第 3 周起，基底细胞的消耗明显增加，同时基底细胞的有丝分裂率明显上升。在剂量约为 30Gy 时，炎症细胞对血管周围渗透的增加和乳头状血管的扩张，在

临床上表现为水肿和红斑。从约 45Gy 起出现色素沉着过度，约 50Gy 时可能会出现湿性上皮溶解。

从长远来看，在剂量达到约 40Gy 后，乳头状血管会变得稀疏，同时血管直径增加。总剂量达到 50～60Gy 时，这些过程可以表现为毛细血管扩张；当总剂量 > 60Gy 时，会出现表皮供血不足导致的萎缩。一旦乳头状血管的供血量无法达到临界值，即使是在放疗数年后也可能会出现继发性坏死。如今，继发性伤口愈合后出现慢性瘢痕非常罕见。然而，这可以防止眼睑由于睑内翻或外翻而发生闭合。随着钴治疗时代的到来，由于这种疗法中表皮剂量不可避免地要高于现代线性加速器，这种现象的发生更为频繁。

随着单次剂量越来越高，在总剂量累积较低的情况下也可观察到这些变化。

常规放射治疗中，剂量达到 20Gy 出现睫毛脱落。可以预见当剂量超过 40Gy 时，会出现不可逆转的损失。这可能是结膜和角膜受到刺激的结果。然而，当辐射后睫毛重新生长时，生长方向有可能会向内（倒睫），并伴随眼睛的疼痛刺激。

> **备忘**
> 在持续的常规分次放射治疗中，剂量为 30Gy 时预期会出现红斑，45Gy 时出现色素沉着，50Gy 时出现湿性上皮溶解。
> 在剂量达到 50Gy 时，即使是多年后也会出现以毛细血管扩张为主要形式的慢性副作用。剂量达到 60Gy 时，可能出现皮肤萎缩。

2. 泪管　睑板腺和泪腺的损伤会引起干眼症。眼睛的慢性干燥会导致角膜血管化和浑浊，进而对视力产生影响。

假设用 S 形剂量-效应曲线对常规分次放疗后出现的干眼症进行描述，30Gy 以下剂量风险最小，40Gy 以上急剧上升，达到 57Gy 时风险几乎是 100%。剂量在 30～45Gy 之间时，放射治疗后 4～11 年内会出现症状；剂量达到 57Gy 时，在治疗后的第一年就会出现症状。

辐射剂量 > 65Gy 通常会导致泪管瘢痕和狭窄。

> **备忘**
> 常规分次放疗后，从剂量达到 40Gy 起，眼睛慢性干燥的风险明显随着剂量的增加而增加。所施用的剂量越高，干眼症出现得越早。

3. 结膜　在剂量达到 27Gy 后，有近半数患者出现急性结膜炎，并伴有红肿和疼痛。此时可能出现细菌或病毒的二次感染。

随着辐射剂量超过 50Gy，出现慢性结膜炎的风险明显增加。从组织学上来看，可观察到鳞状上皮细胞化生。当剂量大于 60Gy 时，结膜与眼睑或眼球之间可能出现粘连。

在进行放射治疗时，对于眼眶只有一部分需要照射的患者来说，可以通过尽量睁大眼睛来有效减少结膜处的剂量。

> **备忘**
> 即使使用低剂量的辐射，也可能对结膜造成短暂的刺激。剂量在 50～60Gy，可以观察到慢性结膜炎，这可能会导致变形和瘢痕形成。

4. 角膜　一般来说，角膜被认为对放射治疗具有抗性，这就是可在巩膜外近距离放射治疗中施加高达约 1000Gy 的剂量的原因。

30Gy 的常规分次放射治疗可引发短暂的上皮侵蚀，40～50Gy 的剂量会引发水肿（有时是慢性），对视力的影响取决于位置。剂量 > 60Gy 时可观察到角膜溃疡，但在单次治疗剂量达到 20Gy 时也会出现此症状。

由于放射会造成干性角膜炎，角膜也可能出现继发性损伤。

为了避免在角膜上施用高剂量，可以利用对表面剂量的累积效应。此外，在每次照射前可以使用置于眼睑下的金质眼罩（见本章第三节）。这一措施可以在治疗中明显屏蔽低能光子或电子放射。

> **备忘**
> 角膜具有抗辐射性，预计只有剂量 > 50Gy 的常规分次放疗才会产生慢性副作用。通过使用钉 106 进行近距离放射治疗，巩膜可以承受约 1000Gy 的"单次剂量"。干眼症可能对角膜造成继发性损伤。

5. 虹膜　虹膜被认为具有相对抗辐射性。常规分次放疗的放射剂量 > 70Gy（低分次照射 30～40Gy）时会引起顽固性虹膜炎。

在出现局部缺血和 Schlemm 管纤维化后，新生血管性青光眼很常见，这也有可能是由于其他风险因素（如年龄、糖尿病、视网膜脱离或玻璃体液出血）与辐射共同造成的。对于葡萄膜黑色素瘤的质子照射，晶状体穿透性辐射的百分比几乎等于后来出现新生血管性青光眼的发生率。

为了避免这种并发症，尽可能多地保护眼部前房是非常重要的。眼科医生加强随访对于新生血管的早期识别和治疗通常是必不可少的。在这方面，贝伐单抗玻璃体内注射似乎是有效的。如果发生前房角闭角型继发性青光眼，必须用小梁切除术进行外科手术治疗。

> **备忘**
> 仅在常规分次放疗剂量＞70Gy时，会观察到出现顽固性虹膜炎。人们所担心的眼球前部辐射暴露的并发症主要为新生血管性青光眼，这是由新生血管形成和Schlemm管纤维化所造成的。

6. 晶状体 晶状体不会对放射疗法出现急性反应。然而，随着白内障的缓慢发展，晶状体对低辐射剂量的敏感性逐渐增高。生发区域的细胞死亡，存活的细胞随后会增加有丝分裂，导致晶状体逐渐发生混浊，患者不断丢失视力并且视野受限。还可能发生晶状体溶解性青光眼。

即使单次剂量为2Gy，也有可能发生白内障。当剂量在2.5～6.5Gy之间时，33%的受照射患者会在8年潜伏期后出现白内障；当剂量在6.5～11.5Gy时，潜伏期减半至4年，而受影响的患者比例会增加一倍达到66%。

儿童晶状体的敏感性预计会更高：假设在1Gy照射后风险为50%。全身放疗的经验表明，在分次放疗中，较高的单次剂量比较低的单次剂量风险更高。

为了避免白内障的发生，应使用金质眼罩（在任何适合应用的场合）来屏蔽低能量光子辐射或电子辐射（见本章第三节）。然而，物理技术的选择是相当有限的，因为晶状体甚至对低剂量的辐射都具有反应。在文献中经常给出的关于使用适形放射疗法（IMRT）等现代规划和放射治疗技术的建议在这方面毫无意义：正是适形放射疗法将低剂量辐射沉积在身体的大部分在传统技术中没有用作射束路径的区域中。

明显的白内障应选择晶状体手术，其成功率与正常人群一样。

7. 视网膜 视网膜是中枢神经系统的一部分。视网膜对辐射的急性反应尚不清楚，但它对放射

> **备忘**
> 仅暴露在2Gy的辐射下时就可能出现白内障。对于6Gy剂量，有1/3的患者会在8年内发生白内障。在治疗决策中，发生白内障的风险已经不再具有相关性，因为晶状体手术可以提供极好的功能性疗效。

疗法所起的反应如同晚期反应的正常组织。缓慢发展的微血管病变是最重要的因素。在临床上，微动脉瘤、毛细血管扩张和渗出物被视为视网膜病变的迹象。视网膜脱离、玻璃体液出血和黄斑水肿可能会使问题变得更为复杂。随着这些病变累及黄斑，可能会造成严重的失明。

放射治疗与发生首次病变之间的潜伏期介于0.5～3年之间，但偶尔也可能发生得特别晚。潜伏期会随着所施加剂量的范围增大而减少。发生视网膜病变的阈值剂量被认为是30～35Gy，但偶尔也会在施用特别低的剂量后出现这种病变（然而，几乎总是与糖尿病或动脉高血压等基础病有关）。在剂量为30～50Gy时风险急剧上升：当采用45～50Gy时，TD 5/5（5年内有5%的患者出现耐受剂量）；使用55Gy时，TD为50/5（5年内有50%的患者出现耐受剂量）。每日单次剂量的增加与风险的明显增加相关，而高分次放疗（每日2次1.1～1.2Gy）则可以明显降低风险。应注意同时化疗可增加视网膜病变发生的风险。

为避免视网膜病变，应进行分次放疗——在必要时可进行高分次放射治疗（在肿瘤生物学方面有意义），或是仅使视网膜上尽可能小的区域（尽可能不包括黄斑）暴露在高剂量辐射下。

在治疗上，干预措施很少被证明是有效的。激光治疗可用于减轻黄斑水肿，而玻璃体内血管内皮生长因子抗体的应用似乎开辟了新替代治疗方案。

> **备忘**
> 在剂量约达到30Gy时，会出现视网膜病变（通常是可逆的）。然而，对于患有糖尿病和动脉高血压的患者来说，阈值剂量可能会明显下降。进行高分次放射治疗可以明显降低风险。

8. 视神经 放射性视神经病变是很罕见的，但由于缺乏治疗选择，出现病变时对于患者来说是很严重的折磨。它的特点是无痛性失明或视野

丧失。视交叉前损伤会对同侧眼造成影响，在视交叉附近的损伤可能会影响到双侧视神经（从交叉纤维受损引起双侧颞侧偏盲的意义上来说）。相应的，视交叉的损害可导致完全失明。在病理生理学上，假设为视神经的血液供应中断。

在接受过常规分次放射治疗且视神经整体暴露在辐射下的患者中，在总剂量为50Gy的情况下，5年内的失明风险为5%（＜20/100），65Gy的风险为50%。然而在各种系列研究中，当视神经区域的最大剂量限制在＜56Gy并且视神经交叉中＜54Gy时，没有观察到视神经损伤。因此，目前假设剂量为55～60Gy时，TD5/5（5年内有5%的患者出现耐受剂量）；当剂量＞60Gy则会明显增加。

垂体肿瘤的放射治疗似乎是一例外。当总剂量为46Gy并且单次剂量为1.8Gy时，仅有少量患者出现了并发症。在放疗后第一年内，这些患者也出现了神经病变，但不是像其他组一样在3年内出现病变。

风险还取决于独立的分次剂量，在每日剂量＞1.9Gy时，风险明显增加。为了避免视神经神经病变，高分次（每日2次1.2Gy）似乎特别安全。

对于立体定向单一放疗来说，视神经接受最大剂量＜8Gy的照射应该是安全的。最大剂量处于8～12Gy时，风险明显低于10%。

光子放射治疗的这些结果对于质子放射治疗也是有效的（通常说明CGE当量剂量）。

> **备忘**
> 视神经的病变极为罕见，剂量应限制在视神经＜56Gy，视交叉＜54Gy。使用剂量在55～60Gy的常规分次放射治疗后，在5年内发生病变的风险为5%。对于单次放疗，剂量＜8Gy可能是安全的，而单次剂量在8～12Gy时可能会造成10%的风险。

9. 放射性肿瘤诱因 除了放射疗法的确定性副作用（不低于阈值剂量放射治疗的后果）之外，还存在随机效应。这些突变并没有涉及剂量的安全阈值（表14-2）。光子可以触发突变，也可在多年之后诱发肿瘤。辐射剂量越高，发生此类事件的概率就越高，而突变细胞被放射治疗杀死的可能性也越高。

在第7章第四节中，详细讨论了辐射对内分泌眼眶病等良性病变的致癌风险。

只有关于辐射导致的恶变的零散数据。可以肯定的是，遗传性视网膜母细胞瘤患者特别容易发生放射诱导的肿瘤（见本章第三节）。在同一系列疗法中，治疗后25年内发生第二次肿瘤的概率为23%。

显然，偶发性恶性肿瘤患者出现肿瘤诱导的风险较低。有关使用全剂量外照射放疗相关风险评估的最佳数据可用于乳腺癌治疗。在这里，对于随访监测期超过20年的近11 000例患者说，研究表明在治疗结束后，每10年出现放射诱导的肿瘤的风险约为1%。在眼眶区域中，治疗非遗传性肿瘤风险的可转移性是显而易见的。

> **备忘**
> 由于辐射诱导而非遗传性所致的偶发性肿瘤，在接受放射治疗后的患者中发生率约为每10年1%。
> 由于患有视网膜母细胞瘤的儿童对电离辐射具有特别的敏感性，其风险明显更高，在25年内高达30%。
> 由于辐射剂量较低，良性病变在接受照射后诱发肿瘤的风险明显较小。

表14-2 眼眶放射治疗中急性和慢性副作用的耐受剂量总结。所述剂量对应于阈值剂量的中位数。在孤立的病例中，对辐射特别敏感的患者可能在较低的累积剂量下出现副作用。因此，患者在进行的放射治疗期间和治疗结束后应定期就诊。所有剂量的细节均与常规分次放射治疗方案有关

组织	急性副作用	慢性副作用
表皮	水肿/红斑 30Gy 色素沉着 45Gy 湿性上皮溶解 50Gy	毛细血管扩张 50～60Gy 萎缩 ＞60Gy
泪腺		干眼症 ＞40Gy 100%；57Gy 1年内 ＞65Gy 泪管狭窄
结膜	在50%的患者中， 结膜炎 ＞27Gy	＞50Gy 伴有组织变形的结膜炎 ＞60Gy 瘢痕
角膜		＞60Gy 伴有干眼症的继发溃疡
虹膜		＞70Gy 虹膜炎
晶状体		2Gy 可能出白内障 6Gy 在8年有30%出现白内障 TD5/5 10Gy TD 50/5 18Gy
视网膜		视网膜病变 TD5/5 45～50Gy；TD50/5 55Gy
视神经		神经病变 TD 5/5 55～60Gy；＞60Gy 20%风险

TD5/5：5年内有5%的患者出现耐受剂量
TD50/5：5年内有50%的患者出现耐受剂量

第 15 章
泪液排出系统手术

第一节 常见泪液排出障碍的解剖、临床评估
　　　　和治疗 222
　一、解剖 222
　二、泪液通道的检查 222
　三、先天性鼻泪管相对阻塞流行病学和
　　　发病机制 223
　四、后天性泪道狭窄的病因和发病机制 227
第二节 内镜泪囊鼻腔造孔术 229
　一、简介 229
　二、泪道阻塞的病因学 229
　三、术前诊断 230
　四、泪囊鼻腔造孔术的外科技术 231
　五、替代疗法 234
　六、随访 234
　七、支架术 235
　八、并发症 235
　九、结果 236

第 15 章　泪液排出系统手术

第一节　常见泪液排出障碍的解剖、临床评估和治疗

M. A. Varde and B. Wiechens

一、解剖

泪膜对于眼表的完整性非常重要，因此对维持视力也很重要。泪膜由三部分组成：黏蛋白、水和脂质，它们分别由泪腺、眼睑和眼表面产生。通过眨眼机制，泪液可以均匀地分布。

排出系统会通过蒸发和排出来减少眼泪。这一系统由泪小点、泪小管、泪囊和鼻泪管组成。鼻泪管延伸到鼻腔内的下鼻道处（见第 1 章）（图 15-1）。

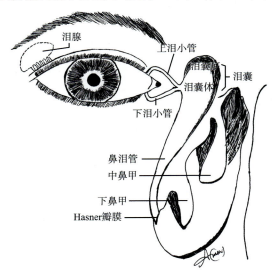

图 15-1　泪液排出系统的解剖

二、泪液通道的检查

流泪可能是由于**泪液过度生成**或**泪溢**引起的。前者描述了由于神经元效应或泪腺紊乱，以及眼表疾病或蒸发性干眼症的反射性分泌而导致泪液过量产生。

由于**排出不充分**引起的眼泪积聚被称为泪溢。通过排出系统消除眼泪不仅取决于系统的通畅性，还取决于眼睑和完整泪液泵的位置。

泪液泵指的是睑板眼轮匝肌的不同部分的肌肉在泪小管和泪囊周围形成环状，并通过主动收缩来影响泪液流动。如果由于眼睑错位（内缩、外翻）或眼轮匝肌张力降低而发生持续性流泪，则被称为**功能性泪溢**。

泪液排出系统堵塞可以通过解剖学定位和狭窄程度（绝对或相对）来进行分类。泪道狭窄的临床相关解剖学定位以及所推荐的治疗方法在表 15-1 中进行了总结。

表 15-1　泪道狭窄的位置和可能的手术治疗方案

位置	手术治疗
泪点	泪点成形术
邻端泪小管	泪小管内镜环钻术 CDCR（结膜泪囊鼻腔造孔术）
远端泪小管	泪小管内镜环钻术 DCR（泪囊鼻腔造孔术）
泪总管	泪小管内镜检查 DCR（泪囊鼻腔造孔术）
鼻泪管	检查，泪道插管 球囊扩张术 泪小管内镜检查 DCR（泪囊鼻腔造孔术） （鼻内手术）

在本章第一节的其余部分详细描述了对泪溢患者的检查。

（一）眼睑评估

临床检查从眼睑和眼周区域的检查开始。通过"复位测试（snapback test）"可以诊断出显著的**眼睑松弛**：用手指将下眼睑向下拉，并观察其复位。如果复位自然而又迅速，则没有松弛。如果复位缓慢，需要眨眼，或者根本无法与眼球汇合，则是表明松弛明显。在"牵拉测试（distraction test）"中，用拇指和示指拉住眼睑，向外牵拉与眼球分离。然后测量眼球和眼睑之间的距离。当距离达到 10mm 或更大时，可以假设出现了明显

的眼睑松弛。

（二）泪液排出系统的评估

1. 染液消失测试 将荧光素（一种在蓝光下发出绿色荧光的黄色染料）滴注到结膜囊中。5分钟后，使用蓝光检查颜色是否已经消除。如果没有检测到染液，则泪液排出系统出现问题的可能性不大。这种测试在儿童中特别有用，因为他们通常无法进行冲洗诊断。

2. Jones 染液测试 此测试由于灵敏度和特异性低而很少使用。基本上采用染液消失测试（DDT），但研究人员随后会尝试使用棉签检测鼻腔中的荧光素（Jones Ⅰ）。如果测试结果为阴性，则使用盐水冲洗泪道（Jones Ⅱ）。如果检测到荧光素，表明鼻泪管相对阻塞（NLDO）。如果没有检测到染液，则意味着绝对阻塞或泪小管狭窄，因为泪囊中没有积累荧光素。

3. 压迫泪囊反流（ROPLAS）测试 ROPLAS 是"压迫泪囊反流"的缩写。它表示通过压迫泪囊黏液或黏脓性物质发生泪小管反流。如果由于鼻泪管相对阻塞或泪囊无张力的原因在泪囊中累积分泌物，则测试为阳性。对于泪道狭窄的儿童，应考虑为泪囊鼻腔造孔术（DCR）的适应证。

4. 诊断性探通 横向拉开眼睑，使用 Bowman 探针对泪小管进行探通。"软停止"是弹性阻力，并代表泪小管狭窄（然后可以测定阻塞位置，并对另一侧的泪小管进行同样的探通）或泪总管狭窄。"硬停止"表示泪小管系统可以顺利进入泪囊。探针被泪囊窝处的骨头所阻挡。

5. 诊断性冲洗 通过上、下泪点进行冲洗。检查的目的是确认所使用的盐水或水是否可以到达患者的咽部。若确认通畅，患者可能会发生吞咽或咳嗽。检查人员还应注意冲洗所需的压力。5ml注射器和钝头短泪道导管最适合这一过程。如果100%的冲洗液体通过泪道，则泪道通畅。在加压的情况下开放或存在局部反流则表明泪道部分（或相对）狭窄。液体通过相同的泪点发生反流标志着泪小管狭窄。透明液体通过对侧泪点立即发生反流通常代表泪总管阻塞（CCB），延迟反流有时与絮状黏液或脓液相关，表示鼻泪管相对阻塞。在这些情况下，有时可以看到泪囊扩张（图 15-2）。

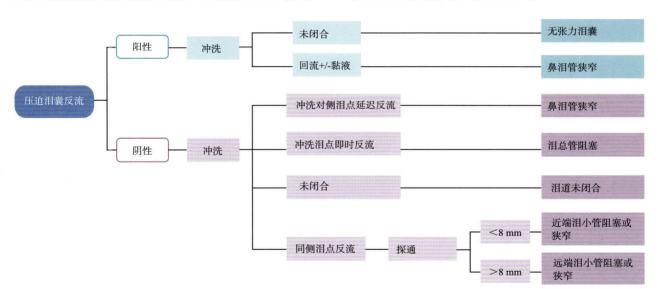

图 15-2 泪道狭窄的临床诊断流程图

（三）影像学检查

Ewing 首先在 1909 年通过**泪囊造影术**（DCG）对泪道系统进行了成像。使用泪腺套管或导管通过泪小管将水溶性或碘化油性造影剂滴注到泪道中，并进行 X 线摄影（**数字减影 DCG**）、CT（**CT-DCG**）或 MRI（**MR-DCG**）。这种方法特别适用于创伤后泪道狭窄，特别是 CT-DCG 可以直观地显示周围的骨性结构。

三、先天性鼻泪管相对阻塞流行病学和发病机制

有症状的**先天性鼻泪管阻塞**（congenital nasolacrimal duct obstructions，CNLDO）会对约 2%～12% 的新生儿造成影响。据报道，先

天性鼻泪管阻塞的发病率高达20%，大多数病例会自行缓解，因此往往不会进行诊治。在患有**唐氏综合征**的儿童中，发病率明显更高，达到了22%～35%。泪点或泪小管闭锁等异常现象以及泪囊瘘是婴儿泪溢的罕见原因。较为常见的是，由于鼻泪管不完全畅通，先天鼻性泪管阻塞出现在Hasner瓣膜区到下鼻道的开口处。这些"单纯性"的狭窄大多是瓣膜性和单侧的。其他"复杂性"的阻塞是骨性的或泪小管梗阻，泪道狭窄通常与变形或唐氏综合征有关。

（一）临床症状

新生儿泪囊中出现羊水积聚被称为**羊膜疝**（amniontocele）。Rosenmüller和Hasner瓣膜区域的阻塞阻止了泪囊排液。最初积聚物是无菌的，但随着时间发展会出现感染，然后导致**急性新生儿泪囊炎**。

然而，先天性鼻泪管阻塞通常表现为**泪溢、泪河高度增加**，以及由于黏液或脓性分泌物而导致的**睫毛粘连**。这些症状通常出现在出生后的前4周内。在出生后第一年内自发缓解率为90%～97%。

（二）治疗

对于**羊膜疝**来说，可以尝试向下**按摩**泪囊。静水压可以使泪囊中的物质排入下鼻道。如果不成功，建议及时**探通泪道**，避免出现新生儿泪囊炎。

新生儿泪囊炎是一种急症，必须通过静脉注射抗生素进行治疗，避免发展成为眼眶蜂窝织炎或败血症。应使用小套管刺破脓肿，并将所获得的液体送去进行包括抗菌谱在内的微生物分析。在此过程中，也可以将抗生素直接注入脓肿。应在急性感染消退几天后进行泪道的治疗性探通。若这种治疗方法不成功，如有必要，应在几天后进行**泪囊鼻腔造孔术**。

在更常见的先天性鼻泪管阻塞的慢性病程中，对**干预时机**的选择存在争议。在出生后第一年内进行治疗性泪道探通可以使高达96%的病例得到缓解。一些学者报道，随着患儿年龄的增长，自愈的比率会逐渐降低。这可能是因为在大多数情况下，出生一年后仍存在的顽固性泪道狭窄是**复杂性狭窄**。大多数学者建议在1岁时进行手术干预，主要是治疗性**探通**；在此之前通过Crigler按摩进行非手术治疗，如有需要还可局部应用抗生素。

越来越多的人开始讨论是否应该推荐将外科手术提早至6个月。支持这一说法的一个论点是先天性泪道狭窄可能是导致**弱视**的潜在因素。对于先天性鼻泪管阻塞的患儿来说，弱视和屈光参差的患病率似乎明显高于没有阻塞的儿童。然而，这一假设至今尚未得到证实。进行早期干预的另一个原因是父母的意愿。

虽然保守措施是可行和有效的，但排脓、使用抗生素反复治疗以及按摩确实会对父母和孩子的生活质量产生影响。此外，在泪道狭窄期间，出现急性泪囊炎的可能性有所增加，使得探通的成功率降低。

在不考虑干预时机的情况下，关于术式选择的讨论也越来越多。治疗方案包括：①泪道探通；②使用硅胶插管探通泪道（单侧或双侧泪小管）；③球囊扩张术；④泪道内镜检查；⑤泪囊鼻腔造孔术。

1. 泪道探通 根据孩子的年龄，大部分**探通**可以在**镇痛镇静**下进行，全身麻醉不是必要的。美国和英国的许多作者会在没有镇静的情况下将此过程作为"办公流程"进行，但这只能在1岁以下的儿童中进行。

首先检查泪点和泪小管，使用Nettleship探针仔细扩张上泪点，并用套管冲洗泪道。也可以使用稍长微弯的泪道套管或Bowman探针（型号0～0000）来探通泪道。探通应主要通过上泪小管进行，以避免损伤下泪小管。尽管在文献中报道了各种不同的结果，但我们假设由于重力的作用，大部分泪液会通过下泪点流出。建议站在患者头侧。将探针首先推入壶腹，然后侧向牵拉眼睑水平部。注意识别障碍物。一旦达到骨膜，将探针方向改为向下、向侧面再向下，顺着鼻泪管的方向移动。施加适当软压力，仪器通常可以在适当的方向上自行滑动。在通过鼻泪管后，仪器的弯曲端指向内侧，并且在轻微的压力下可以克服Hasner瓣膜区域的阻力，进入下鼻道（图15-3）。用力推动很容易造成假道。当怀疑发生此类情况时，可以撤出探针并重新尝试推进。泪道系统的通畅性可以通过冲洗直接确认（镇静的患者可以自主吞咽。对于全身麻醉患者来说，可以使用荧光素溶液进行冲洗，如Jones测试一样在鼻腔中检测）或通过鼻内镜检查。对鼻腔进行检查具有如下优点：如果下鼻甲堵塞通道，如有需要，

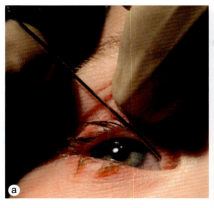
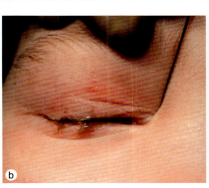
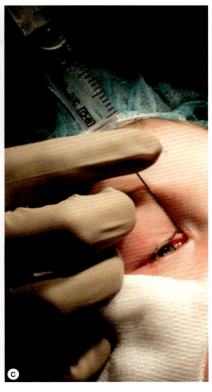

图 15-3 泪道系统的治疗性探查和冲洗。a. 保持眼睑持续横向牵拉,将探针插入上泪小管;b. 在接触骨膜后,探针的方向转向第一前磨牙;c. 泪道系统的冲洗。通过观察镇痛镇静条件下的吞咽反射,或者用内镜直接观察来确认是否成功探通

可以与**下鼻甲内移术(medialization of the inferior nasal concha)**相结合。为了实现这一点,将骨膜分离器在下鼻甲下推动,并造成下鼻甲内侧不全骨折。建议将羟甲唑啉滴鼻剂和滴眼液以及抗生素滴眼液(例如阿奇霉素、卡那霉素)作为术后用药使用 1 周。应告知患者父母鼻腔或泪点轻微出血的可能性。出血经常发生在术中和术后,通常是无害的。在干预后的最初阶段,建议尽早用减充血剂滴鼻液治疗任何可能出现的鼻炎,以防止进一步阻塞。如有必要,可以重复泪道探通。

据报道,在出生后 4 年内对先天性鼻泪管阻塞进行泪道探通的成功率为 70% ~ 92%。一项最近的研究发现,初次探通成功率与儿童年龄的相关性并没有统计学差异。

2. 探通和硅胶插管 探通后复发或是复杂性泪道狭窄,可以使用**硅胶管泪道插管**进行探通。泪道插管比泪囊鼻腔造孔术更具生理性,侵入性更低。在插管时建议全身麻醉。

在探通之后,将硅胶支架插入泪道中。可使用单侧和双侧泪小管硅胶插管系统,成功率与插管类型无关。我们使用硬性 Jünemann 探针进行**双侧插管**(图 15-4)。将装有 4-0 聚丙烯缝合线的探针插入鼻泪管中,在取出鼻中的聚丙烯线后,

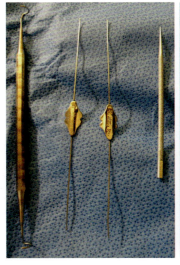
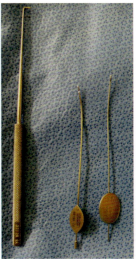

图 15-4 用于泪道探通的仪器。从左到右:猪尾探针(用于在对侧泪点逆行发现撕裂的泪小管)、Bowman 探针(用于探通泪道系统,型号为 00000)、Nettleship 扩张器(在探针插入前扩张泪点)、钩(将聚丙烯线定位在下鼻道上)、Jünemann 探针(直径 1.0mm 和 0.8mm,用于泪道插管)

再将金属探针取出。仍用缝合线对硅胶管进行固定。将中空管对准缝合线端点处并拉入鼻中。对侧的泪点重复这一过程,将中空管在鼻腔中打结。**单侧插管**同样用硬性系统完成。这种方法的优点是在手术期间可以保护泪小管,可以避免导管打

结过紧引起的泪点侵蚀，并且对于儿童来说，移除装置较为简单。缺点是从鼻腔取回探针会造成相应的创伤。目前，还有可用的柔性单侧插管系统，这种插管系统的金属探针末端为橄榄形，需要使用特殊钩子（Crawford方法）从下鼻道回收。如有需要，可以用不可吸收的线将导管固定到鼻黏膜上，避免过早脱位。建议将插管留置至少4周。通常，建议在6个月后将导管取出。染色消失试验结果为正常时，可以提前取出导管避免出现并发症。

据报道，在4岁之前对先天性鼻泪管阻塞进行初次硅胶插管的成功率为89%～94%。此外有证据表明儿童年龄越小，成功率越高。

3. 球囊扩张术 球囊扩张术是在20世纪90年代引入的。在这一过程中，将柔性导管上的聚氨酯可膨胀球囊导入到鼻泪管中，充气至8～9个大气压（取决于制造商）并放置90秒。然后移除导管。扩张的效果是通过管道和Hasner瓣膜的膨胀而实现的。成功率为79%～96%。

球囊扩张术需要全身麻醉。这一过程的缺点是会产生额外的费用。球囊扩张术主要用于探通不成功的情况。

（三）并发症

先天性鼻泪管阻塞手术的术中并发症是**鼻出血**，对**鼻黏膜和下鼻甲**以及**泪小管**造成的损伤。一些学者建议用浸有4%可卡因或羟甲唑啉的辅料填塞鼻腔，可以尽量减少术中出血并为鼻内镜检查做准备。使用Jünemann或Ritleng探针或灵活的Crawford探针进行泪道插管，同时仔细探通，有助于减少这些并发症。大多数出血是自限性的，仅在极少数情况下需要额外的鼻腔填塞或止血。通过使用正确的探通技术可以避免形成**假性通道**。

由于在鼻腔中导管末端打结过紧，双侧插管具有因侵蚀导致**泪点切割**的风险。随着儿童面部生长，导管逐渐拉紧，这将导致导管发生切割。需要定期对这些患者进行随访，并且必要时提早去除导管。手术中应注意不要将导管扎得太紧。另一项并发症是导管移动（图15-5a）进入内眦区域。单侧插管或完全泪小管侵蚀的情况下会出现这种并发症。特别是对于儿童来说，硅胶可导致在泪点区域或鼻泪管中形成肉芽肿。这是进行泪囊鼻腔造孔术后再狭窄的可能原因之一。硅胶管的错位（图15-5b），例如在内眦处发生摩擦后，需要尽早移除导管，否则会危及治疗的效果。内眦处形成的环如果不进行治疗，会导致角膜上皮缺损和溃疡。

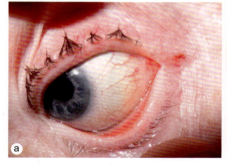 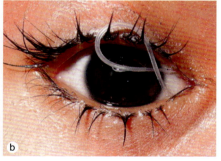

图15-5 硅胶插管的并发症。a. 连续性的睑球粘连和泪囊中双侧插管的移动对泪小管造成完全侵蚀；b. "通心粉综合征"：导管位置异常。（图片由印度钦奈Sankara Nethralaya眼科医院B. Mukherjee博士提供）

（四）治疗的预后和建议

先天性泪道狭窄的**总体预后**非常好，有90%的病例得到了缓解。而闭锁的预后则明显较差，并取决于重建手术是否成功；但是，目前没有这一方面的可用数据。单纯性先天性鼻泪管阻塞的预后最好，在出生后第一年内自发缓解率高达100%。泪道探通、硅胶插管和球囊扩张术同样显示出非常良好的结果。由于疾病的临床过程并不复杂，因此自发缓解率非常高，通常建议将手术干预推迟到孩子1岁之后，在此之前可进行Crigler按摩。

在出生后第一年内，建议将探通作为主要干预措施。在泪道狭窄或泪小管狭窄的情况下，可考虑采用硅胶插管。

尽管成功进行了探通和术后减轻充血措施，但仍可能会出现复发。建议在插管或未插管的情况下重复探通，并在必要时行下鼻甲内移术。在我们看来，球囊扩张术可以作为下一个选择，以避免进行泪囊鼻腔造孔术。

对于鼻泪管密封、双侧狭窄、唐氏综合征、颅面畸形或继发性急性泪囊炎，应考虑将**泪道插**

管作为主要措施，因为在这些情况下只进行探通通常会导致较差的结果。

对于骨性狭窄、反复再狭窄或复发性泪囊炎，必须进行**泪囊鼻腔造孔术**。作为替代方案，2 岁以上儿童可以采用内镜泪道手术，这是一种更新也更符合生理学的手术方法。

四、后天性泪道狭窄的病因和发病机制

后天性泪道狭窄不仅会发生在儿童时期，在成人也有可能发生。在美国的一项队列研究中，报告了后天性泪道狭窄的患病率为 30/10 万人。主要或次要原因是**炎症、感染、肿瘤形成、创伤或机械原因**。下文仅对最常见的原因进行讨论。

泪点和泪小管狭窄通常继发于退化性睑外翻或慢性睑缘炎。在瘢痕性结膜疾病、慢性局部治疗（如青光眼的治疗）、流行性角膜结膜炎和化疗（特别是使用多西他赛治疗乳腺癌）、酸烧伤或创伤后，也可能会出现泪道狭窄。

原发性**鼻泪管狭窄**多发生于中年妇女，发病率为每 10 万人中约 20 人。原发性后天性鼻泪管狭窄通常被描述为 PANDO（"原发性后天性鼻泪管阻塞"）。女性的鼻泪管要比男性更窄。绝经后妇女的激素水平似乎能够导致黏膜出现变化，从而导致狭窄或闭塞。鼻泪管狭窄大部分是由鼻内病变（息肉、瘢痕、肿瘤）或肉芽肿性炎症（结节病、韦格纳病）或面中部骨折后创伤而引起的。

（一）临床症状

对于大多数患者来说，泪小管狭窄会导致**泪溢**。鼻泪管狭窄通常会伴随着睫毛粘连和黏液或黏脓性排出物。鼻泪管狭窄的并发症包括**急性泪囊炎**（可能伴有积脓症），如果不及时治疗，可能引起眼眶蜂窝织炎或败血症（图 15-6a）。老年人和免疫抑制的患者尤为危险。

鼻泪管狭窄合并常见的泪小管阻塞可导致无法排出的黏液在扩张的泪囊中积累，称为**黏液囊肿**。在内眦韧带下方的内眦角处可见惰性、界线清楚、无急性炎症迹象的囊肿（图 15-6b）。

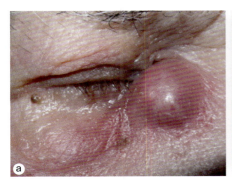
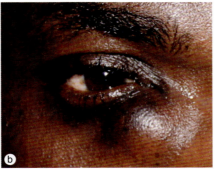

图 15-6 急性和慢性泪囊炎。a. 伴有脓肿形成的急性泪囊炎；b. 伴有黏液囊肿形成的慢性泪囊炎（图片由喀麦隆 Acha-Bafoussam 眼科服务长老会的 F. Ngounou 博士提供）

（二）治疗

如果可能，继发性狭窄的治疗主要是针对病因的治疗（肉芽肿性疾病可行免疫抑制治疗、减少青光眼的局部治疗和泪小管炎症的治疗）。

急性泪囊炎需要立即注射静脉抗生素治疗，如果形成了脓肿，需要切开引流。这可以通过短时间局部麻醉（局部冷喷雾）或全身麻醉进行。与大多数脓肿一样，必须确保伤口的基底部愈合（局部应用抗生素或对进行脓腔进行填塞）。一旦愈合，应尽快进行**泪囊鼻腔造孔术**，以避免复发。

如有必要，可通过**切开**或通过**环钻和硅胶插管**来治疗泪点和泪小管狭窄。

对于远端和泪总管狭窄以及鼻泪管狭窄，可以选择**泪囊鼻腔造孔术**作为治疗方案。

1. 外部泪囊鼻腔造孔术（External DCR） Addeo Toti 于 1904 年首次描述了泪囊鼻腔造孔术。手术的原理是在**泪囊和鼻腔之间建立直接连接**，使泪液能够绕开鼻泪管直接进入鼻腔。大多数学者报道的成功率为 90% ～ 95%。如果失败，可以进行修复手术。

外部泪囊鼻腔造孔术可以治疗原发性先天性鼻泪管阻塞（PANDO）、继发性鼻泪管狭窄、持续性先天性鼻泪管阻塞、黏液囊肿和慢性泪囊炎。它也可以针对不完全性鼻泪管狭窄或泪总管阻塞，或用于治疗面神经麻痹导致的功能性泪溢（见第 16 章）。外部泪囊鼻腔造孔术的**禁忌证**是急性泪囊炎。

外部泪囊鼻腔造孔术的步骤：手术通常在全身麻醉下进行，但也可以在局部麻醉（眶下和滑车上神经阻滞，切口部位局部浸润麻醉）和镇静下进行。在手术开始时，将浸有Moffet溶液的鼻塞塞到中鼻甲插入处的开口位置。Moffet溶液中含有肾上腺素、可卡因，以及作为局部血管收缩剂和麻醉剂的碳酸氢盐。

使用含有1∶200 000肾上腺素的局部麻醉剂将切口处浸润。**切口**在内眦内侧约3mm处，使用略微弯曲的10～12mm长的装置保护内眦静脉。然后水平插入一把钝剪刀，并通过钝性解剖使侧面鼻腔壁上的骨膜暴露出来。只有在某些情况下才需要将内眦韧带的前部游离开来以获得更好的视野。**骨膜**可以用手术刀切开或使用骨膜剥离子直接撬开，分离出泪囊。现在可以看到泪前嵴和泪囊窝。使用骨膜剥离子在泪囊窝内开始**造孔**。一旦开始造孔，使用骨打孔器（Kerrison、Citelli）向前推进，然后去除前组筛房，到达内眦上方约2mm处（此处内眦韧带可以起到良好的引导作用），向下到达骨性鼻泪管边缘上方。小心地进行上窦孔的扩张，避免筛板损伤发生术后**溢液**。经常发生的筛房解剖学变异就是所谓的鼻丘气房，其中部分筛骨会在泪囊窝和鼻腔之间向前移位。鼻丘气房可导致泪骨形成气腔和上颌骨形成泪突。在这些情况下，在截骨中如果遇到被覆薄黏膜的空腔，只有在突破第二骨之后才能看到真正的鼻黏膜。如有疑问，可以使弯头血管钳探测鼻腔。然后用局部麻醉剂和肾上腺素浸润**鼻黏膜**，使用Bowman探针嵌入**泪囊**并纵向切开。重要的是沿其全长切开泪囊，否则尽管造孔可能保持开放，但仍可能发生"盲端综合征"（泪囊中残余分泌物的积累）。继续切开以形成前黏膜和后黏膜以及泪囊皮瓣。后黏膜可以切除或吻合。如果计划进行后黏膜吻合术，这将会是下一步。用硅胶管进行**双侧插管**。通过造孔将导管引入到鼻腔中并打结。重要的是确保黏膜末端充分对合形成吻合，并且不会塌陷到孔中。采用两层缝合关闭切口（眶部轮匝肌和皮肤）。**鼻腔填塞**通常在手术结束时完成。术后局部施用抗生素和鼻腔减充血剂。术后第1天或第2天取出鼻腔填塞物，一周后拆除皮肤缝线。在大多数情况下，插管需保留6周至3个月；如果是复杂病例（翻修手术、泪囊炎、创伤性鼻泪管狭窄），则可以放置较长时间（图15-7）。

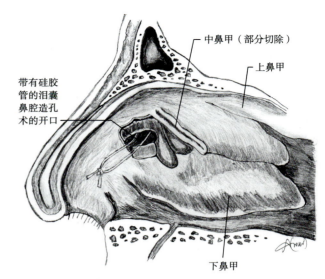

图15-7 带有硅胶插管泪囊鼻腔造孔术后的泪囊开口鼻内定位

上文所述的技术有许多种变化。成功率为80%～99%。这更多地取决于外科医生的经验而不是术式。使用前皮瓣相互对合抑或是前后皮瓣分别进行吻合，似乎对手术的成功率没有影响，术中5-氟尿嘧啶的使用也不影响手术成功率。研究发现，在术中使用丝裂霉素C对保持造孔开放有积极的作用，必要时可进行**辅助治疗**，即改良泪囊鼻腔造孔术。根据荟萃分析的结果，**硅胶插管**似乎对常规泪囊鼻腔造孔术的通畅性没有影响。

2. 结膜泪囊鼻腔造孔术（conjunctivo dacryocystorhinostomy，CDCR） 通过外部泪囊鼻腔造孔术**而建立从结膜囊到鼻腔的连接**，从而绕过泪小管系统。主要指征是**近端双侧泪小管狭窄**。将玻璃管（Lester-Jones或Putterman管）或硅胶管插入结膜囊中，然后进入鼻腔中。该方法具有较高的并发症和失败率，并且患者需要非常严密的术后护理。因此，手术适应证非常严格（图15-8）。

3. 经泪小管内镜检查 在20世纪90年代引入。诊断性内镜较为灵活，外径约为0.5mm。这种内镜的分辨率可高达6000像素。治疗性内镜是硬性的，带有两个或三个工作通道，外径为0.8～1.1mm。此处简要描述了治疗方案。

可以用二极管激光（**激光泪道成形术**）打开短距泪小管或其他狭窄。迄今，成功率高达81%。另一个选择是使用微钻来扩张狭窄（**微钻泪囊成形术**）。

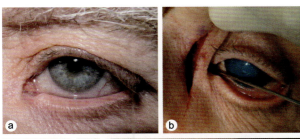

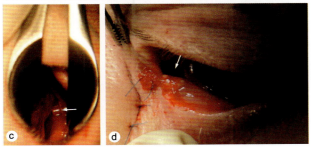

图 15-8 泪道系统进行过多次手术、患有双侧泪小管狭窄并形成内眦距过宽的患者。Lester Jones 管（LJT）通过泪囊鼻腔造孔术进入鼻腔的术中图片（与德国汉诺威 Nordstadt 诊所耳鼻喉科，头颈外科，L. Bauer 博士合作。）a. 术前临床观察；b. 置入支架进入鼻腔进行探通；c. Lester Jones 管（LJT）位置在中鼻甲的前方，不接触鼻中隔（箭头，LJT 远端边缘）；d. 内眦处的导管位置（箭头，LJT 的近端边缘）

2012 年发表的一项初步研究报告了使用**经泪小管激光泪囊鼻腔造孔术**的良好结果，该疗法使用二极管激光造孔，并用球囊导管扩张（见本章第二节）。

内镜泪道手术的优点是能够在不破坏内眦的情况下恢复原始解剖结构。此方法还能够在直视下诊断基本病理改变。目前，这一过程的缺点是成本增加和适应证受限。

（三）并发症

泪点成形术的罕见并发症是泪点切割过度。如果开口太大，泪点会失去其虹吸作用并且导致（反常性）**功能性泪道功能不全**。

外部泪囊鼻腔造孔术的重要术中并发症包括**出血**、**泪小管损伤**、由于筛板破裂导致**溢液**，以及伴有眼眶脂肪脱垂的**眶骨膜缺损**。轻微溢液时，可以用眼轮匝肌纤维覆盖破裂部位。患者需要全身应用抗生素。术后可能会出现迟发性**出血**。在大多数情况下，患者头位升高、局部冷却和血压控制足以抑制主要源自鼻黏膜的出血。如有必要，可以重新填塞鼻腔。很少需要用到可视出血部位并烧灼止血的鼻内镜检查。外部泪囊鼻腔造孔术及**硅胶插管**的延迟并发症可能是**形成瘘管**，主要是在急性泪囊炎或局部放疗后的早期手术中（见上文）。最常见的并发症是由于造孔闭合而导致的**手术失败**。原因包括骨性造孔过小、继发性泪总管狭窄或鼻内瘢痕形成（鼻中隔偏曲或骨刺和中鼻甲肥大是诱发因素）。因此，在进行外部泪囊鼻腔造孔术之前，必须在所有病例中进行鼻内镜检查来进行术前评估。切口区域的内眦赘皮可以使用 Z- 整形术进行矫正（见第 16 章）。

第二节　内镜泪囊鼻腔造孔术

Andreas Neumann, Mauricio López-Chacón, and Manuel Bernal-Sprekelsen

一、简介

当泪道系统的排出通道出现问题时，主要症状是泪溢。泪液的积累会导致视物模糊。泪溢的鉴别诊断是正确制定手术解决方案的关键所在。在某些情绪化条件下，眼泪可能会暂时性过量生成，刺激或结膜炎症也可能造成泪液增加，但评估结果是非常明确的。可以通过泵（pumping）机制的改变或在不同解剖层面上阻塞通道来更改泪液排出通道。因此，必须区分泪点、上泪小管或下泪小管、泪总管的近端狭窄（泪囊前）、泪囊自身的阻塞（泪囊狭窄），以及鼻泪管中的远端狭窄（泪囊后）。

在泪囊腔或囊后狭窄的情况下，泪囊鼻腔造孔术（DCR）可以解决泪溢或慢性泪囊炎的问题。泪囊鼻腔造孔术的原理在于泪囊人造的开口与鼻腔相连通。为了实现这一目的，需要移除泪囊内侧骨性结构，并且必须切开泪囊或移除其内侧壁。

内镜方法无法达到泪道的泪小管水平。因此，泪囊前端狭窄的解决方案并不适合于解决泪囊腔或泪囊后狭窄。尽管如此，内镜泪囊鼻腔造孔术并不是泪囊前端梗阻的绝对禁忌。在这里，泪囊鼻腔造孔术可能有助于随后插入的 Lester-Jones 管（一种外观像水晶的小管，通过在下泪点和泪总管的近端开口之间形成连通或通过结膜内眦角插入泪囊来克服泪囊前狭窄）。如果没有事先去除骨性内侧壁，则无法实现这一目标。

二、泪道阻塞的病因学

在成年期，慢性泪囊炎的急性发作（甚至可

能出现泪囊脓肿）是最常见的狭窄原因之一。在童年时期，打开失败或延迟/无法完全打开 Hasner 瓣膜是泪溢的常见原因。许多新生儿患有泪道阻塞，这种阻塞会在出生后几个月内自愈。鼻泪管的这些基本膜性狭窄的发病率约为 25%～50%；不完全性狭窄的发病率高达 50%～70%。在出生后几个月内的自愈率约为 85%。因此，新生儿内镜泪囊鼻腔造孔术的适应证应尽可能保守。

儿童泪道的真性畸形通常与颅面畸形有关。尽管如此，慢性泪溢、先天性泪囊炎以及创伤后或炎症后出现的堵塞仍然是手术打开泪囊的明确指征。预先进行探通可以打开一些小的（膜性）梗阻，这样做有时可以避免手术。在进行探通时，需要对儿童进行全身麻醉或至少进行镇静，如果探通不成功，进行泪囊鼻腔造孔术前应征得患者家人同意。即使是对于罕见的下泪点发育不全，采用泪囊鼻腔造孔术也能获得良好的效果。由于儿童自愈率高且解剖结构狭窄，建议在 12 个月以前不要进行泪囊鼻腔造孔术。

女性比男性更容易出现泪道排出问题。用以解释这一点的假说是由于数十年间化妆品的应用，这会引起泪囊的慢性非特异性刺激。在一项使用"kol"作为面部化妆品的阿拉伯妇女的泪囊内侧壁组织学研究中，发现可以在泪囊中检测到"kol"的成分，周围出现了慢性非特异性炎症反应。

对鼻腔和鼻旁窦进行外科手术，术中可能造成泪道病变，例如鼻整形中的侧向截骨术、在前面部进行的上颌造口术、Caldwell-Luc 手术、侧向鼻切除术等。此外，面中部的创伤可能会截断泪道。

其他可能涉及泪道的疾病，包括过敏、慢性鼻窦炎、病毒感染（如单纯疱疹），或其他更为罕见的特殊感染，如麻风病、结节病、肺结核、韦格纳病或鼻孢子菌病。最后，如果肿瘤扩散至该区域，放疗和 5-FU 化疗可能会诱发狭窄。

面神经麻痹是功能性泪溢的常见原因。

> **备忘**
> 成人泪道狭窄通常是由于慢性泪囊炎引起的，对于儿童而言则是由于 Hasner 瓣膜开放延迟或出现畸形。对儿童建议采取观察的原则。

实施泪囊鼻腔造孔术的主要指征包括排出通道在泪囊水平发生阻塞（囊状狭窄）或沿鼻泪管阻塞（泪囊后狭窄）。慢性或复发性急性泪囊炎会出现此类情况，此时可以看到泪囊扩张（泪囊囊肿）或是影像学证实的结石形成（泪囊结石）。

三、术前诊断

应排除所有潜在的阻塞原因。建议采用跨学科方法（眼科和耳鼻喉科）。

必须指明泪溢的持续时间和临床病史，对急性复发性或慢性泪囊炎更需要如此。后者通常会在内眼角留下瘢痕；如果泪囊中有脓液或黏液残留，则应有可见或可触及的突起物。

考虑到鼻腔和鼻旁窦的紧密解剖关系，鼻科医生的任务是通过鼻镜检查、内镜检查和放射学检查（如有需要）排除潜在的阻塞原因。此外，还有一些解剖情况（如鼻中隔偏曲、鼻丘气房、慢性鼻窦炎或鼻甲增生）可能会导致阻塞，或导致病理改变的发生。肿瘤或既往手术（Caldwell-Luc 等）也可引起术后泪道复发性狭窄。在约 20% 的泪囊鼻腔造孔术中，有迹象表明对鼻腔的额外矫正会影响到泪囊。

在临床检查期中，必须检查泪点是否与结膜接触。对于患有面神经麻痹或下睑外翻的患者，继发性兔眼会阻止泪液通过下泪点流出，形成假性泪溢。可以用 Schirmer 的测试来评估眼泪的过量产生。

进一步明确泪囊前和泪囊腔或囊后狭窄的鉴别诊断。这是确定泪囊鼻腔造孔术的指征和获得良好效果的关键。

术前对上/下泪小管和共同泪小管进行探通可以确认或排除这一水平的狭窄，从而区分泪囊前和泪囊腔或囊后狭窄。使用荧光素染料的盐溶液进行冲洗（Jones 测试）有助于对泪道通畅性进行评估。可以在泪道系统的眼科学探查或放射学评估（泪囊造影术）中使用探通技术。然而，由于泪囊造影意味着对近端泪道进行预先探通以便注射造影剂，因此已经可以确认或排除这一水平的潜在狭窄，这使泪囊造影术变得多余。在我们的临床诊疗中，泪囊造影术已经过时。在任何情况下，泪囊造影中显示的泪囊扩张对于泪囊鼻腔造孔术后的长期预后有积极的参考价值。可以采用放射学方法作为球囊导管探通的替代。此处，可以通过扩张泪囊囊腔或泪囊后狭窄来解决排出问题。如果泪溢仍然存在，则表明可以进行泪囊鼻腔造孔术。

计算机断层扫描和其他成像技术适用于改良泪囊鼻腔造孔术，例如发生面中部创伤或是怀疑有肿瘤的情况下，但通常不会将此类技术作为泪溢或泪囊炎的常规检查手段。

> **备忘**
> 临床病史、泪道的检查连同探通（冲洗）是评估阻塞程度的诊断关键。在特定情况下应选择进一步的诊断工具。约有 20% 的病例还需要解决鼻腔和（或）鼻旁窦的额外变化（如鼻中隔偏曲）。

四、泪囊鼻腔造孔术的外科技术

一个多世纪以前，眼科和耳鼻喉科同时开发了两种手术方法：Toti 的外部手术和 West 的鼻内手术。最近的技术发展已经纳入了包括泪小管探通术或腔内 / 内镜手术和球囊扩张术在内的所谓微创技术。经鼻内的方法（更准确地说，应该称为**鼻泪囊造孔术**）有如下优点：

- 通过保留水平通路周围的所有结构（包括眼睑内侧韧带），来保护整个泪道系统（这可以保留泵机制）和滑车的完整附件。
- 甚至可在泪囊出现急性感染（排入已受到污染的鼻腔；在没有外部切口的情况下无发生角静脉血栓的风险）的情况下进行手术。
- 无外部瘢痕。

鼻腔内入路可以在显微镜下进行，如 Hans Heermann 在 1958 年所述，或通过内镜技术。现在，内镜泪囊鼻腔造孔术被称为治疗泪囊囊腔或泪囊后狭窄的"金标准"。这两种手术的步骤非常相似，与所使用的光学工具无关。

围术期不需要使用抗生素。Smith 对接受华法林治疗的 9 例患者和接受 ASS 治疗的 40 例患者进行观察，证实可以继续进行抗凝治疗。手术通常在全身麻醉下进行，但也可在局部麻醉下进行。

将浸有局部麻醉和血管收缩剂（肾上腺素 1：100 000）的神经外科用棉球放置在鼻腔中约 15 分钟，对前部鼻中隔、鼻腔外侧壁和中鼻甲前部的黏膜进行麻醉。对于局部麻醉下的手术，必须将麻醉剂注入额神经和鼻腔外侧壁。建议进行额外的镇静，特别是在临切开泪囊前进行镇静，因为当出现急性炎症或感染时，完全麻醉是很困难的。改善暴露部位的其他措施包括中鼻甲头部的修剪或是在鼻丘平面出现严重偏差情况下的行（小型）鼻中隔成形术。

泪囊可以通过上颌骨（与鼻丘相对应）的额突进行横向定位。这种骨头的厚度可以达到几毫米。

上颌骨额突的后缘就是所谓的"上颌线"，正好位于钩突前缘的前面。将尖头镊的一个分支引入鼻腔中，同时将另一个分支指向泪点，这有助于确认解剖区域。如果可行，使用小型冷光光纤进行探通有助于确定泪囊的位置。但是，这种技术也可能会引起错误（见下文）。根据我们的经验，这种方法并不需要像其他医生所倡导的常规去除钩突方法一样，以便更好地暴露泪囊。

在鼻丘上切出两个相隔约 1cm 的垂直切口，透过黏膜骨膜到达骨壁（图 15-9）。Beaver 或 Montserrat 刀适合用于切口。单极 Colorado 针可以保持较低的出血量。后切口位于上颌骨线上，正好位于钩突的前方。两个切口之间制作一个以下方为基底的瓣，这样可以向下鼻甲方向做骨膜下切开（图 15-10）。瓣的长度在 1.5～2cm。根据 Massegur 等的建议，在手术结束时重新复位瓣以覆盖暴露的鼻腔外侧壁（图 15-18）。有时需要略微缩短瓣，避免泪囊与泪总管闭合，尽管在大多数情况下瓣会发生收缩，因此不需要微调。我们通常事先切除这个瓣。然而可以观察到保留它能够覆盖裸露区域，有效减少血凝块结痂、纤维蛋白渗出和肉芽组织的形成，从而缩短术后愈合时间。鼻腔外侧壁的未覆盖区域更容易在颊部和气肿中产生瘀斑。为了获得良好的通畅性，重要的是去除上方的骨片并进行泪囊切开，使泪总管充分暴露。去除上方的骨片可防止该区域成为潜在闭塞性瘢痕形成的支架。

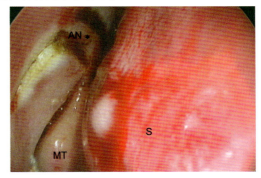

图 15-9 右侧泪囊鼻腔造孔术。在上颌骨的钩突中以黏膜骨膜为基底制作宽度为 1cm 的瓣。瓣向上可及中鼻甲（MT）的插入点，并在（*）处进行部分切除。S. 鼻中隔。AN. 鼻丘

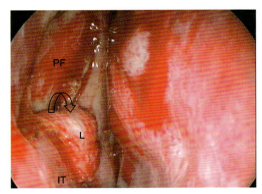

图 15-10 将下方为基底的瓣（L）向下推到下鼻甲（IT）上。黏膜骨膜下切开是保留瓣的关键。也可以将下面的骨壁暴露出来

上颌骨的钩突（ascending process）可以从上颌线向前切除（图 15-11）。当骨壁足够薄时，可以使用 Kerrison 咬骨钳（90°和 45°）。将 90°咬骨钳放置在上颌骨线的正后方，向前咬除骨头。45°咬骨钳沿着钩突在向上的同时尽可能横向操作，直到泪囊的上 1/3 暴露出来，这是泪总管排出的位置（图 15-12）。如果钩突非常厚，则需要使用金钢石切针事先钻孔，以便使泪囊部分暴露，然后再用 Kerrison 咬骨钳完成。必须注意避免让切针钩住黏膜骨膜瓣。如果在此阶段对泪囊的正确位置有疑问，那么通过下方泪小管探通可以使局部黏膜隆起。如果骨头向前咬除得太多，则有可能会暴露面颊的软组织。可以从外面触摸面颊来识别软组织。

薄的泪骨位于上颌骨钩突的颞后方。这就解释了为什么在仍然保留骨骼结构时使用小型冷光纤维进行探通可能会使外科医生迷失方向，因为光会透射过薄的泪骨，此泪骨位于泪囊的最后部，在眼眶的正前方。

泪囊与眼眶之间的骨性隔膜可能会缺失；因此，有 10%～15%的病例中会出现眶骨膜缺失。一些学者描述了锤子和凿子的使用情况。在这种情况下，必须非常小心地使用锤子和凿子，因为凿子必须沿着眼眶的方向操作。

一旦泪囊暴露出来，其内侧壁被切开（图 15-13）。重要的是通过"第三只手"对内眦角施压来帮助从外部固定泪囊。这可以防止泪囊在切割时发生横向移位。可以用有角度的 Beaver 刀或超声乳化刀进行切口。发炎泪囊的膜壁可能会增厚，这会导致切口不完整或过浅。我们更倾向于完全切除内侧壁，能够进行大量引流并允许对样本进行组织病理学研究（图 15-14）。建议此类组织需进行病理学研究以便排除其他疾病，如曲霉球、乳头状瘤、肉芽肿病或恶性肿瘤。上文已经对保留泪囊内侧壁的替代技术进行了说明，即通过制作附着于周围黏膜的瓣来保持通畅。

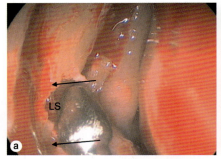
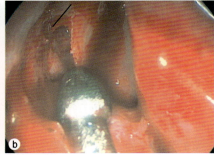
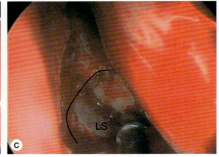

图 15-11 a. 使用 90° Kerrison 咬骨钳达到上颌骨的钩突后缘（称为"上颌骨线"）的位置并首先分离泪囊（LS）。然后，朝前方向下咬除 1/3（箭头）。b. 接下来，用 45° Kerrison 咬骨钳（线）向颞上方咬除钩突。c. 由于杠杆力，额突（FP）被破坏，泪囊（LS）暴露

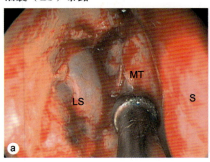
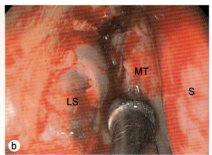

图 15-12 暴露泪囊的上 1/3，因为这里是泪总管排出口的位置。a. 显示了中鼻甲（MT）正前方暴露的泪囊（LS）；b. 泪囊从外部（内眦区域）被压缩，避免切开时发生偏移。S：鼻中隔

第 15 章 泪液排出系统手术 233

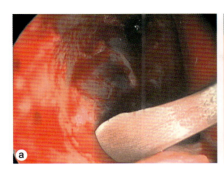
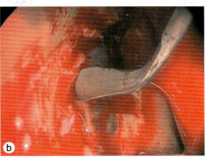

图 15-13 使用有角度的超声乳化刀将泪囊从下向上切开。同时，必须在泪囊上施加外部压力以避免其发生横向移动

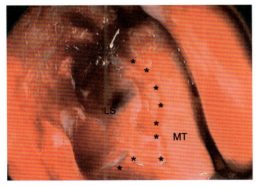

图 15-14 泪囊（LS）如书一样被打开（*）打开，其内侧朝向中鼻甲（MT）。根据手术技术，泪囊的内侧面可以切除（我们选择这样做）或向后移位以适应钩突的黏膜

现在使用硅胶导管探通双侧泪小管（图 15-15，图 15-16）。必须平稳地进行探通以避免"假性通道"。可以通过内镜检查两端是否离开泪总管（图 15-17）。通过硅胶导管进行探通和去除似乎对最终结果几乎没有影响（见下文）。然而，它有助于随访，特别去除纤维蛋白渗出物和结痂时可以在硅胶管的引导下进行，从而避免接触打开的泪囊，因为这非常痛。

硅胶导管可以在鼻腔内固定或打结。我们更喜欢将其固定在鼻腔内，因为这样我们可以将探针向鼻中隔引导，同时避免将它们埋在黏膜骨膜瓣下面。硅胶导管不应接触结膜，避免出现刺激和随后的异物反应或结膜损伤。此外，它必须有足够的自由运动空间来维持眼睑正常开启。打结或修剪的导管可留在中鼻道。这可以避免多次操作，对儿童非常有益。

有时无法对较小的上泪小管进行探通，尤其是对于儿童。在这种情况下，硅胶导管可以仅在下方泪小管中引入。由于这对于儿童来说可能难以忍受，因此必须评估是否需要探通或放弃探通。

最后，重新复位黏膜骨膜瓣，使其覆盖之前裸露的骨壁（图 15-18）。通常不需要进行填塞。可以使用可吸收材料或一小片 PVA 海绵将重新复位的黏膜骨膜瓣固定，也可以使用软膏。

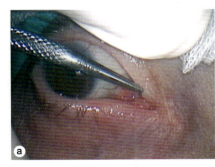
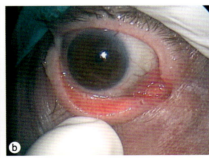

图 15-15 两个泪点都用 Castroviejo 扩张器扩张。用 Bowmann 探针确认了上、下泪小管和泪总管的通畅性。必须注意避免损伤角膜

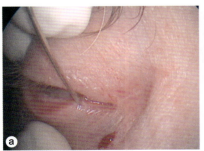
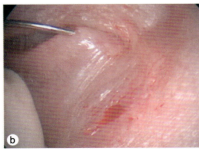
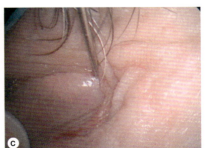

图 15-16 通过两个泪小管引入硅胶探针。a. 首先垂直将探针插入一直达到泪小管；b. 然后探针水平进入泪总管，再进入泪囊；c. 接下来，再次垂直将探针插入鼻沟。必须平稳地进行扩张和探通以避免出现"假道"

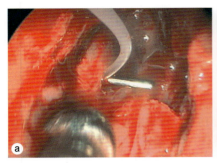
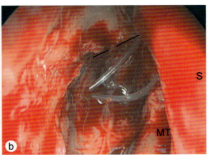

图 15-17 a. 显示了泪囊的水平探通。使用 Blakesley 镊子夹住探针并将其从鼻腔拉出。b. 显示了骨切除的水平（黑色虚线），将泪囊的上 1/3 和泪总管完全暴露。注意在（a）和（b）中，硅胶探针的两端离开泪总管。MT. 中鼻甲；S. 鼻中隔

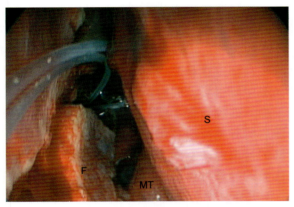

图 15-18 显示了以下方为基底瓣膜（F）复位后的情况。由于对瓣膜进行了修整，泪囊的开口仍保持开放。使用小型可吸收填塞物将瓣膜固定在侧壁上。注意不要将硅胶探针留在瓣膜下面。用黏膜再次覆盖鼻腔外侧壁可以加速愈合过程并减少肉芽组织形成。MT. 中鼻甲；S. 鼻中隔

由于与内镜与切针（burr）同时操作的限制，儿童泪囊鼻腔造孔术要求很高并且可能具有挑战性。最好使用 1mm 的 90° 和 45° Kerrison 咬骨钳对骨骼进行操作。如 Veiss-Claus-Guttich 所述，儿童泪囊的暴露程度与成人类似，但略微向前一些。

> **备忘**
>
> 内镜方法是泪囊鼻腔造孔术的"金标准"。泪囊内镜定位必须要避免对脸颊或眼眶造成损伤。手术原则基本上是对上颌骨钩突和泪囊内侧面实施切除术。暴露泪囊上 1/3 可以使泪总管引流通畅。以下方为基底的黏膜骨膜瓣覆盖裸露区域，可达到缓解并缩短愈合过程的效果。

五、替代疗法

非常小的内镜可以用于经泪小管的鼻腔内手术。

自 1989 年以来，已经可以在射线照相控制下使用**球囊扩张术**。然而，尽管成功率看起来高达 92%，但在大多数人心中它并不是首选。引入聚氨酯支架后，这一结果被评为差或者非常糟糕。

使用不同类型的**激光**切开泪囊似乎可以获得更好的止血效果。然而，这会导致更高的成纤维细胞活性和随后的瘢痕形成。文献中的结果各不相同，有些甚至是矛盾的。大多数学者所报道的通畅率都要低于非激光泪囊鼻腔造孔术。

据报道，使用**超声波骨骼抽吸器（ultrasonic bone aspirators）**（Sonsopet）代替钻头可以显示出良好的效果。

曾有多次报道认为在**局部应用丝裂霉素 C** 可以避免过度瘢痕和再狭窄，但并没有明显的优势。在鼻内应用后并未观察到对通畅性具有长期的积极影响。

为了避免对儿童进行泪囊鼻腔造孔术，建议进行泪道探通和冲洗，并对 Hasner 瓣膜的内镜鼻腔切口进行冲洗。由于需要全身麻醉，并且在内镜视角下识别 Hasner 瓣膜在技术上要求很高，因此并不具有明显的优势。另外，除 Hasner 瓣膜以外的原因可以忽略，但不能排除手术后的闭塞性瘢痕。这一点同样适用于鼻泪管插管，在 Aggarwal 等的病例中，28 名儿童中有 25 名避免了实施泪囊鼻腔造孔术。

六、随访

与内镜手术相似，几乎没有证据表明不同的后续治疗会造成不同的影响。以下建议可以单独采用：

血管收缩剂可以在早期使用。如果在泪囊中发现脓液，可以开具含有抗生素（例如庆大霉素）的滴眼液。一些学者基本上会开具含有类固醇和抗生素的眼药水。

PVA 海绵约可以留置 6 天，它可以将黏膜骨膜瓣固定在鼻侧壁上。当移除填充物时，必须旋转填充物以避免黏膜骨膜瓣发生切向分离。如果在右侧

必须顺时针旋转，在左侧则逆时针旋转。近期没有任何填塞物的经历并没有表现出更糟糕的结果。在内镜鼻窦手术后，建议使用盐水进行冲洗。

在需要时，纤维蛋白渗出物和结痂可以每周清除一次。然后可以在内镜下跟踪硅胶导管直达泪总管，避免操作对泪囊造成痛苦。不同学者对后续治疗的方式和频率进行了不同的处理。无论Rosique Lopez等是否在激光辅助泪囊鼻腔造孔术后6个月内安排了1次或是4～6次随访，他们都没有提及24个月后的结果是否有任何差异。

为避免形成气肿，应避免鼻子受到风吹约10天。此外，当患者打喷嚏时，应张开嘴巴以避免形成气肿。

七、支架术

对于支架置入的留置时间给出了许多不同的建议，从长达6个月到完全不需要。如果患者对打了结的支架具有良好的耐受性，则可以将其留置至愈合过程完成。再次置入支架的指征包括形成肉芽组织、感染、泪小管损伤、泪总管周围形成肉芽组织、错位、患者不适、成本、去除支架周围硬痂以及移除支架。在随机对照研究中并未显示支架置入的任何优势。此外，对5项随机研究和4项队列研究的荟萃分析均未显示支架置入有任何积极影响，尽管有人认为需要更具有前瞻性的研究。但也可以说支架置入对于结果没有任何负面影响。Chong等在置入与未置入支架的肉芽组织形成方面没有观察到任何差异。Chan和Selva描述了在进行鼻内泪囊鼻腔造孔术后12个月内，孔口缩小约35%，但这与不良结果无关。

在我们的实践中，我们会将支架留置约8～14天。

> **备忘**
> 使用硅胶探针进行术后支架置入可以通过多种方式进行。没有证据表明支架置入具有任何优势或劣势。

八、并发症

总体而言，泪囊鼻腔造孔术的术后并发症非常少见，并且没有威胁。通常不需要进行特定治疗。

1. 瘀斑 由于鼻腔外侧壁被部分移除并且切除术范围可能是太靠前，因此在脸颊软组织中可能发生出血（以及气肿，见下文）。在这些情况下，手术过程中可能已经发生过出血，特别是位于发炎泪囊前面的较大动脉。当进行鼻旁窦的附加手术时，出血有可能会进入眼眶。约有12.5%的患者会在眼睑内出现小型血肿。

2. 鼻出血 鼻出血是鼻甲和（或）筛骨前部部位较常见的手术并发症。在Fayet等的报道中，在同时去除钩突时，轻度出血占60.6%，中度出血占27.3%，严重出血占11.6%。Dolman等观察到需要进行填塞的出血为5.5%。其他学者报道的严重出血率更低且低于1%。使用"锤-凿"技术几乎不会发生出血。

在鼻旁窦内镜手术后可以对鼻出血进行治疗。

3. 眼眶病变 在偶然情况下，泪囊可能位于更靠后的位置，或是直接在眼眶前方，或是在没有任何骨性屏障阻挡的位置。在这种情况下，泪囊的切开也可能影响到眶骨膜：眼眶脂肪会随之突出。只要患者避免鼻子受到风吹，则不会出现气肿。如果泪囊含有脓液，应该预防性使用抗生素。出血进入眼眶是一种潜在的风险，但文献中并未对此有所描述。在术中偶然碰到内直肌后，出现了一例暂时性复视。

4. 粘连 约有20%的病例中可以观察到中鼻甲和鼻腔外侧壁之间形成瘢痕。幸运的是，这并非与新的泪溢或鼻窦阻塞有关，仅有少数病例需要对粘连进行分离。

5. 气肿 在术后第一周内，如果鼻子受到风吹或是嘴巴闭合时打喷嚏，空气可能会进入脸颊的软组织中。空气会迅速吸收，气肿也会迅速消失。不需要进行特殊治疗，但最好对气肿进行预防。

由于阻塞性睡眠呼吸暂停，越来越多的患者配备了CPAP面罩。在进行泪囊鼻腔造孔术之后，这可能会导致气泡通过泪点发生反流。这可以通过改变面罩使用方式来预防。

6. 支架移位 在打喷嚏或是鼻子受到风吹时，在鼻腔内打结的硅胶支架可能会发生移位，对泪点进行检查可以发现。最好的方法是移除导管，因为问题很可能会再次出现。未打结的硅胶支架或固定在鼻背上的硅胶支架也可能发生移位，甚至有可能被患者意外移除。在任何情况下，都没有必要对支架进行重新定位，因为结果没有差异（见上文）。

7. 鼻前庭病变 当使用钻头去除上颌骨钩突时，必须注意不要使鼻腔入口处的皮肤过热。

8. 其他 鼻子受到风吹可能会在泪点处产生气泡，这并不代表术后不佳，而是表明泪囊鼻腔造孔术已经成功。

泪点处的并发症很少发生，如肉芽或囊肿形成，或两侧泪点之间形成粘连。

在17.5%的病例中出现了泪总管内口周围肉芽组织的形成。这表示需要局部应用类固醇（鼻喷雾剂和滴眼剂），特别是在这些肉芽的出现伴随临床症状的时候。支架是肉芽组织形成的潜在诱因，因此应该移除。

> **备忘**
>
> 泪囊鼻腔造孔术后的并发症很少见，并且通常很轻微。谨慎的手术操作可以避免主要并发症（例如出血、眼眶病变、肺气肿和支架移位），并且可以在发生并发症时轻松治疗。

九、结果

对内镜下泪囊鼻腔造孔术结果的评估是通过探通、冲洗、使用荧光染料或成像等方法来测量泪道的通畅。另一项标准是患者对泪溢的主观感受。

鼻内和外部泪囊鼻腔造孔术后的功能结果是可比的。在Meta分析中，只有激光辅助泪囊鼻腔造孔术（而不是使用切针）显示出了比外部方法更差的结果（见上文）。泪囊鼻腔造孔术的长期不闭合概率，以及相关的良好主观结果可以达到85%～95%及以上。在术后生活质量的研究中也体现了这一点。尽管使用双筒显微镜似乎与内镜技术更为相匹配，但内镜鼻内技术比非内镜方法显示出了更好的效果。

对于儿童，由于鼻腔内空间狭窄，对外科手术的要求更高。但儿童的结果与成人一样，显示泪道通畅率高于85%。只有在出现颅面畸形或综合征性疾病时，成功率才会有所下降。

由于难治性瘢痕形成，或是没有对上颌骨钩突进行充分的咬除（在泪总管周围），则可能会出现复发性泪溢。后者可以作为向内生长的成纤维细胞的支架。泪囊鼻腔造孔术失败最常见的原因是泪囊暴露不足。此外，泪囊内侧壁切除不充分或边缘不规则也可能会导致闭塞性瘢痕和再狭窄。可以开具4～6周含有抗生素和类固醇的滴眼液，并在鼻腔滴用类固醇，以减少瘢痕形成的可能性。

需要将真正的复发与所谓的"泪囊积液综合征"区别开来（图15-19）。由于泪囊下方残余黏液的积聚，泪总管可能会发生阻塞。对眼内眦进行轻柔的外部按摩可以帮助清空泪囊内的残余物。这并不代表需要进行修正手术。

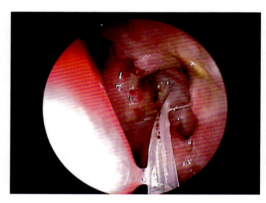

图15-19 "泪囊积液综合征"。保存下来的已切开的泪囊的下部仍可能产生黏液，可能会阻塞排泪。用手指对内眦角反复进行外部按摩有助于排出泪囊中残余的黏液

总之，内镜下泪囊鼻腔造孔术是一种治疗泪囊和泪囊后狭窄的有效方法，并且几乎没有并发症。

第 16 章
眼眶病相关眼睑手术

第一节	解剖	238
第二节	眼睑创伤	239
一、	病史	239
二、	查体	239
三、	诊断方法	240
四、	眼睑外伤手术	241
第三节	眼睑缺损的重建	243
一、	眶周区前层缺损的重建	243
二、	下睑全层缺损的重建修复	245
三、	上睑的重建修复	247
四、	外眦的重建修复	249
五、	内眦的重建修复	249
第四节	面神经麻痹	250
一、	暂时性面神经麻痹	250
二、	永久性面神经麻痹	251
第五节	瘢痕性睑内翻、睑外翻及眼睑闭合不全	252

第 16 章 眼眶病相关眼睑手术

M. A. Varde and B. Wiechens

第一节 解 剖

眼睑的解剖结构在前面章节中已详细讨论过，故本章节扼要介绍一下眼睑手术相关的应用解剖内容。

眼睑的主要功能是保护、湿润和清洁眼表，因此维持眼睑结构的完整是保持角膜透明性的机制之一。眼睑闭合不全（兔眼）或眼睑缺损可引起暴露性角膜炎而导致视觉损伤或失明（角膜结膜化所致），也可引起角膜溃疡进而造成眼内炎。另外眼睑的位置异常还可引起溢泪、慢性结膜炎等令人烦恼、不适的症状。眼睑结构的稳定性、眼睑和眼球紧密相贴以及正常规律的瞬目运动是维持眼睑正常功能的决定性因素。

从外科角度来讲，睑板由两侧的外眦韧带和内眦韧带悬吊着，内眦韧带的后支决定眼睑和眼球的相对位置。在上方，睑板由上提睑肌悬吊固定于 Whitnall 韧带和眶上缘。在下方，睑板与下睑缩肌（囊睑筋膜）相连附着于眶下缘。睑板像骨骼一样为眼睑提供稳定的支撑并且平滑地贴附于眼球表面（图 16-1）。眼睑睁开的力量源于上睑提肌和 Müller 肌，眼睑闭合的力量来自眼轮匝肌的主动作用和重力的部分被动作用。

眼睑结构可从外科角度分为前、后两层（图 16-2，图 16-3），这种划分对眼睑缺损的重建有重要意义。眼睑的前层由皮肤和眼轮匝肌组成，后层由睑板和睑结膜组成。眼睑皮肤菲薄，皮下组织极少，其血供来源于纵横交错的致密毛细血管网。由于眼睑皮肤具有这种结构特点，在大面积眼睑缺损重建时使用游离皮瓣也能成功。

泪小点和泪道系统位于内眦韧带末端，眼睑的正常瞬目运动可促进泪液经泪道的引流。眼睑内侧的位置异常或者外伤可引起溢泪。

眼睑的淋巴引流主要通过耳前淋巴结和下颌下淋巴结。耳前淋巴结引流上睑的外 2/3 和下睑的内 1/3 区域，而颌下淋巴结则引流上睑的内 1/3 和下睑的外 2/3 区域，这对评估眼周肿瘤的扩散具有重要意义。

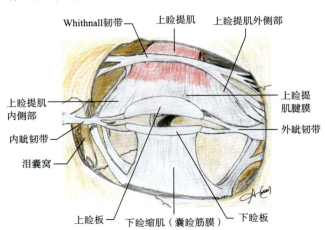

图 16-1　图示睑板及眼睑的支撑稳定结构

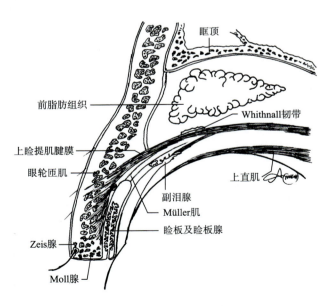

图 16-2　上睑横断面结构图

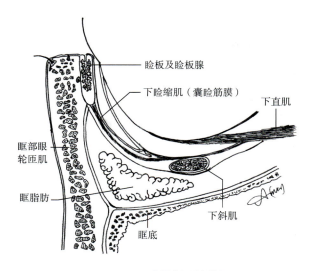

图 16-3　下睑横断面结构图

第二节　眼睑创伤

眼睑外伤往往同时伴有眼球外伤、眶周外伤以及头、颈、面部的外伤，救治这种多发伤的患者，必须先处理威胁生命的创伤而暂缓处理眼部损伤。

一、病史

评估患者伤情时，了解受伤的详细过程非常重要。锤头-凿子往往只造成微小创口，但合并球内或眶内异物，因此这种情况大多需要影像检查来辅助诊断。另外，还要牢记核查患者是否需要注射破伤风疫苗。

被动物咬伤或抓伤的患者，要格外注意是否合并泪道系统的损伤。对于所有内侧眼睑的创伤，尤其出现泪小点外翻异位时，要鉴别是否存在泪小管撕裂。这种伤情应仔细探通泪小管，必要时做断端吻合修复，这是眼睑外伤修复过程中十分关键的步骤。

二、查体

对眼部和眶周的伤情的评估应分为以下4步进行：

1. 检查眼球。
2. 检查眼睑和软组织。
3. 检查眼眶。
4. 检查面部。

患者眼睑的肿胀或血肿可能妨碍对眼部的详细检查，患者如果意识丧失或不配合，也无法进行视力检查，有时需要在手术室内麻醉下进行相关检查。

接诊医生可用手电筒进行眼部的初步检查。如果患者睁眼时感觉眼球疼痛，可于结膜囊内点一滴局部麻醉滴眼液（丙美卡因、丁卡因）以便进行检查。

首先，初步评估患者视功能。分别检查每只眼的远视力、近视力、30cm处手动、数指，个别情况下查光感。

其次，检查患者是否有相对性传入性瞳孔障碍（RAPD），这能够十分灵敏地发现是否有早期或轻微视神经病变（此处特指外伤性视神经病变或压迫性视神经病变），故检查者要正确地进行此项操作。操作要求：必须在光线弱的环境下操作；确保患者注视远处，检查者不要站在患者正前方干扰患者；使用稳定明亮的点光源照射瞳孔。用光源较快地交替照射双眼，即手电筒照射从一侧瞳孔摆动到另一侧瞳孔，因此称为手电筒摆动试验。正常情况下，不论照射哪一只眼，瞳孔收缩的幅度和速度均应对称。如果照射一只眼的瞳孔时引起双侧瞳孔扩大，照射对侧眼瞳孔时引起双侧瞳孔缩小，则认为第一只眼相对性传入性瞳孔障碍阳性，例如严重眼球外伤或者外伤性视神经病变可出现RAPD阳性。RAPD与病情的预后有关，RAPD程度与眼外伤的视力恢复情况呈负相关。眼外伤评分表（ocular trauma score，OTS）是评估眼外伤视力预后的方法之一（表16-1，表16-2），对于向患者和（或）其家属交代视力预后有重要意义。

表 16-1　眼外伤评分，眼外伤后评估视觉预后

参数	分值
视力	
NPL，眼球缺失	60
PL，HM	70
6/600～6/120	80
6/60～6/15	90
≥6/12	100
眼球破裂	-23
眼内炎	-17
穿通伤	-14
视网膜脱离	-11
RAPD	-10

NPL. 无光感；PL. 光感；HM. 手动；RAPD. 相对性传入性瞳孔障碍

表 16-2 眼外伤评分

分值	OTS 分组	NPL	PL/HM	CF		
				6/60	6/60～6/15	≥6/12
0～44	I	74%	15%	7%	3%	1%
45～65	II	27%	26%	18%	15%	15%
66～80	III	2%	11%	15%	31%	41%
81～91	IV	1%	2%	3%	22%	73%
92～100	V	0%	1%	1%	5%	94%

NPL. 无光感；PL. 光感；HM. 手动；CF. 指数

瞳孔变形，前房积血部分或全部遮挡眼内结构或眼内容物脱出提示存在角膜或巩膜部位的眼球穿通伤（图 16-4）。如果没有明显的眼球外伤，可采用指测方法检查患者眼内压。伤眼的眼压如果低于对侧眼常提示可能存在隐匿的眼球破裂伤，如果伤眼的眼压升高则提示可能存在继发性青光眼。

眼外伤评分表的各项评分详见表 16-1，各项评分之和为眼外伤评价总分，根据评价总分情况可粗略预测眼外伤视力预后（表 16-2）。例如眼球顿挫伤患者，初诊时视力 0.6、不合并其他并发症，则 94% 的患者预计最终视力能恢复到 0.5 以上；眼球破裂伤患者，初诊时视力无光感、RAPD 阳性，则预计 74% 的患者为永久性盲，预计 11% 的患者可恢复定向视觉。本评分表在其他一些保眼手术的预后评估中也有应用。

检查眼睑时应注意是否存在眼睑位置异常（外伤性上睑提肌腱膜断裂所致上睑下垂），或是否有外眦角和（或）内眦角的消失（提示外眦/内眦韧带撕脱）。另外，上睑提肌肌力的测量也有助于诊断。

眶脂肪脱垂提示眶隔的缺损以及可能有眶深部结构的损伤。术者需要熟悉眼眶解剖，在进行手术修复时需要小心暴露术野，以便尽可能使相应组织得到准确的解剖复位。

关于眼眶部的检查在第 3 章和第 8 章已讨论过。有双重感染伤口的患者需要全身应用抗生素，根据感染的严重程度决定口服还是静脉用药。

三、诊断方法

如果怀疑存在眶内异物或者球内异物，则选择 X 线、CT、超声检查作为主要的影像检查方法。如果怀疑有金属异物，则不可进行 MRI 检查。CT（高分辨力螺旋 CT）用于定位异物具有很高的灵敏性和特异性，因此对于可能存在异物的外伤应选择 CT 检查（图 16-5）。另外，CT 对于骨骼结构也有很好的分辨力，能够更好地显示骨折的部位。

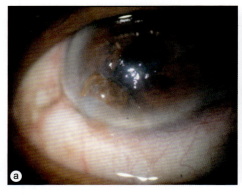
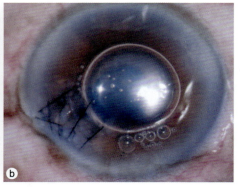

图 16-4 角膜外伤后伤口的处理。a. 角膜穿通伤后瞳孔变形、虹膜脱出；b. 角膜缝合法修复伤口。手术结束时前房内注入 1 个空气气泡（感谢印度金奈市安卡拉尼特拉亚眼科医院提供照片）

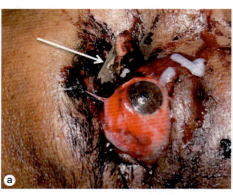
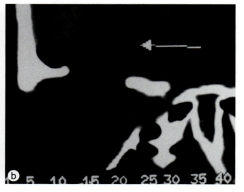

图 16-5 异物刺伤。a. 一例交通事故导致穿通伤的患者，图中箭头所示为异物。伴眼球脱臼。b. 该患者 CT 显示异物（和空气密度相近）穿破眶顶后刺入大脑额叶

如果眼球壁结构完整还应该进行超声检查（尤其是B超），因为B超扫描能够清楚地显示眼内异物的形态和确切位置。

四、眼睑外伤手术

1. 外眦切开术和下支松解术 在阐述眼睑外伤的各种手术方法之前，我们先简要探讨一下处理急性眶压升高（例如眶内出血）的方法是很有价值的。外眦切开术（病情严重时可联合下支松解术）是一种快速而简捷的降低急性高眶压的方法，这个方法就是对眶前部进行减压。

手术指征是眶压急性迅速升高引起的视神经压迫和视力下降的情况，紧急时可在床旁进行操作。用2%的利多卡因（含1：200 000的肾上腺素）局部浸润麻醉，用丙美卡因滴眼液进行结膜囊表面麻醉，用血管钳平行睑裂夹住眶外缘处外眦韧带数分钟，然后撤去血管钳，再用直剪水平剪开外眦韧带至眶外缘（即外眦切开术），此时用牙镊夹住提起下睑外侧，沿外眦韧带肌腱下支与眶隔的附着处剪开（即下支松解术），保持上述切口开放以便降低眶内压，数天后可缝合切口。

2. 眼睑外伤治疗的基本概念 眼睑外伤有时会合并眼球外伤，应该先处理眼球的外伤再处理眼睑外伤。眼球贯通伤手术通常在全身麻醉下进行，因为使用局麻药进行眼周浸润麻醉可引起眶压升高造成眼内容物脱出或丢失。

对于眼周血肿的治疗，通常采取冷敷减轻水肿、非甾体药物镇痛的非手术方法，只有当血肿形成包裹和液化时才进行手术切除以防重叠感染（图16-6）。

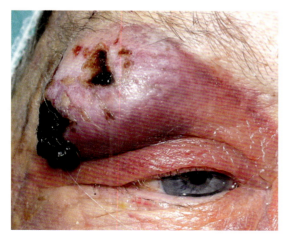

图 16-6 一名老年女性摔伤面部5天，眶缘外上方有包裹液化的血肿，CT已排除骨折。行血肿引流处理

检查伤情时要注意伤口的范围和位置，比如睑缘和睑板的损伤、眦部韧带损伤、泪道损伤、潜在的组织丢失、伤口的污染或外伤异物等都是需要考虑的。对于大多数眼睑外伤麻醉方法的选择，如果患者配合就可采取局部麻醉。神经阻滞麻醉适用于面积广泛的外伤，额神经和泪腺神经阻滞可麻醉除内侧部分之外的全上睑，滑车上神经阻滞可麻醉上睑内侧部分，眶下神经阻滞可麻醉下睑。另外，必要时还可用2%的利多卡因或混有0.5%的布比卡因（含1：200 000～1：100 000的肾上腺素）进行局部浸润麻醉。首先，用生理盐水充分清洗伤口，必要时可使用稀释的聚维酮碘溶液，同时检查是否存在异物。所有异物均应仔细地去除，不然异物可导致慢性感染、炎症反应或者毒性反应。还需要用冲洗套管对伤口进行持续加压冲洗。由于眼睑血供丰富，失活的组织常能愈合良好而很少需要去除。所以对于眼睑外伤，只有组织明确坏死时才需要被去除，眼睑外伤的手术治疗不仅要恢复完整的结构和保持良好的功能，还要尽可能让患者获得满意的外观。因此，眼睑外伤的手术修复包括以下结构的重建：①前层（皮肤和眼轮匝肌）；②后层（睑板和结膜）；③泪小管；④上睑提肌与上直肌复合体。首先处理眦部韧带、泪道、上睑提肌的损伤。

3. 眦部韧带撕脱的修复 进行眦部韧带手术时，保持眦部韧带向内牵引的力量十分重要，这种内向牵引力能使眼睑紧贴于眼球表面。修复外眦韧带时，用5-0不可吸收缝线（如5-0聚丙烯线）将撕脱的外眦韧带缝合固定于外侧眶缘骨膜的适当位置。如未找到外眦韧带残端，则可用外侧眶缘骨膜替代外眦韧带。

内眦韧带包括包绕泪囊的前、后两支。内眦韧带的后支附着于泪后嵴，与内眦韧带的稳定及其牵引力的方向有关。修复内眦韧带撕脱时，需要将其缝合固定于泪后嵴的骨膜上从而使眼睑紧贴于眼球表面，如果泪后嵴骨膜不完整则可以用T形钛板将内眦韧带向后缝合固定于鼻骨，这样可获得向后的牵引力。如果骨折范围较广，必要时可以使用多个钛板甚至经鼻缝线实现固定。

4. 泪道损伤的修复 对于泪道损伤的修复，需要使用硅胶管重建泪道。首先，寻找泪小点并用Nettleship扩张器对其小心地扩张。通过显微镜或放大镜，可观察到离断的泪小管内面呈白环状，如果镜下未能找到，泪小管不完整的话可于泪小管另一端注入空气，辅助寻找断端。一旦找到断端，就要经断端将硅胶管插入泪小管。微型Monoka管（FCI Ophthalmics公司）是一种较短的管（图16-7），可较容易地插入泪小管，进入泪囊后自动卷曲，特别适合用于泪小管插管。微型Monoka管近端有个小钩，能够牢固地卡在泪小点处。如果局麻下将导管全部插入直到鼻部，患者会感到十分不适。

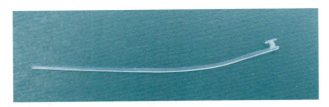

图16-7 微型Monoka管（FCI Ophthalmics公司）

另外，也可使用猪尾状探针进行环形插管，这种方法也同样可以探通正常的泪小管。

泪小管周围的组织可用6-0可吸收缝线进行缝合，最后仔细检查皮肤确保没有太大张力以免伤口豁开或裂开。

5. 上睑提肌损伤的修复 外伤性上睑下垂是指上睑提肌撕裂引起的眼睑下垂。对这种损伤的修复一般是找到断端并用6-0可吸收线缝合即可，也可将肌肉远端缝合固定于睑板，通常不缝合眶隔。

6. 睑缘撕裂的修复 钝挫伤可引起难以想象的睑缘、睑板的严重损伤，初步检查经常不能发现所有损伤部位，还需要进一步仔细检查，甚至有时需要在局部麻醉下进行检查（图16-8）。

对于睑缘裂伤的修复虽然有多种手术方法，但其基本原则都是把断端的睑缘后部、睑板腺开口、灰线和睫毛线解剖结构分层对齐吻合。M.A.Varde的经验是用可吸收缝线将断缘分层对齐吻合，这比用丝线直接缝合伤口要容易并且效果也更好（图16-9）。缝合时注意使创缘外翻以防伤口向内收缩形成沟，这一点非常重要。有些患者仅有小范围睑缘缺损，翻转睑板后可发现全高度的睑板断裂，因此要向上延长伤口再用6-0可吸收线缝合睑板。板层缝合是从睑板的前面进针，在眼睑前表面打结从而使睑结膜面不受干扰。上睑应避免全层缝合，以免线结摩擦角膜引起疼痛，个别患者甚至发生角膜溃疡。

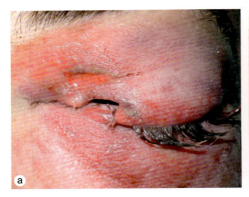
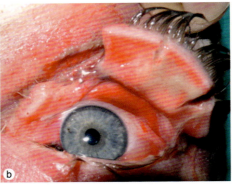

图16-8 内侧睑缘和睑板的外伤。a.一例患者睑缘钝挫伤；b.翻开眼睑才能看清受伤范围

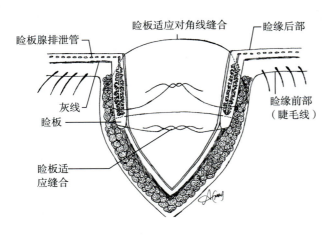

图16-9 睑缘的对位缝合（下睑）。首先，6-0可吸收线从一侧的轮匝肌层面进针，斜向后上方穿针，缝挂睑板，从上切缘的后层出针，再从另一侧的上切缘后层进针，斜向前下方出针，完成打结。另一针缝合睑板下缘（所示），与灰线（未显示）平行。缝线要注意不要接触角膜，线结要短。皮肤面使用6-0或7-0不可吸收线缝合。缝合睑缘的线（可吸收）要挂的深而隐蔽，便于皮肤缝线能够尽早拆除

7. 皮肤缝合 对皮肤伤口的缝合，按照伤口缝合的一般原则进行即可。手术需先找到并对齐皮肤创口边缘，然后再进行缝合。由于面部肌肉张力的牵拉，眼睑伤口常明显裂开，看上去好像是有组织的丢失。缝合过程中要恢复相应结构的正常角度和方向，例如眉毛的走行方向（图16-10）。分层缝合时注意勿缝合眶隔以免引起眼睑退缩。

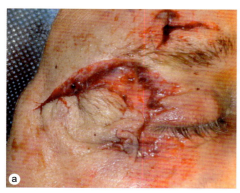
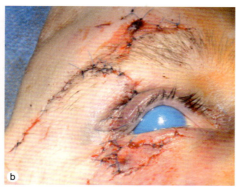

图16-10 挫裂伤的处理。a. 累及上睑外侧、下睑和眉的裂伤；b. 复位并缝合相关解剖标志，术后效果很好

第三节 眼睑缺损的重建

对外伤或眼睑肿瘤切除后的明显的组织缺失进行眼睑重建时，必须遵守眼睑重建的一些原则。由于眼睑结构的特殊性，在接受移植之前，应最好充分利用残留的眼睑组织。将眼睑人为分为前层和后层，前层包括皮肤和眼轮匝肌，后层包括睑板和结膜。为获得稳定的结构和良好的功能，眼睑的前后两层需要分别重建。眼睑前层的重建可用局部皮瓣或者游离皮片，眼睑后层的重建可用游离睑板结膜植片、睑板结膜带蒂植片、游离硬腭植片或游离鼻中隔植片。为保障良好的血供及提高皮瓣成活率，两个游离皮瓣不能直接贴合。至少有一个皮瓣能够血管化（图16-11）。在下面章节中，我们要深入讨论局部皮瓣和游离皮瓣的各种手术方法。

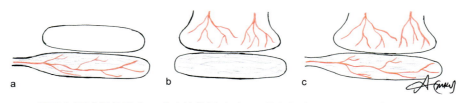

图16-11 眼睑各层缺损的重建。重建的前层（a），后层（b），两层（c）都必须发生血管化

一、眶周区前层缺损的重建

中等范围或大范围前层的缺损可通过游离全厚皮片、中厚皮片或者局部皮瓣进行重建。

游离断层皮片（free split-thickness skin grafts）移植包含表皮和下层一定厚度的真皮。供区剩下的皮肤组织通过瘢痕来再生皮肤和修复缺损区。游离断层皮片的切取，可用切皮机（预定厚度0.25～0.4mm）或者滚轴切皮刀在上臂或大腿的内侧面进行取皮。游离断层皮片适用于较大面积缺损的修复，例如眶周烧伤的修复或者眶内容物剜除术后的覆盖。它比全厚皮片更易收缩，皮片面积可发生40%～50%缩小，因此对于眼睑的重建尽可能选取全厚皮片。

游离全厚皮片（free full-thickness skin grafts）由表皮和真皮构成。用于眼睑重建的全厚皮片要求较薄，且纹理、色泽要和受区匹配。最适合眼睑重建的供区还是眼睑本身（如上睑成形术），其他供区有耳后或耳前皮片、锁骨皮肤、上臂内侧皮肤或者儿童腹股沟区皮肤。男童的包皮也可作为皮片来源部位。游离皮片，尤其是面积较大者比局部皮瓣更易收缩（图16-12），面积缩小10%左右。

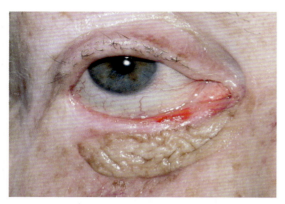

图 16-12 取自耳后的游离皮片的瘢痕收缩

局部皮瓣（local flaps）：眼整形手术所涉及的局部皮瓣主要是随机皮瓣（randomized flaps）。和轴型皮瓣相比，随机皮瓣血供来源于一些动脉分支的毛细血管床，而不是轴心小动脉或小静脉。为了最大限度降低皮瓣坏死的风险，设计随机皮瓣时皮瓣的长度和蒂的宽度有一定比例要求，一般为 3:1。对于面部这种血供十分丰富的部位，只要皮瓣的底部没有牵引张力，皮瓣长度和蒂的比例可以更大。

滑行皮瓣（advancement flaps）、易位皮瓣（transposition flaps）和旋转皮瓣（rotation flaps） 也可用于组织缺损的重建。睑周区主要分为上睑、下睑、内眦区和外眦区，每个区域的纹理结构都有其特点。在手术重建时应特别注意皮瓣的方向以及皮肤张力线的对齐，以免术后晚期眼睑位置异常或伤口收缩继发瘢痕，影响外观。

局部皮瓣都是在皮肤富余的部位取皮，上睑、眉间、耳前、颊部皮肤是首选部位。

滑行皮瓣 是沿切口方向向前滑行的皮瓣或者皮肌瓣，因此需要和皮肤张力线一致。对于下睑的皮瓣，保持其呈水平方向以免下方牵拉和睑内翻、眼睑退缩的发生。例如下睑成形术，术者可通过观察患者向下看时眼睑的形态来预估皮肤的富余量。对于下睑的修复，从上睑做转位皮瓣是很好的方法，因为这样有直接向上的牵引力。

易位皮瓣 是皮瓣和切口呈一定角度从而改变皮瓣方向。大多数老年患者的上睑有足够富余的皮肤用于修复下睑水平方向的缺损。这种皮瓣的切取也是遵循上睑成形术的原则。上睑做转位皮瓣进行修复下睑的手术可能造成两侧眼睑不对称，必要时对侧眼睑行美容性眼睑成形术，术前要详细告知患者这种可能性并征得其同意。对于大多数病例，可以将上睑的转位皮瓣直接缝合于下睑。对于下睑内侧的缺损可以选择用滑行皮瓣，或者带蒂皮瓣的两期手术，带蒂皮瓣一期原位血管化（2.5～3 周）然后二期分离。另外，还可以一次手术将去表皮的皮瓣下睑内侧缺损区的皮下缝合在一起（图 16-13）。上睑转位皮瓣的另外一种制作方法是"桶柄"技术，这种皮肌瓣有内、外两个蒂（图 16-14）。如果上睑转位皮瓣不可行，鼻唇沟瓣是一种很好的替代方法，但这种皮瓣的皮肤较厚、弹性欠佳。必要时可行游离皮片覆盖。

旋转皮瓣 绕一个中心旋转一定角度进而修复缺损区。例如下睑垂直方向的广泛缺损的修复运用了 Mustarde 颊部旋转皮瓣（图 16-15）。

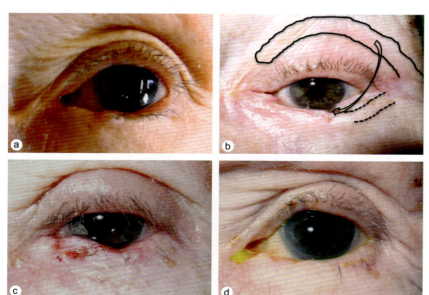

图 16-13 下睑基底细胞癌。a. 一例女性下睑基底细胞癌的外观照。b. 肿瘤彻底切除（R0 切除）后进行下睑的重建。手术步骤：探针探查泪道；做游离睑板结膜植片；在下睑外侧局部做去表皮的带蒂皮肌瓣，图中虚线所示。c. 术后 1 周的外观。d. 术后 3 个月：外观可见上睑轮廓因睑板结膜植片所致的轻度畸形以及下泪小点稍外翻，除此之外重建的下睑的外观和功能都很好

第16章 眼眶病相关眼睑手术

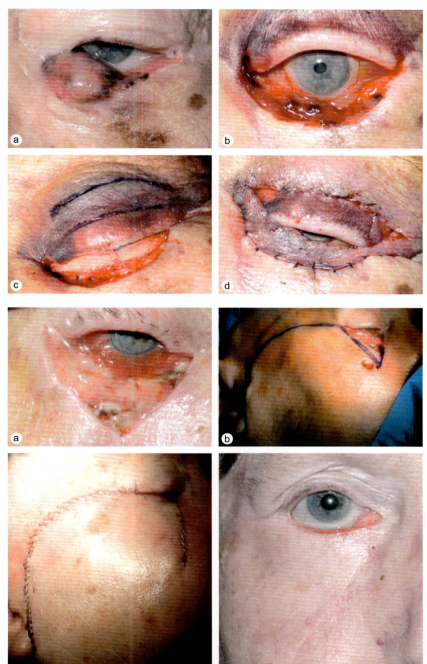

图 16-14 下睑的结节状恶性肿瘤。a. 一例结节状恶性黑色素瘤患者，肿瘤起源于恶性雀斑痣；b. 病灶区的全下睑及球结膜被切除，达到了肿瘤的 R0 切除标准；c. 从上睑两侧做带有"桶柄"皮瓣的睑板结膜植片，即取自上睑的带蒂皮肌瓣（图中标记线）进行下睑的重建；d."桶柄"皮瓣手术的效果，也可做羊膜移植进行结膜重建

图 16-15 用 Mustarde 皮瓣法作颊部旋转皮瓣，进行垂直方向大范围下睑前层缺损的重建。a. 图示 R0 切除肿瘤后的下睑缺损；b. 手术设计：作皮肤画线标记皮瓣。c. 术毕患者外观；d. 术后 6 个月，有轻度下睑外翻

二、下睑全层缺损的重建修复

下睑的小缺损可根据眼睑的松弛程度直接缝合。老年患者眼睑较松弛，缺损范围可达眼睑的 1/3，而年轻患者眼睑松弛度较差，该方法仅适用于很小的缺损。手术修复时避免张力过大，以防伤口裂开。对于不规则伤口要修剪成五边形再缝合，这样可保持睫毛呈连续的一排。由于睑板致密坚硬，修剪成五边形时要注意两侧的睑板创缘与睑缘垂直，以便整齐缝合（图 16-9）。如斜行对合则形成切迹。

对于不能通过缝合睑缘来修复的部分下睑的全层缺损，可先切开外眦使眼睑稍松解（外眦松解术，见第 6 章）。用两把手术钳夹住眼睑外侧部分并向内牵拉以便能够探及外眦韧带，然后将外眦韧带下支剪断。此时可感觉到下睑松动，可拉拢对齐创缘进行缝合修复缺损。

进一步松解眼睑的方法有眶隔分离术和 Tenzel 皮瓣法（图 16-16，图 16-17）。

眼睑重建时需注意水平方向张力不能过大（可导致伤口裂开）也不能过小（松弛可导致眼睑位置异常，就像松弛的球网）。由于重力和面部肌肉对眼睑的作用，下睑修复术后发生眼睑退缩或睑内翻的比例很高。因此，手术时用可吸收或不可吸收缝线将外眦韧带缝合固定于眶外缘的骨膜上或者上睑上十分重要。

如果眼睑的水平缺损范围太大而不能直接缝合，则需要进行眼睑再造。对于下睑后层组织的缺损，最好选取上睑的后层组织做游离或者带蒂睑板结膜植片（Hughes 手术）。若此方法不可行或者缺损范围过大，可选择鼻中隔瓣或硬颚瓣作眼睑后层植片。

眼睑后层的游离植片需要用和缺损位置范围一致的局部皮瓣（血管化的前层）覆盖。带蒂的睑板结膜植片可用游离皮片或者皮瓣覆盖（图 16-18，图 16-19）。

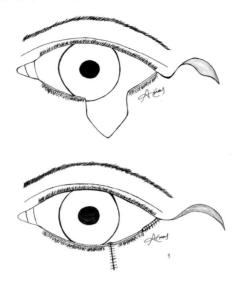

图 16-16 Tenzel 皮瓣法修复下睑全层缺损。首先进行外眦韧带切开和松解，使下睑外侧的残留部分能够向内活动，然后做一个弯曲弧度朝上的皮肌瓣，最后，缝合五边形缺损，将皮瓣和外眦韧带缝在一起进行外眦重建

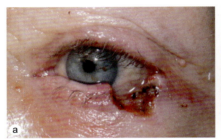 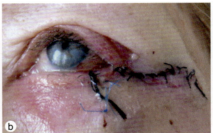 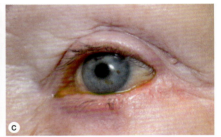

图 16-17 Tenzel 成形术。a. 基底细胞癌切除术后下睑缘外 1/3 组织缺损；b.Tenzel 皮瓣修复缺损；c. 术后 6 周，外眦稍圆但眼睑位置很好

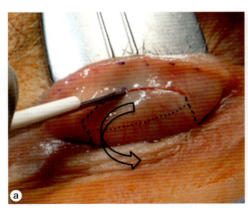 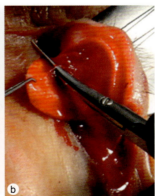 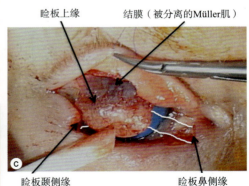

图 16-18 Hughes 手术。a. 用睑板托将上睑向外翻转，手术笔标记要取的睑结膜瓣的范围。要保留距睑缘至少 4mm 的睑板（虚线表示睑板上缘，短画线表示切口位置）；b. 从眼轮匝肌上取带蒂的睑板结膜植片，小心分离 Müller 肌；c. 将带蒂的睑板结膜植片作为眼睑后层缝合于下睑缺损处（图中用白线勾画出了眼睑缝合的边缘）

三、上睑的重建修复

上睑重建遵循和下睑重建同样的原则。上睑重建的特殊之处在于恢复睫毛的美观和功能,睫毛距角膜的合适距离以及睁闭眼时上睑的运动功能。

对于小的全层缺损可将创口修剪成五边形直接缝合。需要注意的上睑睑板的形态和高度与下睑睑板不同。上睑横向变短可造成一过性上睑下垂,大部分、甚至一些很严重的病例可在数月内完全恢复。对于上睑缺损的修复方法和下睑修复方法类似,可行外眦上支松解术或者反 Tenzel 皮瓣术。

上睑睑板中央高度为 8mm,因此上睑板有 4mm 的高度可作为滑行皮瓣用于上睑缺损的修复(自身的转位皮瓣)(图 16-20)。

上睑前层缺损的修复,可移动上睑本身的皮肤做"桶-柄"(bucket handle)皮瓣(图 16-21)进行上睑成形,用滑行皮瓣或者游离皮片修复缺损。

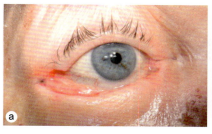
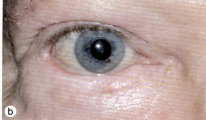

图 16-19 大范围下睑横向缺损的修复。a. 基底细胞癌切除术后眼睑大范围横向缺损;b. 采用眶外缘的骨膜瓣和上睑游离皮片的 Huges 成形术进行了下睑重建。图中所示为术后 1 年外观

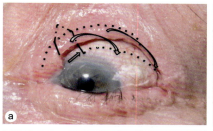
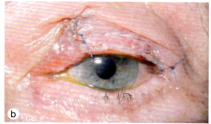
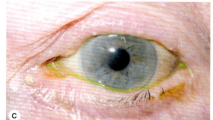
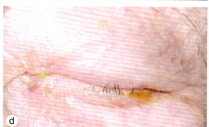

图 16-20 上睑基底细胞癌切除术后重建。a. 基底细胞癌 R0 切除术后上睑缺损重建的手术所设计:眼睑前层缺损修剪成五边形(图中虚线所示),虚线已标记出残留睑板的边界。用同侧上睑的转位皮瓣进行后层的修复重建并缝合五边形缺损,用取自对侧上睑的游离皮片进行眼睑前层缺损的修复。b. 术后 1 周的外观。c. 术后 3 个月睁眼外观。d. 术后 3 个月闭眼外观

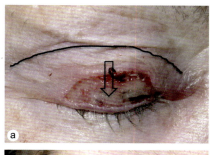
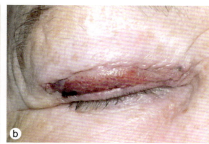
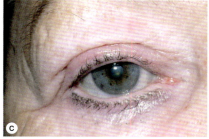
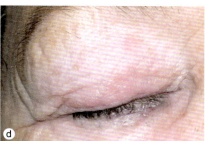

图 16-21 双蒂"桶-柄"皮瓣修复皮肤松弛患者的上睑前层组织缺损。a. 上睑基底细胞癌 R0 切除术后;b. 上睑缺损修复术后 1 周外观;c. 上睑缺损修复术后 3 个月睁眼外观;d. 上睑缺损修复术后 3 个月闭眼外观

中等范围的上睑缺损的修复，可选择下睑做交叉皮瓣（switch flaps）进行修复。手术分两期进行，一期手术是从下睑做一带蒂皮瓣向上反转修补上睑前层和后层的缺损，2.5周后二期手术剪断皮瓣的蒂并保留皮瓣。本手术的优点在于再造了真性睑缘和连续的睫毛（图16-22）。

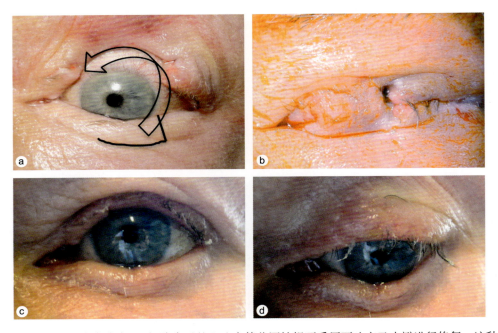

图16-22　下睑交叉皮瓣。a. 皮脂腺癌R0切除术后的上睑中等范围缺损可采用下睑交叉皮瓣进行修复。这种上睑缺损区无残余睑板并且残留的眼睑活动度较差，所以伤口不能够初期闭合，可以采用反Tenzel成形术进行修复，但这种术式可造成术后睫毛缺损。b. 一期术后外观。c. 术后2个月下睑外观。d. 术后2个月上睑外观

另一种保留睫毛的眼睑缺损重建方法是Hubner睑板睑缘植片（带睑缘的睑板）法。根据眼睑的松弛度，可从对侧上睑或者双下睑取植片。由于这种手术采用的是游离植片，因此需要颞部或上睑的转位皮瓣进行覆盖，也可选用同侧下睑的皮肌瓣进行覆盖，取皮肌瓣后的继发缺损用游离皮片覆盖（图16-23）。

全上睑的缺损可用Cutler-Beard皮瓣进行修复。此方法用下睑带血供的部分睑板下方组织修复上睑的缺损（图16-24），手术分两期进行。该方法的不足之处在于，重建的上睑缺乏睑板的支持，易发生睑内翻。后来有人将耳软骨或异体巩膜植入上睑层间作为此方法的改良。

上睑重建修复时，要用6-0可吸收缝线将上睑提肌缝合固定于上睑板或者相应的植片上。对于垂直方向广泛的上睑缺损引起的上睑提肌的明显缺失的情况，为保护眼球，后期需要复位受损的上睑提肌以及矫正上睑下垂。

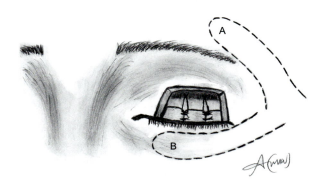

图16-23　采用转位皮瓣重建上睑前层缺损。A. 从上睑颞侧取皮瓣。B. 从下睑取皮瓣，用游离皮片修复供区缺损（图中未显示）。图中后层缺损可用一些游离睑板睑缘瓣修复，将上睑提肌和植片一起缝合

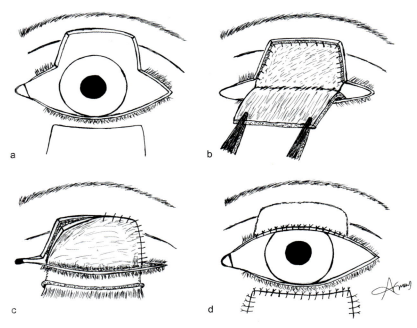

图16-24 Culter-Beard 皮瓣法。采用部分下睑板修复上睑全层缺损。a. 水平全程切开下睑至睑板面，保留下面的血管结构，然后自水平切口两端向下垂直切开使皮瓣能够活动；b. 将皮瓣缝合于上睑缺损处，在眼轮匝肌和结膜瓣之间植入耳软骨或异体巩膜或牛心包膜，替代睑板稳定眼睑结构；c. 分层缝合修复缺损；d. 术后3周睁眼时的外观

四、外眦的重建修复

对于外眦角的修复，最重要的结构是外侧的支持结构（外眦韧带）和外侧的锐角，后者的修复需要精确对齐缝合睑缘的前后层。如果外眦韧带有保留，重建的皮瓣必须要和外眦韧带缝合（见 Tenzel 皮瓣法）。如果伤口很深、外眦韧带丢失，可用眶外缘骨膜替代。对于皮肤的缺损可用局部滑行皮瓣进行修复。手术时注意沿皮肤张力线做切口。

五、内眦的重建修复

内眦由于其结构呈凹面性，故对内眦部缺损的重建很有挑战性。内眦部缺损的标准修复方法是眉间V-Y形转位皮瓣，游离皮片或"自愈（laissez faire）"技术。"自愈"技术让伤口通过向心收缩自发愈合，形成向深部凹陷的瘢痕。即使较大范围缺损也是可行的，但缺点是伤口愈合所需的时间较长。

眉间皮瓣是一种转位皮瓣，在眉间取皮然后用于内眦缺损的修复（图16-25）。此法的缺点是眉毛和皮瓣一起被转移到内眦区。Harris 把内眦部分为4个美学单元：①上睑鼻侧；②下睑鼻侧最低点与鼻交界区；③内眦韧带上支；④内眦韧带下支。内眦的完全缺损需要通过重建美学单元进行修复，皮瓣要固定于皮下的内眦韧带上或者鼻外侧的骨膜上。对于内眦和眼睑交界处的缺损，由于眼睑的活动度好因此非常适合用水平滑行皮瓣。缺损区的内侧可用简单拉拢、菱形皮瓣（图16-26）、V-Y 成形术或两叶瓣覆盖。

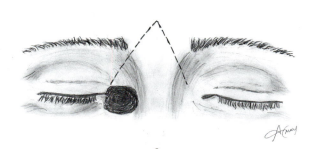 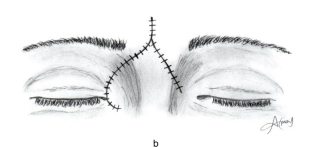

图16-25 眉间 V-Y 皮瓣成形术修复内眦区的组织缺损

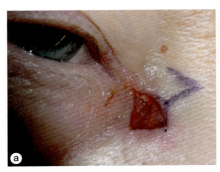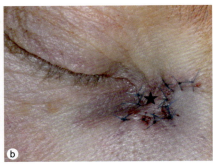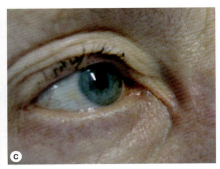

图 16-26　菱形皮瓣修复重建内眦部组织缺损。a. 基底细胞癌 R0 切除术后内眦部组织缺损，图中画线标记手术设计；b. 用 6-0 可吸收线将皮瓣缝合固定于内眦韧带（图中星号标记）；c. 术后 2 周的外观

第四节　面神经麻痹

面神经有 5 个分支，支配面部肌肉和颈部浅层肌肉。若面神经的颞支或颧支有病损，那么支配的眼轮匝肌（闭眼功能）的功能会受影响。对面神经麻痹的治疗根据其麻痹的程度而定。眼轮匝肌麻痹可引起瞬目减少、兔眼（眼睑闭合不全）、眼睑退缩和麻痹性睑外翻（眼睑外旋引起的位置异常）。眼表润滑机制障碍可造成角膜上皮缺损或角膜溃疡。由于 Bell 征（眼球的保护性反射，闭眼时眼球上转）的缘故，角膜上皮缺损或角膜溃疡主要发生在角膜下方。采集病史时要问患者家属是否发现患者夜间睡眠时眼睑闭合不全，因为有些病情较轻的患者清醒时主动闭眼是正常的。瞬目性眼睑闭合不全的患者，往往能够主动闭眼，但在非自主瞬目时却闭合不全。

这种患者经常主诉流泪（见第 15 章第一节）。面神经麻痹患者发生溢泪的主要原因是轮匝肌张力不足、相应的泪液泵作用消失以及麻痹性睑外翻。流泪的原因是角膜的损害和泪液生成异常（"鳄鱼泪"）。

治疗方法包括润滑眼表，例如点人工泪液、必要时戴湿房镜、戴防护镜等保守疗法（图 16-27）。对于永久性面神经麻痹，可手术矫正兔眼、眼睑外翻或眼睑退缩。

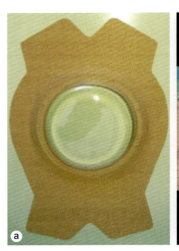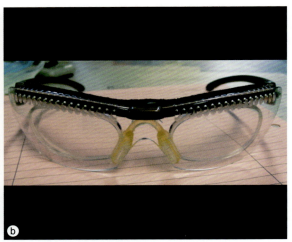

图 16-27　制作湿房镜。a. 手表状镜片绷带；b. 湿房镜

一、暂时性面神经麻痹

单纯性面神经麻痹的患者有自行恢复的可能（例如病毒性面神经麻痹），只需进行润滑眼表治疗。为加强眼部湿润，可夜间加用高黏度人工泪液或眼膏（例如维生素 A 或泛酰醇）。另外，也推荐夜间使用湿房镜，尤其适用于夜间睡眠时眼睑闭合不全的患者。对于角膜溃疡等并发

症的治疗，需要局部使用抗生素，必要时手术治疗。

对于眼睑闭合不全并发症的手术治疗，包括外侧（图16-28）或中央部暂时性眼睑缝合、内眦成形术和注射肉毒素闭合眼睑等方法。上述缩小睑裂宽度的手术会影响对眼球的观察和滴眼液的使用。在决定进行手术操作前必须考虑到这些问题。还有一种手术方法"拉带手术（drawstring procedure）"，即使用可调节缝线法进行暂时性眼睑缝合，必要时可以拉动缝线打开缝合。

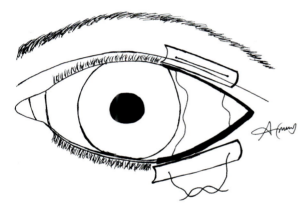

图16-28 睑缘颞侧暂时性缝合术。上下睑缘的外1/3清创后用4-0的不可吸收缝线穿透上下睑及外面的衬垫后缝合打结系紧。而对于永久性的睑板缝合，需要先在眼睑前层、后层均作2mm深的切口，然后缝合睑缘。术后2周可拆除外面的缝线

上述术式均影响美观。另一种选择是上睑提肌内肉毒素注射，可产生上睑完全下垂的效果，2~3天起效，可维持6~8周。肉毒素可经结膜下或皮下注射（例如浓度10IE的肉毒素A皮下注射），必要时重复注射。

二、永久性面神经麻痹

永久性面神经损伤主要发生于腮腺或桥小脑角区肿瘤切除术后，这类患者不能通过神经再生的方式改善，必须寻求长期改善外观的方法。

对于病情较轻的患者，可用人工泪液湿润眼表或者戴湿房镜等保守方法。白天也可以配戴有周边保护的改良运动眼镜（图16-27）。如果出现角膜溃疡，则不能戴湿房镜。

1. 睑外翻的矫正 麻痹性睑外翻的主要机制是睑板前眼轮匝肌张力不足、不能够稳定睑板。长期睑外翻的患者，经常合并有明显的水平方向眼睑松弛和眼睑前层缩短。治疗上常采取睑缘颞侧条形剥离术（图16-29）。对于眼睑内侧明显外翻的矫正，可采用睑板结膜菱形切除后内翻缝合的方法。如果外眦韧带比较稳定且外翻部位主要在眼睑内侧，则适合采用Lazy-T术式（眼睑水平缩短联合睑板结膜菱形切除）。对于长期的明显的眼睑外翻的矫正还需眦部悬吊支撑（颞筋膜、异体巩膜或者牛心包膜均可取用）。悬吊带需要用不可吸收线缝合固定于外侧眶缘内面的骨膜和泪后嵴上。

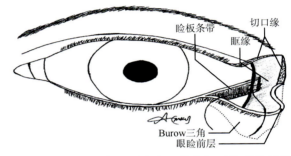

图16-29 睑缘颞侧条形剥离术。首先切开外眦进行外眦松解，然后从结膜横向分离睑板的下缘。切取带有眼轮匝肌的皮肤做皮瓣，将结膜面上皮去除，用此皮瓣覆盖缺损区。用5-0可吸收缝线将剥离的条形结构缝合于眶外缘的内面。用6-0可吸收缝线将上下睑缘缝合在一起。为防止下睑较短，上睑皮肤和轮匝肌过剩，可以做Burow三角形切除，使睑缘平滑过渡

2. 溢泪的矫正 尽管这种溢泪不是泪道狭窄引起的，但是若睑外翻矫正后溢泪不明显改善仍可采用泪囊鼻腔吻合术进行治疗。泪囊鼻腔吻合术后，泪液的引流很大程度上不再依赖泪液泵的功能。

3. 眼睑闭合不全的矫正 眼睑闭合不全是由下睑位置异常和上睑退缩造成的。持续性眼睑闭合不全患者即使下睑位置良好，仍可行永久性颞侧眼睑缝合术（图16-30），尽管术后外观不佳。更好的方法是上睑内植入金、铂等植入物增加重量。术前可用试验砝码测量出能够闭合眼睑又不引起上睑下垂的植入物的准确重量。植入物可附着于眼睑前层或者睑板上缘。铂链植入物较薄且植入后能够获得更好的外观（图16-31）。植入物可能不能矫正夜间睡眠时眼睑闭合不全，这种情况下仍需夜间使用湿房镜。

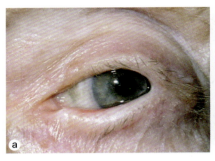
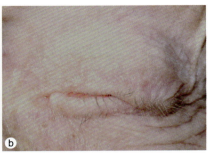

图 16-30 睑缘颞侧缝合术。a. 左眼睑缘颞侧缝合术后的外观；b. 眼睑能够完全闭合，但是有明显的美观缺陷

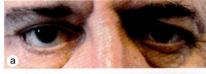
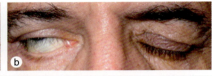
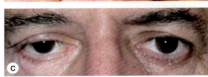
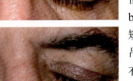

图 16-31 面神经麻痹所致眼睑闭合不全的矫正。a. 此例患者已行颞侧睑板缝合术，但是发生了下睑退缩，导致外眦圆钝；b. 眼睑闭合不全；c. 下睑退缩采用骨膜瓣矫正，对外眦进行了固定并用牛心包膜悬吊，上睑植入了铂链进行矫正，术后上睑有轻度下垂和增厚，下睑位置和外眦轮廓结构均很好；d. 轻度眼睑闭合不全

4. 眉下垂的矫正 面神经麻痹引起的眉下垂通常很明显，可通过直接提眉术进行矫正。眉上方的皮肤、皮下组织的切除和上睑成形术类似。眉上方切口形成肉眼可见的瘢痕并且可能影响外观。手术设计应避开眉上内侧区域，因为此处有滑车上神经和眶上神经穿行，这些结构损伤后可使前额至发际线区域的感觉减退。

如面神经麻痹造成的眼睑闭合不全和干眼症加重，需行上睑成形术进行矫正。

5. 流泪的矫正 所谓"鳄鱼泪"是由味觉神经纤维异常再生引起的味觉性流泪，患者有很强的不适感。一般采用经结膜下或皮下向泪腺注射肉毒素的方法进行治疗。结膜下注射法似乎更少发生上睑下垂并发症。结膜下注射方法：局部麻醉后，令患者向下注视并提起上睑外侧，然后将2.5～10 IE 的肉毒素A注射入睑部泪腺内。

第五节 瘢痕性睑内翻、睑外翻及眼睑闭合不全

眶周手术或外伤可形成瘢痕，不同位置的瘢痕以及眼睑前层、后层或全层的收缩可造成瘢痕性眼睑外翻、内翻或眼睑闭合不全。

矫正方法是将眼睑各层延长。手术时全部切除瘢痕组织和组织完全复位是十分重要的。

对于下睑前层缩短的矫正，做下睑缘切口切除皮肤和皮下的瘢痕组织。对于线条状瘢痕可采用一个或多个"Z"成形术。"Z"成形术使线状瘢痕的收缩方向发生90°的改变。切口应标记瘢痕范围以便切除（"Z"的长臂方向）。"Z"的两条短臂互相平行并且和长臂呈60°夹角。对于短的瘢痕，作一个"Z"就足够，对于较长的瘢痕需要作多个"Z"（图16-32）。必要时常需联合眼睑水平方向缩短（楔形缩短或睑缘颞侧条形剥离术），从而恢复必要的眼睑张力。

广泛眼睑前层缩短，可选择全厚皮片移植术（图16-33）。做下睑牵引缝线，做横跨下睑全长的下睑缘切口，切除瘢痕组织，然后进行眼睑水平方向缩短。将眼轮匝肌筋膜固定于眶外缘骨膜上，作为眼睑的附加支撑。眼睑位置矫正恢复正常后，制作垂直方向稍大一点的皮片模版，在供区画好皮片的轮廓然后进行取皮。缝合皮片之前要去除皮下组织，然后用6-0可吸收线或不可吸收缝线将皮片对端缝合于植床。每间隔三根缝线留长一些打包加压，防止植片脱离落。植片5天后开始血管化，在这段时间内对摩擦很敏感。我们建议尽量用敷料包扎1周。术后2周可以拆除缝线。建议在较大的植片内做小切口和固定缝合，防止皮片下浆液渗出或积血影响植皮成活。

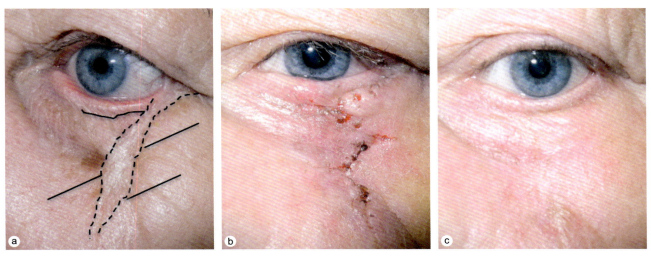

图 16-32　下睑外翻的矫正。a. 本例患者曾行左颊部基底细胞癌切除术，术后瘢痕形成导致下睑外翻。本例中线状瘢痕导致的眼睑前层组织缩短很明显。b. 外翻矫正术后 1 周外观。该患者是采用双"Z"成形术和颞侧睑板条形剥离术矫正的下睑外翻。c. 术后 4 个月，伤口完全愈合且下睑位置良好

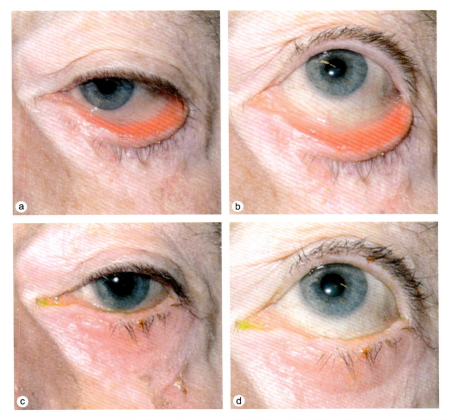

图 16-33　瘢痕性睑外翻的矫正。a. 左颊部基底细胞癌切除术后瘢痕形成导致下睑外翻；b. 向上注视时暴露出严重的下睑前层缩短；c. 矫正术后 3 个月外观，手术方法是耳后全层皮片法、睑缘颞侧条形剥离术和下睑缩肌行替代物延长；d. 向上注视时下睑位置良好

如图 16-34 示，恶性肿瘤切除后做过放疗的患者，形成了大的瘢痕引起下睑退缩。眼睑的前层和后层均形成了瘢痕，眼睑不能活动，但结膜穹窿完好。手术包括下睑缩肌的修复，可使用异种植片（如牛心包膜）和上睑的前层组织皮肌瓣作为替代物。对于放疗后的组织，带血管的皮瓣比游离植片成活率高。

对于结膜瘢痕引起的眼睑后层缩短，可以用

"Z"成形术或者局部结膜滑行瓣修复。游离结膜植片可取自同侧眼或对侧眼。对于范围更大的后层缺损,适合选用羊膜或者口腔黏膜(颊部或唇部)植片作为替代物进行结膜修复。

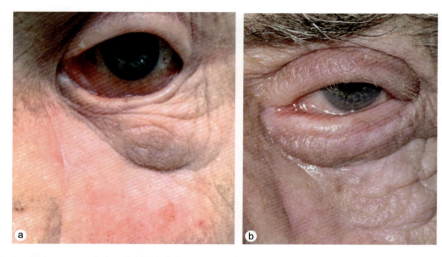

图 16-34 瘢痕性睑外翻的矫正。a. 患者上颌窦鳞癌行手术和放射治疗后造成下睑的前层和后层均缩短,导致下睑外翻和退缩,患者眼睑活动度差并且有暴露性结膜炎;b. 手术矫正后的外观。修复后层缩短方法:完全切除瘢痕组织,然后行睑缘颞侧条形剥离术,再于眶下缘和睑板之间植入牛心包膜替代下睑缩肌。前层缩短的修复采用取自上睑的带蒂皮肌瓣

第 17 章
眼眶手术麻醉学

第一节	引言	256
第二节	临床解剖学	256
第三节	临床生理学	256
一、	血流动力学	256
二、	颅内压	257
三、	眼内压	258
第四节	临床药理学	258
一、	镇静药	258
二、	催眠药	259
三、	吸入式麻醉剂	259
四、	镇痛药	259
五、	肌松剂	260
第五节	临床麻醉学	260
一、	术前准备	261
二、	术后恶心呕吐	261
三、	保护气道	261
四、	体位	262
五、	换气	262
六、	血流动力学管理	262
七、	温度管理	263
八、	监测	264
九、	术后急救期	265
十、	神经保护作用	265

第 17 章 眼眶手术麻醉学

Jan-Peter A. H. Jantzen and Bernd Schwefler

第一节 引　言

在针对手术患者的麻醉设计和操作过程中，患者的健康状态以及手术设想的具体性质必须考虑在内，重点要考虑手术过程中靶器官的解剖学和生理学特点。从这个角度看，眼眶手术尤其复杂。除了眼科麻醉的特殊性之外，还需考虑神经系统麻醉和耳鼻喉科麻醉。这种复杂性源自于眼眶及其相邻结构的解剖和生理学特征。

第二节 临床解剖学

为了解关于麻醉监护相关的重要临床解剖学，应首先回顾一下相关文献（见第 1 章）。

视神经主要由视网膜第三神经元的大神经节细胞的成束轴突组成。与其他脑神经不同，视神经并非周围神经，而是间脑的延续，并被充满液体的鞘膜所环绕。位于交叉槽（chiasmatic groove）周边的骨通道、硬膜鞘和结缔组织，尤其是坚硬的总腱环，围绕着视神经和眼动脉。视神经鞘显示出高倒电容的特性，因此一旦发生药物积聚，视神经具有潜在的危险性。视神经并非直接受到压力损害，而是压力有可能损害从软脑膜出来的营养血管，进而危害视神经的营养供给（见第 2 章）。

持续上升的颅内压传导至视神经鞘，能够通过提高液体压力引发眼底的视神经乳头水肿。

眼眶是眼的骨性包裹，就像颅骨（脑的骨性包裹）一样不可扩充。这些都是眼科麻醉和神经科麻醉的一般解剖生理学基础（表 17-1）。

这些特征还决定了麻醉监护中的相似目标（表 17-2）。

表 17-1 眼眶和颅骨的生物学比较

	眼	脑
解剖学		
保护套	眼眶	颅骨
外壳	巩膜	硬脑膜

续表

	眼	脑
物质	玻璃体	脑
体液	房水	脑脊液
产生部位	睫状体	脉络丛
体液储存空间	前房和后房	脑室系统
动脉血供	眼动脉	颈动脉和椎动脉
静脉回流	颈静脉	颈静脉
生理学		
灌注障碍	视网膜灌注自动调节	脑血流量自动调节
扩散障碍	血 - 房水障	血 - 脑屏障
内压	眼内压	颅内压
控制参数	眼内液体平衡	脑脊液平衡
相关因素	生物钟学 $PaCO_2$，AWP	生物钟学 $PaCO_2$，AWP
病理生理学		
出血	玻璃体积血	颅内出血和蛛网膜下腔出血
排出障碍	牛眼	脑积水
压力上升	青光眼	颅内压力综合征

Pa. 动脉分压；AWP. 气道压

第三节 临床生理学

一、血流动力学

眼眶邻近的器官具有独特的血流动力学，因为眼眶上方的大脑额叶是人体中需氧量最大的器官，而眼眶内的脉络膜具有最高的灌注量。脑部及视网膜的灌注量可自动调节，而脉络膜血管层的灌注量却不可自动调节，这是因为缺乏毛细血管前括约肌，这一差别具有重要的临床意义。平均动脉压上升（器官灌注的动力）造成颅内压下降，而眼内压则上升（图 17-1）。这是由于大脑内血管的自我调整所致。随着平均动脉压的上升，大脑内血管收缩，脑血容积的持续下降降低了颅内压。同时，脉络膜的血容量使得压力上升，并且眼内压随之上升。了解这些压力之间的联系有助于实现麻醉措施中血流动力学的目标管理，不仅提高了患者麻醉的安全性，并且还优化了手术条件（见本章第五节）。

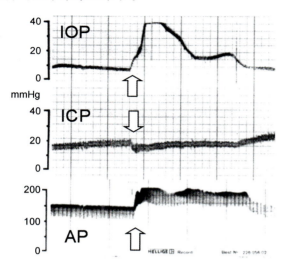

图17-1 自动调整机制。通过血管紧张肽引发的动脉性高血压（AP：动脉血压，见箭头）产生的脑灌注压和眼灌注压上升对颅内压和眼内压的影响。由于自动调整触发血管收缩，颅内压下降。由于脉络膜缺乏根据血压进行自动调整的能力，故眼内压上升

二、颅内压

颅内压是由颅骨颅腔内容物施加在颅内硬脑膜上的压力（图17-2），与所处位置无关。从生理上讲，颅内压应小于10mmHg。颅内压是由心脏收缩过程中驱入脑血管床的血容量所产生。颅内压明显上升能影响脑灌注。为了大致测量脑灌注量，我们采用脑灌注压作为指标。脑灌注压是平均动脉压和颅内压的差值（脑灌注压 = 平均动脉压 - 颅内压）。脑灌注可自行调整（肌源性自动调整，Bayliss效应），即系统血压大部分可以自主调节，以满足代谢的需求（$CMRO_2$，脑氧代谢率）。在代谢旺盛的脑部区域，需氧代谢的最终产物CO_2发生积聚，从而引起血管扩张，通过增加血管舒张来提供更多营养。在代谢速率低的脑部区域，低碳酸血症造成血管收缩。这种脑血管对CO_2的反应实现了脑灌注的微调控制。由于相同的机制，由肺换气不足引发的高碳酸血症可造成全部大脑血管舒张，脑血容量和颅内压因此上升（图17-2）。相反，颅内压上升可通过强力呼吸而得到及时控制。这种"受控的低碳酸血症"可能只在短时间内有效。但由此造成的血管收缩却可能造成脑缺血。

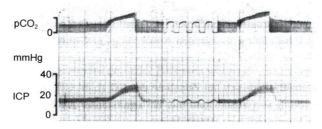

图17-2 CO_2反应机制。由呼吸引发的高碳酸血症通过脑血管舒张导致颅内压的平衡发生改变（猪模型）

备忘　颅内压：纲要

- 颅内压是由颅腔内容物施加在颅内硬脑膜上的压力。与静压梯度和颅内空间划分一样，颅内压分布也不均匀。在病理条件下，颅内压的区域差大于20mmHg，可通过压力传感器进行检测和读数。
- 颅内压是大脑组织（80%）、脑脊液（8%～12%）和血液压力的总和（颅内压 = 脑压 + 脑脊液压 + 血压）。在不同的位置，颅内压范围为0～15mmHg。读数15～20mmHg/25～40mmHg表明颅内压"轻微/中等上升"，读数大于40mmHg表明颅内压"显著上升"。
- 颅内压是一个器官常数。在生理条件下，颅内压在小范围内波动，可近似为一个常数。通过颅内血量变化可抵消局部压力上升（如大脑组织和脑脊液）（Monro-Kellie假说）。
- 颅内压是脑灌注压的一个决定性因素（脑灌注压 = 平均动脉压 - 颅内压），因此也是脑血流量的一个决定性因素（脑血流量 = 脑灌注压/脑血管阻力）。
- 根据"功能驱动代谢，代谢驱动血流"的原则，作为灌注驱动力的一个决定性因素，脑灌注压是脑血流量的一个代理变量，临床上很难测量，并且在就医之前也无任何相关信息。
- 颅内压持续上升可直接（压力伤害）或间接（灌注伤害）损害组织。针对颅脑创伤或动脉瘤性蛛网膜下腔出血患者而言，颅内压持续上升预示着神经系统的不良结果。颅内压的病理波动（尼尔斯·伦德伯格单位内的A波形到E波形的变动）也是不良预后的一个指标。
- 降低由病理原因造成的颅内压上升需要进行数据测量，目前只有通过电子或光学纤维导管（如插入脑脊液中）进行的有创测量技术。测量部位在硬膜外腔、脑脊液和脑组织。
- 除了测压法和零点校准，通过侧脑室（金标准）内的导管进行的直接压力测量可排出脑脊液，并测量颅内倒电容（AP/AV）和微生物学及代谢诊断，从而实现降压。导管置入是一种有创操作（打孔

- 直径4.4mm，深度4.5cm），出血风险（1.4%）和感染风险（<3%）均可忽略。
- 通过置入光纤或电子传感器测量颅内压造成的创伤较小（打孔直径2.8mm，深度1.4cm），并且造成的并发症较少。薄壁组织压力测量在许多地方已经被视为业界标准。
- 在疑有颅内压增高的情况下，应进行颅内压测量。颅内压检测无法取代CT检查。

一旦发生颅内分区扩张，如高碳酸血症诱发的血管舒张，会引起颅内压上升（见上文）。这种上升通常是无害的，但是却不利于上部眼眶手术。在所有机制中，一旦完好的硬脑膜被打开，颅内压就像有后发推动力一样上升。外科医生根据脑组织溢出颅骨切缘来识别这个推力。推力会恶化手术条件。因此应避免采用药物治疗和干预措施，从而避免颅内压在硬脑膜完整的条件下升高。

三、眼内压

眼内压是眼球内容物施加在角巩膜内表面上的压力，等于内部压力和外部压力的作用之和。眼内压仅在小范围内波动。眼内压主要受动态因素（房水和灌注平衡）以及静态因素（如玻璃体体积和渗透压梯度）影响。力学和化学效应会进一步控制或干扰眼内压。几秒钟甚至几分钟内眼内压的急剧变化是由眼外横纹肌张力的变化所造成的，或由于血流动力学而产生的。鉴于术前药物治疗和水合作用对眼内压的影响，患者的体位也很重要。

眼内压的测量不仅对青光眼的诊断具有重要的作用，还可以对完好的眼球进行评估，也可反映眼球活动相关的因素。也就是说，眼内压可作为vis-a-tergo推力驱使眼球内物质流出。在大多数眼眶手术中，保持眼内压在低水平上有利于手术的顺利进行。当睁开眼睛时，尤其是睁大眼睛时，应避免使用会增强vis-a-tergo推力的药物治疗和干预措施。大多数麻醉效果与眼内压并无特定关联，否则就需降低麻醉剂的使用量。若需要降低麻醉剂的使用量，需假设麻醉影响范围大概位于间脑内的眼内压控制中心。与麻醉剂相反，去极化肌松剂的效应具有临床意义。

第四节 临床药理学

目前，已经发明了许多可用于麻醉和维持麻醉效果以及神经肌肉阻滞的副作用较少的可控药物（表17-2）。眼科和神经系统麻醉剂的适用性可通过表17-3所列的要求进行测量。除了维持血流动力学平衡，还需考虑与药效学相关的眼眶手术的特殊性以及颅内压和眼内压。若能将麻醉剂和拮抗剂结合使用来达到短期麻醉效果，药物治疗就会变得易于控制，或者可以进行快速诱导麻醉和麻醉后恢复，而不造成任何药物的残留或副作用。

表17-2　成人眼眶手术麻醉剂和辅助用药

麻醉前用药	咪达唑仑，可乐宁，右美托咪定
催眠药	异丙酚，依托咪酯
镇痛药	舒芬太尼，瑞芬太尼，氯胺酮
吸入性麻醉药	七氟烷，地氟烷
肌松剂	美维库铵，顺-阿曲库铵，罗库溴铵
拮抗剂	舒更葡糖，氟马西尼，纳洛酮

表17-3　眼科麻醉和神经外科麻醉的普通目标

- 术中和术后镇痛
- 固定
- 眶内和（或）颅内血压过低
- 动脉血压正常
- 如需要，控制动脉低血压
- 无呕吐和颤抖症状产生
- 术后早期感官可评估

一、镇静药

镇静药和安定药可作为术前用药或用于提高全身麻醉效果。苯二氮䓬类药物是最常用的镇静药。苯二氮䓬类药物与中枢神经系统内的苯二氮䓬类受体反应，增加了内生性氨基丁酸介导的抑制机制，尤其是咪达唑仑和地西泮为肠胃外给药。长效的劳拉西泮主要在美国地区使用。咪达唑仑是最适合眼眶手术麻醉目的的药物，只需很少或适当的剂量，就能向下抑制痛感途径。

咪达唑仑可一次使用一颗或分开服用。剂量需根据患者个人情况进行计算，一般为2.5~10mg/h。除了相对较短的1~2小时的消除半衰期，咪达唑仑的高亲脂性具有明显的蓄积效应和延长效果，尤其是服用后较长一段时间内仍存在作用。为了及时终止不利的或过强的苯二氮䓬类药物效应，氟马西尼是现用的一种特殊解毒剂。

二、催眠药

全身注射麻醉可采用注射催眠药和催眠来先期诱导。氯胺酮和（S）-氯胺酮属于后者，在血液循环稳定或需要加深麻醉效果或不能使用催眠药的情况下使用（本章第四节）。巴比妥类药物（如硫喷妥或羟巴比妥酸盐）的重要性在于弱化免疫系统的抑制作用。巴比妥类药物具有心肌抑制的药效学作用，而累积效应对药物动力学具有重要的影响，因此长期干预不建议采用灌注（infusion）方式。卟啉症患者禁止使用巴比妥类药物，但适合采用美索比妥。美索比妥常用于儿童直肠麻醉。考虑到血液循环抑制作用，也可采用依托咪酯。依托咪酯实质上具有循环适中、短期效应、无累积潜在风险的优点。但是依托咪酯有一个缺点和限制性指征，即抑制皮质醇合成。肌阵挛是依托咪酯的一个不良反应。当仅采用依托咪酯进行麻醉时，无须提前采用阿片类药物或苯二氮䓬类药物。

异丙酚是最常用的催眠药。根据脑药理学，异丙酚可降低$CMRO_2$、脑血流量和颅内压，而不损害大脑的自主调节功能和CO_2的反应性。根据个案研究，为了尽快降低血压，通常异丙酚采用静脉滴注。滴注异丙酚作为静脉麻醉的一种催眠药物，微量异丙酚累积即使是在注射之后很长一段时间内都会帮助患者缓解眼眶术后疼痛感。

三、吸入式麻醉剂

吸入式麻醉剂是麻醉药物的一个种类，从"简单"的惰性气体氙到复杂的卤丁二烯碳氢化合物。唯一的共同点就是吸入式给药。在现代麻醉过程中，一开始采用一氧化二氮（N_2O，"笑气"）和乙醚。一氧化二氮的作用在于减少尤其是N_2O诱发的蛋氨酸合成酶的抑制作用。蛋氨酸合成酶可催化同型半胱氨酸转化成蛋氨酸和四氢叶酸。这种抑制作用造成了同型半胱氨酸的累积和维生素B_{12}的短缺。除了维生素缺乏症和同型半胱氨酸诱发的血管疾病之外，临床上这种抑制作用也有可能造成髓磷脂和DNA合成损害。

现今还无法预知氙的未来前景。但是氙的优势是毫无疑问的，相比于其他物质，氙属于一种惰性气体，具有生物化学惰性和环境可持续性。氙不仅具有止痛效价和易于控制的特点，并且还可保护神经系统。在高性能体育运动中，氙有可能被滥用为间接兴奋剂，因为氙能提高内源性促红细胞生成素的合成，而不被检测到。一些人反对在临床麻醉中广泛使用氙就是因为它的有限利用度、高价以及缺乏相关的医疗设施。

挥发性吸入式麻醉剂七氟烷和地氟烷是目前专用的麻醉剂。七氟烷和地氟烷都易于控制，具有较少的副作用。两者都有一个绝对的禁忌证，就是恶性高热症。这是骨骼肌肉系统（"鱼尼丁受体"）肌质网内钙释放途径的一种常染色体显性遗传缺陷。如果接受基因治疗的患者采用挥发性吸入式麻醉剂，可使钙释放通道长期处于开放状态，从而造成肌质钙超载，最后导致收缩肌肌动蛋白的持续性活化状态。由于血管压迫，骨骼肌肉系统产生挛缩，灌注停止。无氧代谢引起酸中毒和缺氧。由于一系列病理生理级联反应的多个步骤都是放热反应，最终与基于灌注的有限热耗散共同引起中枢性高热。除了肌肉僵硬、高碳酸血症和过高热之外，血气分析还可提示显著的呼吸性酸中毒合并代谢性酸中毒，为诊断提供了一些指导。若进一步发生横纹肌溶解，患者可因循环衰竭而死亡。这一系列事件都可以通过及时采用丹曲林而中断，因为丹曲林可"封闭"钙释放途径。

挥发性麻醉剂的另一个禁忌证就是显著的心肌、冠状动脉或肝功能衰减及由此引发的"氟烷肝炎"，比如地氟烷。考虑到这些禁忌证，七氟烷和地氟烷都是可接受的，可稳定麻醉血流动力学，具有剂量依赖性，减低脑耗氧量。七氟烷可采用面罩吸入，而地氟烷气味辛辣，不适合采用面罩吸入。七氟烷和地氟烷都是基础麻醉剂，必要时，可辅以镇静药、催眠药、镇痛药和肌肉松弛剂。由于CO_2的影响，脑血管系统扩张，而非因为吸入麻醉剂而窒息。因此，在通过低碳酸血症或高碳酸血症控制器官灌注中可采用吸入式麻醉剂。在体外模型中，七氟烷的吸入可显著降低局部缺血诱发的神经毒素谷氨酸的释放，表明七氟烷具有某种神经保护潜能。

四、镇痛药

复合麻醉中的镇痛药为阿片类药物或氯胺酮，通常包含芬太尼、舒芬太尼、阿芬太尼和瑞芬太尼。

从受体亲和力看，理论上舒芬太尼优于其他药物，但是缺乏相关的实证。从缺血后损伤的影响来说，阿片类药物不属于神经保护或神经破坏的范畴。在可控性和（缺乏）累积方面，瑞芬太尼要优于其他选择。由于眼眶手术时间较短，瑞芬太尼具有绝对性的优势。其他阿片类药物会产生不利的延长药物药性或"再麻醉效应"的风险。纳洛酮是一种该药物的拮抗剂，可以有效并及时抵消这种效应。另外，还需考虑严重的血流动力学反应以及偶尔发生的肺水肿的风险。

催眠使用的氯胺酮，如外消旋酒石酸盐或（S）-氯胺酮尤其适用于神经麻醉，这与氯胺酮的间接拟交感神经性质有关。未见颅内压和$CMRO_2$上升效应的结果。（S）-氯胺酮并不提高颅内压，但至少在儿童身上，降低了颅内压的上升。有学者称氯胺酮相关的"神经保护"性质是由NMDA受体诱发的抗兴奋性毒性效应而产生，但是目前还没有相关的证据可以证明。

五、肌松剂

非去极化肌松剂不会对颅内压造成任何影响，但是可能会通过松弛眼外肌肉而轻微降低眼内压。如果手术过程中要求保持神经肌肉传递（如耳鼻喉的面神经监测）的完整性，可采用短效的非去极化肌肉松弛剂美维库铵，同时监测其松弛效应。由于假胆碱酯酶对美维库铵的分解作用，需要预测药效的持续性。如果手术要求更长的药效，可选用顺-阿曲库铵或罗库溴铵。顺-阿曲库铵是外消旋阿曲库铵的一个对映异构体。这两种药物都是苄基异喹啉，可被快速化学分解。分解途径有霍夫曼消除和酯水解。因此，即使存在肝肾功能损害的情况下，神经肌肉阻滞的抵消是可以预见的，而且不受假胆碱酯酶浓度的影响。但是这两种药物会引起异丁烯酸甲酯和N-甲基四氢罂粟碱的代谢累积，高浓度下是有毒的。与外消旋酒石酸盐不同，顺-阿曲库铵起效较慢，同时还能释放较少的组胺并形成劳丹素。

罗库溴铵是非去极化肌肉松弛剂中发挥效力最快的，持续时间中等。罗库溴铵通过重新分配失去作用，采用肝胆管清除方式。在个案中，这会限制药效的可预测性。此外，罗库溴铵具有快速完整拮抗作用的优势。改良环糊精舒更葡糖包含所有罗库溴铵不可逆的循环分子，并且可通过肾脏排出。

快速短效去极化肌肉松弛剂琥珀酰胆碱显著提高了眼内压（图17-3），这与眼部肌肉的具体特点有关。基本上，横纹肌包含具有"原纤维结构（fibrillar structure）"和其他"场结构（field structure）"的纤维。具有"原纤维结构的"纤维受运动终板神经支配，快速反应并且呈现阶段性特征，确保了眼球的运动。"场结构"纤维受多种神经支配，具有葡萄形状的神经末梢，承担缓慢的强直融合运动动作。用琥珀酰胆碱刺激"场结构"纤维引起强直性收缩而不产生动作电位，从而通过压缩眼球提高眼内压。

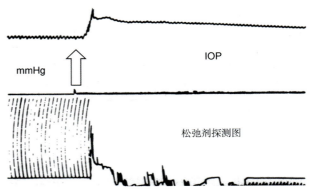

图 17-3 琥珀酰胆碱（见箭头）对眼内压的影响。当刺激响应逐渐消散，眼内压上升（狗模型）

第五节　临床麻醉学

"平衡全身麻醉"是标准的眼眶手术麻醉技术。这项麻醉技术只适用于由局部麻醉控制的眼前节的眼科手术。基础麻醉广泛采用挥发性吸入式麻醉剂，必要时可辅以注射麻醉药、阿片类药物和肌肉松弛剂，或者采用全身静脉麻醉（表17-4）。由于吸入式麻醉剂涉及氯氟烃，从环保角度来说，未来应减少使用。

表 17-4　美国麻醉医师协会分组（根据美国麻醉医师协会身体状态进行分组，1941）

Ⅰ.正常健康的患者
Ⅱ.具有轻微全身疾病的患者
Ⅲ.具有严重全身疾病的患者
Ⅳ.具有严重全身疾病并危及生命的患者
Ⅴ.若不行手术，无存活机会的垂死患者

眶前部手术采用眼科麻醉，而眶后部和眶上部手术采用神经外科麻醉。眶下及眶间区域的干

预属于耳鼻咽喉科或口腔颌面外科手术范畴。如果在耳鼻咽喉科的手术区域使用含肾上腺素的局部麻醉剂，需注意有些吸入式麻醉剂可以使心肌对肾上腺素的致心律失常效应变得敏感。在耳鼻喉科微创手术中，手术区域出血量低是一大优势，可以通过降低血压来实现（受控低血压）（见本章第五节）。

一、术前准备

急性大范围出血、感染性休克和眼球穿通伤都是突发事件，需及时干预。其他大多数眼眶手术指标都是可选择的。也就是说，需考虑患者的病史和检查结果。这样做的目的是对个体进行评估，将风险最小化。从麻醉学角度看，心肺病史对风险评估至关重要。同样，还需考虑患者的过敏史和凝血功能障碍。在斜视矫正术中，要记住斜视会聚经常与恶性高热易感性具有不成比例的关系。虽然这不需要在术前进行恶性高热特异性挛缩试验，但却需要仔细询问家族史。对患有心脏病史或药物治疗史的老年患者，需进行其他检查，如心电图或肺功能检查等。胸部射线和超声检查需要根据患者实际情况进行选择。

对患者的评估要基于病史和检查结果。一般而言，美国麻醉医师协会的分组表（表 17-4）可作为评估标准。该分组表也作为回顾性分析的麻醉学标准，分析指出术后并发症的发生率随着美国麻醉医师协会中分组等级的上升而提高。在体检过程中，需特别注意呼吸道的检查，及时发现潜在的"呼吸困难"风险。除了头颈运动能力之外，张口度和牙齿状态都需要进行评估，并且评估报告中还需说明咽喉结构（"Mallampati 征"）和甲颏距离（"Patil 征"）。结合这些试验可提高患者个案的敏感性，而不引起不利事件发生。

如果患者长期服药，需进行药物检查，必要时手术要做相应的调整，尤其是当患者服用的药物（如单胺氧化酶抑制剂、二甲双胍）可干扰麻醉效果时更要做药物检查。

二、术后恶心呕吐

缩写词 PONV 表示术后恶心呕吐，需要进行风险评估、预防。必要时还需进行治疗。患者术后恶心的风险不需要考虑（平均发生率＞10%）。小儿斜视矫正术具有最高的术后恶心风险。妇科手术和颅内神经外科手术后期发生术后恶心呕吐的风险要高于平均水平。与一般预期相反，这种并发症并不一定在恢复期就体现出来（发生率＜6%），而是术后第一天开始出现（＞10%）。患者术后恶心呕吐的风险根据术前用药方案进行打分评估。良好的病史、不吸烟、女性和安眠药服用都是可以证明皮质类固醇激素、抗运动剂或 5-羟色胺受体拮抗剂是与阶段治疗相一致的风险因素。这些药物都是在麻醉诱导期服用的。术后恶心呕吐最简单最实际的预防措施在于禁止使用 N_2O，选择高吸入氧气浓度（FIO_2）和优先采用异丙酚。

三、保护气道

针对操作时间较短的眼眶手术，尤其是眼科手术，用喉罩即可，无须进行气管插管。为了不干扰手术路径，最好采用具有螺旋管的喉罩。在持续时间长的手术中，采用缓解胃部不适的喉罩系统。手术时间长以及眶上部手术都要求气管插管并控制通气，有些患者甚至需要神经肌肉阻滞（"肌松"）。采用硬质喉镜检查是一个大的张力源，由延长气管插管而导致的血流动力学后果便会显现，但是这可以通过光纤插管消除，或者采用静脉注射局部麻醉剂（如在喉镜检查 3min 前注射 1mg/kg 利多卡因），可避免由喉镜检查造成的眼内压上升。

为了保护气道，对手术中的遮盖范围也有特殊要求，注意管道的标准使用及恰当的固定。在这方面，纤维内镜经鼻插入螺旋管十分安全。

琥珀酰胆碱适合于非致命患者的插管，因为琥珀酰胆碱的快速起效效应为气道管理提供保障，不会引发与面罩相关的通气风险。因此在像眼球穿通伤这种需要紧急处理的情况下，就会造成两难的境地。如果患者饱腹，需进行"挤压插管"以防止误吸，通常使用除极松弛剂琥珀酰胆碱完成。然而，琥珀酰胆碱的使用与 vis-a-tergo 推力的上升有关，可以导致玻璃体丢失而影响手术效果。在优先考虑维持患者视力的前提下，琥珀酰胆碱不适合在眼部开放性手术中应用。对"饱腹和开放性眼球手术"的复合风险需要制定策略来解决。我们采用麻醉诱导前给予患者口服抗酸剂（20ml 柠檬酸钠）。虽然这种做法并不能减少胃内食物含量，也无法阻止回流和吸入，但是却可以在较短的时间内显著增加胃内食物的 pH。因此，需考虑由吸入触发的 Mendelson 综合征并不是吸入物质的量，而是吸入物质的 pH 这一事实。

在麻醉诱导期，采用大体积外科手术吸引装置（已打开，功能已检查）来及时清除呕吐物。让助手将手术台调整到头低位，以防止胃部回流进入气道。

给仍然清醒的患者使用一个贴合的面罩来输入氧气，新鲜气流（FGF）> 6L/min，3min，同时还要保护受伤的眼球。通过预吸氧，功能残气量（呼吸储备量加残余量）在很大程度上被排放，即只有强制性肺泡气体 CO_2 和 H_2O 保留下来。肺部储存的氧气保护患者不会因医源性回流或气道延迟而产生组织缺氧。然后静脉注射麻醉剂，先是异丙酚和瑞芬太尼。等患者失去意识之后，采用竞争性肌松剂罗库溴铵实现神经肌肉阻滞。为了最大限度地缩短药效发挥等待期，按有效剂量的 2 倍给予罗库溴铵。120s 后开始喉镜检查插管。以往的强制措施环状软骨压迫（骨压迫策略）已被证明无效，不再使用。如果套管气囊堵塞，而插管位置经计算和听诊证明正确，可用鼻胃管清胃。虽然不可能清除未消化的食物，但是胃内的液体都可以被清除，可以提高残渣的厚度，从而降低不被检测到的术中反流的风险。

术中使用瑞芬太尼和异丙酚的催眠效果来维持麻醉效应。慎重对待肌松剂的突出效应可以采用特定的拮抗剂舒更葡糖进行抵消。这种做法是合理的，因为吸气的风险持续，任何残余神经肌肉阻滞（术后残余箭毒化）都会显著提高这种风险。

如果患者有"呼吸困难"的症状，不建议采用上述流程。呼吸困难很严重，但不常见。遇到这种情况，我们会在患者清醒的状态下行纤维-内镜经鼻插管术。

四、体位

眼眶手术通常在患者仰卧位下完成。上半躯体轻微抬起有利于静脉回流，提供一个"干燥的手术野"。然而，更重要的是轴向校对颅颈对齐。细微的中线偏移可显著增加压力。转头或头部偏移比颈静脉双侧压缩更不利于手术的进行（图 17-4）。如果头部的位置因手术原因需远离中线，建议维持矢状颅颈轴线，整个手术台围绕长轴进行旋转。

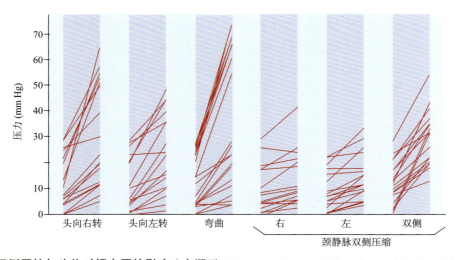

图 17-4 颈静脉双侧压缩与头位对颅内压的影响（来源于 Hulme A，Cooper R.The effects of head position and jugular vein compression on intracranial pressure. A clinical study. In：Beks IWF，Bosch A，Brock M，eds. Intracranial Pressure Ⅲ. Berlin：Springer；1976：259-263）

五、换气

换气的目的是实现一种受控的"肺保护"通气，以保证常氧量和血碳酸正常。呼气末正压是一个必要的指标。任何关于内压、颅内压和眼内压的潜在不良后果都被显著高估了。运载气体不使用 N_2O，要防止高氧诱发肺不张的风险。

六、血流动力学管理

大多数眼眶手术，动脉血压在正常低水平有

助于循环控制。毛细血管和静脉扩张可通过适当的定位和通气来抵消。在个案中，耳鼻喉科显微手术和颅底血管手术需要将平均动脉压降至亚正常水平。该受控低血压需要一个明确的指标，必要时还需要对特定器官进行监控。鉴于对心脑的特殊风险，建议监测冠状动脉（多导联心电图）和脑灌注（脑血氧定量法）。

眼眶手术的一个血流动力学特征就是眼心反射（Aschner-Dagnini 反射）。三叉神经传入反射，而迷走神经输出反射。当拉伸眼球肌肉或眼球施加压力时，引起心跳过缓和低血压。因此，会出现心跳停止的现象，但是这种现象通常是可逆的。作为即时性措施，所有手术操作都应中断。必要时还需消除迷走神经效应（如阿托品 0.5mg 静注）作为二级预防措施。之前进行的术前肌内注射阿托品无效，已经废弃使用。

控制血压下降 血压操作有多种目的，其中最重要的一个目的就是保证足够的器官灌注压（primum non nocere）。例如不利的体位或未调整通气造成的充血，可以引发持续静脉和毛细血管渗出，这都是手术的障碍。动脉血压不受控制的上升会影响眼眶手术效果或（眶上部位颅底）导致动脉瘤破裂。在耳鼻喉科显微手术中，即使只能通过显微镜观察到的少量出血都不利于手术的进行，因此提出了降低血压的要求。

1917 年，Harvey Cushing 解决了医源性血压下降的问题。Phemister 在 1944 年开始进行关于"受控低血压"的实验研究，并观察了兔子体内的低血压情况。1946 年，Gardner 提出在临床上采用控制性低血压。1950 年，Gillies 采用脊髓麻醉以获得低血压，他揭示了高血流量与高血压之间的联系：

相比于伴随血管收缩和血流量降低的显著高血压，与血管舒张和正常血容量相关的低脑部动脉血压具有较少的潜在危险。

John Gillies，1950

20 世纪 50 年代初，临床上开始直接或间接使用血管舒张药来控制低血压。1956 年，补充了挥发性麻醉剂氟烷。控制性低血压的适应证包括促进某种手术治疗和减少术中失血。前者包含颅内动脉瘤、动静脉畸形和血管瘤的手术。后者包括脊柱和臀部手术、前列腺全部切除术和整容手术。从无血手术的立场上看，限制失血是耳外科和眼

科显微手术的一个指标。对某些眼眶手术，比如从脉络膜/视网膜移除组织进行活检和葡萄膜黑素瘤切除术，建议将平均动脉压可降至 75mmHg 以下。目前，直接和间接使用血管舒张药以及心肌镇静药控制低血压。药物诱发的血管舒张导致了高血流动力性低血压。随后进行的后负荷降低提高了血管舒张和心排血量。心肌抑制剂的使用引起了低动力性低血压。通过降低血压来降低眼内压是不可行的。

血压的下限可以降低，但不会产生未知风险，个体之间差异很大。一旦发生生命器官系统的灌注压不足，就可能产生并发症。当血压下降时，需监测脑和心肌灌注压。肺也有潜在风险，因为肺灌注不在自动调节机制的保护范围之内。在眼眶中，灌注压的急剧下降能造成视网膜缺血性损伤和睫状动脉血栓。控制低血压的风险无法正确量化。一项关于 1802 例控制性低血压行耳外科手术的回顾性分析报道称并发症发生率为 0.11%，死亡率为 0.06%。贫血、血容量过低、冠状动脉和脑血管灌注障碍、肝肾功能不全和明显的动脉高血压都是低血压麻醉的相关禁忌证。控制低血压的先决条件就是对患者进行仔细的检查以找出相关禁忌证，如果可以的话，应消除这些禁忌证。在这方面，颈动脉听诊起着重要的作用。只有当效益大于风险的时候，才能证明动脉低血压诱导是合理的：

低血压只有在确保对患者产生积极效应的情况下才能采用。

Alex G. Larson，1964

鉴于这个提示，控制血压下降，尤其是低于平均动脉压数值，并不是一个常规手段。如果麻醉师和手术医师一致同意，可根据个案具体情况进行血压下降控制。个别患者的手术风险以及手术方案的要求都提供了一定的指导意见。

七、温度管理

全身麻醉不仅影响外周（传感器）而且影响中心（校准器）区域的温度管理。冷环境温度、冷态输液和消毒方案共同引发术中低体温症。若不采取恰当的措施处理，身体核心体温会在 3 小时后降至最低点，随后体温只会小幅度上升。在低体温症期间，耗氧量降低，缺血耐受量提高。但是，在一项前瞻性研究中并未发现所预期的颅

底神经血管手术中亚低温操作具有神经保护潜力。

由于大多数眼眶手术用时少于 3 小时，需要进行积极的温度管理。需注意眼眶手术后的颤抖症状是非常危险的，它不仅提高系统的耗氧量，而且还增加颅内压（图 17-5，图 17-6）。预防措施主要是使用热垫和对流取暖器（与暖风机相连的一次性掩盖场）。另一个效果较弱但需额外填加的预防措施就是采用预热的输液和消毒方案以及使用热湿交换呼吸过滤器和闭合通风设备。

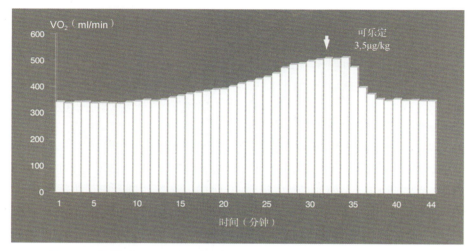

图 17-5　颤抖对 TM 系统吸收氧气的影响（VO_2，PhysioFlex；猪模型）

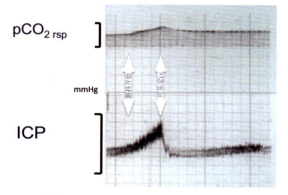

图 17-6　颤抖对呼吸 CO_2 浓度（$PaCO_2$、二氧化碳描记图）以及颅内压的影响（猪模型）

八、监测

根据美国麻醉师协会的建议（《美国麻醉师协会对患者麻醉护理的指导意见》，最后修订日期：2011 年 10 月 19 日：http://www.asahq.org/quality-and-practice-mangement/ standards-and- guidelines）以及麻醉工作技术（ISO：80601-2-13：2013-03）要求对患者身体状况进行监测。核心温度的监测极其重要，有利于及时处理低体温症和超高热。低体温症会促使术后颤抖症状（见上文），而后者被认为具有破坏神经的潜力。尤其重要的是，眼眶手术需时不时地进行血气分析和持续的呼吸血气监测。两者都考虑了显著的化学敏感性，如脑和眼色素层血管的 CO_2 反应性。

眼眶或眶上部手术过程中的器官特异性监测并非上述标准的一部分。通过脑电图描记器或激发性电位监测脑功能比较费时，并且在手术室环境中易于受电子干扰。激发性电位监测是神经外科颅内手术和耳鼻喉科外围通路手术中的一项常规项目。挥发性吸入式麻醉剂使脑电图活动从脑后段向脑前段移动。低于 1 个最低肺泡有效浓度与幅度和频率的最小升幅有关。当高于 1 个最低肺泡有效浓度时，频率下降，而幅度仍然保持上升。当高于 2 个最低肺泡有效浓度时，脑波显现阵发压抑形态。随着浓度的继续上升，七氟烷进一步降低等电位脑电图的活动。

对半定量记录全身麻醉的安眠效应，处理过的脑电图的不同变量变得越来越平常，不仅将显著的麻醉效应（服药过量），而且将术中清醒（用药不足）都排除在外。

根据结果，采用近红外光谱测定法进行的脑血氧定量法还未通过足够的验证。该方法是一种持续的无创监控手段，主要用于监测脑静脉氧气饱和度。脑血流量和脑氧代谢率以及脑动脉氧化作用共同构成了信号组成信息。因此，采用一个非特定脑内氧气平衡的指标作为一种趋势监控指标具有一定的意义。

九、术后急救期

在眼眶或眶周手术后，在患者神经生命功能允许的情况下及时完成麻醉急救措施。延长呼吸辅助治疗需要明确的指标。

体温正常和麻醉、催眠和肌松剂的药效消失是自发呼吸应答以及气管拔管的先决条件。肺换气不足、低体温症、缺氧和酸中毒的情况下都不得进行拔管，并且需要延长急救时间。

在术后早期，注意力应放在预防疼痛和颤抖以及恶心呕吐。需要预先镇痛以便进行疼痛管理，需要平衡两者之间的关系，否则以麻醉剂诱导的肺换气不足引起的低氧症为代价无法缓解疼痛。颤抖在术中已经通过温度管理得以解决（见本章第五节）。如无效果，可使用 $α_2$ 受体兴奋剂（如右旋美托咪定）。

十、神经保护作用

眼眶手术需要承担器官灌注不足的风险。这是因为麻醉诱导的负收缩力加剧了先前存在的血容量减少。平均动脉血压的下降会给有负压血流量的器官（如脉络膜）带来危险。对于血流量由肌源性自动调整控制的血管床，需注意血管床被挥发性吸入式麻醉剂抑制，与剂量无关。此外，还通过位置缺血（positional ischemia），以及部分通过刮刀压力（spatula pressure）或眼部压力增加了风险，从而提出了保护高氧气流通量组织的要求，尤其是在术中防止缺血现象发生。缺血首先影响眼部区域，首当其冲的就是眼眶上的大脑额叶，该区域的功能耗氧量甚至低至 60%，而剩下的 40% 用来维持结构完整性（图 17-7）。后者包括维持膜的完整性和跨膜离子梯度。同样，谷氨酸转运系统在兴奋性毒性中起着重要的作用，消耗巨大的能量。当能量供应不足时，谷氨酸转运系统在细胞外间隙释放谷氨酸盐，而非累积谷氨酸盐。术中的神经保护措施一方面是为了优化能量平衡，另一方面是为了中断脑畸形生长（thanatogenesis）的级联反应。在这方面，大多数麻醉剂和催眠药可以使用，因为它们都可降低脑氧代谢率。有针对性的神经保护药物至今都无法

实现预期目标。弱的非竞争性谷氨酸受体拮抗剂氯胺酮的抗兴奋毒性作用是否具有临床相关结果还未可知。同样的，"治疗性低体温"的神经保护作用还尚无明确结论。

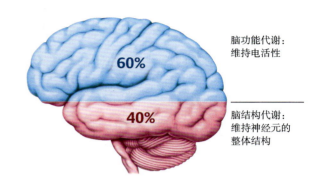

图 17-7 脑耗氧量：蓝色为脑功能代谢，红色为脑结构代谢

众所周知，体温下降会减少脑代谢。该技术自 20 世纪 50 年代就开始在心脏外科和神经外科领域内使用。在神经外科，该技术有一部分由于与出血并发症相关而弃用了。

治疗性低体温（"温和治疗"）方案的复兴始于 20 世纪 90 年代初。研究证明该方案对动物来说极其有效，不久就进入了临床研究。除了减少脑氧代谢率之外的一系列正面效应，还可推断治疗性低体温具有神经保护能力（表 17-5）。但在缺血性卒中和神经外伤学中，治疗性低体温并没有取得任何改进。术中采用治疗性低体温，至少在颅底神经血管手术中，都还没有取得任何疗效。

表 17-5 温和治疗性低体温的潜在神经保护作用机制

治疗性低体温抑制或缓解：
- 谷氨酸缺血应答机制
- 神经细胞内钙动员
- 谷氨酸受体的持续活化
- 血-脑障碍的功能破坏
- 小神经胶质增殖
- 超氧阴离子和 NO 的形成
- 调节 API 转录因子在 DNA 上的吸附，促进蛋白质合成

目前，在术中神经保护中可采用该措施。从根本上，该措施的使用受制于正常体温以及正常血压、正常血糖量和正常血碳酸等先决条件。

眼眶手术的多变性对患者麻醉看护提出了较高的要求。相比其他外科手术的特殊性，眼眶手术的麻醉对临床生理学家是一个极大的挑战。

第18章

眼眶手术入路

第一节	引言	267
第二节	鼻内经筛入路	267
第三节	经窦入路	268
第四节	眶外侧壁切开	269
第五节	眶前部入路	271
	一、经眼睑入路	271
	二、经结膜入路	274
	三、经结膜入路与经眼睑入路相比较的优缺点	275
第六节	经颅硬脑膜外和硬脑膜内的手术入路	276
第七节	眶内容物剜除术	279

第 18 章 眼眶手术入路

第一节 引 言

H.-J. Welkoborsky

肿瘤切除或眶骨骨折重新定位可以采用各种不同的手术方法。手术方法可以细分为耳鼻喉外科鼻内入路、额外侧入路、神经外科硬脑膜外或硬脑膜内入路。各种方法的适应证在很大程度上取决于病变累及位置及其与眼球和视神经的关系定位。所选择的手术方法应该确保手术操作区域视野最大化，同时最大限度地保护相邻组织结构。一个有意义的指导方法是：①通过眶前部入路以处理眼球或神经的病变（例如经结膜入路、经下睑缘入路、经眶下或经上颌骨的上颌窦入路）；②通过鼻内经筛窦眶内侧壁切开术治疗眼球或视神经鼻侧的病变；③通过外侧开眶切开术或眶缘切开入路处理眼球或视神经颞侧的病变；④通过经额硬脑膜外或硬脑膜内手术入路解决了邻近颅腔的眼球或视神经的病变。

在过去的 60 年中，手术方法在眼眶上的应用已经从破坏性严重的方法转变为破坏性越来越小的手术方式和内镜方法，导致这些发展的原因如下：

1. 病理学和病理生理学 随着对特殊眼眶疾病病理生理学认识的逐渐加深，这对手术治疗方案的制订产生很大影响。

2. 成像技术 成像技术的最新发展已经能够引领更准确的诊断，例如眶内组织肿瘤浸润的识别。

3. 导航技术 计算机辅助的导航系统可以使手术操作精确性更高，针对性更好。

4. 内镜 / 手术显微镜 该领域技术的发展为内镜和显微镜在手术中的应用提供了更多可能性。

5. 重建技术 计算机辅助设计植入物，为眶部缺失的修复开辟了新天地。

6. 辅助治疗 放射治疗技术的进步带来了调强放射治疗的发展（IMRT，见第 14 章）。

7. 减轻手术负荷 目前我们知道减轻肿瘤负荷和逐步去除肿瘤是可行的。为了控制肿瘤发展，明确手术切缘比整体切除肿瘤更具治疗意义。这使得内镜或显微镜技术的应用更为广泛。

随着这些发展，内镜和微创方法受到更多的青睐。

实际上，在眼眶区域的手术操作应该利用计算机辅助导航系统，以便更容易定位和最大可能保护组织结构。如上所述，在显微手术中使用手术显微镜或放大内镜是必要的。在下文中，我们将讨论最重要的眼眶手术方法的适应证、手术 / 技术和可能的并发症。本章作者也对许多手术方式的改良进行了讨论。鉴于有些手术方式的变化已超出本书的讨论范围，故作者仅介绍了一些标准的手术方法。

第二节 鼻内经筛入路

H.J Welkoborsky

鼻内经筛入路（眶内侧壁切开入路）是经典的鼻科手术入路。

1. 适应证 这种手术入路的适应证是眼球周围和眼球后肌锥内间隙的占位性肿物、脓肿、曲霉肿，或在眼球、视神经内侧直达眶尖的血管畸形。

2. 手术流程 实施经筛窦眶内侧壁切开术时，首先在内镜或显微镜下行筛窦切除术来打开蝶窦。重要的是，暴露筛骨的方法是从鼻甲的颞侧到鼻侧。随后从眶尖到眶前充分显露筛骨纸板（图 18a～c）。当切除筛骨纸板时，应该确保眶骨膜仍保持完整，否则视力和眼球位置会受到脂肪脱出的影响。在切除筛骨纸板后，使用弯刀切开眶骨膜。眶脂肪脱出后，使用钝性器械（如弯曲的解剖器）来显露内直肌。在眼球上轻微施加压力可以使病变更容易暴露；然后，借助于弯角内镜或手术显微镜切除病变。如果无适应证也可以采

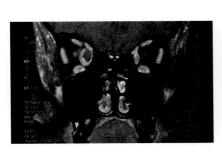
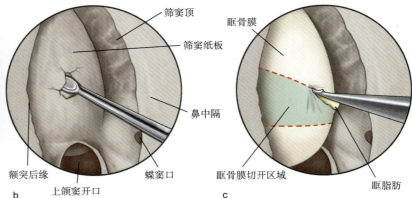

图 18-1　a. 眼眶肿瘤位于视神经内侧的肌锥内，因此可通过经蝶窦内侧壁切开术进行切除；b. 经筛蝶窦内侧壁切开术：暴露筛窦纸板，筛窦切除术已经完成；c. 切除筛窦纸板后，用一把弯镰状刀切开眶骨膜，打开眶内空间。此时，病变可暴露并切除。在眼球上轻微施加压力可轻易暴露病变

用该方法行视神经减压。在这种情况下，位于蝶窦颞侧壁的视神经管可以被暴露，骨性管壁可以被切除，通常不需要重建眶内侧壁。手术结束时将敷料填充入鼻腔。

鼻科随访治疗在术后非常重要。通常，鼻腔填充物可在术后第一天或第二天取出。每天都应对结痂进行抽吸干净。鼻油和软膏用于保护黏膜和促进伤口愈合。鼻内伤口愈合需要4～6周。

3. 并发症　在鼻内镜下经鼻筛窦切开眶术可能的并发症：

（1）筛前动脉或筛后动脉受损时可能会造成急性出血。如果在手术区域的血管没有穿过筛骨的顶部，可以采用双极凝固或用钛夹封闭止血。

（2）颅底损伤导致的脑脊液漏。可以及时对缺损部位进行修补，例如采用颞筋膜修补缺损部位。

（3）视神经损伤导致黑矇。这种并发症很少见，发生率不到1%。为避免损伤视神经，手术时建议使用计算机导航系统，建议在增大角度内镜或手术显微镜下进行操作。为了更好地完成手术，建议使用钝性手术器械或仅一侧锋利的显微器械。在许多情况下，神经损伤引起的黑矇是不可逆的。

（4）嗅觉障碍。可能是手术区域靠近嗅觉区域所致。

（5）眶内容物脱出可以引起额窦漏斗管（infundibulum）移位及慢性额窦炎的发生。为了防止这种情况发生，应打开并切除前组筛房，并应创建更广泛的额窦通路。

（6）内直肌损伤伴眼球运动障碍和复视。如果在手术中，仔细地将内直肌推向颞侧上方或下方，可以避免这种并发症发生，需在直视下操作。值得关注的是，对于一些炎性疾病，肌肉经常发生水肿肿胀，导致辨别困难。

第三节　经窦入路

H.-J. Welkoborsky

1. 适应证　经窦入路或经上颌骨入路（经上颌骨眶切开术）适合切除位于眼球或视神经的前部、中外侧或中下方的病变，以及从泪囊来源浸润眼眶内侧的病变。通过这种入路也可以切除肌锥前部至眶尖部的病变。

2. 手术流程　通过口腔前庭黏膜的唇下切口暴露上颌窦前壁。当将部分面颊部软组织推离骨质时，应注意不要损伤眶下神经，该神经从眶下缘的眶下神经孔出眶。然后，从上颌窦前壁临时移除一块较大骨片，在手术结束时再行复位（上颌骨移位术）。在移除骨板之前，应该先调整好固定上颌窦前壁微小骨板的位置，同时为安置骨合成螺钉钻孔。接着将眶底暴露，将黏膜剥离，此时眶下神经管也被暴露。为了使患者术后充分愈合，应在上颌窦内侧壁制作骨窗，可以让分泌物排出，同时保证术后上颌窦的充分通气。眶底已被切除，此时位于下面的眶骨膜完好无损（图18-2）。手术切除的大小取决于病变在眶内的位置

和累及范围。术者应该保留一个含有眶下管的骨桥，否则眼球可能发生向下位移，从而引起复视。临床经验证明，在保留眶下管的情况下，切除眶下管外侧和内侧的眶底结构很少出现后遗症。眶骨膜可以用弯刀切开，应注意保护下直肌和下斜肌。可采用显微外科剥离器械对病变进行操作。必要时可以重建眶底，例如采用颞筋膜、聚二氧杂环丁烷（PDS）板或钛网。手术结束时，将暂时移除的上颌窦前壁骨瓣重新复位，用先前调整好的微小骨板将其固定（骨瓣的内侧和外侧缘均需固定），口腔前庭的黏膜切口采用可吸收缝线进行缝合。

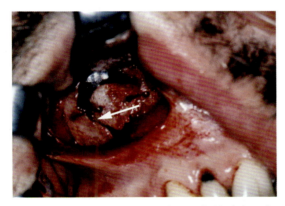

图 18-2 经窦入路，切除位于眶中、下部的肿瘤。当眶底和眶下神经管暴露后（见箭头），切除位于神经管鼻侧的眶底。然后切开眶骨膜，移除肿瘤

3. 并发症 经上颌窦开眶术的可能并发症是由解剖结构特征决定的，特别是支配眼外肌的神经走行。

（1）分离眶下神经或对其施加的拉力或压力，无论是在眶底、还是在眶下孔，都会损伤眶下神经引起脸颊、鼻侧和上颌前牙区感觉减退。由于此原因，在使用牵开器或分离器时，应确保眶下神经不被器械触及。

（2）支配眼外肌（下直肌、下斜肌、内直肌和外直肌）的神经损伤可能导致这些肌肉麻痹从而导致复视。根据解剖结构的研究结果，神经纤维主要进入肌腹中央 1/3 的肌肉，因此术中需要特别注意，这同样适用于病变位于眶上裂后方的手术操作。

（3）其他相关的并发症包括：

1）出血：在手术进行到眶底后部时，眶下动脉损伤可导致出血，损伤眼动脉及其眶下分支也可导致出血。

2）伴有复视的眼球内陷。如果将包括眶下神经管在内的整个眶底切除后，可以导致这种并发症的发生。保留含有眶下神经管的骨桥可以避免此并发症的发生。

第四节 眶外侧壁切开

H.-J. Welkoborsky

1888 年 Kronlein 首次对眶外侧壁切开术进行了描述，从此该术式也得以进一步改良。这是从外部入路进行眶颞侧、颞上及颞下肿物切除的方式。

1. 适应证 包括切除眼球和视神经颞侧的病变组织，也包括切除泪腺区病变组织，以及眼眶颞下和颞上区的病变组织；同时也适用于为 Graves 眼病患者做眼眶减压术（平衡减压术，见第 7 章第四节）。此种术式的适应证还包括眼眶外侧缘和眶壁骨折的眶壁重建。然而，由于较大的蝶骨大翼的限制，这给通过该手术方式切除眶尖部病变带来困难。

2. 手术流程 皮肤切口可以有两种：眼眶外侧缘区域切口或发际线（翼点）切口。后者的优点是切口隐蔽，不会影响美观。眶缘切口的缺点是可能损伤穿过手术部位面神经的额支和眼支；如果选择这个切口，建议对面神经进行监测。最近，已提出经结膜内镜入路进行外侧开眶的方法，相对于经皮肤入路外侧开眶术而言，这种方法限制了手术区域的视野。

通过翼点切口，将皮肤和皮下组织分离后，形成皮肤软组织瓣（头皮瓣），一直向前分离可以暴露眶外侧缘（图 18-3）。术中应注意保留外侧韧带，否则会造成外眦角的消失。在眶外侧壁上覆盖着非常有力的颞肌，通过颞肌纤维将其与颞骨相连。在颅骨切开术中，将其从眶外侧骨壁上钝性分离。眶外侧骨壁复位时需要微小骨板固定。在手术的过程中，要调整好微小骨板的位置并钻取为安装接骨螺钉做准备的骨孔。这些操作有助于眶壁完美重建。用摆锯将外侧眶壁进行分开，两个矢状位切口的前后距离至少 2cm，这样可以暂时形成一个大骨窗。在此过程中，骨瓣应该呈 V 形切除，以便于重建（图 18-3）。术中应该保护外眦韧带，并将其与眶骨相连。术中眶壁

切口的前后距离至少为2cm，否则就不能为眶部手术提供足够的操作空间。用摆锯把平行于眶顶和眶底的相对较薄的外侧眶壁切开，蝶骨大翼可以作为切口的下方分界线，此时眶骨膜可以保持完整。在暂时移除外侧眶壁后，用刀切开眶骨膜，通过显微手术器械可以切除病变。应值得注意的是，当病变位于肌锥内，可以导致外直肌前端或后端的位置发生改变，手术时要注意保护好外直肌。当病变完全切除后，可以用细的可吸收缝合线缝合眶骨膜切口。为了重建眶外侧壁和眶外侧缘，将骨瓣复位后并用微小骨瓣进行固定。将颞肌向后移动并固定。手术结束时放入一个Easyflow引流物（或Redon引流物），然后逐层缝合头皮和皮肤切口。

3. 并发症 眼眶外侧入路的手术方式的主要并发症分为眶内并发症和眶外并发症。

（1）眶内并发症：外眦韧带从眶外侧缘脱离导致外眦角变得圆钝畸形。术中确保外眦韧带骨性附着的存在，就可以避免此并发症。

外直肌损伤和（或）下直肌损伤导致眼球运动障碍和复视。鉴于这种情况的发生，我们应该再次指出使用放大内镜或手术显微镜进行手术操作的重要性。在手术过程中，不要对眼外肌施加太大的力量；当切除位于肌锥内的病变时，要非常小心地推动眼外肌的前端或后端。

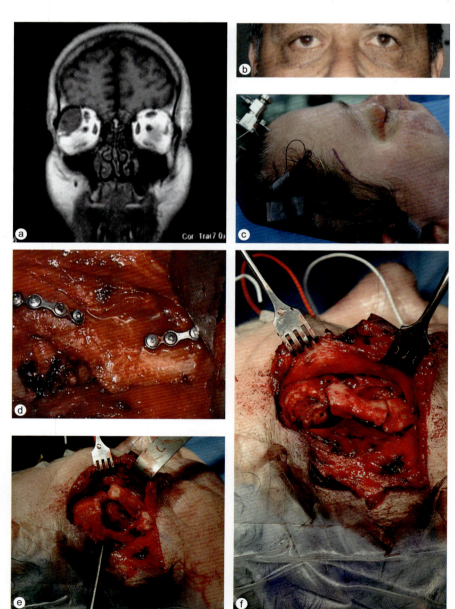

图18-3　a.右眼泪腺肿瘤，采用眶外侧壁切开术；b.右眼泪腺肿瘤患者，肿瘤引起颞上方眼睑肿胀和眼球向下方偏移；c.发际线处标明皮肤切口（翼点入路）；d.眶外侧壁切开术；眶外侧缘暴露，为了后期眶外侧壁重建，在切除骨瓣之前就预先预置微小骨板；e.切除眶外侧壁；f.用摆锯做V形切除，预留外侧韧带，使其附着在骨上。水平切开颞肌，并向后移动。面神经颅骨分支应在监测下进行手术

手术操作区域广泛，可以造成位于视神经颞侧的睫状神经节的损伤，导致瞳孔大小不等的发生。

（2）眶外并发症：因面神经的额支或眼支受损，可以导致面部表情肌群运动障碍及眼睑无法闭合。为避免这种情况发生，手术的入路应优先考虑发际线后翼点切口，并对面神经进行神经监测。

颞肌不完全复位可能导致颧弓上方的组织下沉。

第五节 眶前部入路

B. Wiechens

与上面描述的眼眶手术入路相对照，下面这些方法被描述为"眶前部入路手术"。这些方法大多用于活检和切除在眼睑可触及的病变。同时，更深层的病变也可以通过眶前部入路进行手术解决。病变的位置决定了手术入路的选择。对于罹患恶性肿瘤的患者，是否进行根治性切除取决于患者的具体情况、患者的预后以及对生活质量的预期。通过眶前部切开入路完整切除病变的可能性很大程度上取决于病变累及眼球赤道后方的范围大小，必要时，建议考虑采用更为有创性的手术方式。

经眼睑和经结膜入路的眶前部开眶术存在不同（图18-4）。

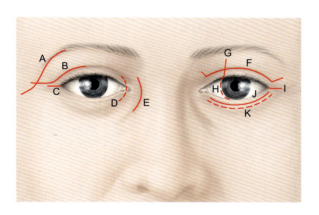

图18-4 眶前部切开入路。A. Stallard-Wright 颞侧开眶术切口；B. 重睑线切口，伴切口颞侧延长；C. 改良的 Berke 外眦切开术；D. 经泪阜切口；H. 经鼻侧角膜缘切口；I. 外眦切口；J. 下眼睑经皮切口（睫毛下、睑板下和眶下切口）；K. 下睑结膜切口（Kersten RC, Nerad JA. Orbital Surgery. In: William Tasman, Edward A. Jaeger, eds. Duane's Ophthalmology. Philadelphia: Lippin-cott Williams&Wilkins; 2006.）

对位于眼眶前部小的皮下病变在局部麻醉下就可以手术处置。但是如果术前影像学诊断结果不确切或局部麻醉下进行手术存在问题，在条件允许情况下，患者进行全身麻醉手术是比较稳妥的，因此如果必要的话，手术时间可以延长，而如果是在局部麻醉下，延长手术时间不可能，或者延长时间有限。

一、经眼睑入路

在考虑经皮或经颅入路时，还应考虑术后瘢痕的可见性和并发症的发生情况。因此，如果可能的话，应该选择能够达到最佳美容效果的手术入路。这种手术入路当然会受到限制，特别是处理恶性病变时，还应该考虑到病变是否可以被根治以及是否容易被探及。

位于眼眶上部的肿瘤或病变，可以通过眉弓颞上切口开眶切除，也可以通过眼睑上睑板沟切开入路，必要时可以向颞侧扩大切开。根据病变位置，应将一些特殊的潜在并发症考虑在内：①位于眼眶颞上的滑车损伤，如伴有提上睑肌复合体损伤，则可以导致鼻侧的上睑下垂；②泪腺损伤，以及位于颞侧眼睑区域泪腺引流系统受损；③颞侧切口延长导致慢性水肿和感觉异常；④采用内侧入路可以导致泪囊或泪道损伤。

眼眶上部区域常见的肿瘤是皮样囊肿、血管瘤和黏液囊肿，特别是后者可以导致眶内侧壁和眶顶的骨质侵蚀。因此，建议术前进行仔细的影像学检查，必要时可多学科合作进行手术。眶上手术入路有神经损伤的风险，特别是眶上神经和经过眼睑内外眦处的神经。因此，术前必须告知患者这些并发症以及随后可能出现的感觉异常、麻痹或其他功能受限等发生的可能性。

对于所有手术入路方式，术前评估和标记患者在直立位时的手术切口位置是必要的。这一点特别重要，因为患者仰卧位时眼部解剖结构会发生改变。还建议保留术前和术中的影像学资料。除了保护解剖结构外，充分的止血对于降低手术后眼眶血肿的风险很重要。另外，尽可能地在眶骨膜外间隙进行探查直到可以最终确定病变为止。手术中这种方式的探查可以显著降低手术后眼眶并发症的风险。

1. 眶前上方入路开眶术 眼眶前上方入路开眶术包括以下术式：

（1）颞侧眉弓入路：一般来说，由于眉弓区域皮肤非常厚，通过这种切口进入颞上眼眶的方法非常有限，另外通过这种入路进入颞上眼眶的手术路径较长，并且覆盖其上的皮肤不易松动。此入路有时需要切口向颞侧延长，这可以导致瘢痕形成明显；相反，如果切口向下延长，则会横穿重要的感觉神经通路和松弛皮肤张力线（relaxed skin tension lines，RSTL）。

（2）经上睑重睑线入路：这种切口可以为手术进入上方眶缘、颞侧眶缘及整个眶上部区域提供了理想的入路。此外，双重睑有助于掩盖手术后形成的瘢痕。必要时此切口可以延伸到外眦。切开皮肤后，该方法需要穿过眶部眼轮匝肌，而眶隔却保持完整，其与位于此处的眶脂肪一起在术中为更深层次的解剖结构提供保护。切口在重睑线区域呈弓形，与上睑成形术相似，即切口位于鼻侧睑缘上方 10mm，颞侧睑缘上方 7mm 处。位于眶上部的肌锥外病变，甚至部分位于肌锥内的病变，均可以采用该入路切除病变。手术中需要打开眶隔。逐层缝合切口（眶隔、肌肉及皮肤），以达到良好的美容效果。

2. 眶前下方入路开眶术 许多眼眶疾病如创伤、肿瘤或感染可以发生在眼眶下部区域。这些病变通常位置比较表浅，因此可从外部触及。病变区域可通过眶下开眶术轻松到达（图 18-5）。位于肌锥外的病变通常可以采用这种方法很好显示。位于肌锥内的病变可以通过下直肌和外直肌之间进行手术。手术时需要注意识别和保护下斜肌。由于解剖结构的原因，鼻下侧入路更加困难。

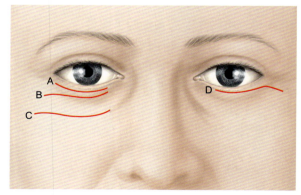

图 18-5 眼眶前入路开眶术：经眼睑入路。A. 睫毛下切口；B. 睑板下切口；C. 眶下切口；D. 改良的睫毛下颞侧延长切口

一般来说，在下眼睑区域大概可以设计三个经睑切口入路（图 18-6）。这些切口入路经常在实际手术过程中根据具体手术操作过程得以改良。

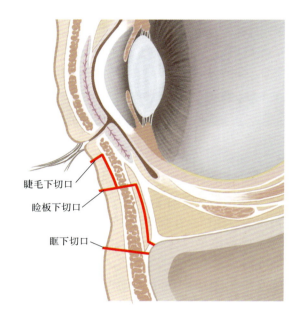

图 18-6 经眼睑入路

（1）眶下切口入路：眶下切口位于眶下缘水平的横向皮肤皱褶处。通过在眶部眼轮匝肌与眶隔之间的钝性分离可以暴露眶下缘，然后进行骨膜下手术。切开眶下缘骨膜后，可以暴露眶底。

这种切口入路进入眼眶下方的距离最短。然而，手术操作是在较薄的眼睑皮肤与较厚的睑颊皮肤之间的过渡区域内进行。由于淋巴引流通路的原因，该区域容易发生术后水肿和瘢痕形成明显。因为存在这些明显并发症，迄今为止仅在少数情况下采用眶下切口。

（2）睑板下切口：切口设计在下睑板之下，切口鼻侧位于下眼睑下方 2~3mm 处，切口走行轻微向颞后延伸。沿着肌纤维切开眶部眼轮匝肌后，可以在保护眶隔的同时暴露眶下缘。分离眶隔后，可以对眶内深处的病变进行操作。最后，伤口逐层缝合（首先缝合眶隔，然后缝合眼轮匝肌，最后缝合皮肤）。

（3）睫毛下切口：睫毛下切口位于下睑睫毛的下方，有三种手术方式可以进入眶内（图 18-7）。

1）皮下入路（眶部眼轮匝肌之前）。

2）皮下深层入路（眶部眼轮匝肌之后）。

3）逐层切开入路（穿过眶部眼轮匝肌）。

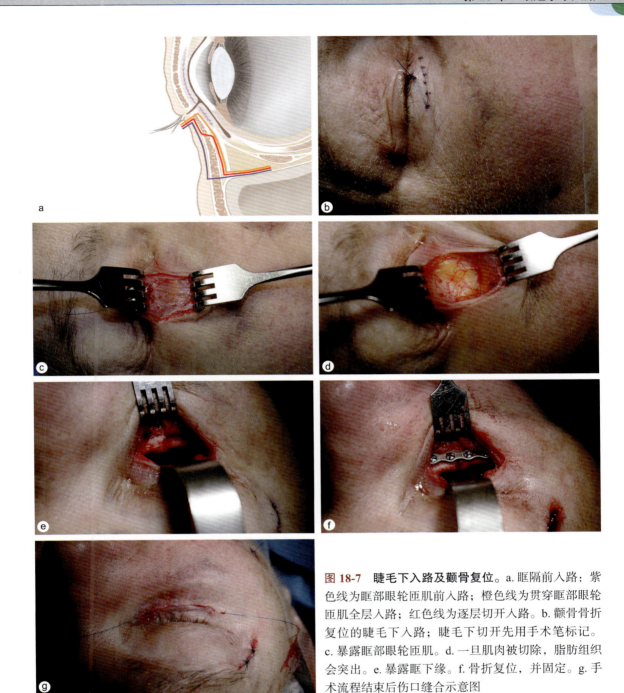

图 18-7 睫毛下入路及颧骨复位。a. 眶隔前入路：紫色线为眶部眼轮匝肌前入路；橙色线为贯穿眶部眼轮匝肌全层入路；红色线为逐层切开入路。b. 颧骨骨折复位的睫毛下入路；睫毛下切开先用手术笔标记。c. 暴露眶部眼轮匝肌。d. 一旦肌肉被切除，脂肪组织会突出。e. 暴露眶下缘。f. 骨折复位，并固定。g. 手术流程结束后伤口缝合示意图

位于眶部眼轮匝肌之前的皮下切口入路，操作时会形成很薄的皮瓣，这很容易形成瘢痕，也容易引起眼睑位置异常（下睑外翻）（图 18-8）。

皮下深层入路需要切开眶部眼轮匝肌以便到达眶隔前，操作时会形成皮肤肌肉瓣，手术后有降低眼睑张力形成眼睑位置异常的风险。

逐层切开入路先制作皮肤瓣，然后水平逐层分离眶部眼轮匝肌。

后两种操作尤其需要一些手术技巧以确保眶隔免受损伤。如果准备不充分，手术后可能会使下眼睑缩肌收缩，导致眼睑位置异常的风险。

基本上在不打开眶隔的情况下，这三种手术方式都可以暴露眶下缘。如果病变位于眼眶深处，可以打开眶隔进入眶深处操作。

对比研究 由于眶下入路有其潜在的并发症（下眼睑外翻或下眼睑回缩以及持久的眼睑水肿），现已很少使用。因此，在这一小节中，我们只讨论睑板下入路和睫毛下入路。

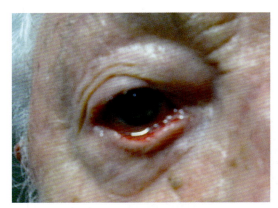

图 18-8　88 岁老人眼睑外翻，术后 5 个月。通过下睑睫毛下入路利用聚二恶烷酮箔对眶底骨折进行复位

支持这两种手术入路的学者认为睑板下入路和睫毛下入路均可以完全暴露眶下缘及眶下部病变。虽然这两种手术入路会形成一个肉眼可见的瘢痕，但这种瘢痕可以隐藏于睫毛下面或下眼睑沟内，尤其对于老年人而言，不仔细观察的话是看不出来的。

下眼睑入路的一个缺点是有存在导致睑裂下方增宽（巩膜暴露）或下眼睑外翻的风险。为此，有几项针对经下眼睑入路（经皮肤入路）的不同并发症发生率的研究报道。下睑睫毛下入路所致下眼睑收缩或睑外翻的风险概率大概为 12.5%～42.0%，而睑板下入路这种并发症的风险概率只有 2.7%～7.7%。导致下眼睑收缩或下眼睑外翻的因素，包括血肿的发生、眼睑水肿、眶隔粘连，以及继发于眶底骨折术后的瘢痕挛缩等（图 18-12）。据报道，与睫毛下入路切口相比，睑板下入路切口遗留的手术瘢痕更为明显（2.2%：0）。

一般认为当手术切口离下睑缘越远，手术后下眼睑收缩或外翻的风险就越低。为此，经眼睑入路应尽可能靠近下睑缘，以避免形成可见的瘢痕，但也要保持一定的距离以尽量减少发生下眼睑收缩或下眼睑外翻的风险。因此，笔者认为睑板下入路联合术后 Frost 缝合术可以降低这种风险。相反，其他学者认为经眼睑入路（尤其经睫毛下入路）仅有一种适应证，即严重的结膜病变如瘢痕、慢性结膜炎、酸性结膜烧伤或严重烧伤等。基于上述原因，到目前为止大多数学者更喜欢经结膜入路。

二、经结膜入路

经结膜入路最早由 Bourguet 于 1924 年提出，用于移除下眼睑的脂肪组织脱垂。在 20 世纪 70 年代，经结膜入路被 Mccord 和 Moss 以及 Tessier 广泛用于眼眶手术。在随后的几年里，进一步的研究证实这种手术方法与经典手术方法相比其并发症发生率较低。这种入路除了能降低术后并发症发生率和减少手术后瘢痕形成的风险外，还可以评估眶下缘显露的手术时间。经结膜入路最耗时，平均约 20 分钟，而睫毛下入路的平均手术时间为 15 分钟，睑板下入路的平均手术时间为 5～8 分钟。

原则上，经结膜入路手术方法可应用于眼眶不同区域的手术操作（图 18-9）。经上方结膜、经下方结膜及经泪阜结膜入路均有描述（图 18-10）。经角膜缘附近的结膜切口也可以应用于斜视手术中。

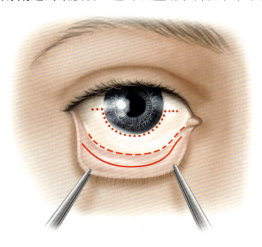

图 18-9　经结膜入路的可能途径。实线为眶隔前入路，虚线为眶隔后入路，点线为角膜缘入路

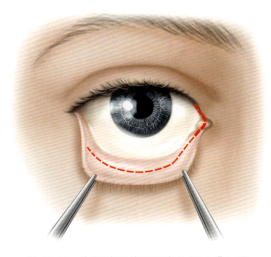

图 18-10　有可能延伸至泪阜的经结膜入路

在上穹窿结膜切口可以用于位于鼻上，巩膜上以及肌锥内外的病变切除。但必须注意不要损伤上睑提肌、上斜肌、滑车、泪腺、感觉神经和

血管。同眶底骨折复位的经结膜入路的手术类似，建议在颞上结膜入路治疗眶外侧缘骨折。

经泪阜结膜入路既可以单独使用，也可以作为下方结膜入路的扩展。经泪阜内侧切口可以很好地显示眶内侧区域和眶内侧壁。为避免损伤泪道，手术入路应位于泪道的后方。

经结膜入路最常用于眶下部的手术，主要用于眶底骨折复位。通过外眦切开和（或）泪阜切开，下方结膜切口可以向两侧延伸，从而为暴露整个下眶缘和位于眶下方的肌锥内外空间提供了可能性。

（一）技术

有两种结膜入路可以暴露眶下缘及其毗邻区域：眶隔后入路和眶隔前入路。

对于眶隔前入路而言，在下睑板下缘做结膜切口。分离下眼睑缩肌和眶隔附着物后，在紧靠眶部眼轮匝肌后方眶下缘上方的眶隔前空间内进行手术操作。

对于眶隔后入路而言，在结膜穹窿深处做水平切口。分离下眼睑缩肌后，通过眶脂肪可以直接暴露眶下缘。

两种手术方式都应注意保护角膜和眼球，尽可能少地使结膜受损伤。特别是经眶隔后入路的手术方式，当切开后眼眶脂肪组织会立即脱出，妨碍进一步的手术操作。为了不破坏眼眶脂肪的细微分隔和在其中的解剖结构，并且尽量减少术后瘢痕的形成，应避免大面积的脂肪切除。

与眶隔后入路相比，眶隔前入路可以闭合骨膜。然而，关于结膜是否应该缝合观点不一。支持者认为，不仅睑结膜，而且穹窿结膜也应该恢复正确的解剖学位置和结构，否则下睑缩肌力量减弱会导致下睑位置异常的比率大大增高。缝合结膜的反对者指出，如果可以通过开放切口发挥引流作用，那么术后水肿和出血将不会导致眶内结构受压。如果医生决定缝合，那么应使用 8-0 的可吸收缝线连续缝合，应该松散地打结以便保持切口无张力。这样也可以保持切口有充分的开放空间，使术后渗出液或血液渗出可通过仍存在的间隙排出。

（二）并发症

结膜入路与经眼睑入路相比有一些优势，瘢痕隐蔽、可以更好地直接到达眶内侧壁、下眼睑位置异常发生率较低。术后水肿、血肿、眶隔粘连、瘢痕形成引起的收缩是导致下睑外翻和下睑退缩的因素。与经眼睑入路相比，报道结果显示经结膜入路的并发症发生率较低：0%，1.5%（50），2.2%，6.6% 和 7.1%。大多数学者认为并发症只是暂时发生的，仅在极少数情况下才需要进行进一步的手术。然而，必须强调的是，许多研究都探讨了通过结膜入路复位爆裂性骨折的应用。有些术后并发症与潜在的创伤有关，且需要与手术本身引起的并发症进行鉴别。

三、经结膜入路与经眼睑入路相比较的优缺点

在过去几年中，经结膜入路已广泛确立了其在眶底骨折修复中的地位（图 18-11）。然而，这种技术的局限性一直是值得讨论的。虽然一些学者认为这种手术方式适用于较大的肿瘤，也有一些学者认为，这种术式可适用于去除眶深部（如眶尖部）的病变，肌锥外肿瘤，某些与球后组织或大的引流静脉粘连紧密的肿瘤。

如果考虑经眼睑入路的并发症，报道显示经睑板下切口手术并发症的发生率为 2.7%～7.7%，与经结膜入路的并发症大致一致。经睑板下入路的缺点之一是瘢痕明显，这一点经常被许多学者所提及，但对于老年患者而言，由于皮肤皱纹的存在，这些瘢痕很少受到关注。

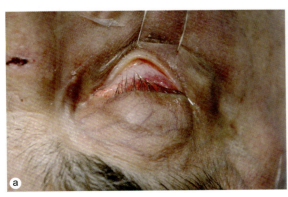
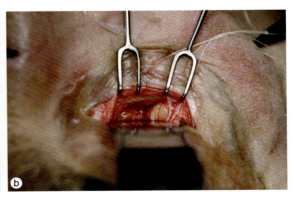

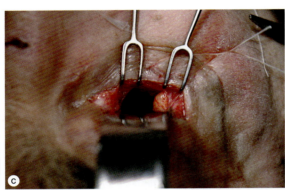 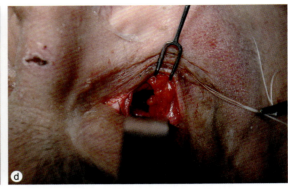

图 18-11 经结膜入路眶底骨折复位。a. 结膜切口位于下睑板的下缘；b. 分开下眼睑收缩肌的插入点，眶脂肪组织涌现；c. 切除眶脂肪组织之后，暴露眶底区域；d. 重建眶底，例如用聚二恶烷酮箔对眶内物进行复位

Wilson 和 Ellis 指出在考虑是选择经眼睑入路还是经结膜入路时，应该考虑两个因素：①手术视野的暴露范围；②医生对所选择入路的熟悉程度。

经结膜切口入路手术野暴露较为局限。由于这个原因，需要时可以联合外眦切开术或外眦韧带下支切开术。然而，这抵消了经结膜入路能够避免可见瘢痕的优点。相反，当术中需要扩张进入眶内侧区域时，可以采用经泪阜切口。操作中对眼球的挤压是经结膜入路的另外一个缺点。因此，Appling 建议在为独眼患者手术时应该避免使用经结膜入路。

第六节 经颅硬脑膜外和硬脑膜内的手术入路

I.E. Sandalcioglu and U.Sure

1. 简介 选择最佳手术入路是获得良好功能和美容效果的必要前提。仔细确定和计划手术目的，并详细地表述给患者。基本上，无论肿瘤的状况如何，都建议进行完全的肿瘤切除。然而，良性和恶性肿瘤的根治性切除可能会导致显著的功能限制和手术风险增加，如包括失明在内的视觉障碍、伴发感染的脑脊液漏或下丘脑 - 垂体障碍等。

在这种情况，应该考虑肿瘤部分切除以缩小肿瘤体积，或为了改善功能而行视神经减压，也可以对联合放疗和（或）化疗等多学科治疗方案进行评估。对眼眶结构浸润性很强的肿瘤，根治性肿瘤切除可能会导致潜在的功能丧失，但这样可以明显改善患者的预后。

2. 额颞侧开颅术（翼点开颅术） 额颞侧开颅术（翼点开颅术，图 18-12）为大多数前颅底颞侧肿瘤的标准手术方式。特别是经常发生于蝶骨翼内侧和外侧的脑膜瘤或前床突的脑膜瘤，可以采用这种手术入路。由于它们的局部占位效应，它们经常会影响到视神经，甚至侵袭到视神经管。通过硬脑膜外入路可以达到一些重要的骨性结构，如蝶骨翼、前床突、视神经管或眶上裂。如果必要可以对其进行切除。由于这些结构通常被肿瘤附着，并可连续地提供血液供应，因此对这些骨性结构进行钻孔切除可以有利于随后的肿瘤切除。硬膜内入路可以更好地暴露重要的神经血管结构，如视神经、视交叉、颈内动脉及其相应分支。在巨大肿瘤明显减容之前，这些功能性重要结构经常看不到。

在许多情况下，在手术早期就可以看见视神经管入口。在硬脑膜切开和分离后，可以切除视神经管完整的上骨壁，视神经到达眼眶的路径被完全减压。被肿瘤细胞浸润的视神经管也可采用该方法切除。

3. 单侧额骨切开术（额叶下入路） 额叶下入路需要额前翼点或额叶开颅（图 18-13）。与其他手术相似，平坦的前颅底入路设计应尽量减少额叶的收缩。这种手术可以通过最佳头部倾斜姿势来实现，利用重力使大脑额外收缩变得最小。尤其特别注意保护额窦，因为额窦可以向颞侧延伸，小心谨慎地手术以期避免并发症的发生。因此，开颅手术术前规划应始终注意额窦的解剖细节，避免出现打开额窦的结果。发生于脑中线肿瘤、蝶鞍平面肿瘤或鞍结节肿瘤，均可经此途径进入。硬脑膜外入路联合眶上缘和眶顶切除术可以入眶手术。这种方法特别适用于位于视神经上方的肿瘤病变。

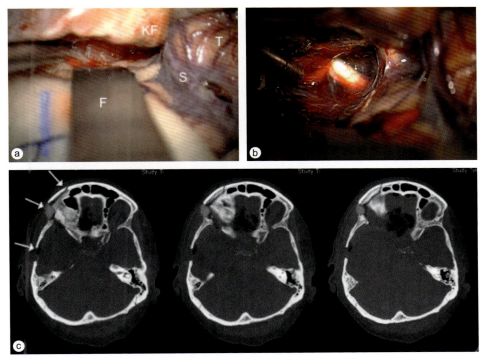

图 18-12 额外侧穿颅入路。a. 右侧额外侧穿颅术之后的显微手术显示图以及延伸至颅前窝的额叶下入路。蝶骨外侧翼（KF）的硬膜外精确切除和延伸至前颅底的一条平坦的额叶下入路都是额外侧穿颅入路的关键点。前颅底显现，不会因早期基底池释放脑脊液而缩回前颞叶（T）、打开大脑侧裂（S）和大脑额叶的温和收缩（F）。b. 通过该入路可达到整个前颅底和颅中窝交叉点处的神经血管结构。两条视神经侵入视神经管的肿瘤物和基底池都可完整展现。c. 应避免在额颞叶颅骨切开时打开额窦。箭头表明了颅骨切开术的局限性，不能充分显露额窦和孔眼手术中钻孔（填满骨粉）和基底区域。穿颅术的额底限制直接位于眶底上方，可创建一条通往前颅底的平坦入路

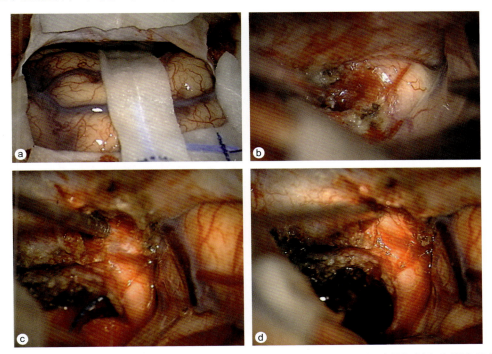

图 18-13 额部开颅术和额下入路。a. 额部开颅术和硬脑膜打开后的手术图示。经过细致的规划和头部清理之后，大脑额叶由于重力作用而向下垂，打开通往前颅底的通路。从基底池流出脑脊液可强化这种效果。b. 视神经管肿瘤将右侧视神经从背侧向腹侧进行压迫。在一些情况下，建议先打开视神经管，在肿瘤切除之前保留视神经功能。c. 去除额底硬脑膜和骨性视神经管后，视神经硬脑膜可见。d. 为扩大视神经减压效应，可完全切开视神经硬脑膜

4. 眶上"锁眼"入路 与额部开颅术相似，改良的眶上入路术可以通过眉弓切口，必要时根据具体情况决定是否可以切除眶上缘和眶顶（图18-14）。如上所述，这叙述了眼眶硬膜外入路的优势，或者在硬脑膜切开后可以显示视神经管的入口。限制性切口和最小软组织移动也是该入路的优点，这也是常规开颅术要求的。钻孔作为开颅术的起点，位置必须位于颞肌附着面下方额颧关节处，这会使肌肉复位后美观效果好。

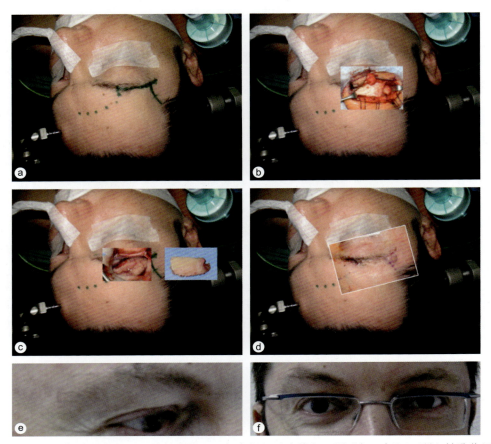

图18-14 眶上入路。a.头部位置和眶上入路钻孔位置。额窦标记（虚线）、眉毛切口标记、颞上钻孔位置标记都是重要的标记；b.眶上缘和颞肌分开后用于钻孔定位；c.切开额骨瓣，打开硬脑膜；d.完成重建工作和皮下缝合之后的手术图示；e～f.术后6个月，美观效果良好

5. 双侧额骨开颅术 双侧额开颅术可暴露整个额部颅底，适用于切除伴有硬脑膜受累的前颅底病变，额叶皮质肿瘤，筛房，以及伴有额窦、蝶窦或鼻腔受累的眶顶和眶内侧病变（图18-15）。这些手术通常是按照跨学科治疗方案进行的。该入路可根据需要进行调整来获得重建所需的材料，随后的重建是通过双冠状皮肤切口进行，并准备了一个帽状腱膜和骨膜瓣。

通过双侧额开颅和硬膜外入路，可以暴露眶顶，并且可以观察到视神经在硬膜内走行及其进入眶内的入口。开颅的大小可以根据需要而变化。当骨室被浸润和骨结构不可能被重建时，经额窦开颅可能是必要的。筛房被切除后，可以到达眶内骨壁（筛骨纸样板）。重建应该做得非常细致，因为在前面提到的可扩大切除的结构包括基底硬脑膜，所以"无菌"硬膜内脑脊液室与伴"污染"的鼻旁窦的神经结构之间存在显著联系。

因此，手术入路的规划和适当的帽状腱膜和骨膜瓣的准备是必不可少的。两侧颞肌筋膜可以作为游离移植物或带蒂移植物用于硬脑膜重建和额叶基底的修复。

硬脑膜和额叶颅底的密闭性是很重要的。可从颅骨切开术中取出骨片进行骨重建术。

自体组织通常比外源性硬脊膜或骨替代物，如钛、PEEK 或陶瓷更加合适，然而，这些材料也可以用于上眶壁、外眶壁和内侧眶壁以及额部颅底的重建，尤其有助于重建手术。

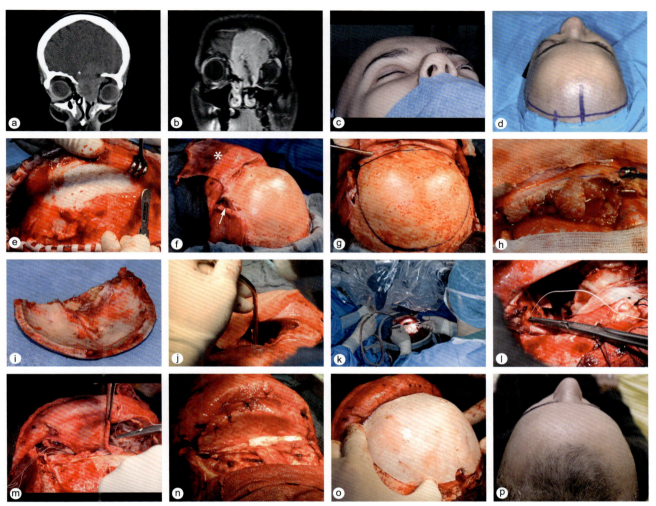

图 18-15　双侧额开颅入路（a，b）CT 显示额底肿瘤扩散，伴前颅底和眼眶骨质破坏。a.MRI 扫描显示肿瘤浸润硬脑膜和前脑实质，侵入左眼眶并取代眶内软组织；b. 一位 27 岁女性患者视力和眼球运动完好；c、d. 主要症状为左眼球突出，眼睑闭合不全、左侧鼻根中线旁隆起，眼球位置异常；d. 头部手术位置和双冠状皮肤切口；e. 皮肤切开和骨膜下分离，为硬脑膜和额底重建显露足够的自体组织；f. 以额底为基底分离（星号），在额颞点将双侧颞肌分离（箭头），此处可行钻洞定位，利用颞肌作为游离移植或有蒂移植；g. 双额开颅术背侧规划；h、i. 双侧额开颅术后图示，肿瘤进入硬脑膜，完全破坏额窦后壁、前颅底、眶顶和眶内壁；j、k. 跨学科经颅和经鼻肿瘤切除；l. 利用颞肌游离移植在接近蝶骨翼的额部和额底硬脑膜重建，达到水密缝合；m、n. 整个前颅底被带蒂的骨膜瓣覆盖；o. 双额骨瓣复位；p. 手术后眼球突出症状得以改善

第七节　眶内容物剜除术

H-J. Welkoborsky

眶内容物剜除术是将整个眼眶及其附件都进行"清除"。基本上，我们需要区分将眼睑及其附属器保留只将眼球摘除的清除术和完全眼眶摘除术之间的区别。

1. 眼球摘除术　眼球摘除的主要适应证是局限于眼球的疾病，如眼球肿瘤、眼球严重炎症、不能用手术方式来治疗的眼球穿孔伤、小眼畸形（如放射治疗后）等。病变不累及上眼睑、下眼睑结构以及泪器组织，这是实施眼球摘除术的先决条件。

通过结膜入路环眼球做切口。分离眼外肌肉，脱臼眼球。如果病变没有累及眼外肌，可以保留眼外肌。这些被保留的眼外肌对眼眶容积维持和眼眶重建都有好处。如果病变累及眼外肌，那也需手术切除。眼球脱臼后，用弯钳夹住视神经和眼动脉并剪除之。对眼眶的重建修复需要根据眼眶的受损程度进行。例如用切取的颞肌来修复重建眼眶。在眶外侧壁开窗，然后将颞肌经开窗拉入眶内缺损区并固定。外侧眶缘的颞侧边缘应该保留，否则局部颞侧面轮廓将会变平，眼睑的支撑结构缺乏附着位置。可以从颊部获得游离黏膜作为材料来修复位于眼眶的结膜囊。以后可能会插入一个玻璃假体，需要用一些软骨加强下眼睑（如从鼻中隔或耳廓），这些结构在很大程度上可以支撑这些假体的重量。此外，在手术过程中已经植入了一个支架盾（shield），改善了术后的美容效果，也使肌肉和黏膜之间有了良好的连接，从而为假体位置稳定提供了支撑。

2. 眶内容物剜除术 眶内容物剜除术的主要适应证是伴有眶周结构浸润的、体积巨大的眼球肿瘤，结膜肿瘤、眼睑肿瘤、伴有广泛浸润眼球或眼外肌的泪器肿瘤，伴有广泛眶内组织浸润的鼻窦肿瘤，尤其肿瘤累及眼球和眼外肌。目前对于视网膜母细胞瘤、横纹肌肉瘤和腺样囊性癌等可以采用化疗和放疗来替代手术治疗，故对这些肿瘤的有创治疗应该更加谨慎。不仅针对上述肿瘤，再如对于浸润广泛的神经母细胞瘤而言，扩大的根治性肿瘤切除术项相比保留器官的肿瘤切除手术联合辅助放射治疗而言，不能够改善患者的预后。随着显微外科技术的发展以及肿瘤生物学知识的进步，保留器官的肿瘤切除手术也可能会对患者的病情起到良好的控制作用。目前，仅8%～10%的眼眶恶性肿瘤患者需要行眶内容物剜除术进行治疗。

眶内容物剜除术基本手术方式是：采用环形切口切除眼睑，从12点钟位置为起点做环形切口切开眶缘骨膜，然后再回到12点钟位置。整个眶周骨膜采用钝性分离将其与眶骨壁进行剥离，对滑车进行烧灼，将鼻侧和颞侧眼睑韧带以及鼻泪管分开。完成上述操作后，整个眼眶内容物可以被推动，但在眶上裂、眶下裂及视神经等处仍被固定。将眶上裂和眶下裂处的血管进行结扎。用长夹钳夹住视神经和眼动脉，并将其结扎分离。其他部位小血管的出血可以用双极电凝进行凝固。剩余的眼眶空腔可以用伤口（wound）纱布进行填充，然后眶腔可以等待其自行上皮化。然而，这可能会导致伤口愈合不良和伤口延迟愈合；所以，最好用带蒂的颞肌筋膜和游离皮肤瓣覆盖空腔。富含微血管的皮瓣（例如背阔肌皮瓣）以及眶腔内衬的上皮层（例如前臂桡侧皮瓣）都可以很好地用来填充畸形的眶腔（图18-16～图18-18）。包括软组织和骨组织在内的混合畸形，通常需要采用组合皮瓣技术进行治疗，可以使用毛细血管丰富的腹直肌瓣或游离的阔筋膜张肌瓣联合富有微血管的髂嵴共同进行治疗。

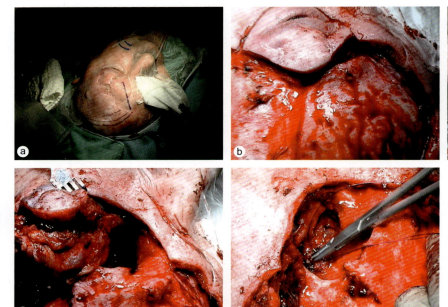

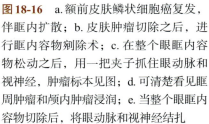

图18-16 a.额前皮肤鳞状细胞癌复发，伴眶内扩散；b.皮肤肿瘤切除之后，进行眶内容物剜除术；c.在整个眼眶内容物松动之后，用一把夹子抓住眼动脉和视神经，肿瘤标本见图；d.可清楚看见眶周肿瘤和颅内肿瘤浸润；e.当整个眼眶内容物切除后，将眼动脉和视神经结扎

肿瘤临床随访结果证明，需要对移植皮瓣特别关注；肿瘤的复发通常发生在皮瓣边缘或皮瓣下方。因此，一些专家建议患者应定期复查MRI，以便更容易地发现肿瘤复发。

在骨固定矫正术中，最值得注意的是要保留眶骨结构，同时也要保证眶骨没有暴露。

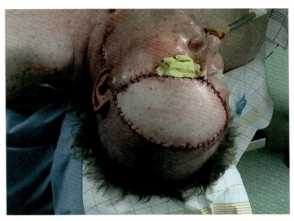

图18-18　微血管移植（该患者采用微血管背阔肌皮瓣）适用于大范围软组织或皮肤缺损的重建。用纱布填充眶腔

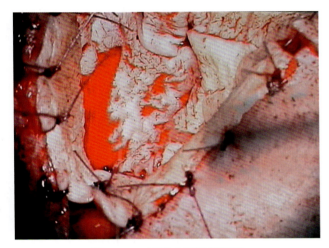

图18-17　游离皮瓣修复眶腔

眼球摘除术和眶内容物剜除术最常见的并发症是伤口愈合延迟和眶腔继发感染。可以通过重建术方案来避免此并发症的发生，这已在上文中叙述。此外，其他并发症包括如眼动脉或者其他动脉的出血，或由于视神经没有充分结扎而出现的脑脊液漏。

第 19 章
眼眶重建手术

第一节	引言	283
第二节	眼眶重建原则	283
第三节	眼眶重建术发展简史	283
第四节	眼眶的形状和体积重建	284
第五节	3D 数字分析与虚拟模型	287
第六节	眼眶再造植入材料的个性化	288
第七节	使用 Hammer 技术矫正内眦过宽	289

第 19 章 眼眶重建手术

N.C.Gellrich and M.Rana

第一节 引 言

眼眶重建手术的任务是使眼眶实现基本正常的外形（例如眼外伤疾病），或实现眼眶形态学上的恢复，如使眼眶内软组织、骨性眶壁和眶周软组织恢复良好的功能，达到美观效果。

近几年来，几乎没有其他颌面外科领域能像眼眶重建外科这样经历过如此剧烈的变化，三维成像技术的改进、计算机技术的进步、生物材料的优化等都对这一领域的发展产生了巨大的影响。重建手术和现代制造技术，以及高压灭菌眼眶内植入物都有新的发展，并且这些植入物可以在术前根据患者的解剖结构进行个性化定制。

第二节 眼眶重建原则

先天性和后天获得性眼眶畸形都有必要对眼眶进行重建治疗，然而这并不意味着一些功能损害（如复视）也能完全恢复。对于外伤造成的大块眶壁骨折，使用生物可吸收材料是首选的治疗手段；例如即使眶内容物本身保持不变，但眼眶内的容积也可以缓慢地发生变化。因此，即使没有主观明显的复视，也可能会发生眼球下陷和眼球内陷。这是一个典型的眼眶内容物缓慢改变的例子（时间通常超过几个月）。无论如何，由于大脑具有可塑性，这种改变不一定会导致功能受损。另一种情况是当眼眶体积发生非常迅速的改变时，结果通常表现为视功能损伤——最有代表性的症状就是复视。

在眼眶重建手术这一章的开始，我们可以合理地假设，同一患者的左右眼眶基本上是相同的，几乎是完全对称的（除了先天性畸形伴眼眶生长障碍和先天性小眼球）。但需要考虑患者特殊的病理学改变。如在考虑眼眶重建术过程时，不仅要尝试重新建立这种对称性作为一个操作目标，而且要根据眼眶体积的要求进行校正，例如扩大眼眶容积（如甲状腺相关病）或减少眼眶体积（如外伤后眼球内陷）（图 19-1）。

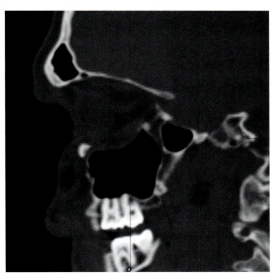

图 19-1 二期眼眶重建术前的斜矢状面图像。几年前，使用可吸收植入物对患者眶底进行了一期重建

本章作者对一些已经存在的应被考虑的眼眶畸形也不了解，这些眼眶畸形与基于体素的数据库（voxel based dataset）无关。这意味着 CT、MRI 以及数字体层扫描通常可显示眼眶壁明显畸形与眼眶形态学改变之间的关联，如眼球下陷、眼球向上移位、眼球内陷或眼球突出。这种改变在创伤后或肿瘤相关性眼眶畸形中尤其明显。眼眶体积相关的问题，如外伤导致的眶脂肪萎缩，仅在此提及；这提示它们的重要性较前面提到的问题为弱。作者认为眼眶体积的相关事宜不仅要作为主要考虑问题，而且从侧面也需要考虑。

第三节 眼眶重建术发展简史

提到现代眼眶手术的发展历史就不得不提到 Paul Tessier（1917～2008），他发展了眼眶手术方法，并对复杂和稳定的眼眶重建术进行了深入的解释。他推广实施了详细的三维重建技术。他的这些想法到现在一直被外科医生 Joseph Gruss（美国，华盛顿州，西雅图）和 Paul Manson（美国，马萨诸塞州，巴尔的摩）所沿用。Beat Hammer（瑞士，阿尔劳）提出了现代三维眼眶重建的概念。Hammer 在重建中将所谓的眼眶的"关键区域"考虑在内，并优化使用形状稳定的材料，特别是自体骨。在计算机辅助设计使用之前，Hammer 就认识到对眼眶和眶周结构进行复杂的三维重建的重要性和必要性。他的重建理念已经被证明是有效可行的，即使在相当复杂的情况下（例如放射治疗后、先天性畸形）。其中他完美地进行了重建骨性眼眶，以及创立了特殊的内眦韧带重建术。该手术的操作标准是经鼻对内眦韧带进行重新复位和固定，这样就减少了内眦间距。目前，在复杂的内眦韧带错位情况下，该术式已被证明是无效的，并且已经被所谓的"Hammer 技术"所取代。这种技术不仅可以横向复位，而且可以垂直复位，更重要的是可以对内眦韧带区域进行矢状位重新定位，其结果在术前是可预测的。Hammer 的翻转（turn around）技术，特别考虑到内眦韧带结构的位置，将在本章后面详细描述。

Paul Manson 在他的重要论文《眶深部重建术矫正外伤后眼球内陷》中指出外伤对眼眶形状和体积变化的影响，以及对眼球内陷长期的影响，这在当时很难矫正（图 19-2）。他采用的手术方法是：扩大眼眶解剖范围，使用骨移植（颅骨片移植）对骨性眼眶进行重建。该方法定位精确，并可个性化实施。1989 年，Joe Gruss 发表了一篇关于骨移植治疗骨缺损的分析性文章。他指出眼球内陷是最常见的眼眶畸形。他认为这主要是由生物材料的不稳定性造成的。有关眼眶容积异常的问题，他认为与肌锥内外脂肪组织的位置异常、瘢痕形成或眼眶支撑韧带系统嵌顿等有关。

在 2004 年，Edward Ellis Ⅲ 和 E Messo 研究了不可吸收的同种异体植入材料在骨性眶壁重建中的应用。他们对眶内重建首选的固体、不可吸收的同种异体材料进行了验证。目前在钛作为公认的首选材料之前，聚四氟乙烯和二氧化钛网（Vitallium mesh）也是重要的重建材料。

Adrian Sugar（英国，威尔士，斯温西）第一个描述了采用钛网重建眼眶，他早在 1991 年就发表了一篇关于使用钛网进行稳定眼眶重建的文章。然而，在这些早期报告中缺少金属和其他形状稳定的网状材料的形状特异性信息。在大多数情况下，他们使用的网状材料并非针对每个患者本人，而是根据手术医生的经验，在手术中再做决定。后来，Sugar 和同事提出了针对患者的个性化眼眶植入物的理念。最初采用冷变形来加工钛板。多孔聚乙烯也是一种形状稳定的植入材料；然而，与其他生物材料（如生物可吸收材料筋膜等）一样，它也有缺点。由于它们的放射线可透性都很小，所以这些材料不会直接在术后 CT 扫描中显影，CBCT 数据库中无法查及。对于术后的评估只能在一段时间后，通过与鼻旁窦对比来间接进行评估。

第四节　眼眶的形状和体积重建

眼眶重建最首要的（尤其是外伤后）的目的是对眼眶形状和体积的精确恢复。任何重建方法，特别是与眶内容积相关的眶壁缺损，手术后必须达到长期形态稳定的目的，否则可能发生畸形。尽管重建有时与功能无关，但对于形态学而言，就不能保持一期重建结果的稳定性。另外，眼眶重建手术中所采用的材料必须是可视化的，这意味着所使用的材料必须具有放射线可透性。因此，作者认为聚乙烯基材料或聚醚醚酮（PEEK）植入物均不是首选材料。

图 19-3 为外伤后一期眼眶重建术后几个月发生了典型的眼眶畸形。一期重建使用的材料（本患者使用了 PDS-Foll）不能够保持术后的形态稳定，故需要进行二期眼眶重建手术进行修复。

使用形状稳定的材料恢复眼眶的自然解剖结构，对保证一期重建手术的成功非常必要。Paul Manson 在总结一期重建的重要性时强调："你永远不会有第二次机会。"

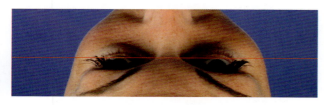

图 19-2　一期使用可吸收植入物重建右侧眼眶后，准备进行二期重建前图片（头颅视图）

对重建的复杂的三维眼眶形状和体积进行测量，以便为术前规划、术中实施以及术后评估提供可以量化的能力。因此，术前分析和计划以及术后三维图像分析都需要进行三维成像扫描，CT扫描是理想的；采用水平面扫描，扫描切面之间最小厚度是 1mm，软组织数据集（以 DICOM 格式保存），这就使得评估眶内结构重建效果成为可能。

有两种基本的解剖结构对眼眶畸形的评估和重建效果的评估很重要。①眶内侧壁和眶底之间的过渡区；②眼眶斜矢状面，为视神经走行或从视神经管入口至眶下嵴中线的视野。根据 Hammer 的观点，这些结构代表了最重要的解剖标识及关键区域，它们对眼眶重建手术的成功至关重要（图 19-4～图 19-6）。

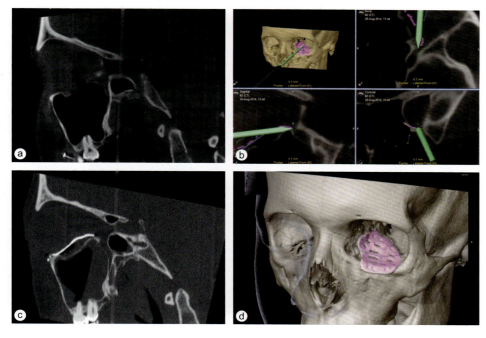

图 19-3 二期重建前左眶壁缺损。一期手术时采用了生物可吸收植入物进行了眶壁修复。a. 矢状位图片；b. 术中导航多平面图片；c、d. 二期重建术后的效果

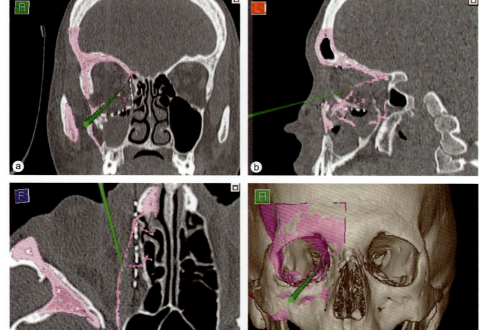

图 19-4 右侧眼眶一期重建结果与术前预计结果之间差异较大，一期重建后发生眶底和眶内侧壁区域的错位，故进行了二期重建，二期重建采用了 CAD 模型（粉色）进行术中导航。a. 冠状位；b. 矢状位；c. 水平位；d. 三维重建

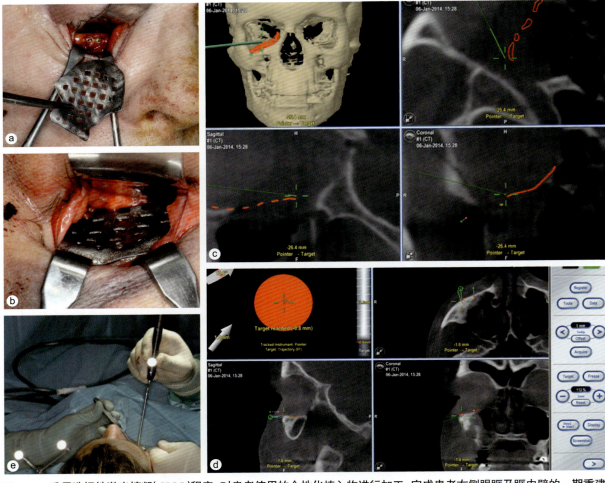

图 19-5 采用选择性激光熔凝（SLM）程序，对患者使用的个性化植入物进行加工，完成患者右侧眼眶及眶内壁的一期重建。a. 眶隔后经结膜入路植入眶内。b. 用微型螺丝固定植入物。c. 使用计算机导航系统控制眶内植入物的植入。图中展示了多平面视图（3D、水平位、冠状位、矢状位）。植入物以红色显示，植入物上的指针位置由绿线表示。d. 另外一个多平面视图，左上图显示距目标的距离，单位为毫米。灰色箭头表示指针的方向和角度。e. 导航指针和导航星显示的第一个切口

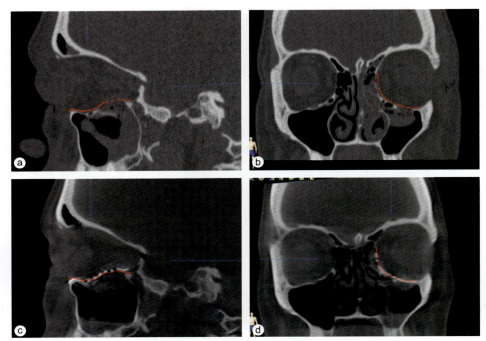

图 19-6 左侧眼眶 CAD 植入物的虚拟规划。矢状位（a）和冠状位（b）；与手术前规划相比术后修复情况（红色）（c，d）

第五节 3D 数字分析与虚拟模型

结合临床检查（例如使用 Naugle 突眼计进行眼球突出度测量）和标准化图像文档（照片、3D 摄影、视频、面部扫描）进行综合分析，可以对结果进行高级别量化，这可作为完整数据工作流程的基础，例如通过计算机辅助设计和计算机辅助制造（CAD/CAM）技术生成患者个性化的眶内植入物。迄今为止，基于虚拟模型（例如反射、分段移位、变形模型）并以数字方式制订理想的术前计划是可行的，它们可以在术中被用作导航系统的蓝图，以便将这些数据与患者的实际情况进行关联。20 世纪 90 年代末，Gellrich、Schramm 和 Schmelzeisen 在这方面做了前驱性的工作，将这种技术引入到眼眶重建手术临床数字工作流程方案中。

图 19-7 显示了这种用于轨道探测的一致数字工作流方案的示例。

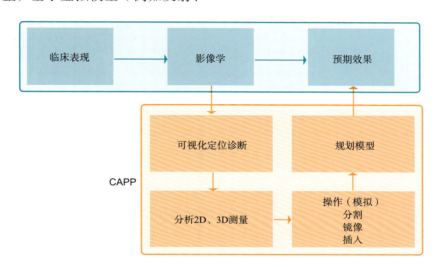

图 19-7 计算机辅助的术前规划工作流程（CAPP）

由于现代成像技术（例如术中 CBCT 或手持式三维 C 形臂 X 线设备）的使用，已经可以在手术室进行术后成像。必要时可以在麻醉终止之前进行额外的矫正（例如优化眼眶植入物的位置）。

尽管目前术中使用的手持式三维 C 形臂 X 线设备与数字体层分析系统相比，其图像质量可以满足这个目的。生产这些设备的企业面临的挑战是如何进一步提高图像质量和扫描范围。

计算机技术可以将术前的数字预测规划与术后实际效果进行叠加，在不需要额外放射线检查的情况下发现明显差异。作者在处置 1000 多例患者中使用了规划和导航系统（Brainlab，Feldkirchen，德国；IVS 方案，Chemnitz，德国）并积累了丰富的临床经验。采用 IVS 方案中的 VOXIM 软件可以轻松快速地定量分析眼眶畸形，并可以不依赖于解剖区域对所有畸形进行调整。Brainlab 的 I 计划规划软件和导航系统包括了整个工作流程，包括术中导航和与术中成像的连接。

通过 STL 的导入和导出以及 DICOM 的导出，甚至可以使虚拟规划得以实现。基于 Marc Metzger，Brad Strong 和 Rainer Schmelzeisen 方法所计算的平均值可以采用标准化的眼眶植入物，这使得创伤后眶壁缺损的解剖重建得到了很大的改善。这种方法使医生能够在手术前就可以为患者选择合适尺寸的植入物（图 19-8）。

国际 AO 基金会最近开展了一个项目（眼眶-3 研究），对采用不透射线的生物材料重建眶壁的精确性和准确性进行了研究。这项国际性前瞻性多中心研究对预成形和非预成形可显像的眶内植入物在眼眶创伤后手术重建中的应用进行了对比观察。

外伤后眼眶畸形需要进行手术重建。与外伤后眼眶畸形不同，肿瘤相关的畸形、许多先天性眼眶畸形以及外伤后眼眶重建所致畸形，手术目的不仅要对畸形状态进行修复，而且要对所发现的组织异常综合考虑，达到一种美学上可接受的重建。必要时可以进行辅助治疗。根据患者的

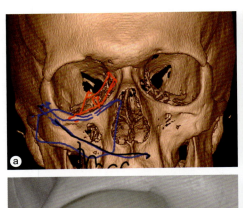
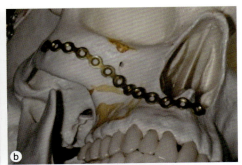
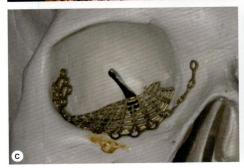
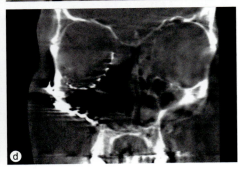

图 19-8　a. 上颌窦（蓝色）恶性肿瘤需要切除面中部区域的示意图。红色代表计划重建眼眶的双壁。黑线表示右侧面中部计划植入物的位置。b. 右侧面中部植入物可以替代右侧颧骨柱起到支撑作用。c. 采用植入物修复双眶壁示意图。d. 眼眶和面中部一期重建后图片

健康状况以及患者的病情，合理选择治疗策略。例如患者因肿瘤实施了广泛的面部切除，手术后检测发现患者预后差以及患者术区不适合再次手术，可以通过给患者佩戴眼罩或锚定夹板这种简单的方法来进行重建，而不是继续采用手术重建。本书中许多章节对眼眶重建手术的细节和变化进行了描述，所以在此仅对眼眶重建手术的基本原理进行叙述。

眼眶是成对器官，因此未受影响一侧眼眶可以作为受累侧眼眶的反射、移动或变形的参照；基于累及中线的双侧眼眶畸形的 CT 数据集中的数据，开发出计算机辅助的弹性变形建模技术。基本上只需要患者数据集中几个完整的子卷就可以实现此目的。Brainlab 的 I 计划结合自动分割和图集功能就可以为外科医生提供一种有效的虚拟重建技术。这种虚拟重建技术主要针对骨性眼眶；但附加功能也可以针对眶内软组织及其与眶周结构，特别是与眼睑和泪器的关系。该软件还可提供反映眼眶移动或弹性变形的功能。

采用手术治疗时，术前必须要考虑眼眶软组织与骨性眼眶之间的现有或临床发现的分离和移位。例如在处置外伤后无眼性眼窝内陷时，此时眼球已摘除，可通过佩戴义眼片进行眼部修复重建，义眼台可植入也可以不植入。由于义眼片位置的支撑与自然眼球的支撑之间存在本质差异（图19-9），所以手术后义眼片上部向后倾斜，几乎所有患者同时伴有上睑板皱褶的改变。可能需要对前眶缘进行 8～9mm 的二期重建，保证义眼片的垂直支撑，调整义眼片上部的位置。在眼眶重建中，可能需要使用自体或同种异体材料矫正眼眶缩小和小眼眶畸形。例如通过从上眼睑的皮肤肌瓣移植到下眼睑或插入"Tenzel 皮瓣"来作为同侧下眼睑的支撑，达到下眼睑整形的目的。需要强调的是，各种损伤（烧伤、创伤、异物侵入、组织丢失）都会导致眼眶畸形，这就需要个体化治疗方案，而不是普遍性治疗方案。

第六节　眼眶再造植入材料的个性化

可用于生产患者专用的眼眶植入物分为直接和间接程序两种。在间接程序中，通过计算机辅助创建的数字存储虚拟构建计划被转换为物理模型（如聚酰胺），可作为非个性化植入物的三维制作蓝图。在直接技术中，由计算机辅助创建的数字计划直接转化为制作针对患者所需的个性化植入物，而无须中间步骤。采用最新技术激光熔接程序，利用钛粉制作针对患者个性化的植入物，该植入物可以有不同的几何形状，可以适用于所有的解剖区域。这些数字程序可以选择性控制数控（计算机数控）铣床或采用喷涂成型技术制作植入物。

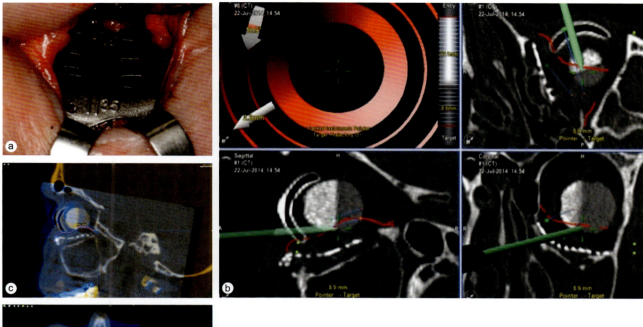

图 19-9 a. 为患者定制的个性化植入物（PSI）的眶内视图。倾斜矢状位主矢量显示了植入物的位置，数字代表植入物的长度；b. 多个平面视图显示了整个眶底较术前规划呈过矫状态；c，d. 术前（橙色）和术后（蓝色）；c. 矢状位；b. 水平位

作者最近扩展了患者个性化眼眶植入物的功能，并完善了其形状。采用载体（vector）可以用于特定患者的眼眶形状和前部结构的矫正。例如基于导航系统控制植入物的位置和轨迹，而不受放射线的影响。这种创新允许复制针对患者本人几何结构稳定的个性化眼眶植入物。

此外，这些植入物的植入和术中定位可以使用这种技术来控制。通过这种技术，可以将术前眶骨缺损的整体情况进行分析，制作患者专用植入物，并确定植入物的植入位置（如与骨性眶架的关系）。这种激光烧结的眼眶植入物，可将重要的解剖标志（如眶下嵴或眶下嵴的新靶位）整合到植入物的几何结构中进行植入（图 19-10）。

第七节　使用 Hammer 技术矫正内眦过宽

即便错位不明显，内眦韧带错位仍可导致受影响的睑裂明显畸形。最常见的原因是外伤，尤其是在鼻眶筛骨骨折，此时睑韧带与骨可能接触也可能不接触。通常会导致创伤后内眦间距过宽。

重建目的是为了使内眦间距水平缩小，经典的经鼻金属丝可以矫正此异常。

一根金属丝被引导到另一侧，通常在眉间区域进行固定（图 19-11）。2.0mm 或 1.5mm 的微型板适合作为支点结构。然而，必须注意 2cm 长的眶内延伸部分不会移位到眶内。因此，从中间将小板过度弯曲，不可吸收的股线或金属丝以这样的方式进行引导，从而产生相当内侧板负荷进行牵引。

内眦韧带的重新定位通常需伴有鼻筛窦区域的截骨术，无论是单侧（单侧畸形）还是双侧（双侧畸形）。因此，当采用这种技术时，做冠状切口是合理的。基于体素（voxel）数据集的术前评估已被证明适用于截骨术的设计。一般情况下，过度矫正有助于内眦韧带的复位。

采用缝线/金属丝牵拉适用于内眦韧带的重新定位。经皮从脱位的内侧睑韧带下方穿过组织，然后将不可吸收缝线或金属丝导引到冠状皮瓣内侧，然后在上面述及的合成骨板后面翻转，最后呈水平方位从背面引出。在双侧内眦韧带复位的情况下，也可以采用此术式。值得注意的是内眦韧带复位时，无论是单侧还是双侧，最终固定应作为手术的最后一步，在冠状皮瓣重新复位前。

这意味着在内眦韧带矫正之前，必须同时进行一些必要的眶内重建。图19-11显示了创伤后眼球内陷的矫正。

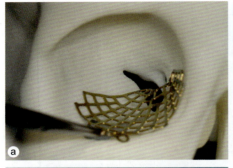
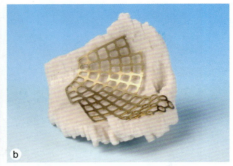
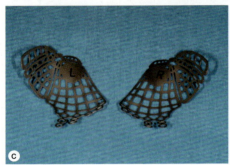
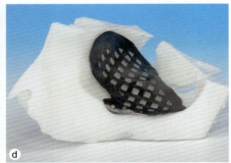

图19-10 a.基于平均值采用眼眶参考模型制作的预弯曲三壁眼眶植入物；b.采用CAD生物模型制作针对患者的双壁眼眶植入物；c.预弯曲平均值的双壁眼眶植入物（右侧眼眶和左侧眼眶）（Deputy-Synthes Cie，West Chester，PA，USA）；d.患者采用CAD/CAM中的选择性激光熔化程序（K15 Martin，South Jacksanville，FL，USA），制作相应的聚酰胺模型

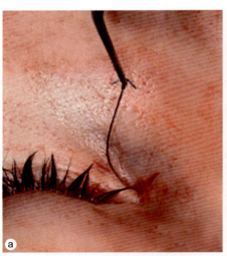
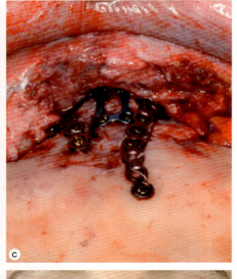
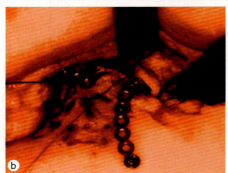
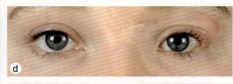
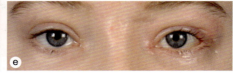

图19-11 眼睑内眦韧带错位不仅涉及水平位异常，而且大多数情况下还涉及垂直位和矢状位异常，因此采用三种植入物来矫正内眦韧带的三维收缩。采用经典的经鼻复位方法对内眦韧带的后矢状位收缩的治疗不满意；Hammer技术正是解决这一问题的方法，该技术基本原理是使用不可吸收的股线或金属丝可以起到同侧支撑点的作用